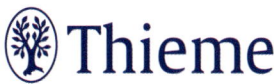

Klinikalltag AINS

Knifflige Fälle: Lösungsstrategien für Klinik und Praxis

Herausgegeben von
Jan-Thorsten Gräsner, Norbert Weiler,
Frank Petzke, Berthold Bein

Unter Mitarbeit von
Tobias Becher
Daniel Bläser
Neele Bock
Hans-Jörg Busch
Matthias Eden
Gunnar Elke
Joachim Erlenwein
Thorsten Feldkamp
Jan Fest
Katrin Fink
Charlotte Flüh
Hendrik Freise
Norbert Frey
Jochen Hinkelbein
Alexander Hötzel
Volker Huge
Alexander Humberg
Stefanie Jansen
Christel Jans-Pfrommer
Martin Jöhr
Markus Kaufmann
Matthias Kott
Lukas Kreienbühl
Livia Lasarow
Christoph Lassen
Ingmar Lautenschläger
Hans Lemke
Matthias Lutz
Holger Maurer
Benedikt Preckel
Sebastian Rehberg
Florian Reifferscheid
Samir G. Sakka
Rüdiger Scharnagel
Jens-Christian Schewe
Andreas Schwarzer
Stephan Seewald
Alexander Strauss
Sascha Treskatsch
Andreas Viehöfer
Barbara Vogt
Stefanie Wailke
Tobias Warnecke
Christoph H. R. Wiese
Jan Wnent
Tobias Wöhrle
Günther Zick

150 Abbildungen

Georg Thieme Verlag
Stuttgart • New York

Bibliografische Information der Deutschen Nationalbibliothek
Die Deutsche Nationalbibliothek verzeichnet diese Publikation in der Deutschen Nationalbibliografie; detaillierte bibliografische Daten sind im Internet über http://dnb.d-nb.de abrufbar.

Ihre Meinung ist uns wichtig! Bitte schreiben Sie uns unter:
www.thieme.de/service/feedback.html

Wichtiger Hinweis: Wie jede Wissenschaft ist die Medizin ständigen Entwicklungen unterworfen. Forschung und klinische Erfahrung erweitern unsere Erkenntnisse, insbesondere was Behandlung und medikamentöse Therapie anbelangt. Soweit in diesem Werk eine Dosierung oder eine Applikation erwähnt wird, darf der Leser zwar darauf vertrauen, dass Autoren, Herausgeber und Verlag große Sorgfalt darauf verwandt haben, dass diese Angabe **dem Wissensstand bei Fertigstellung des Werkes** entspricht.
Für Angaben über Dosierungsanweisungen und Applikationsformen kann vom Verlag jedoch keine Gewähr übernommen werden. **Jeder Benutzer ist angehalten**, durch sorgfältige Prüfung der Beipackzettel der verwendeten Präparate und gegebenenfalls nach Konsultation eines Spezialisten festzustellen, ob die dort gegebene Empfehlung für Dosierungen oder die Beachtung von Kontraindikationen gegenüber der Angabe in diesem Buch abweicht. Eine solche Prüfung ist besonders wichtig bei selten verwendeten Präparaten oder solchen, die neu auf den Markt gebracht worden sind. **Jede Dosierung oder Applikation erfolgt auf eigene Gefahr des Benutzers.** Autoren und Verlag appellieren an jeden Benutzer, ihm etwa auffallende Ungenauigkeiten dem Verlag mitzuteilen.

© 2019 Georg Thieme Verlag KG
Rüdigerstr. 14
70469 Stuttgart
Deutschland

Printed in Germany

Redaktion: Dr. Doris Kliem, Urbach
Zeichnungen: Martina Berge, Stadtbergen
Umschlaggestaltung: Thieme Gruppe
Umschlaggrafik: Martina Berge, Stadtbergen; verwendete Abbildungen von dacaso/Adobe Stock, beerkoff/Adobe Stock, Light Imression/Adobe Stock
Satz: L42 AG, Berlin
Druck: Westermann Druck Zwickau GmbH, Zwickau

DOI 10.1055/b-006-149530

ISBN 978-3-13-203541-6   1 2 3 4 5 6

Auch erhältlich als E-Book:
eISBN (PDF) 978-3-13-203551-5
eISBN (epub) 978-3-13-203561-4

Geschützte Warennamen (Warenzeichen ®) werden nicht immer besonders kenntlich gemacht. Aus dem Fehlen eines solchen Hinweises kann also nicht geschlossen werden, dass es sich um einen freien Warennamen handelt.
Das Werk, einschließlich aller seiner Teile, ist urheberrechtlich geschützt. Jede Verwendung außerhalb der engen Grenzen des Urheberrechtsgesetzes ist ohne Zustimmung des Verlages unzulässig und strafbar. Das gilt insbesondere für Vervielfältigungen, Übersetzungen, Mikroverfilmungen oder die Einspeicherung und Verarbeitung in elektronischen Systemen.

Abkürzungen

ABCD-Schema Befunderhebung zu Airway, Breathing, Circulation und Disability
ACE Angiotensin converting Enzyme
ACT Activated Clotting Time
ACTH adrenokortikotropes Hormon
ADH antidiuretisches Hormon
AIP akute intermittierende Porphyrie
ALA Aminolävulinsäure
ALAT Alaninaminotransferase
a.-p. anteroposterior
aPTT aktivierte partielle Thromboplastinzeit
ARDS Akute respiratory Distress Syndrome
ASAT Aspartataminotransferase
ASB assistierte Spontanatmung
ASS Azetylsalizylsäure
ATLS Advanced Trauma Life Support
AVPU-Skala Skala zur Bewertung der Kriterien „alert", „verbal", „pain" und „unresponsive"
AZV Atemzugvolumen
BGA Blutgasanalyse
BGB Bürgerliches Gesetzbuch
BiPAP biphasischer positiver Atemwegsdruck
BMI Body Mass Index
BNP Brain natriuretic Peptide
CAM-ICU Confusion Assessment Method für Intensivstationen
COPD chronisch-obstruktive Lungenerkrankung
COX Zyklooxygenase
CPAP Continuous positive Airway Pressure
CRP C-reaktives Protein
CRPS Complex regional Pain Syndrome
CSWS Cerebral Salt Waste Syndrome
CT Computertomografie
CTA computertomografische Angiografie
CTG Kardiotokografie
CURB-Index Index zur Beurteilung des Schweregrads einer ambulanten Pneumonie unter Berücksichtigung der Kriterien „Confusion", „Urea", „respiratory", „Blood Pressure" und „Alter"
DLCO Diffusing Capacity of the Lung for Carbon Monoxide
DNA Desoxyribonukleinsäure
ECLS Extra-corporeal Life Support
ECMO Extra-corporeal Membrane Oxygenation
ED90 effektive Dosis, die bei 90 % der Behandelten eine Wirkung zeigt
EEG Elektroenzephalografie
eFAST Extended focused Assessment with Sonography for Trauma
EKG Elektrokardiografie
etCO$_2$ endtidaler Kohlendioxiddruck
FEEL Focused echocardiographic Evaluation in Life Support
FEV1 Forced expiratory Volume in 1 s
FiO$_2$ inspiratorische Sauerstofffraktion
FVC Forced vital Capacity
GCS Glasgow Coma Scale
HAES Hydroxyethylstärke
HCG humanes Choriongonadotropin
HZV Herzzeitvolumen
IABP Intraaortic Balloon Pump
IE internationale Einheiten
Ig Immunglobulin
IMC Intermediate Care
INR International normalized Ratio
i. v. intravenös
LVOT linksventrikulärer Ausflusstrakt
MAC minimale alveoläre Konzentration
MANV Massenanfall von Verletzten
MET metabolische Äquivalente
MPSS Mainzer Stadienmodell der Schmerzchronifizierung
MRT Magnetresonanztomografie
NCCPC-R Non-communicating Children's Pain Checklist revised
NEF Notarzteinsatzfahrzeug
NMDA N-Methyl-D-Aspartat
NRS numerische Rating-Skala
NUTRIC-Score Nutrition Risk in critically Ill Score
OPS Operationen- und Prozedurenschlüssel
paCO$_2$ arterieller Kohlendioxidpartialdruck
PACU Postanaesthesia Care Unit
PAK pulmonalarterieller Katheter
paO$_2$ arterieller Sauerstoffpartialdruck
PBG Porphobilinogen
PCI perkutane koronare Intervention
PCIA patientenkontrollierte Analgesie
pCO$_2$ Kohlendioxidpartialdruck
PCV Pressure controlled Ventilation
PEEP positiv-endexspiratorischer Druck
PEG perkutane endoskopische Gastrostomie
PHTLS Pre-hospital Trauma Life Support
PiCCO Pulse Contour cardiac Output
PPV Pulse Pressure Variation
p. o. per os
pO$_2$ Sauerstoffpartialdruck
PONV Post operative Nausea and Vomiting
PPSB Prothrombinkomplexkonzentrat
PT Prothrombinzeit
RASS Richmond Agitation Sedation Scale
RCRI Revised cardiac Risk Index

Abkürzungen

RDS Respiratory Distress Syndrome
ROSC Return of spontaneous Circulation
RR nicht invasiv gemessener Blutdruck
RSI Rapid Sequence Induction
RTH Rettungshubschrauber
RTW Rettungswagen
SAMPLE-Schema Notfallanamnese zur Erhebung der Kriterien "Symptoms", "Allergies", "Medication", "Past History", "Last Meal" und "Events prior to Incident"
SaO$_2$ arterielle Sauerstoffsättigung
SIADH Syndrom der inadäquaten ADH-Sekretion
SIRS Systemic inflammatory Response Syndrome
SOFA-Score Sequential Organ Failure Assessment Score
SpO$_2$ pulsoxymetrisch gemessene Sauerstoffsättigung
SSW Schwangerschaftswoche
STEMI ST-Streckenhebungsinfarkt
SVV Systolic Volume Variation
TEE transösophageale Echokardiografie
TIVA total-intravenöse Anästhesie
TLC Total Lung Capacity
TNT Troponin T
TOF Train of Four
TRALI Transfusion related acute Lung Injury
TSH Thyreotropin
TTE transthorakale Echokardiografie
WHO World Health Organisation
ZVK zentraler Venenkatheter

Vorwort

Der Klinikalltag in Anästhesiologie, Intensivmedizin, Notfallmedizin und Schmerztherapie ist im Umbruch. Strukturell gehören zu unserem Arbeitsalltag immer komplexere und leistungsfähigere Geräte, die Arbeitsprozesse sind durch eine zunehmende Arbeitsverdichtung einerseits und Bestrebungen zur Standardisierung von Arbeitsabläufen, z. B. durch SOPs, andererseits gekennzeichnet. Diese Entwicklungen sind nicht per se abzulehnen. Gerade die zunehmende Standardisierung von diagnostischen und therapeutischen Maßnahmen führt aber unweigerlich zur Konzentration auf häufige, immer wieder abzuarbeitende Prozesse. Querdenken, das sprichwörtliche „Thinking out of the box" hat keinen Platz in SOP-Kompendien. Es scheint, dass Dr. House keine Zukunft mehr in unserem Fachgebiet hat.

Der Nutzen einer durchgehenden Standardisierung stößt aber bei komplexen Prozessen mit vielfachen potenziellen Wahlmöglichkeiten und alternativen Arbeitsdiagnosen unweigerlich an seine Grenzen. Dieser Herausforderung stellt sich das vorliegende Buch. Die Herausgeber haben versucht, nicht alltägliche Fälle aus dem Bereich AINS zusammenzustellen. Es ging uns dabei aber gerade nicht darum, ein Kompendium von höchst seltenen und exotischen Fällen vorzulegen, dessen Nutzen für den Leser sicher nur sehr begrenzt gewesen wäre. Vielmehr haben die hier zusammen getragenen, realen Ereignisse immer einen Bezug zu häufigen, klinischen Fragestellungen, die sich aber auf Grund ihrer Komplexität einfachen Algorithmen und simplen Flussdiagrammen entziehen. Die Aufbereitung der Fälle mit immer wieder eingestreuten Fragen ermöglicht es den Lesern, die oft rasante Entwicklung des klinischen Verlaufs Schritt für Schritt nachzuvollziehen und ihre eigenen Entscheidungen im Licht aktueller Empfehlungen und Leitlinien zu überprüfen, welche bei der Begründung der real getroffenen Maßnahmen mit aufgeführt werden. Der Praxisbezug wird dabei insbesondere dadurch deutlich, dass auch Fälle geschildert werden, bei denen die unter Zeitdruck in dramatischen Situationen getroffenen Entscheidungen nicht hundertprozentig mit einer post hoc abgeglichenen Evidenz übereinstimmen – auch Profis machen Fehler!

Wir wünschen Ihnen, dass die Lektüre Ihnen dabei hilft, in ähnlich kniffligen, klinischen Situationen einen „kühlen Kopf" zu bewahren und sich dafür gut gewappnet zu fühlen!

Kiel, Göttingen, Hamburg im August 2018

Jan-Thorsten Gräsner, Norbert Weiler,
Frank Petzke, Berthold Bein

Inhaltsverzeichnis

Teil I Anästhesie

1 Fall 1: Komplikationen nach Zwillingsschwangerschaft 24
Benedikt Preckel, Christel Jans-Pfrommer

1.1 Fallbeschreibung 24	1.6	Zusammenfassung des Falles ... 27
1.2 Geburt 24	1.7	Lösungen und Erläuterungen zu Fall 1 28
1.3 Postpartaler Verlauf 24	1.8	Literatur 32
1.4 Start der Anästhesie 25		
1.5 Weiterer operativer Verlauf 26		

2 Fall 2: Allgemeinanästhesie bei Segawa-Syndrom 34
Tobias Warnecke, Jochen Hinkelbein

2.1 Fallbeschreibung 34	2.6 Narkose 37
2.2 Geplante Operation 34	2.7 Weiterer Verlauf 37
2.3 Vorerkrankungen und Untersuchung 34	2.8 Zusammenfassung des Falles ... 37
2.4 Segawa-Syndrom 35	2.9 Lösungen und Erläuterungen zu Fall 2 37
2.5 Prämedikation und Narkoseplanung 36	2.10 Literatur 39

3 Fall 3: Unerklärliche Kreislaufinsuffizienz, Fieber und Anurie nach elektiver Zystektomie 41
Hendrik Freise, Sebastian Rehberg

3.1 Fallbeschreibung 41	3.6 Therapie bei akuter Nebennierenrindeninsuffizienz 45
3.2 Anästhesiologische Einleitung und intraoperativer Verlauf 42	3.7 Perioperative Maßnahmen bei chronischer Kortikoidmedikation 46
3.3 Postoperativer Verlauf 42	3.8 Zusammenfassung des Falles ... 47
3.4 Therapie der Sepsis und des septischen Schocks 43	3.9 Lösungen und Erläuterungen zu Fall 3 47
3.5 Visite am ersten postoperativen Tag 45	3.10 Literatur 50

4	**Fall 4: Komplexe Elektrolytstörung nach operativem Aneurysma-Clipping**		51
	Tobias Wöhrle, Volker Huge		

4.1	Fallbeschreibung	51	4.5	Zusammenfassung des Falles	55
4.2	Postoperativer Verlauf und Aufnahme auf die Intensivstation	51	4.6	Lösungen und Erläuterungen zu Fall 4	56
4.3	Weiterer Verlauf auf der Intensivstation	52	4.7	Literatur	59
4.4	Klinischer Verlauf	55			

5	**Fall 5: Akute Atemnot bei Seniorenheimbewohner**		60
	Christoph Lassen		

5.1	Einsatzbeschreibung	60	5.5	Zusammenfassung des Einsatzes	64
5.2	Erste Maßnahmen am Einsatzort	60	5.6	Lösungen und Erläuterungen zu Fall 5	65
5.3	Fortgeführte Behandlung am Einsatzort	62	5.7	Literatur	68
5.4	Behandlung in der Notaufnahme	63			

6	**Fall 6: Bewusstlosigkeit nach Schlangenbiss**		69
	Jan Fest, Alexander Hötzel		

6.1	Einsatzbeschreibung	69	6.7	Sedierung auf der Intensivstation	73
6.2	Situation vor Ort	69	6.8	Weiterer Verlauf	74
6.3	Erste Maßnahmen am Einsatzort	70	6.9	Zusammenfassung des Einsatzes	74
6.4	Alarmierung der Rettungskräfte	70	6.10	Lösungen und Erläuterungen zu Fall 6	75
6.5	Schockraumversorgung	71	6.11	Literatur	79
6.6	Aufnahme auf der Intensivstation	72			

7	**Fall 7: Falscher Verdacht auf akutes Koronarsyndrom**		80
	Andreas Viehöfer, Jens-Christian Schewe		

7.1	Einsatzbeschreibung	80	7.4	Klinischer Befund	80
7.2	Alarmierung der Rettungskräfte	80	7.5	Veränderung der Situation und spezielle Anamnese	82
7.3	Situation vor Ort	80			

7.6	Transport in die Klinik und weiterer Verlauf	82	7.8	Lösungen und Erläuterungen zu Fall 7	83
7.7	Zusammenfassung des Einsatzes	83	7.9	Literatur	86

8 Fall 8: Gaumenverschluss bei Gaumenspalte eines Kleinkinds 87
Jochen Hinkelbein, Stefanie Jansen

8.1	Fallbeschreibung	87	8.6	Weiterer Verlauf	89
8.2	Sicherung des Atemwegs	87	8.7	Zusammenfassung des Falles	89
8.3	Intraoperativer Verlauf	88	8.8	Lösungen und Erläuterungen zu Fall 8	89
8.4	Postoperativer Verlauf	88	8.9	Literatur	91
8.5	Verlauf auf der pädiatrischen Intensivstation	88			

9 Fall 9: Akutes Rechtsherzversagen nach Unterlappensegmentresektion 92
Lukas Kreienbühl, Sascha Treskatsch

9.1	Fallbeschreibung	92	9.5	Zusammenfassung des Falles	97
9.2	Präoperative Vorbereitung	92	9.6	Lösungen und Erläuterungen zu Fall 9	98
9.3	Operation und postoperativer Verlauf	93	9.7	Literatur	101
9.4	Extra-corporeal Life Support und anschließender Verlauf	97			

10 Fall 10: Pulslosigkeit nach Wirbelsäulenoperation 103
Samir G. Sakka

10.1	Fallbeschreibung	103	10.7	Weiterer intensivmedizinischer Verlauf	109
10.2	Präoperative Evaluation	103	10.8	Zusammenfassung des Falles	110
10.3	Intraoperativer Verlauf	103	10.9	Lösungen und Erläuterungen zu Fall 10	110
10.4	Unmittelbar postoperativer Verlauf	103	10.10	Literatur	114
10.5	Behandlung im Aufwachraum	105			
10.6	Therapie auf der Intensivstation	108			

11 Fall 11: Komatöses Kind ohne Venen ... 115
Martin Jöhr

11.1	Fallbeschreibung ... 115	
11.2	Therapieplan ... 116	
11.3	Venenzugang ... 116	
11.4	Anästhesieführung ... 116	
11.5	Weiterer Verlauf ... 117	
11.6	Zusammenfassung des Falles ... 118	
11.7	Lösungen und Erläuterungen zu Fall 11 ... 118	
11.8	Literatur ... 124	

Teil II Intensivmedizin

12 Fall 12: Spontanatmung um jeden Preis ... 126
Tobias Becher

- 12.1 Fallbeschreibung ... 126
- 12.2 Aufnahme auf der Intensivstation (erster Tag nach Trauma) ... 128
- 12.3 Intensivmedizinischer Verlauf während der kommenden 24 h ... 129
- 12.4 Intensivmedizinischer Verlauf am 2. Tag nach Trauma ... 129
- 12.5 Wiederaufnahme bei Verschlechterung am 5. Tag nach dem Trauma ... 130
- 12.6 Zusammenfassung des Falles ... 133
- 12.7 Lösungen und Erläuterungen zu Fall 12 ... 133
- 12.8 Literatur ... 138

13 Fall 13: Sehr seltener Fall (Porphyrie) ... 139
Livia Lasarow

- 13.1 Fallbeschreibung ... 139
- 13.2 Erstbefunde auf der Intensivstation ... 140
- 13.3 Weiterer Verlauf auf der Intensivstation ... 141
- 13.4 Therapie ... 142
- 13.5 Weiterer Verlauf ... 142
- 13.6 Zusammenfassung des Falles ... 142
- 13.7 Lösungen und Erläuterungen zu Fall 13 ... 143
- 13.8 Literatur ... 145

14 Fall 14: Fokussanierung bei Sepsis ... 146
Matthias Kott

- 14.1 Fallbeschreibung ... 146
- 14.2 Aufnahme auf der Intensivstation ... 146

14.3	Initiales Management bei Verdacht auf Sepsis oder septischen Schock	147	14.8	Therapie: Fokussanierung	150	
			14.9	Weiterer Krankheitsverlauf	150	
14.4	Abklären von Differenzialdiagnosen	148	14.10	Zusammenfassung des Falles	151	
14.5	Weiterführende Diagnostik	148	14.11	Lösungen und Erläuterungen zu Fall 14	151	
14.6	Transport zum Untersuchungsort	149	14.12	Literatur	158	
14.7	Endgültige Diagnosestellung	149				

15 Fall 15: Hyponatriämie 159
Barbara Vogt, Thorsten Feldkamp

15.1	Fallbeschreibung	159	15.6	Therapie und weiterer Verlauf	161
15.2	Aufnahme auf die Intensivstation und Operation	159	15.7	Zusammenfassung des Falles	163
15.3	Weiterer Verlauf auf der Intensivstation	159	15.8	Lösungen und Erläuterungen zu Fall 15	163
15.4	Ursachenforschung für die symptomatische Hyponatriämie	160	15.9	Literatur	167
15.5	Diagnosestellung	161			

16 Fall 16: Ernährungstherapie bei Sepsis 168
Matthias Kott, Gunnar Elke

16.1	Fallbeschreibung	168	16.5	Therapie (bezüglich der Ernährung)	171
16.2	Befunde auf der Intensivstation	169	16.6	Weiterer Krankheitsverlauf	173
16.3	Weiterführende Diagnostik (bezüglich der Ernährung)	169	16.7	Zusammenfassung des Falles	173
16.4	Endgültige Diagnosestellung (bezüglich der Ernährung)	171	16.8	Lösungen und Erläuterungen zu Fall 16	174
			16.9	Literatur	183

17 Fall 17: Schwere Hirnschädigung 184
Norbert Weiler, Gunnar Elke, Stefanie Wailke

17.1	Fallbeschreibung	184	17.2	Aufnahme auf die Intensivstation	184

17.3	Gespräch mit den Angehörigen	185	17.6	Feststellung der irreversiblen Schädigung des Gehirns und Organentnahme	186
17.4	Weitere Therapie auf der Intensivstation	185	17.7	Zusammenfassung des Falles	186
17.5	Fortsetzung des Gesprächs mit den Angehörigen	185	17.8	Lösungen und Erläuterungen zu Fall 17	187
			17.9	Literatur	189

18 Fall 18: Palliativmedizinischer Fall 190
Markus Kaufmann

18.1	Fallbeschreibung	190	18.7	Fünfte bis sechste postoperative Woche: Fortführung der Maximaltherapie	193
18.2	Operativer Verlauf	190			
18.3	Postoperativer Zustand bei Übernahme auf die Intensivstation	190	18.8	Siebte bis achte postoperative Woche: Therapiezieländerung und Therapiebegrenzung	193
18.4	Erste postoperative Woche: weitere Operationen notwendig	191	18.9	Palliation: Kontrolle der Symptome	194
18.5	Zweite postoperative Woche: Verschlechterung der Vitalfunktionen und Ausweitung der Intensivtherapie	191	18.10	Zusammenfassung des Falles	194
			18.11	Lösungen und Erläuterungen zu Fall 18	195
18.6	Dritte bis vierte postoperative Woche: erneute Komplikationen unter maximaler Intensivtherapie	191	18.12	Literatur	198

19 Fall 19: Pneumothorax 199
Ingmar Lautenschläger, Charlotte Flüh

19.1	Fallbeschreibung	199	19.5	Weiterer Verlauf	203
19.2	Vorgeschichte	199	19.6	Zusammenfassung des Falles	204
19.3	Erste Maßnahmen in der Klinik	200	19.7	Lösungen und Erläuterungen zu Fall 19	204
19.4	Visite und Reevaluation auf der Intensivstation	202	19.8	Literatur	208

20 Fall 20: Kardiopulmonale Dekompensation postoperativ ... 209
Günther Zick

20.1	Fallbeschreibung ... 209	
20.2	Weiteres Vorgehen auf der Intensivstation ... 209	
20.3	Diagnosestellung ... 210	
20.4	Therapie und weiterer Verlauf ... 212	
20.5	Zusammenfassung des Falles ... 213	
20.6	Lösungen und Erläuterungen zu Fall 20 ... 213	
20.7	Literatur ... 214	

Teil III Notfallmedizin

21 Fall 21: Ungewöhnliche Reanimation ... 216
Jan Wnent

21.1	Einsatzbeschreibung ... 216
21.2	Initialer Einsatzverlauf ... 216
21.3	Verlauf in der Klinik ... 218
21.4	Zusammenfassung des Einsatzes ... 218
21.5	Lösungen und Erläuterungen zu Fall 21 ... 219
21.6	Literatur ... 223

22 Fall 22: Intoxikation in Sozialunterkunft ... 224
Holger Maurer, Stephan Seewald

22.1	Einsatzbeschreibung ... 224
22.2	Lagemeldung des ersteintreffenden Rettungswagens ... 224
22.3	Erste Maßnahmen am Unfallort ... 224
22.4	Atemwegssicherung und Notfallnarkose ... 226
22.5	Transport und Übergabe ... 227
22.6	Innerklinischer Verlauf ... 228
22.7	Zusammenfassung des Einsatzes ... 228
22.8	Lösungen und Erläuterungen zu Fall 22 ... 228
22.9	Literatur ... 232

23 Fall 23: Lungenarterienembolie bei Schwangerer ... 233
Alexander Strauss

23.1	Fallbeschreibung ... 233
23.2	Verlauf nach Verlegung auf die Station ... 234
23.3	Verlauf nach Rückverlegung in den Kreißsaal ... 234
23.4	Entscheidung zur Entbindung ... 235

23.5	Notsectio	236	23.8	Lösungen und Erläuterungen zu Fall 23		238
23.6	Postpartaler Verlauf	237				
23.7	Zusammenfassung des Falles	237	23.9	Literatur		246

24 Fall 24: Polytrauma nach Verkehrsunfall ... 247
Florian Reifferscheid

24.1	Einsatzbeschreibung	247	24.6	Computertomografische Untersuchung	253
24.2	Alarmierung der Rettungskräfte	247	24.7	Zusammenfassung des Einsatzes	253
24.3	Erste Maßnahmen am Einsatzort	247	24.8	Lösungen und Erläuterungen zu Fall 24	253
24.4	Stabilisierung des Patienten	250			
24.5	Übergabe an den Schockraum	253	24.9	Literatur	257

25 Fall 25: Komplexe Herzrhythmusstörung ... 258
Hans-Jörg Busch, Katrin Fink

25.1	Einsatzbeschreibung	258	25.6	Weiterer Verlauf	262
25.2	Alarmierung der Rettungskräfte	258	25.7	Zusammenfassung des Einsatzes	262
25.3	Erste Maßnahmen am Unfallort	258	25.8	Lösungen und Erläuterungen zu Fall 25	262
25.4	Technische Rettung	260			
25.5	Innerklinischer Verlauf	261	25.9	Literatur	267

26 Fall 26: Verbrennung und Inhalationstrauma ... 268
Hans Lemke

26.1	Einsatzbeschreibung	268	26.6	Innerklinischer Verlauf	271
26.2	Alarmierung der Rettungskräfte	268	26.7	Zusammenfassung des Einsatzes	273
26.3	Erste Maßnahmen am Unfallort	268	26.8	Lösungen und Erläuterungen zu Fall 26	274
26.4	Notfallversorgung und Notfallnarkose	270	26.9	Literatur	278
26.5	Überweisung in die Klinik	270			

27 Fall 27: Kindernotfall ... 279
Alexander Humberg

27.1	Einsatzbeschreibung	279	27.2	Vorbereitung auf den Einsatz	279

27.3	Erste Maßnahmen am Einsatzort	279	27.6	Hintergrundinformationen zur Erkrankung 282
27.4	Maßnahmen bei Verschlechterung des klinischen Zustands und Transport	281	27.7	Zusammenfassung des Einsatzes 283
27.5	Überweisung in die Klinik	281	27.8	Lösungen und Erläuterungen zu Fall 27 283
			27.9	Literatur 289

28 Fall 28: Anaphylaktischer Schock nach Hornissenstich 290
Daniel Bläser

28.1	Einsatzbeschreibung	290	28.6	Innerklinischer Verlauf 292
28.2	Alarmierung der Einsatzkräfte . .	290	28.7	Zusammenfassung des Einsatzes 292
28.3	Erste Maßnahmen am Einsatzort	290	28.8	Lösungen und Erläuterungen zu Fall 28 292
28.4	Weiterer Verlauf am Einsatzort .	291	28.9	Literatur 296
28.5	Transport zum Krankenhaus	292		

29 Fall 29: Ungewöhnlicher Fall des akuten Koronarsyndroms 297
Matthias Eden, Matthias Lutz, Norbert Frey

29.1	Einsatzbeschreibung und Alarmierung der Rettungskräfte	297	29.4	Innerklinischer Verlauf 300
29.2	Erste Maßnahmen am Einsatzort	297	29.5	Zusammenfassung des Einsatzes 303
29.3	Überweisung in die Klinik und Transport	299	29.6	Lösungen und Erläuterungen zu Fall 29 304

30 Fall 30: Eingeklemmter Patient auf Hafengelände 306
Neele Bock, Jan-Thorsten Gräsner

30.1	Einsatzbeschreibung	306	30.8	Überweisung in die Klinik 310
30.2	Alarmierung der Rettungskräfte	306	30.9	Innerklinischer Verlauf 310
30.3	Erste Maßnahmen am Unfallort	307	30.10	Zusammenfassung des Einsatzes 311
30.4	Technische Rettung	307	30.11	Lösungen und Erläuterungen zu Fall 30 312
30.5	Verschlechterung der Situation .	308	30.12	Literatur 314
30.6	Notfallamputation	309		
30.7	Notfallnarkose	309		

Teil IV Schmerztherapie

31 Fall 31: Komplexes regionales Schmerzsyndrom (Morbus Sudeck) ... 316
Andreas Schwarzer

31.1	Fallbeschreibung...........	316	31.5 Weiterer Verlauf und Prognose .	322
31.2	Operation und postoperativer Verlauf	316	31.6 Zusammenfassung des Falles ...	322
31.3	Weiterführende Diagnostik.....	317	31.7 Lösungen und Erläuterungen zu Fall 31........................	322
31.4	Therapie...................	319	31.8 Literatur.....................	326

32 Fall 32: Multimodale Schmerztherapie bei chronischem Schmerz 327
Rüdiger Scharnagel

32.1	Fallbeschreibung...........	327	32.6 Weiterer Verlauf.............	334
32.2	Interdisziplinäres multimodales Assessment.................	328	32.7 Zusammenfassung des Falles ...	334
32.3	Integration der Befunde in ein biopsychosoziales Schmerzmodell	331	32.8 Lösungen und Erläuterungen zu Fall 32........................	334
			32.9 Literatur.....................	337
32.4	Festlegung der Therapieziele ...	332		
32.5	Therapieverlauf...............	332		

33 Fall 33: Akuter Tumorschmerz... 338
Christoph H. R. Wiese

33.1	Fallbeschreibung...........	338	33.5 Weiterer Verlauf.............	341
33.2	Maßnahmen in der akuten Situation	338	33.6 Zusammenfassung des Falles ...	341
33.3	Transport zur Klinik...........	340	33.7 Lösungen und Erläuterungen zu Fall 33........................	341
33.4	Diagnostik und Therapie in der Klinik	341	33.8 Literatur.....................	346

34 Fall 34: Chronischer Schmerz als perioperative Komorbidität......... 347
Joachim Erlenwein

34.1	Fallbeschreibung...........	347	34.3 Prämedikationsgespräch	348
34.2	Stationäre Aufnahme zur Operation	347	34.4 Verlauf im Einleitungsraum und Operationssaal.................	348

34.5	Verlauf im Aufwachraum	348	34.9	Zusammenfassung des Falles	351
34.6	Verlauf auf der Normalstation	349	34.10	Lösungen und Erläuterungen zu Fall 34	351
34.7	Schmerzanamnese durch den Schmerzdienst	350	34.11	Literatur	357
34.8	Psychosozialer Unterstützungsbedarf	350			

Sachverzeichnis 359

Anschriften

Herausgeber

Prof. Dr. med. Jan-Thorsten **Gräsner**
Universitätsklinikum SH - Campus Kiel
Institut für Rettungs- u. Notfallmedizin
Arnold-Heller-Str. 3, Haus 808
24105 Kiel

Prof. Dr. med. Norbert **Weiler**
Universitätsklinikum SH - Campus Kiel
Klinik für Anästhesiologie u. Operative Intensivmedizin
Arnold-Heller-Str.3
24105 Kiel

Prof. Dr. med. Frank **Petzke**
Universitätsklinikum Göttingen
Klinik für Anästhesiologie
Robert-Koch-Str. 40
37075 Göttingen

Prof. Dr. med. Berthold **Bein**, MA, DEAA
Asklepios Klinik St.Georg
Klinik für Anästhesiologie, Intensivmedizin, Notfallmedizin und Schmerztherapie
Lohmühlenstr. 5
20099 Hamburg

Mitarbeiter

Dr. med. Tobias **Becher**
Universitätsklinikum SH - Campus Kiel
Klinik für Anästhesiologie u. Operative Intensivmedizin
Arnold-Heller-Str.3, Haus 12
24105 Kiel

Dr. med. Daniel **Bläser**
Universitätsklinikum SH - Campus Kiel
Institut für Rettungs- u. Notfallmedizin
Arnold-Heller-Str. 3, Haus 808
24105 Kiel

Dr. med. Neele **Bock**
Notarztgruppe
Berufsfeuerwehr Kiel
Westring 325
24116 Kiel

Prof. Dr. med. Hans-Jörg **Busch**
Universitätsklinikum Freiburg
Universitäts-Notfallzentrum
Sir-Hans-A.-Krebs-Straße
79106 Freiburg

Dr. med. Matthias **Eden**
Universitätsklinikum SH - Campus Kiel
Innere Med. III
Klinik für Kardiologie und Angiologie
Arnold-Heller-Str. 3
24105 Kiel

PD Dr. med. Gunnar **Elke**
Universitätsklinikum SH - Campus Lübeck
Klinik für Anästhesiologie u. Operative Intensivmedizin
Arnold-Heller-Str. 3, Haus 12
24105 Kiel

PD Dr. med. Joachim **Erlenwein**
Universitätsmedizin Göttingen
Klinik für Anästhesie, GF Schmerzmedizin
Robert-Koch-Str. 40
37075 Göttingen

Prof. Dr. med. Thorsten **Feldkamp**
Universitätsklinikum SH - Campus Kiel
Klinik für Innere Medizin IV
Arnold-Heller-Str. 3
24105 Kiel

Dr. med. Jan **Fest**
Marienhospital
Klinik für Anästhesologie und Operative Intensivmedizin, Spezielle Schmerztherapie
Böheimstr. 37
70199 Stuttgart

Dr. med. Katrin **Fink**
Universitätsklinikum Freiburg
Universitäts-Notfallzentrum
Sir-Hans-A.-Krebs-Straße
79106 Freiburg

Dr. med. Charlotte **Flüh**
Universitätsklinikum SH - Campus Kiel
Klinik für Neurochirurgie
Arnold-Heller-Str. 3, Haus 41
24105 Kiel

Anschriften

PD Dr. med. Hendrik **Freise**
Universitätsklinikum Münster
Anästhesie und Operative Intensivmedizin
Albert-Schweitzer-Campus 1, Geb. A1
48149 Münster

Prof. Dr. med. Norbert **Frey**
Universitätsklinikum SH - Campus Kiel
Klinik für Innere Medizin III
Schwerpunkt Kardiologie, Angiologie und Intensivmedizin
Arnold-Heller-Str.3
24105 Kiel

Prof. Dr. med. Jochen **Hinkelbein**, D.E.S.A., E.D.I.C., F.As.M.A.
Universitätsklinikum Köln (AöR)
Klinik für Anästhesiologie und Operative Intensivmedizin
Kerpener Str. 62
50937 Köln

Prof. Dr. med. Alexander **Hötzel**
Universitätsklinikum Freiburg
Klinik für Anästhesiologie und Intensivmedizin
Hugstetter Str. 55
79106 Freiburg

PD Dr. Volker **Huge**
LMU, Klinikum Großhadern
Klinik für Anästhesiologie
Marchioninistr. 15
81377 München

Dr. med. Alexander **Humberg**
Universitätsklinikum SH - Campus Lübeck
Klinik für Kinder- und Jugendmedizin
Ratzeburger Allee 160
23538 Lübeck

Dr. med. Stefanie **Jansen**
Universitätsklinikum Köln
Klinik und Poliklinik für Hals-Nasen-Ohrenheilkunde
Kerpener Str. 62, Gebäude 23
50937 Köln

Dr. Christel **Jans-Pfrommer**, MD, FIPP
Zaans Medisch Centrum
Postbus 210
1500 EE Zaandem
Niederlande

Dr. med. Martin **Jöhr**
Schädrüti 25
6043 Adligenswil
Schweiz

Dr. med. Markus **Kaufmann**, MHBA
Universitätsklinikum SH - Campus Kiel
Klinik für Anästhesiologie u. Operative Intensivmedizin
Arnold-Heller-Str.3
24105 Kiel

Dr. med. Matthias **Kott**
Universitätsklinikum SH - Campus Kiel
Klinik für Anästhesiologie u. Operative Intensivmedizin
Arnold-Heller-Str. 3, Haus 12
24105 Kiel

Dr. med. Lukas **Kreienbühl**
HELIOS Klinikum Bad Saarow
Pieskower Str. 33
15526 Bad Saarow

Livia **Lasarow**
Universitätsklinikum SH – Campus Kiel
Klinik für Anästhesiologie u. Operative Intensivmedizin
Arnold-Heller-Str. 3, Haus 12
24105 Kiel

Dr. med. Christoph **Lassen**
Universitätsklinikum Regensburg
Klinik für Anästhesiologie
Franz-Josef-Strauß-Allee 11
93053 Regensburg

Dr. med. Ingmar **Lautenschläger**
Universitätsklinikum SH - Campus Kiel
Klinik für Anästhesiologie u. Operative Intensivmedizin
Arnold-Heller-Str. 3, Haus 12
24105 Kiel

Dr. med. Hans **Lemke**
Klinikum Dortmund gGmbH
Klinik für Unfall-, Hand- und Wiederherstellungschirurgie
Zentrum für Schwerbrandverletzte
Münsterstr. 240
44145 Dortmund

Dr. med. Matthias **Lutz**
Universitätsklinikum SH - Campus Kiel
Innere Medizin III
Klinik für Kardiologie, Angiologie und internistische Intensivmedizin
Arnold-Heller-Str. 3, Haus 6
24105 Kiel

Dr. med. Holger **Maurer**
Universitätsklinikum SH - Campus Lübeck
Klinik für Anästhesiologie und Intensivmedizin
Ratzeburger Allee 160
23538 Lübeck

Prof. Dr. med. Benedikt **Preckel**
Amsterdam Universitair Medische Centra
Location Academic Medicak Center
Dept. of Anesthesiology
Meibergdreef 9
1105 AZ Amsterdam
Niederlande

Prof. Dr. med. Sebastian **Rehberg**
Evangelisches Klinikum Bethel
Klinik für Anästhesiologie, Intensiv-, Notfallmedizin, Transfusionsmedizin und Schmerztherapie
Haus Gilead I Bethel
Burgsteig 13
33617 Bielefeld

Dr. med. Florian **Reifferscheid**
Universitätsklinikum SH - Campus Kiel
Klinik für Anästhesiologie und Operative Intensivmedizin
Arnold-Heller-Str. 3, Haus 12
24105 Kiel

Prof. Dr. med. Samir G. **Sakka**, EDIC, DEAA
Klinik für Anästhesiologie und operative Intensivmedizin
Universität Witten/Herdecke
Kliniken Stadt Köln gGmbH
Krankenhaus Merheim
Ostmerheimer Str. 200
51109 Köln

Dr. med. Rüdiger **Scharnagel**, M.Sc.
Universitätsklinikum Carl Gustav Carus an der Technischen Universität Dresden
UniversitätsSchmerzCentrum (USC)
Fetscherstr. 74
01307 Dresden

Dr. med. Jens-Christian **Schewe**
Universitätsklinikum Bonn
Klinik u. Poliklinik für Anästhesiologie und Operative Intensivmedizin
Sigmund-Freud-Str. 25
53105 Bonn

Dr. med. Dr. phil. Andreas **Schwarzer**
Berufsgenossenschaftliches Universitätsklinikum Bergmannsheil gGmbH Ruhr-Universität Bochum
Abteilung für Schmerzmedizin
Bürkle de la Camp-Platz 1
44789 Bochum

Dr. med. Stephan **Seewald**
Universitätsklinikum SH - Campus Kiel
Institut für Rettungs- u. Notfallmedizin
Arnold-Heller-Str. 3
24105 Kiel

Prof. Dr. med. Alexander **Strauss**
Christian-Albrechts-Universität zu Kiel
Düsternbrooker Weg 45
24105 Kiel

Prof. Dr. med. Sascha **Treskatsch**
Charité - Universitätsmedizin Berlin, corporate member of Freie Universität Berlin, Humboldt-Universität zu Berlin, and Berlin Institute of Health
Campus Charité Mitte und Campus Virchow-Klinikum
Klinik für Anästhesiologie mit Schwerpunkt operative Intensivmedizin
Charitéplatz 1
10117 Berlin

Dr. med. Andreas **Viehöfer**
Johanniter-Kliniken Bonn
Fachabteilung Anästhesie
Waldstr. 73
53177 Bonn

Dr. med. Barbara **Vogt**
Universitätsklinikum SH - Campus Kiel
Klinik für Anästhesiologie u. Operative Intensivmedizin
Arnold-Heller-Str.3, Haus 12
24105 Kiel

Dr. med. Stefanie **Wailke**
Universitätsklinikum SH - Campus Kiel
Klinik für Neurologie
Arnold-Heller-Str. 3, Haus 41
24105 Kiel

Anschriften

Dr. med. Tobias **Warnecke**
Evangelisches Klinikum Niederrhein
Klinik für Anästhesiologie, Intensiv- und Notfallmedizin
Fahrner Straße 133
47169 Duisburg

Prof. Dr. med. Christoph H. R. **Wiese**
HEH Braunschweig
Klinik für Anästhesiologie und Intensivmedizin
Leipziger Str. 24
38124 Braunschweig

Dr. med. Jan **Wnent**
Universitätsklinikum SH - Campus Kiel
Institut für Rettungs- u. Notfallmedizin
Arnold-Heller-Str. 3, Haus 808
24105 Kiel

Dr. med. Tobias **Wöhrle**, DESA
Klinikum der Universität München
Klinik für Anästhesiologie
Marchioninistr. 15
81377 München

Dr. med. Günther **Zick**
Universitätsklinikum SH - Campus Kiel
Klinik für Anästhesiologie u. Operative Intensivmedizin
Arnold-Heller-Str. 3
24105 Kiel

Teil I

Anästhesie

1 Fall 1: Komplikationen nach Zwillingsschwangerschaft 24
2 Fall 2: Allgemeinanästhesie bei Segawa-Syndrom 34
3 Fall 3: Unerklärliche Kreislaufinsuffizienz, Fieber und Anurie nach elektiver Zystektomie 41
4 Fall 4: Komplexe Elektrolytstörung nach operativem Aneurysma-Clipping 51
5 Fall 5: Akute Atemnot bei Seniorenheimbewohner 60
6 Fall 6: Bewusstlosigkeit nach Schlangenbiss 69
7 Fall 7: Falscher Verdacht auf akutes Koronarsyndrom 80
8 Fall 8: Gaumenverschluss bei Gaumenspalte eines Kleinkinds 87
9 Fall 9: Akutes Rechtsherzversagen nach Unterlappensegmentresektion 92
10 Fall 10: Pulslosigkeit nach Wirbelsäulenoperation 103
11 Fall 11: Komatöses Kind ohne Venen 115

1 Fall 1: Komplikationen nach Zwillingsschwangerschaft

Benedikt Preckel, Christel Jans-Pfrommer

1.1 Fallbeschreibung

Eine 40-jährige Patientin mit einer bislang komplikationslosen Zwillingsschwangerschaft entwickelt zum Schwangerschaftsende einen milden Hypertonus und eine milde Proteinurie. Anamnestisch sind bei der Patientin keine kardiopulmonalen Vorerkrankungen bekannt. In Absprache mit Geburtshelfern und Neonatologen soll die Geburt in der 34. SSW (Schwangerschaftswoche) eingeleitet werden.

> **Der Fall**
>
> **Patientin**
> - 40 Jahre alt
> - Körperlänge 155 cm
> - Körpergewicht 60 kg
> - Gravida 1, Para 0
> - Zwillingsschwangerschaft
> - milde Proteinurie (maximal 0,3 g pro 24 h)

Da bei einem Baby eine Wachstumsverzögerung festgestellt wird, wird die Patientin zur Beobachtung in das Krankenhaus aufgenommen. Aufgrund der Hypertonie und der Proteinurie und einer sich damit entwickelnden Präeklampsie sowie auch aufgrund beginnender Wehentätigkeit mit hartem Bauch und simultan nur schwer überwachbaren Föten wird die Geburt 5 Tage früher als geplant eingeleitet. Die Patientin erhält daher zunächst für 2 Tage Kortikosteroide.

> **Frage 1**
>
> Was ist die Grundlage für die antenatale Verabreichung von Kortikosteroiden?
> 1. Schließen des Ductus Botalli
> 2. Förderung der fetalen Lungenreifung
> 3. Prävention einer nekrotisierenden Enterokolitis und einer Hirnblutung
> 4. Prävention einer fetalen Nebennierenrindeninsuffizienz
> 5. Verhindern des Übergangs einer Präeklampsie in eine manifeste Eklampsie

Die Lösungen (und Erläuterungen) dieses Falles finden Sie weiter hinten in diesem Kapitel (S. 28) oder über den folgenden QR-Code.

Abb. 1.1 QR-Code zu den Lösungen.

> **Frage 2**
>
> Was ist keine Nebenwirkung einer Kortikosteroidtherapie?
> 1. Risiko einer Infektion
> 2. Hypoglykämie
> 3. Lungenödem
> 4. Gefahr einer Ketoazidose
> 5. Hypokaliämie

1.2 Geburt

Die Patientin erhält zur Geburt eine Periduralanästhesie. Um 0:30 Uhr wird das erste Kind geboren, 15 min später auch das 2. Baby. Die vaginale Entbindung verläuft unkompliziert; die Apgar-Werte der beiden Kinder betragen 8–9-9 bzw. 8–9-10. Die Patientin weist einen hohen Blutdruck auf (RR [nicht invasive Blutdruckmessung] 145/105 mmHg) und erhält einmalig 10 mg Adalat p. o. (per os).

1.3 Postpartaler Verlauf

Etwa eine ½ h nach Geburt des 2. Kindes (1:15 Uhr) wird eine Retentio placentae diagnostiziert, der Blutverlust beträgt zu diesem Zeitpunkt etwa 600 ml. Es wird die Indikation zur manuellen Plazentaentfernung gestellt und dieser operative Eingriff wird um 1:30 Uhr angemeldet.

Am Telefon erhält der Anästhesist die Information, dass der Blutverlust inzwischen rund 900 ml betrage, die Patientin sei gut ansprechbar und hämodynamisch stabil.

1.4 Start der Anästhesie

Der Fall

Maßnahmen vor Anästhesiestart
- Trendelenburg-Lagerung
- Etablierung eines 2. venösen Zugangs
- Infusion von 1000 ml einer bilanzierten 6%igen HAES-Lösung (Hydroxyethylstärkelösung) (Molekulargewicht 130 000 Da, Substitutionsgrad 0,42)
- kleine Bolusgaben eines Vasokonstriktors (0,1 mg Phenylephrin)

Der Fall

Präoperativer Zustand der Patientin
- Blutverlust ca. 900 ml
- RR 150/95 mmHg
- Herzfrequenz 110/min
- periphere Sauerstoffsättigung 98%

Frage 3

Welche Form der Anästhesie ist im vorliegenden Fall Ihre erste Wahl?
1. Vollnarkose mit Larynxmaske
2. Vollnarkose mit RSI (Rapid Sequence Induction) und endotrachealer Intubation
3. Aufspritzen des bereits liegenden, gut funktionierenden epiduralen Katheters
4. Spinalanästhesie

Infolge dieser Maßnahmen nimmt das Schwindelgefühl deutlich ab und die hämodynamischen Messwerte normalisieren sich. Die Narkose wird mittels Fentanyl (0,1 mg), Propofol (80 mg), und Rocuronium (40 mg) eingeleitet und verläuft ohne Komplikationen. Die Aufrechterhaltung der Narkose erfolgt mittels Sevofluran- und Fentanylsupplementierung.

Die Geburtshelfer beginnen mit der manuellen Plazentaentfernung und beschreiben den Operationsverlauf als mühsam und schwierig. Nach etwa 20 min ist der Uterus weiterhin nicht gut kontrahiert. Daraufhin wird neben der bereits durchgeführten manuellen Uteruskompression das Protokoll der Uterusatonie gestartet.

Nach Lagerung der Patientin auf dem Operationstisch klagt diese über Schwindel.

Der Fall

Erste Messungen der Vitalparameter im Operationssaal
- Herzfrequenz 150/min
- RR 75/40 mmHg

Frage 5

Was ist die initiale Oxytozindosierung (in IE [internationalen Einheiten]), die nach einer einfachen, unkomplizierten, elektiven Sectio caesarea empfohlen wird?
1. 3–5 IE
2. 10 IE
3. 15 IE
4. 20 IE

Frage 4

Was ist auf Basis der hämodynamischen Parameter (Schwindel, Herzfrequenz 150/min, RR 75/40 mmHg) das vermutlich verlorene Blutvolumen (prozentual zum Gesamtblutvolumen)?
1. <15%
2. 15–25%
3. 25–40%
4. >40%

Frage 6

Was sind die wichtigsten Nebenwirkungen von Oxytozin?
1. Übelkeit und Erbrechen, Gerinnungsstörungen
2. Bronchospasmus und Blutdruckabfall
3. Leberfunktionsstörungen und Uterushypertonie
4. Reflextachykardie und Hypotonus
5. Kopf- und Brustschmerzen, Fieber

Frage 8

Die Blutgruppe der Patientin ist A, Rhesusfaktor positiv. Welche Erythrozytenkonzentrate dürfen transfundiert werden?
1. A positiv; B positiv; AB positiv; 0 positiv
2. A positiv und A negativ; 0 positiv und 0 negativ
3. ausschließlich A positiv
4. A positiv; 0 positiv
5. A negativ; 0 negativ

1.5 Weiterer operativer Verlauf

Der geschätzte Blutverlust beträgt inzwischen 2–3 l. Deshalb werden insgesamt 2000 ml kolloidale (6%ige HAES-Lösung, Molekulargewicht 130 000 Da, Substitutionsgrad 0,42) und 2000 ml kristalloide Infusionslösungen (Sterofundin ISO) verabreicht. Erythrozytenkonzentrate wurden bereits bestellt, laut Blutbank würde die definitive Kreuzprobe jedoch noch 12 min dauern. Zu diesem Zeitpunkt teilt der Geburtshelfer mit, dass die Blutung nach Platzierung eines intrauterinen Bakri-Ballons unter Kontrolle sei.

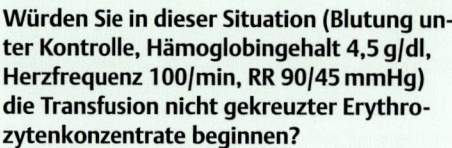

Der Fall

Intraoperative hämodynamische Messwerte nach Kontrolle der Blutung
- Herzfrequenz 100/min
- RR 90/45 mmHg
- Hämoglobingehalt nach Etablierung einer invasiven arteriellen Kanüle (A. radialis rechts) 4,5 g/dl

Frage 7

Würden Sie in dieser Situation (Blutung unter Kontrolle, Hämoglobingehalt 4,5 g/dl, Herzfrequenz 100/min, RR 90/45 mmHg) die Transfusion nicht gekreuzter Erythrozytenkonzentrate beginnen?
1. Ja, ich gebe ungekreuzte Erythrozytenkonzentrate.
2. Nein, ich warte, bis die Kreuzprobe abgeschlossen ist.

Wenige Augenblicke später kommt es zu einem plötzlichen Blutdruckabfall, der auch mit i. v. (intravenöser) Applikation von Ephedrin und Noradrenalin nicht korrigiert werden kann. Eine zunehmende Tachykardie geht plötzlich in eine Bradykardie über. Es tritt ein Kreislaufstillstand mit einer pulslosen elektrischen Aktivität bei primär nicht defibrillierbarem Herzrhythmus ein und es wird ohne vorherige Defibrillation mit der Herzdruckmassage begonnen. Adrenalin wird mehrfach appliziert (Gesamtdosierung 6 mg), die Transfusion von Erythrozytenkonzentraten, Blutplasma und Thrombozytenkonzentraten wird gestartet. Zudem werden 1000 IE PPSB (Prothrombinkomplexkonzentrat) sowie 2 g Fibrinogen appliziert. Die Möglichkeit der Gerinnungsanalyse mittels Rotationsthrombelastometrie stand seinerzeit nicht zur Verfügung.

Frage 9

Welche Aussage ist im Hinblick auf die Reanimationsrichtlinien 2015 falsch?
1. Adrenalin wird zu einem beliebigen Zeitpunkt zwischen dem 3. und 4. Elektroschock gegeben.
2. Die Gabe von Natriumhydrogenkarbonat wird routinemäßig empfohlen.
3. Bei Asystolie wird die Gabe von Atropin nicht mehr für sinnvoll erachtet.
4. Wenn Amiodaron nicht zur Verfügung steht, sollte Lidocain appliziert werden.
5. Das Einbringen eines ZVK (eines zentralvenösen Katheters) hat keinen Vorteil gegenüber der Verwendung eines peripheren i. v. Zugangs.

Nach nur wenigen Minuten wird ein fulminantes Lungenödem mit konsekutiv erheblichen Beatmungsproblemen beobachtet (Abfall der peripher gemessenen Sauerstoffsättigung). Auftretendes Kammerflimmern wird erfolgreich mit 3-maliger Defibrillation behandelt und nach weiteren 15 min kann ein Spontankreislauf mit anfänglich erheblicher arterieller Hypertonie wiederhergestellt werden. Der Hämoglobingehalt beträgt zu diesem Zeitpunkt 10,8 g/dl.

Frage 10

Welche Aussage zum peripartalen Lungenödem ist richtig?
1. Instrumentelle Entbindungen (Zange usw.) spielen keine Rolle.
2. Die wichtigste Ursache ist eine iatrogene Überfüllung.
3. Die Gabe von Magnesium kann zum Lungenödem führen.
4. Am häufigsten tritt das Lungenödem bei Schwangeren vor der Entbindung auf.

Frage 11

Welcher Faktor spielt keine Rolle für ein erhöhtes Risiko eines peripartalen Lungenödems?
1. Alter der schwangeren Patientin
2. Vorliegen einer (Prä-)Eklampsie
3. Gabe von Medikamenten bzw. Uterotonika
4. präexistente kardiale Vorerkrankungen
5. intravasale Hypervolämie
6. Mehrlingsschwangerschaften

Frage 12

Was sind Ihre ersten Maßnahmen bei akutem Lungenödem der Patientin?
1. so viel Flüssigkeit wie möglich absaugen und neuen Beatmungsfilter verwenden
2. Pleuraflüssigkeit über Thoraxdrain entlasten
3. Diuretika applizieren
4. mit so viel PEEP (positiv-endexspiratorischem Druck) wie möglich beatmen

Nach initialer hämodynamischer Stabilisierung und Kontrolle der Blutung kann die Patientin unter Verwendung erhöhter Beatmungsdrücke auf die Intensivstation verlegt werden. Die weiterhin hohen Blutdruckwerte mit konsekutivem Risiko einer Hirnblutung werden mit i. v. Applikation von Magnesium und Nitroprussid-Natrium behandelt. Da der Blutverlust nicht vollständig zum Erliegen kommt und die im Labor gemessenen Gerinnungsparameter weiterhin abweichend sind (PT [Prothrombinzeit] 18,4 s, aPTT [aktivierte partielle Thromboplastinzeit] 42 s), erhält die Patientin weiterhin Blutprodukte sowie Fibrinogen und Zyklokapron. Zur Uteruskontraktion wird einmalig Sulproston (Nalador) intrauterin verabreicht. Die Patientin wird für 24 h in das Hypothermieprotokoll aufgenommen. Am 2. postoperativen Tag erfolgt eine CTA (computertomografische Angiografie) des Thorax und Abdomens. Es ergibt sich kein Hinweis auf eine Lungenembolie; posterobasal werden infiltrative Veränderungen beobachtet. Außer einer Blutansammlung im Uterus wird keine freie intraabdominelle Flüssigkeit gesehen. Nach Wiederaufwärmen und Stoppen der Sedierung zeigt die Patientin adäquate Reaktionen auf Ansprechen, sodass die Beatmung am 2. postoperativen Tag beendet und die Patientin am 3. postoperativen Tag auf die IMC-Station (Intermediate-Care-Station) verlegt werden kann. Der weitere Verlauf ist komplikationslos, es erfolgt eine vollständige Genesung ohne neurologische Ausfälle. Eine kardiologische Untersuchung kann keine auffällige Pathologie des Herzes zeigen, die links- und rechtsventrikuläre Funktion ist gut. Die Patientin kann ohne Beschwerden in die weitere ambulante Betreuung entlassen werden.

1.6 Zusammenfassung des Falles

Fazit

- Peripartale Hämorrhagien können lebensbedrohend sein.
- Die Menge des Blutverlusts ist schwierig einzuschätzen.
- Uterotonika haben zahlreiche hämodynamisch relevante Nebenwirkungen.
- Ein peripartales Lungenödem ist selten.
- Es gibt zahlreiche Ursachen für ein peripartales Lungenödem.
- Die Behandlung des peripartalen Lungenödems ist symptomatisch.

1.7 Lösungen und Erläuterungen zu Fall 1

1.7.1 Zu Frage 1 und 2

Frage 1

Was ist die Grundlage für die antenatale Verabreichung von Kortikosteroiden?
1. Schließen des Ductus Botalli
2. Förderung der fetalen Lungenreifung
3. Prävention einer nekrotisierenden Enterokolitis und einer Hirnblutung
4. Prävention einer fetalen Nebennierenrindeninsuffizienz
5. Verhindern des Übergangs einer Präeklampsie in eine manifeste Eklampsie

Frage 2

Was ist keine Nebenwirkung einer Kortikosteroidtherapie?
1. Risiko einer Infektion
2. Hypoglykämie
3. Lungenödem
4. Gefahr einer Ketoazidose
5. Hypokaliämie

▶ **Erläuterung.** Kortikosteroide werden bei drohender Frühgeburt zur Förderung einer vorzeitigen Lungenreifung des ungeborenen Kindes appliziert [6]. Eine einmalige antenatale Gabe von Kortikosteroiden ist eine effektive und sichere Behandlung von Frauen mit drohender Frühgeburt [24]: Die Neugeborenensterblichkeit und die Inzidenz eines RDS (Respiratory Distress Syndrome) werden reduziert. Aber es zeigen sich auch noch andere Vorteile für das frühgeborene Kind: Es kommt seltener zu Hirnblutungen und nekrotisierender Enterokolitis und der Bedarf für eine respiratorische Unterstützung nimmt ab. Andere Daten belegen, dass bei Babys, die später als 7 Tage nach der Kortikosteroidtherapie geboren werden, dieser Behandlungsvorteil verloren geht. Es scheint daher empfehlenswert, bei Müttern, die 7 Tage zuvor mit Kortikosteroiden behandelt wurden und noch immer eine drohende Frühgeburt erwarten, diese Behandlung zu wiederholen [3]. Dadurch kann die Inzidenz von RDS auch bei diesen frühgeborenen Babys reduziert werden; einzige beobachtete Nebenwirkung war ein reduziertes Geburtsgewicht [3]. Allerdings konnte dieser wünschenswerte Effekt einer Kortikosteroidtherapie nicht in allen Untersuchungen belegt werden [23] und ein zukünftiges Cochrane Review könnte dazu weiteren Aufschluss geben [18].

Pränatal applizierte Kortikosteroide haben also einen deutlichen Nutzen, sind aber auch mit Nebenwirkungen wie erhöhtem Infektionsrisiko, Hyperglykämie, Gefahr einer Ketoazidose und Elektrolytstörungen wie z. B. Hypokaliämie behaftet. Auch die Entstehung eines Lungenödems wurde nach Kortikosteroidtherapie beschrieben [22]. Es gibt eine Reihe von Fallberichten, die diese Nebenwirkungen auch bei Schwangeren beschreiben.

1.7.2 Zu Frage 3

Frage 3

Welche Form der Anästhesie ist im vorliegenden Fall Ihre erste Wahl?
1. Vollnarkose mit Larynxmaske
2. Vollnarkose mit RSI (Rapid Sequence Induction) und endotrachealer Intubation
3. Aufspritzen des bereits liegenden, gut funktionierenden epiduralen Katheters
4. Spinalanästhesie

▶ **Erläuterung.** Da die Patientin im geschilderten Fall erst sehr kurz zuvor entbunden hatte, war sie weiterhin als nicht nüchtern zu betrachten, sodass eine Vollnarkose unter Verwendung einer Larynxmaske nicht indiziert war. Die anderen Optionen sind diskutabel. Eine rückenmarksnahe Anästhesie ist möglich, kann aber bei hypovolämischen Patienten zu erheblichen hämodynamischen Begleiteffekten führen. Die Autoren hatten sich daher für eine Vollnarkose mit RSI und endotrachealer Intubation entschieden.

1.7 Lösungen zu Fall 1

1.7.3 Zu Frage 4

Frage 4

Was ist auf Basis der hämodynamischen Parameter (Schwindel, Herzfrequenz 150/min, RR 75/40 mmHg) das vermutlich verlorene Blutvolumen (prozentual zum Gesamtblutvolumen)?
1. < 15 %
2. 15–25 %
3. 25–40 %
4. > 40 %

▶ **Erläuterung.** Aus dem Bereich der Traumatologie (ATLS Course [Advanced Trauma Life Support Course]) liegen Daten vor, die es ermöglichen, das Volumen eines akuten Blutverlusts anhand zerebraler und kardiopulmonaler Symptome einzuschätzen (▶ Tab. 1.1) [14]. Demnach ist bei der Patientin des Falles von einem Blutverlust von mehr als 40 % des Blutvolumens auszugehen. Neuere Untersuchungen bezweifeln jedoch, ob diese Einschätzungen anhand der vorgelegten Tabelle tatsächlich für eine größere Patientenpopulation zutreffen [21]. Von einer „postpartalen Hämorrhagie" spricht man, wenn der Blutverlust nach vaginaler Entbindung mehr als 500 ml bzw. nach Sectio caesarea mehr als 1000 ml beträgt [17]. Die postpartale Hämorrhagie ist mit bis zu 25 % eine häufige (Mit-)Ursache der peripartalen Letalität. Ursachen sind dabei eine Uterusatonie, eine Retentio placentae, zervikale und vaginale Rupturen oder gar eine Uterusruptur oder auch systemische Gerinnungsstörungen.

1.7.4 Zu Frage 5 und 6

Frage 5

Was ist die initiale Oxytozindosierung (in IE [internationalen Einheiten]), die nach einer einfachen, unkomplizierten, elektiven Sectio caesarea empfohlen wird?
1. 3–5 IE
2. 10 IE
3. 15 IE
4. 20 IE

Frage 6

Was sind die wichtigsten Nebenwirkungen von Oxytozin?
1. Übelkeit und Erbrechen, Gerinnungsstörungen
2. Bronchospasmus und Blutdruckabfall
3. Leberfunktionsstörungen und Uterushypertonie
4. Reflextachykardie und Hypotonus
5. Kopf- und Brustschmerzen, Fieber

▶ **Erläuterung.** Der Uterus der Patientin war weiterhin nicht gut kontrahiert, worauf neben der bereits durchgeführten manuellen Uteruskompression das Protokoll der Uterusatonie gestartet wurde. Dieses sieht – abhängig vom Stoppen der Blutung – in aufeinander folgenden Handlungen die Applikation von Oxytozin vor (5 IE i. v. als Bolus, gefolgt von 20–40 IE in 500 ml 0,9 %iger Kochsalzlösung über 2–4 h), dann von Methylergometrine (0,2 mg langsam i. v.), von Misoprostol (0,8 mg rektal verabreicht) sowie von Sulproston (2–20 µg/min i. v.).

Zur Prophylaxe und möglichen Therapie einer postpartalen Blutung werden initial 2–5 IE Oxy-

Tab. 1.1 ATLS-Klassifikation des hypovolämischen Schocks [21].

Parameter	Klasse I	Klasse II	Klasse III	Klasse IV
Blutverlust (%)	< 15	15–30	30–40	> 40
Pulsrate (min)	< 100	100–120	120–140	> 140
Blutdruck	normal	normal	erniedrigt	erniedrigt
Pulsdruck	normal oder erhöht	erniedrigt	erniedrigt	erniedrigt
Atemfrequenz (1/min)	14–20	20–30	30–40	> 35
geistiger Zustand	etwas ängstlich	ängstlich	ängstlich, verwirrt	verwirrt, lethargisch
Urinproduktion (ml/h)	> 30	20–30	5–15	vernachlässigbar
Flüssigkeitsersatz	kristalloid	kristalloid	kristalloid und Blut	kristalloid und Blut

tozin i. v. appliziert, gefolgt von einer Dauerinfusion von 10(–40) IE in 500–1000 ml Lösung über 2–4 h zur weiteren Uteruskontraktion[19][27]. Carvalho und Mitarbeiter berechneten bei 40 Patientinnen nach Sectio caesarea eine ED90 (effektive Dosis, die bei 90% der Behandelten eine Wirkung zeigt) von 0,35 IE Oxytozin [2]. Andere Autoren schlussfolgerten, dass die Applikation von 2 IE im Vergleich zu 5 IE weniger Nebenwirkungen bei gleicher Effektivität auf die Uteruskontraktion hat [25]. Ähnliche Ergebnisse konnten Butwick und Mitarbeiter zeigen [1]. Bei unzureichender Uteruskontraktion nach initialer Applikation von 2 IE Oxytozin sollte jedoch zügig eine 2. Dosis von 2–3 IE appliziert werden.

Häufige Nebenwirkungen vor allem nach einer Bolusapplikation von Oxytozin sind Hypotonie und Tachykardie [8][31]. Gleichzeitig kann es im Bereich der Koronararterien zu einer Vasokonstriktion und einem Gefäßspasmus kommen. Bei kardial belasteten Schwangeren kann dadurch ein ischämisches kardiales Ereignis induziert werden.

1.7.5 Zu Frage 7

Frage 7

Würden Sie in dieser Situation (Blutung unter Kontrolle, Hämoglobingehalt 4,5 g/dl, Herzfrequenz 100/min, RR 90/45 mmHg) die Transfusion nicht gekreuzter Erythrozytenkonzentrate beginnen?
1. Ja, ich gebe ungekreuzte Erythrozytenkonzentrate.
2. Nein, ich warte, bis die Kreuzprobe abgeschlossen ist.

▶ **Erläuterung.** Das hämostaseologische Ziel ist bei Patientinnen, bei denen die Blutung noch nicht gestoppt werden konnte, ein Hämoglobingehalt von 7 g/dl [10][17]. Es bleibt stets die Diskussion, zu welchem Zeitpunkt auch ggf. ungekreuzte Erythrozytenkonzentrate verabreicht werden sollten. Da sich die Patientin im geschilderten Fall zunächst stabilisierte, wurde von einer Transfusion von Erythrozytenkonzentraten vor Abschluss der Kreuzprobe vorerst abgesehen.

1.7.6 Zu Frage 8

Frage 8

Die Blutgruppe der Patientin ist A, Rhesusfaktor positiv. Welche Erythrozytenkonzentrate dürfen transfundiert werden?
1. A positiv; B positiv; AB positiv; 0 positiv
2. A positiv und A negativ; 0 positiv und 0 negativ
3. ausschließlich A positiv
4. A positiv; 0 positiv
5. A negativ; 0 negativ

▶ **Erläuterung.** Leitlinien für Bluttransfusionen geben entsprechende Empfehlungen (▶ Tab. 1.2, Markierungen).

Tab. 1.2 Empfehlung für Bluttransfusionen. Die fett gedruckten Markierungen beziehen sich auf den vorgestellten Fall.

Empfänger	Donor-Erythrozytenkonzentrat							
	1e	2e	3e	4e	5e	6e	7e	8e
0 pos	0 pos	0 neg						
0 neg	0 neg							
A pos	A pos	A neg	0 pos	0 neg				
A neg	A neg	0 neg						
B pos	B pos	B neg	0 pos	0 neg				
B neg	B neg	0 neg						
AB pos	AB pos	AB neg	A pos	A neg	B pos	B neg	0 pos	0 neg
AB neg	AB neg	A neg	B neg	0 neg				

neg = negativ
pos = positiv

1.7.7 Zu Frage 9

Frage 9
Welche Aussage ist im Hinblick auf die Reanimationsrichtlinien 2015 falsch?
1. Adrenalin wird zu einem beliebigen Zeitpunkt zwischen dem 3. und 4. Elektroschock gegeben.
2. Die Gabe von Natriumhydrogenkarbonat wird routinemäßig empfohlen.
3. Bei Asystolie wird die Gabe von Atropin nicht mehr für sinnvoll erachtet.
4. Wenn Amiodaron nicht zur Verfügung steht, sollte Lidocain appliziert werden.
5. Das Einbringen eines ZVK (eines zentralvenösen Katheters) hat keinen Vorteil gegenüber der Verwendung eines peripheren i. v. Zugangs.

▶ **Erläuterung.** Natriumhydrogenkarbonat wird laut aktuellen Reanimationsleitlinien nur in Ausnahmesituationen appliziert [29].

1.7.8 Zu Frage 10–12

Frage 10
Welche Aussage zum peripartalen Lungenödem ist richtig?
1. Instrumentelle Entbindungen (Zange usw.) spielen keine Rolle.
2. Die wichtigste Ursache ist eine iatrogene Überfüllung.
3. Die Gabe von Magnesium kann zum Lungenödem führen.
4. Am häufigsten tritt das Lungenödem bei Schwangeren vor der Entbindung auf.

Frage 11
Welcher Faktor spielt keine Rolle für ein erhöhtes Risiko eines peripartalen Lungenödems?
1. Alter der schwangeren Patientin
2. Vorliegen einer (Prä-)Eklampsie
3. Gabe von Medikamenten bzw. Uterotonika
4. präexistente kardiale Vorerkrankungen
5. intravasale Hypervolämie
6. Mehrlingsschwangerschaften

Frage 12
Was sind Ihre ersten Maßnahmen bei akutem Lungenödem der Patientin?
1. so viel Flüssigkeit wie möglich absaugen und neuen Beatmungsfilter verwenden
2. Pleuraflüssigkeit über Thoraxdrain entlasten
3. Diuretika applizieren
4. mit so viel PEEP (positiv-endexspiratorischem Druck) wie möglich beatmen

▶ **Erläuterung.** Ein Lungenödem im Verlaufe einer Schwangerschaft ist ein seltenes (bei 0,08 % aller Schwangerschaften), jedoch sehr ernstes Ereignis, das unabhängig vom Alter der schwangeren Patientin häufig auch bereits vor der Entbindung auftritt [26]. Die Hälfte der Fälle ist auf kardiale Vorerkrankungen der schwangeren Patientin zurückzuführen. Die Applikation von Tokolytika (bei drohender Frühgeburt), das Vorliegen einer Präeklampsie oder eine iatrogene Überfüllung sind weitere Ursachen [26].

In dem vorliegenden Fallbericht war es schwierig, eine genaue Flüssigkeitsbilanz zu berechnen. Die Schätzung des Blutverlusts ist meist unzuverlässig, das verlorene Volumen wird oft als zu klein angegeben. Zwar wurde bei der Patientin mit der Transfusion von Erythrozytenkonzentraten, Frischplasma und Thrombozytenkonzentraten begonnen, jedoch trat das Lungenödem bereits auf, als große Teile der Blutprodukte noch nicht transfundiert waren. Zu denken ist sicherlich auch an ein TRALI (Transfusion related acute Lung Injury) [32]. Auch eine kardiale Ursache wäre denkbar, jedoch wies die Patientin anamnestisch keinerlei kardiale Vorerkrankung auf. Es sei jedoch darauf hingewiesen, dass die Manifestation eines peripartalen Lungenödems häufig die Erstdiagnose einer zugrunde liegenden kardialen Abweichung nach sich zieht [26].

Bei der Patientin aus dem Fallbeispiel waren ein Schwangerschaftshypertonus und eine geringe Proteinurie bekannt, jedoch noch innerhalb der Grenzen, die die Diagnose einer Präeklampsie unterstützen würden. Eine Präeklampsie geht mit physiologischen Veränderungen einher, die zu einem peripartalen Lungenödem führen können [20]. Es treten häufiger Endothelschäden mit erhöhter kapillarer Permeabilität auf, es liegt ein erniedrigter kolloidosmotischer Druck vor, es kann zu einer linksventrikulären Dysfunktion kommen und die Patientinnen weisen häufig einen verminderten peripheren Gefäßwiderstand auf. Therapeutische Maßnahmen sind neben der Behandlung der Präeklampsie die Gabe von Sauerstoff, Flüssigkeitsrestriktion, Diuretika und möglicherweise bei ausgeprägtem Lungenödem eine invasive Beatmung, die mit so viel PEEP erfolgen sollte, wie hämodynamisch vertretbar ist. Durch letztere Maßnahme kann möglicherweise die Exsudation von Lungenwasser reduziert werden. Auf jeden Fall sollte von einem wiederholten Aussaugen der Lungen abgesehen werden, weil dadurch der Anteil an Surfactant in der Lunge signifikant reduziert würde. Diuretika können zur Unterstützung der Therapie gegeben werden.

Es liegen zahlreiche Fallberichte vor, die das Entstehen eines peripartalen Lungenödems nach Applikation von Uterotonika im Allgemeinen und von Oxytozin im Besonderen beschreiben [7][9][11][28]. Dabei wird mehrfach auf den nahen zeitlichen Zusammenhang von Oxytozinapplikation und Auftreten des Lungenödems hingewiesen. Auch die Kombination von Oxytozin mit anderen Uterotonika kann Ursache für das Lungenödem sein [13]. Im vorliegenden Fallbericht wurde jedoch ausschließlich Oxytozin verabreicht. Auch Methergine [16] und Sulprostone können zur Entstehung eines Lungenödems beitragen [12][15][30].

Merke

Das akute Lungenödem im Zusammenhang mit einer Präeklampsie und peripartaler Medikation ist eine schwerwiegende, mit hoher Letalität einhergehende Komplikation. Auch wenn die Infusion kristalloider und kolloidaler Lösungen eine kurzfristige hämodynamische Stabilisierung der schwangeren Patientin bewirkt, konnte bislang keine Verbesserung des Outcome nach Volumensubstitution belegt werden [4][5].

1.8 Literatur

[1] Butwick AJ, Coleman L, Cohen SE et al. Minimum effective bolus dose of oxytocin during elective Caesarean delivery. Br J Anaesth 2010; 104: 338–343
[2] Carvalho JCA, Balki M, Kingdom J et al. Oxytocin requirements at elective cesarean delivery: a dose-finding study. Obstet Gynecol 2004; 104: 1005–1010
[3] Crowther CA, McKinlay C, Middleton P. Repeat doses of prenatal corticosteroids for women at risk of preterm birth for improving neonatal health outcomes. Cochrane Database Syst Rev 2015. doi:10.1002/14651858.CD003935.pub4
[4] Dennis AT. Management of pre-eclampsia: issues for anaesthetists. Anaesthesia 2012; 67: 1009–1020
[5] Dennis AT, Solnordal CB. Acute pulmonary oedema in pregnant women. Anaesthesia 2012; 67: 646–659
[6] Deutsche Gesellschaft für Gynäkologie und Geburtshilfe, Deutsche Gesellschaft für Kinder- und Jugendmedizin, Deutsche Gesellschaft für Perinatale Medizin et al. S2k-Leitlinie „Frühgeborene an der Grenze der Lebensfähigkeit", 2014. AWMF-Register Nr. 024/019. Im Internet: http://www.awmf.org/leitlinien/detail/ll/024-019.html (Stand: 31.03.2018)
[7] Dogdu O, Yarlioglues M, Inanc T et al. Fatal pulmonary oedema following oxytocin administration in a pregnant woman with acute myocardial infarction. Cardiovasc Toxicol 2011; 11: 74–77
[8] Dyer RA, Butwick AJ, Carvalho B. Oxytocin for labour and caesarean delivery: implications for the anaesthesiologist. Curr Opin Anaesthesiol 2011; 24: 255–261
[9] Elkayam U, Jalnapurkar S, Barakkat MN et al. Pregnancy-associated acute myocardial infarction: a review of contemporary experience in 150 cases between 2006 and 2011. Circulation 2014; 129: 1695–702
[10] Fuller AJ, Bucklin BA. Blood product replacement for postpartum hemorrhage. Clin Obstet Gynecol 2010; 53: 196–208
[11] Ghai B, Vayjnath AM, Lal S. Acute pulmonary oedema following oxytocin administration: a life threatening complication. J Indian Med Assoc 2006; 104: 261–262
[12] Hagenaars M, Knape JTA, Backus EMJM. Pulmonary oedema after high infusion rate of sulprostone. Br J Anaesth 2009; 102: 281–282
[13] Heytens L, Camu F. Pulmonary edema during cesarean section related to the use of oxytocic drugs. Acta Anaesthesiol Belg 1984; 35: 155–164
[14] Kortbeek JB, Turki Al SA, Ali J et al. Advanced trauma life support, 8th ed. – the evidence for change. J Trauma 2008; 64: 1638–1650
[15] Krumnikl JJ, Böttiger BW, Strittmatter HJ et al. Complete recovery after 2 h of cardiopulmonary resuscitation following high-dose prostaglandin treatment for atonic uterine haemorrhage. Acta Anaesthesiol Scand 2002; 46: 1168–1170
[16] Lee HS, Min JY, Lee Y. Cardiac arrest with pulmonary edema in a non-parturient after ergonovine administration recovered with extracorporeal membrane oxygenation – a case report. Korean J Anesthesiol 2012; 63: 559–562
[17] Lier H, Schlembach D, Korte W et al. The new German guideline on postpartum haemorrhage (PPH): essential aspects for coagulation and circulatory therapy. Anästhesiol Intensivmed Notfallmed Schmerzth 2016; 51: 526–535
[18] McGoldrick E, Brown J, Middleton P et al. Antenatal corticosteroids for fetal lung maturation: an overview of Cochrane reviews. Cochrane Database Syst Rev 2016. doi:10.1002/14651858.CD012156
[19] Mavrides E, Allard S, Chandraharan E et al. Prevention and management of postpartum haemorrhage: green-top guideline No. 52. BJOG 2016. doi:10.1111/1471-0528.14178
[20] Mol BWJ, Roberts CT, Thangaratinam S et al. Pre-eclampsia. Lancet 2016; 387: 999–1011
[21] Mutschler M, Nienaber U, Brockamp T et al. A critical re-appraisal of the ATLS classification of hypovolaemic shock: Does it really reflect clinical reality? Resuscitation 2013; 84: 309–313

[22] Myles TD. Steroids – plenty of benefits, but not without risk. Obstet Gynecol 2011; 117: 429–430
[23] Porto AMF, Coutinho IC, Correia JB et al. Effectiveness of antenatal corticosteroids in reducing respiratory disorders in late preterm infants: randomised clinical trial. BMJ 2011; 342: d1696
[24] Roberts D, Dalziel S. Antenatal corticosteroids for accelerating fetal lung maturation for women at risk of preterm birth. Cochrane Database Syst Rev 2006. doi:10.1002/14651858.cd004454.pub2
[25] Sartain JB, Barry JJ, Howat PW et al. Intravenous oxytocin bolus of 2 units is superior to 5 units during elective Caesarean section. Br J Anaesth 2008; 101: 822–826
[26] Sciscione AC, Ivester T, Largoza M et al. Acute pulmonary edema in pregnancy. Obstet Gynecol 2003; 101: 511–515
[27] Sentilhes L, Vayssière C, Deneux-Tharaux C et al. Postpartum hemorrhage: guidelines for clinical practice from the French College of Gynaecologists and Obstetricians (CNGOF) in collaboration with the French Society of Anesthesiology and Intensive Care (SFAR). Eur J Obstet Gynecol Reprod Biol 2016; 198: 12–21
[28] Shahin J, Guharoy SR. Pulmonary edema possibly developing secondary to the intravenous administration of oxytocin. Vet Hum Toxicol 1991; 33: 587–588
[29] Soar J, Nolan JP, Böttiger BW et al. European Resuscitation Council Guidelines for Resuscitation 2015. Section 3: Adult advanced life support. Resuscitation 2015; 95: 100–147
[30] Stock A, Jones R, Chung T et al. Pulmonary edema in association with an intravenous infusion of sulprostone. Acta Obstet Gynecol Scand 1995; 74: 156–158
[31] Sumikura H, Inada E. Uterotonics and tocolytics for anesthesiologists. Curr Opin Anaesthesiol 2016; 29: 282–287
[32] Vlaar APJ, Juffermans NP. Transfusion-related acute lung injury: a clinical review. Lancet 2013; 382: 984–994

2 Fall 2: Allgemeinanästhesie bei Segawa-Syndrom

Tobias Warnecke, Jochen Hinkelbein

2.1 Fallbeschreibung

In der Anästhesiesprechstunde eines Krankenhauses der Schwerpunktversorgung stellt sich eine 70 Jahre alte Patientin zur geplanten brusterhaltenden Therapie vor. Im Aufnahmebefund der Senologen findet der Anästhesist neben weiteren Erkrankungen ein bereits diagnostiziertes Segawa-Syndrom. Bei einem schnellen Blick in ein Nachschlagewerk über Narkosen bei seltenen Erkrankungen finden sich keine Hinweise zu dieser Erkrankung.

Die Lösungen (und Erläuterungen) dieses Falles finden Sie weiter hinten in diesem Kapitel (S. 37) oder über den folgenden QR-Code.

Abb. 2.1 QR-Code zu den Lösungen.

Der Fall

Geplante Operation
- Brusterhaltende Therapie
- Anfärben der Wächterlymphknoten mit Patentblau V
- axilläre Lymphadenektomie
- Rückenlage, Arme ausgelagert und zugänglich

Patientin
- 70 Jahre alt
- 152 cm groß
- 81 kg schwer
- adipöser Ernährungszustand
- im Rollstuhl sitzend

Frage 1

Wo können Sie Informationen über diese seltene Erkrankung der Patientin finden?
1. per Suchmaschine im Internet
2. auf den Internet-Seiten www.orpha.net und www.orphananesthesia.eu
3. in einem Anästhesielehrbuch
4. Die Informationen der Patientin sind ausreichend.

2.2 Geplante Operation

Bei Verdacht auf Mammakarzinom ist eine brusterhaltende Therapie links geplant. Weiterhin sollen ipsilateral die Wächterlymphknoten mit Patentblau V dargestellt und exstirpiert werden. Bei dieser etwa 2-stündigen Operation ist kein nennenswerter Blutverlust zu erwarten. Die Patientin liegt mit leicht erhöhtem Oberkörper in Rückenlage, beide Arme sind ausgelagert und für den Anästhesisten gut zugänglich. Lediglich die Darstellung der Lymphknoten mit Patentblau V (E131) gilt als kritischer Schritt, da der Farbstoff schwere Anaphylaxien auslösen kann.

2.3 Vorerkrankungen und Untersuchung

Neben dem ihm unbekannten Syndrom entnimmt der Narkosearzt weitere Vorerkrankungen der Diagnoseliste. Er notiert im Protokoll einen arteriellen Hypertonus, eine Hypothyreose, ein obstruktives Schlafapnoesyndrom und eine ausgeprägte Hiatushernie mit gastroösophagealem Reflux. Die Patientin gibt an, dass sie wegen der Schlafapnoe nachts eine Beatmungsmaske tragen müsse. Weiterhin sei sie im heimischen Umfeld mittels Rollator mobil, könne aber das Haus nur im Rollstuhl verlassen. Die Patientin versorge sich selbst, die Einkäufe würden ihr gebracht. Durch die eingeschränkte Bewegung sei sie kaum belastbar, pektanginöse Beschwerden oder Dyspnoe werden jedoch verneint. Der Anästhesist kreuzt im Protokoll „MET (metabolische Äquivalente) < 4" an. Weitere Erkrankungen sind der Patientin nicht bekannt. Auf dem Protokoll wird handschriftlich „RCRI (Revised cardiac Risk Index) 0" ergänzt.

Der Fall

Vorerkrankungen
- Arterieller Hypertonus
- Hypothyreose
- obstruktives Schlafapnoesyndrom mit nächtlicher CPAP-Therapie (Therapie mit Continuous positive Airway Pressure)
- gastroösophagealer Reflux bei Hiatushernie
- Segawa-Syndrom

Medikamentenplan
▶ Tab. 2.1 zeigt die Medikamente, die die Patientin einnimmt.

Routinemäßig wird die Patientin auskultiert, wobei sich beidseitig ein vesikuläres Atemgeräusch zeigt. Die Herztöne sind leise, aber rein und rhythmisch. In der Pulsoxymetrie liegt die Sauerstoffsättigung unter Raumluft bei 96 %, der Puls palpiert sich rhythmisch bei einer Herzfrequenz von 82/min. An den Extremitäten zeigen sich keine Ödeme, jedoch fallen nach innen rotierte Unterschenkel auf. Die Reklination des Kopfes erscheint leicht eingeschränkt, die Mundöffnungsfläche ist groß und unter herausgestreckter Zunge ist die komplette Uvula sichtbar. Die Zähne sind saniert und fest. Anamnestisch liegt die letzte Narkose mehr als 30 Jahre zurück und außer PONV (postoperativem Erbrechen mit Übelkeit) sind der Patientin keine Narkoseprobleme bekannt.

Frage 2
Welche Art der Atemwegssicherung würden Sie planen?
1. Intubationsnarkose
2. normale Larynxmaske der Größe 4
3. Intubationsnarkose mit sog. RSI
4. nasale Wachintubation bei schwierigem Atemweg

2.4 Segawa-Syndrom

Im Beisein der Patientin sucht der Anästhesist online über eine Suchmaschine nach dem ihm unbekannten Syndrom und erfährt dort, dass es sich um eine Muskeldystonie handele [55]. Diese sei vererblich und trete bei etwa einem von 5 Millionen Kindern auf. Meist manifestiert sich die Erkrankung zwischen dem 4. und 8. Lebensjahr durch Gangstörungen. Charakteristisch ist eine Fluktuation der Symptome im Tagesverlauf. Unbehandelt können sich die Symptome jedoch im Laufe der Zeit fixieren, sodass wie im vorliegenden Fall durch Einwärtsdrehung der Beine das Gehen stark eingeschränkt ist. Auch ein Parkinson-Syndrom kann sich ausbilden [50]. Vor allem das gute Ansprechen auf Levo-Dopamin ist ein wichtiger Hinweis in der Diagnosestellung [34]. Anders als beim klassischen Morbus Parkinson kann zum Teil lebenslang mit gleichbleibender Dosis ein sehr guter Therapieeffekt erzielt werden [44][49][57].

Der Fall

Segawa-Syndrom
- Synonym auch „L-Dopa-sensitive Dystonie" genannt
- geschätzt 1 von 5 000 000 Kindern
- Beginn in der Kindheit meist mit Einwärtsdrehung der Beine (Torsionsdystonie)
- Fluktuation der Symptome im Tagesverlauf
- gutes Ansprechen auf Levo-Dopamin
- im Verlauf Parkinson-Syndrom möglich

Tab. 2.1 Medikamentenplan.

Medikamente	Dosierung	Uhrzeit		
		8:00	14:00	22:00
Pregabalin	225 mg	x		x
Tapentadol	300 mg	x		x
Baclofen	10 mg			x
Duloxetin	60 mg			x
Ramipril	2,5 mg	x		
L-Thyroxin	75 µg	x		
Bisoprolol	5 mg	x		
Pantoprazol	40 mg	x		
Levo-dopa/Benserazid	200/50 mg	¾	x	¾

Die Patientin berichtet dem nun interessiert nachfragenden Anästhesisten, dass bei ihr selbst die Diagnose erst gestellt worden sei, nachdem auch ihre Tochter erste Symptome zeigte. Leider findet der Narkosearzt bei seiner weiteren Recherche nur einen einzelnen Fallbericht zum Thema „Segawa" (bei Kaiserschnitt). Dabei wurde eine Spinalanästhesie komplikationsfrei durchgeführt, ein Regionalverfahren kommt jedoch für die geplante Operation nicht in Betracht.

Frage 3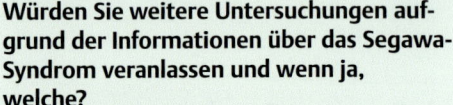
Würden Sie weitere Untersuchungen aufgrund der Informationen über das Segawa-Syndrom veranlassen und wenn ja, welche?
1. Röntgen des Thorax
2. Röntgen des Thorax und arterielle Ausgangs-BGA (Blutgasanalyse)
3. TEE (transösophageale Echokardiografie)
4. Es sind keine weiteren Untersuchungen zur Narkoseplanung notwendig.

2.5 Prämedikation und Narkoseplanung

Nach einer kurzen Internet-Recherche plant der Anästhesist eine Intubationsnarkose mit RSI. Die Narkose soll als TIVA (total-intravenöse Anästhesie) durchgeführt werden. Als Prämedikation sollen 3,75 mg Midazolam 30 min vor dem Transport in den Operationssaal von der Stationspflege verabreicht werden. Die Hausmedikation soll bis auf den ACE-Hemmer (Hemmer des Angiotensin converting Enzyme) fortgesetzt werden und am Abend vor der Operation sollen zusätzlich 40 mg des eigenen Protonenpumpeninhibitors eingenommen werden. Ab Mitternacht wird eine Nahrungskarenz verordnet, Wasser könne die Patientin bis 6:00 Uhr morgens trinken. Da der Pathomechanismus der Erkrankung u. a. auf einem Dopaminmangel beruht, beschließt der Anästhesist, sich an den bekannten Empfehlungen zur Anästhesie bei Morbus Parkinson zu orientieren [43][47][56]. Auf dem Narkoseprotokoll wird zusätzlich vermerkt, dass auf eine zeitgerechte Einnahme des Dopamins geachtet werden soll [35]. Die Operation wird entsprechend terminiert, um Lücken in der Dauermedikation zu vermeiden. Postoperativ wird eine Überwachung auf der Intensivstation geplant; eine IMC steht nicht zur Verfügung.

Frage 4
Würden Sie den ACE-Hemmer am Tag der Operation absetzen?
1. Ja, ein ACE-Hemmer sollte generell am Operationstag pausiert werden.
2. Bei der Operation sind keine großen Volumenverluste zu erwarten, ich würde ihn nicht pausieren.
3. Aufgrund der Dopamineinnahme könnten Hypotonien begünstigt werden. Um eine Kreislaufdepression zu vermeiden, sollte das Ramipril pausiert werden.
4. Das Absetzen birgt die Gefahr einer hypertonen Krise und sollte vermieden werden.

Zusatzinfo
Empfehlungen und Hinweise zur Anästhesie bei Patienten mit Morbus Parkinson [37][47][63]
- Medikamentöse Behandlung zeitgerecht fortführen, falls erforderlich, Umstellung der Medikation in Absprache mit den Neurologen (z. B. transdermaler Dopaminagonist)
- Patient an den Anfang des Operationsprogramms setzen
- Kontraindikationen beachten, z. B. klassische Neuroleptika, Metoclopramid
- Patienten früh mobilisieren und Rehabilitationsmaßnahmen planen
- erhöhte Gefahr von Hypo- und Hypertension sowie Arrhythmien beachten
- Häufung von Harnwegsinfektionen sowie Störungen des kardiovaskulären und respiratorischen Systems beachten
- erhöhte Aspirationsgefahr durch Dysfunktion der oberen Luftwege und des Gastrointestinaltrakts berücksichtigen

2.6 Narkose

Frage 5
Was würden Sie angesichts der PONV-Anamnese als antiemetische Prophylaxe verabreichen?
1. Eine Prophylaxe erscheint nicht notwendig; postoperativ können 10 mg Metoclopramid verabreicht werden.
2. Eine TIVA ist eine ausreichende Prophylaxe. Zusätzlich können 4 mg Dexamethason verabreicht werden.
3. Bei einem Apfel-Score von 4 Punkten sollte Droperidol als Monoprophylaxe verabreicht werden.
4. Es sollte eine balancierte Anästhesie mit Halothan durchgeführt werden und etwa 30 min vor Ausleitung sollten 4 mg Ondansetron verabreicht werden.

2.7 Weiterer Verlauf

Direkt postoperativ wird die Patientin zur weiteren Überwachung auf die Intensivstation verlegt. Dort zeigt sich die Patientin jederzeit kardial und respiratorisch stabil. Eine Aggravierung der bekannten Dystonie kann nicht beobachtet werden. Eine kurze Episode von Unruhe und Angst kann mit 1 mg Lorazepam sublingual kupiert werden. Nach unauffälligem Verlauf kann die Patientin am nächsten Tag auf die senologische Station verlegt werden und weitere 2 Wochen später das Krankenhaus in gutem Allgemeinzustand verlassen [61].

2.8 Zusammenfassung des Falles

Fazit
- Vorstellung einer Patientin mit seltener Grunderkrankung
- ergebnislose Recherche bei Orphanet und OrphanAnesthesia zur empfohlenen Narkoseführung bei Segawa-Syndrom
- Erwägen einer Regionalanästhesie
- Narkoseplanung in Anlehnung an die Empfehlungen bei Morbus Parkinson bei durch Dopaminmangel geprägtem Pathomechanismus;
- individuelle Planung anhand bekannter Informationen zu Medikamenteninteraktion und Pathomechanismus
- großzügige Indikation zur intensivmedizinischen Überwachung bzw. stationären Aufnahme
- nach intensivmedizinischer Überwachung unauffälliger Gesamtverlauf
- bei seltener bzw. unbekannter Grunderkrankung ggf. Wiedervorstellung und Recherche

2.9 Lösungen und Erläuterungen zu Fall 2

2.9.1 Zu Frage 1

Frage 1
Wo können Sie Informationen über diese seltene Erkrankung der Patientin finden?
1. per Suchmaschine im Internet
2. auf den Internet-Seiten www.orpha.net und www.orphananesthesia.eu
3. in einem Anästhesielehrbuch
4. Die Informationen der Patientin sind ausreichend.

▶ **Erläuterung.** Im vorliegenden Fall trifft der Anästhesist auf ein ihm unbekanntes Syndrom, das in den Auswirkungen auf eine Narkose schwer einzuschätzen ist. Die schnelle Suche im Internet kann zwar erste Hinweise geben, es ist jedoch schwer, während der laufenden Prämedikation verlässliche Empfehlungen zu ermitteln. Wenn eine relevante Beeinflussung der Narkose nicht sicher auszuschließen ist, empfiehlt sich bei zeitunkritischen Eingriffen ggf. eine Wiedervorstellung in einer Spezialambulanz. In der Zwischenzeit können die Erkrankung recherchiert und das Vorgehen für den Einzelfall geplant werden. Man findet nicht nur in der bekannten Datenbank Orphanet, sondern auch bei OrphanAnesthesia, einem Projekt der Deutschen Gesellschaft für Anästhesiologie und Intensivmedizin, verlässliche Informationen in einer stetig wachsenden Datenbank. Sofern der Pathomechanismus bekannt ist, kann auch er wichtige Hinweise liefern. Vor allem die Interaktion mit der bestehenden Dauermedikation bzw. die

Auswirkungen des Absetzens einzelner Präparate müssen Beachtung bei der Narkoseplanung finden. Im Zweifelsfall ist die Indikation zur intensivmedizinischen Überwachung großzügig zu stellen und von ambulanten Eingriffen abzuraten. Sofern der Patient bereits eine Narkose hatte, liefert das entsprechende Narkoseprotokoll wertvolle Hinweise. Wenn keine Kontraindikationen vorliegen, sollte ein regionales Anästhesieverfahren erwogen werden.

> **Merke**
>
> In jedem Fall sollte die Patientin im vorliegenden Fall über ein erhöhtes Risiko bei unbekannter Interaktion mit ihrer Grunderkrankung aufgeklärt werden. Dies gilt vor allem für elektive Eingriffe.

2.9.2 Zu Frage 2

> **Frage 2**
>
> Welche Art der Atemwegssicherung würden Sie planen?
> 1. Intubationsnarkose
> 2. normale Larynxmaske der Größe 4
> 3. Intubationsnarkose mit sog. RSI
> 4. nasale Wachintubation bei schwierigem Atemweg

▶ **Erläuterung.** Die Evaluation, Aufklärung und Prämedikation einer Patientin zur Narkose bei brusterhaltender Therapie gehören in einem Krankenhaus mit senologischer Abteilung zu den Standardaufgaben in der Anästhesiesprechstunde. Üblicherweise kann bei Fehlen von Kontraindikationen eine Larynxmaskennarkose durchgeführt werden. Die Patientin liegt während der Operation in Rückenlage. Bei frei zugänglichen Extremitäten ist neben dem Standard-Monitoring im Allgemeinen die Anlage von 1–2 Venenverweilkanülen ausreichend. Wegen des emetischen Potenzials des Färbemittels Patentblau V wird häufig eine TIVA durchgeführt, aber auch andere Formen der Allgemeinanästhesie sind problemlos möglich [46]. Sonst gesunde Patienten können nach Betreuung im Aufwachraum auf eine periphere Station verlegt werden, eine Übernahme auf die Intensiv- oder IMC-Station ist in der Regel nicht notwendig.

Der arterielle Hypertonus der Patientin schien bei aktuell vorliegendem Normotonus adäquat eingestellt. Das Pausieren des ACE-Hemmers am Operationstag schien gerechtfertigt. Einer vor geplanter Chemotherapie routinemäßig durchgeführten TTE (transthorakalen Echokardiografie) entnahm der Anästhesist im vorliegenden Fall eine gute linksventrikuläre Pumpfunktion. Eine kritische Entgleisung erschien unwahrscheinlich. Die Hypothyreose erschien aktuell gut eingestellt, Hinweise auf eine problematische Struma bestanden nicht. L-Thyroxin ist bei langer Halbwertszeit entbehrlich, wird in der Praxis aber häufig weiter gegeben. Auf die Bestimmung des Serum-TSH-Spiegels (des Thyreotropinspiegels im Serum) kann bei fehlenden Hinweisen auf eine nicht euthyreote Stoffwechsellage verzichtet werden. Die Erfassung der MET kann den Anstoß für weitere kardiologische Diagnostik geben [35][51], war im vorliegenden Fall aufgrund der Bewegungseinschränkungen jedoch schwierig zu deuten. Gegebenenfalls können im beschriebenen Fall auch Biomarker wie natriuretische Peptide oder Troponin einen prädiktiven Wert haben [38][52][59], jedoch erscheint der Einsatz nur bei Risikopatienten sinnvoll [48]. Auch die Risikoabschätzung über den RCRI gilt als Baustein der kardialen Einschätzung, konnte aber im vorliegenden Fall ohne Labor und Bestimmung des Kreatininspiegels nicht sicher verwendet werden [42]. Eine ausgeprägte Schlafapnoe gilt als kardiovaskulärer Risikofaktor [54]. Eine CPAP-Therapie sollte nach Möglichkeit postoperativ fortgeführt werden, ggf. bereits im Aufwachraum [39].

2.9.3 Zu Frage 3

> **Frage 3**
>
> Würden Sie weitere Untersuchungen aufgrund der Informationen über das Segawa-Syndrom veranlassen und wenn ja, welche?
> 1. Röntgen des Thorax
> 2. Röntgen des Thorax und arterielle Ausgangs-BGA (Blutgasanalyse)
> 3. TEE (transösophageale Echokardiografie)
> 4. Es sind keine weiteren Untersuchungen zur Narkoseplanung notwendig.

2.9.4 Zu Frage 4

Frage 4

Würden Sie den ACE-Hemmer am Tag der Operation absetzen?
1. Ja, ein ACE-Hemmer sollte generell am Operationstag pausiert werden.
2. Bei der Operation sind keine großen Volumenverluste zu erwarten, ich würde ihn nicht pausieren.
3. Aufgrund der Dopamineinnahme könnten Hypotonien begünstigt werden. Um eine Kreislaufdepression zu vermeiden, sollte das Ramipril pausiert werden.
4. Das Absetzen birgt die Gefahr einer hypertonen Krise und sollte vermieden werden.

▶ **Erläuterung.** Die Prämedikation erfolgte in Abwägung zwischen bei obstruktivem Schlafapnoesyndrom ungewollter Sedierung und notwendiger Stressabschirmung. Da die Patientin eine Aggravierung der Dystoniesymptome unter Stress berichtete, schien bei ihr eine anxiolytische Prämedikation sinnvoll. Die Indikation zur RSI wurde im vorliegenden Fall u. a. aufgrund des bestehenden Refluxes gestellt. Die Fortführung der Therapie mit Protonenpumpeninhibitoren konnte im beschriebenen Fall empfohlen werden [45]; eine zusätzliche Gabe am Vorabend ist gängige Praxis.

2.9.5 Zu Frage 5

Frage 5

Was würden Sie angesichts der PONV-Anamnese als antiemetische Prophylaxe verabreichen?
1. Eine Prophylaxe erscheint nicht notwendig; postoperativ können 10 mg Metoclopramid verabreicht werden.
2. Eine TIVA ist eine ausreichende Prophylaxe. Zusätzlich können 4 mg Dexamethason verabreicht werden.

▶ **Erläuterung.** Das Segawa-Syndrom selbst macht zunächst keine weitere Diagnostik notwendig, zumal es sich auch nicht primär auf das Herz-Kreislauf-System auswirkt. Der Eingriff selber hat ein geringes kardiales Risiko [40][41].

3. Bei einem Apfel-Score von 4 Punkten sollte Droperidol als Monoprophylaxe verabreicht werden.
4. Es sollte eine balancierte Anästhesie mit Halothan durchgeführt werden und etwa 30 min vor Ausleitung sollten 4 mg Ondansetron verabreicht werden.

▶ **Erläuterung.** Im vorliegenden Fall entschied sich der Anästhesist für eine TIVA. Propofol selbst hat eine antiemetische Wirkung [53]. Das zusätzlich verabreichte Dexamethason erschien bei einem hohen Apfel-Score gerechtfertigt [62] und bei fehlendem Diabetes sicher. Auf Metoclopramid und Droperidol sollte aufgrund extrapyramidaler Nebenwirkungen verzichtet werden [47][60]. Eine Gabe von Ondansetron schien im vorliegenden Fall möglich, jedoch greift das in der Antwortmöglichkeit genannte Halothan relevant in den Dopaminhaushalt ein und ist vor allem in Deutschland nicht mehr zugelassen [33]. Eine Kombination von Ondansetron mit Sevofluran scheint bei senologischen Operationen eine mögliche Alternative zur TIVA [46]. Andere volatile Anästhetika sollten ebenfalls stets mit einer pharmakologischen PONV-Prophylaxe kombiniert werden.

Das auf Intensivstation verabreichte Lorazepam scheint keinen negativen Einfluss auf eine Dopamintherapie (bei Parkinson) zu haben [58]. Alternativ kann laut S3-Leitlinie „Analgesie, Sedierung und Delirmanagement in der Intensivmedizin" bei Unruhe auch Midazolam eingesetzt werden [36]. Bei stabilem Allgemeinzustand konnte die Patientin frühzeitig auf Normalstation verlegt werden. Eine orientierende neurologische Untersuchung ist dabei obligat.

2.10 Literatur

[33] Adachi YU, Satomoto M, Higuchi H et al. Halothane enhances dopamine metabolism at presynaptic sites in a calcium-independent manner in rat striatum. Br J Anaesth 2005; 95 (4): 485–494

[34] Albanese A, Barnes MP, Bhatia KP et al. A systematic review on the diagnosis and treatment of primary (idiopathic) dystonia and dystonia plus syndromes: report of an EFNS/MDS-ES Task Force. Eur J Neurol 2006; 13 (5): 433–444

[35] Deutsche Gesellschaft für Anästhesiologie und Intensivmedizin, Deutsche Gesellschaft für Innere Medizin, Deutsche Gesellschaft für Chirurgie. Preoperative evaluation of adult patients prior to elective, non-cardiac surgery. Anaesthesist 2010; 59 (11): 1041–1050. doi:10.1007/s00101-010-1793-8

[36] Deutsche Gesellschaft für Anästhesiologie und Intensivmedizin, Deutsche Interdisziplinäre Vereinigung für Intensiv- und Notfallmedizin, Deutsche Gesellschaft für Chirurgie et al. S3-Leitlinie „Analgesie, Sedierung und Delirmanagement in der Intensivmedizin (DAS-Leitlinie 2015)", 2015. AWMF-Register Nr. 001/012. Im Internet: http://www.awmf.org/uploads/tx_szleitlinien/001-012l_S3_Analgesie_Sedierung_Delirmanagement_Intensivmedizin_2015-08_01.pdf (Stand: 18.04.2018)

[37] Deutsche Gesellschaft für Anästhesiologie und, Intensivmedizin, Deutsche Gesellschaft für Innere Medizin, Deutsche Gesellschaft für Chirurgie et al. Preoperative evaluation of adult patients before elective, noncardiothoracic surgery: joint recommendation of the German Society of Anesthesiology and Intensive Care Medicine, the German Society of Surgery, and the German Society of Internal Medicine. Anaesthesist 2017; 66 (6): 442–458

[38] Devereaux PJ, Chan MT; Vascular Events In Noncardiac Surgery Patients Cohort Evaluation (VISION) Study Investigators. Association between postoperative troponin levels and 30-day mortality among patients undergoing noncardiac surgery. JAMA 2012; 307: 2295–2304

[39] Fassbender P, Herbstreit F, Eikermann M et al. Obstructive sleep apnea – a perioperative risk factor. Dtsch Arztebl Int 2016; 113 (27–28): 463–469

[40] Fleischmann KE, Beckman JA, Buller CE et al. 2009 ACCF/AHA focused update on perioperative beta blockade. J Am Coll Cardiol 2009; 54 (22): 2102–2128

[41] Fleisher LA, Beckman JA, Brown KA et al. ACC/AHA 2007 guidelines on perioperative cardiovascular evaluation and care for noncardiac surgery: a report of the American College of Cardiology/American Heart Association Task Force on Practice Guidelines (Writing Committee to Revise the 2002 Guidelines on Perioperative Cardiovascular Evaluation for Noncardiac Surgery) developed in collaboration with the American Society of Echocardiography, American Society of Nuclear Cardiology, Heart Rhythm Society, Society of Cardiovascular Anesthesiologists, Society for Cardiovascular Angiography and Interventions, Society for Vascular Medicine and Biology, and Society for Vascular Surgery. J Am Coll Cardiol 2007; 50 (17): e159–e241

[42] Ford MK, Beattie WS, Wijeysundera DN. Systematic review: prediction of perioperative cardiac complications and mortality by the revised cardiac risk index. Ann Intern Med 2010; 152 (1): 26–35

[43] Gray H, Wilson S, Sidebottom P. Parkinson's disease and anaesthesia. Br J Anaesth 2003; 90 (4): 524; author reply 524–525

[44] Hwang WJ, Calne DB, Tsui JK et al. The long-term response to levodopa in dopa-responsive dystonia. Parkinsonism Relat Disord 2001; 8 (1): 1–5

[45] Jensen AG, Callesen T, Hagemo JS et al. Scandinavian clinical practice guidelines on general anaesthesia for emergency situations. Acta Anaesthesiol Scand 2010; 54 (8): 922–950

[46] Jokela R, Kangas-Saarela TA, Valanne JVI et al. Postoperative nausea and vomiting after sevoflurane with or without ondansetron compared with propofol in female patients undergoing breast surgery. Anesthesia Analgesia 2000; 91 (5): 1062–1065

[47] Kalenka A, Hinkelbein J. Anaesthesia in patients with Parkinson's disease. Anaesthesist 2005; 54 (4): 401–412

[48] Menzenbach J, Boehm O. Kardiale Evaluation vor nicht herzchirurgischen Eingriffen – nach den ESA-Leitlinien von 2014. Anästhesiol Intensivmed Notfallmed Schmerzther 2016; 51 (07/08): 440–446

[49] Nutt JG, Nygaard TG. Response to levodopa treatment in dopa-responsive dystonia. Arch Neurol 2001; 58 (6): 905–910

[50] Nygaard TG, Marsden CD, Duvoisin RC. Dopa-responsive dystonia. Adv Neurol 1988; 50: 377–384

[51] Poldermans D, Bax JJ, Boersma E et al. Guidelines for pre-operative cardiac risk assessment and perioperative cardiac management in non-cardiac surgery: the Task Force for Preoperative Cardiac Risk Assessment and Perioperative Cardiac Management in Non-cardiac Surgery of the European Society of Cardiology (ESC) and endorsed by the European Society of Anaesthesiology (ESA). Eur J Anaesthesiol 2010; 27 (2): 92–137

[52] Rodseth RN, Biccard BM, Le Manach Y. The prognostic value of pre-operative and post-operative B-type natriuretic peptides in patients undergoing noncardiac surgery: B-type natriuretic peptide and N-terminal fragment of pro-B-type natriuretic peptide: a systematic review and individual patient data meta-analysis. J Am Coll Cardiol 2014; 63: 170–180

[53] Rüsch D, Eberhart LHJ, Wallenborn J et al. Übelkeit und Erbrechen nach Operationen in Allgemeinanästhesie. Dtsch Arztebl Int 2010; 107 (42): 733–741

[54] Schulz R, Eisele HJ, Weissmann N et al. Obstruktive Schlafapnoe – ein wichtiger kardiovaskulärer Risikofaktor. Dtsch Arztebl Int 2006; 103 (12): A-775

[55] Segawa M. Autosomal dominant GTP cyclohydrolase I (AD GCH 1) deficiency (Segawa disease, dystonia 5; DYT 5). Chang Gung Med J 2009; 32 (1): 1–11

[56] Shaikh SI, Verma H. Parkinson's disease and anaesthesia. Indian J Anaesth 2011; 55 (3): 228–234

[57] Steinberger D, Korinthenberg R, Topka H et al. Dopa-responsive dystonia: mutation analysis of GCH1 and analysis of therapeutic doses of L-dopa. German Dystonia Study Group. Neurology 2000; 55 (11): 1735–1737

[58] Van De Vijver DAMC, Roos RAC, Jansen PAF et al. Influence of benzodiazepines on antiparkinsonian drug treatment in levodopa users. Acta Neurol Scand 2002; 105 (1): 8–12

[59] Vascular events in noncardiac Surgery patients Cohort evaluation (VISION) Writing Group, The Vascular events In noncardiac Surgery patients Cohort evaluation (VISION) Investigators. Myocardial injury after noncardiac surgery: a large, international, prospective cohort study establishing diagnostic criteria, characteristics, predictors, and 30-day outcomes. Anesthesiology 2014; 120: 564–578

[60] Wappler F, Tonner P, Bürkle H. Anästhesie und Begleiterkrankungen – perioperatives Management des kranken Patienten. 2. Aufl. Stuttgart: Thieme; 2011

[61] Warnecke T, Fiedler F. Anaesthesia and orphan disease: a septuagenarian patient with Segawa's dystonia. Eur J Anaesthesiol 2015; 32 (12): 889–891

[62] Weilbach C, Rahe-Meyer N, Raymondos K et al. Postoperative nausea and vomiting (PONV): usefulness of the Apfel-score for identification of high risk patients for PONV. Acta Anaesthesiol Belg 2006; 57 (4): 361–363

[63] Wullner U, Standop J, Kaut O et al. Parkinson's disease. Perioperative management and anesthesia. Anaesthesist 2012; 61 (2): 97–105

3 Fall 3: Unerklärliche Kreislaufinsuffizienz, Fieber und Anurie nach elektiver Zystektomie

Hendrik Freise, Sebastian Rehberg

3.1 Fallbeschreibung

Ein 62-jähriger Patient stellt sich aufgrund eines Harnblasenkarzinoms zur elektiven Zystektomie und Rekonstruktion mit Ileum-Conduit vor. Der Patient befindet sich in einem guten Allgemeinzustand ohne subjektive Leistungseinschränkungen. Der BMI (Body Mass Index) beträgt 28. An Vorerkrankungen sind bei ihm ein arterieller Hypertonus, eine COPD (chronisch-obstruktive Lungenerkrankung) sowie ein Morbus Wegener bekannt. Letzterer hat u. a. zu einer chronischen Niereninsuffizienz im Stadium IV geführt (glomeruläre Filtrationsrate 15–30 ml/min). Der prämedizierende Kollege vermerkt auf dem Anästhesieprotokoll folgende Dauermedikation: Ramipril 5 mg 1-0-0, Natriumhydrogenkarbonat 500 mg 2-2-2 sowie Kortison 5 mg 1-0-0. Die Frage nach bekannten Allergien wird verneint. Die anästhesiologische Aufklärung erfolgt über die Kombination einer Allgemeinanästhesie mit einem Periduralkatheter. Außerdem wird ein Überwachungsbett angemeldet. ▶ Abb. 3.1 zeigt die Prämedikationsseite des Anästhesieprotokolls.

> **Der Fall**
>
> **Patient**
> - 62 Jahre alt
> - guter Allgemeinzustand
> - BMI 28
>
> **Vorerkrankungen**
> - Morbus Wegener
> - chronische Niereninsuffizienz IV
> - arterieller Hypertonus
> - COPD
>
> **Dauermedikation**
> - Ramipril 5 mg 1-0-0
> - Natriumhydrogenkarbonat 500 mg 2-2-2
> - Kortison 5 mg 1-0-0

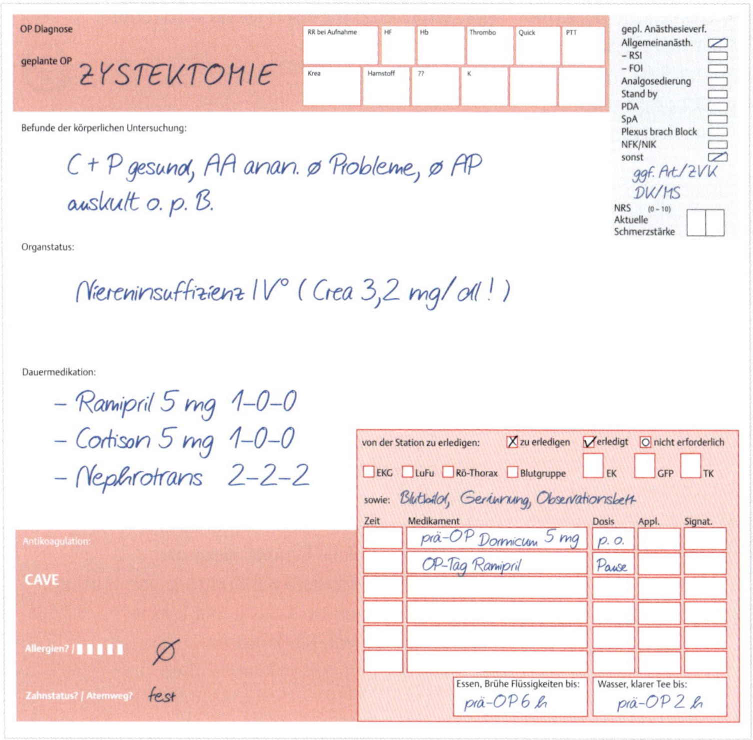

Abb. 3.1 Seite 1 des Prämedikationsprotokolls mit den Anmerkungen des Prämedikationsarztes.

3.2 Anästhesiologische Einleitung und intraoperativer Verlauf

In der Einleitung wird eine periphere SpO$_2$ (pulsoxymetrisch gemessene Sauerstoffsättigung) von 91 % gemessen. Außerdem zeigen sich eine Tachykardie mit einer Herzfrequenz um die 100/min sowie ein Blutdruck von ca. 90/55 mmHg. Die Körpertemperatur beträgt 36,8 °C. Vor dem Hintergrund des subjektiven Wohlbefindens des Patienten und der chronischen Lungenerkrankung in der Anamnese als potenzielle Erklärung für die eingeschränkte Sauerstoffsättigung wird entschieden, den Eingriff durchzuführen. Die Anlage des Periduralkatheters sowie die Narkoseinduktion und Instrumentierung erfolgen komplikationslos. Nach der Einleitung ist unmittelbar die kontinuierliche Therapie mit Noradrenalin 0,04 µg/(kg Körpergewicht · min) zur Aufrechterhaltung des präoperativen arteriellen Mitteldrucks erforderlich. Die Sauerstoffsättigung steigt unter mechanischer Ventilation und einer inspiratorischen Sauerstoffkonzentration von 40 % auf Werte zwischen 97 und 99 %. Die perioperative Antibiotikaprophylaxe erfolgt wiederholt mit Cefotaxim und Metronidazol. Während der 7-stündigen Operation werden bei geschätzten 2 l Blutverlust insgesamt 3 l Kristalloide, 2,5 l Kolloide und 3 Erythrozytenkonzentrate infundiert bzw. transfundiert. Die maximale Noradrenalindosierung beträgt 0,1 µg/(kg Körpergewicht · min). Die Anästhesieausleitung erfolgt komplikationslos.

Der Fall

Präoperative Befunde
- SpO$_2$ 91 %
- Herzfrequenz 100/min
- RR 90/55 mmHg

Komplikationslose Anästhesieeinleitung
- Periduralkatheter
- Allgemeinanästhesie
- ZVK, arterielle Blutdruckmessung

Intraoperativer Verlauf
- Wiederholte perioperative Antibiotikaprophylaxe mit Cefotaxim und Metronidazol
- kontinuierliche Noradrenalintherapie mit bis zu 0,1 µg/(kg Körpergewicht · min)
- geschätzter Blutverlust 2 l
- Substitution mit 3 l Kristalloiden, 2,5 l Kolloiden und 3 Erythrozytenkonzentraten
- SpO$_2$ 97–99 %

Komplikationslose Anästhesieausleitung

3.3 Postoperativer Verlauf

3.3.1 Symptomatik

Im Aufwachraum entspricht die Hämodynamik zunächst den präoperativen Ausgangswerten ohne medikamentöse Unterstützung. Die periphere SpO$_2$ liegt unter 4 l/min Sauerstoffvorlage bei um die 97 %. Innerhalb von 2 h entwickelt sich jedoch eine progrediente katecholaminpflichtige Hypotension mit einem Noradrenalinbedarf von bis zu 0,1 µg/(kg Körpergewicht · min), einer Tachykardie von mehr als 110/min, zunehmender Zentralisation, einem Temperaturanstieg auf über 39 °C sowie einer beginnenden Desorientiertheit.

Der Fall

Hämodynamische Instabilität im Aufwachraum
- Anstieg des Noradrenalinbedarfs auf 0,1 µg/(kg Körpergewicht · min)
- Herzfrequenz > 110/min
- Körpertemperatur > 39 °C
- beginnende Desorientiertheit

Frage 1

Welche diagnostischen Maßnahmen leiten Sie ein?
1. 12-Kanal-EKG (Elektrokardiografie)
2. Transthorakale Echokardiografie
3. BGA insbesondere zur Kontrolle von Hämoglobin, Hämatokrit, Kalium und Laktat
4. Abnahme von Blutkulturen
5. alle der genannten Maßnahmen

Die Lösungen (und Erläuterungen) dieses Falles finden Sie weiter hinten in diesem Kapitel (S. 47) oder über den folgenden QR-Code.

Abb. 3.2 QR-Code zu den Lösungen.

3.3.2 Diagnostik

Die Kontrolle der Drainagemengen sowie stabile Hämoglobin- und Hämatokritwerte lassen eine postoperative Blutung unwahrscheinlich erscheinen. Außer den bekannten respiratorischen Einschränkungen sowie einer Erhöhung des Laktatspiegels auf 1,5 mmol/l zeigt die BGA keine auffälligen Befunde. Die TTE ergibt unter eingeschränkten Schallbedingungen keine Hinweise auf eine hämodynamisch wirksame akute Lungenembolie oder Myokardischämie. Auch das 12-Kanal-EKG zeigt mit Ausnahme der Tachykardie keinen pathologischen Befund. Es werden 2 „Pärchen" anaerobe und aerobe Blutkulturen peripher-venös abgenommen. Eine a.-p. (anteroposteriore) Röntgenaufnahme des Thorax ergibt keinen Hinweis auf pulmonale Infiltrate oder einen Spannungspneumothorax.

Frage 2

Wie lautet Ihre primäre Verdachtsdiagnose?
1. chirurgische Komplikation
2. Komplikation des Periduralkatheters
3. Myokardischämie ohne ST-Hebungen
4. Sepsis mit hämodynamischer Instabilität
5. maligne Hyperthermie

3.4 Therapie der Sepsis und des septischen Schocks

Aufgrund der in den Untersuchungen erhobenen Befunde erfolgt die weitere Therapie des Patienten mit dem Verdacht auf eine Urosepsis.

Cave

Die Definition der Sepsis und des septischen Schocks hat sich 2016 geändert.

Die sog. Sepsis-3-Definition basiert nicht mehr auf dem klinischen Nachweis bzw. dem Verdacht auf eine Infektion sowie auf den SIRS-Kriterien (Kriterien des Systemic inflammatory Response Syndrome), sondern auf einer verschlechterten Organfunktion, die mittels SOFA-Score (Sequential Organ Failure Assessment Score) quantifiziert wird (mehr als 2 Punkte bzw. Anstieg um 2 Punkte). Die Gruppe der schweren Sepsis entfällt. Für die Diagnose eines septischen Schocks ist zusätzlich zum Abfall des arteriellen Blutdrucks bzw. zum Vasopressorbedarf eine Laktatspiegelerhöhung auf über 2 mmol/l erforderlich [65].

Frage 3

Welches Antibiotikum sollten Sie bei Verdacht auf eine Urosepsis nicht zur kalkulierten Initialtherapie verwenden?
1. Ciprofloxacin
2. Piperacillin/Tazobactam
3. Vancomycin
4. Meropenem

Neben der antiinfektiven Therapie steht die hämodynamische Stabilisierung des Patienten im Vordergrund.

Frage 4

Welches Therapieregime zur Volumentherapie wählen Sie?
1. Kombination aus kristalloiden und kolloidalen Lösungen
2. Kristalloide
3. primär Blutprodukte

Fall 3

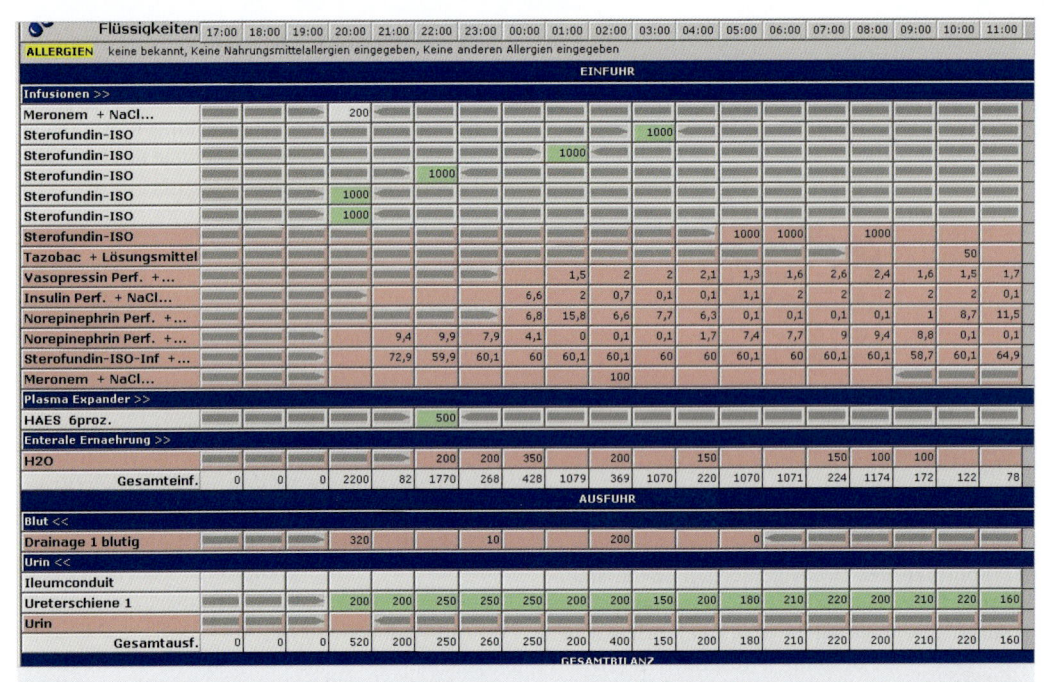

Flüssigkeiten			17:00	18:00	19:00	20:00	21:00	22:00	23:00	00:00	01:00	02:00	03:00	04:00	05:00	06:00	07:00	08:00	09:00	10:00	11:00
ALLERGIEN	keine bekannt, Keine Nahrungsmittelallergien eingegeben, Keine anderen Allergien eingegeben																				
EINFUHR																					
Infusionen >>																					
Meronem + NaCl...						200															
Sterofundin-ISO													1000								
Sterofundin-ISO											1000										
Sterofundin-ISO						1000															
Sterofundin-ISO					1000																
Sterofundin-ISO					1000																
Sterofundin-ISO														1000	1000		1000				
Tazobac + Lösungsmittel																			50		
Vasopressin Perf. +...									1,5	2	2	2,1	1,3	1,6	2,6	2,4	1,6	1,5	1,7
Insulin Perf. + NaCl...								6,6	2	0,7	0,1	0,1	1,1	2	2	2	2	2	0,1
Norepinephrin Perf. +...								6,8	15,8	6,6	7,7	6,3	0,1	0,1	0,1	0,1	1	8,7	11,5
Norepinephrin Perf. +...					9,4	9,9	7,9	4,1	0	0,1	0,1	1,7	7,4	7,7	9	9,4	8,8	0,1	0,1
Sterofundin-ISO-Inf +...					72,5	59,9	60,1	60	60,1	60,1	60	60	60,1	60	60,1	60,1	58,7	60,1	64,9
Meronem + NaCl...									100												
Plasma Expander >>																					
HAES 6proz.						500															
Enterale Ernährung >>																					
H2O								200	200	350		200		150			150	100	100	
Gesamteinf.	0	0	0	2200	82	1770	268	428	1079	369	1070	220	1070	1071	224	1174	172	122	78
AUSFUHR																					
Blut <<																					
Drainage 1 blutig					320			10			200			0							
Urin <<																					
Ileumconduit																					
Ureterschiene 1					200	200	250	250	250	200	200	150	200	180	210	220	200	210	220	160
Urin																					
Gesamtausf.	0	0	0	520	200	250	260	250	200	400	150	200	180	210	220	200	210	220	160
GESAMTBILANZ																					

Abb. 3.3 Ausschnitt aus dem automatischen Dokumentationssystem der Intensivtherapiestation. Ausschnitt vom Aufnahmezeitpunkt (20:00 Uhr) bis zum nächsten Morgen. Die aggressive Volumensubstitution sowie die hohen Dosierungen der Vasopressortherapie sind ersichtlich.

Frage 5

Anhand welcher Parameter bzw. Untersuchungen steuern Sie Ihre Volumentherapie?
1. zentraler Venendruck
2. Schlagvolumenvariation
3. intermittierende TTE
4. sog. Passive-Leg-Raising-Test
5. Antwort 2, 3 und 4

Frage 6

Wie lauten die aktuellen Empfehlungen zur Therapie mit Vasopressin im septischen Schock?
1. kontinuierliche Infusion von bis zu 0,03 U/min als Ergänzung zu Noradrenalin
2. intermittierende Bolusgaben von 40 U
3. kontinuierliche Infusion von bis zu 0,03 U/min als Ersatz für Noradrenalin
4. kontinuierliche Infusion von bis zu 0,06 U/min als Ergänzung zu Noradrenalin

Trotz der Volumentherapie sind immer weiter steigende Noradrenalindosierungen von bis zu 0,3 µg/(kg Körpergewicht · min) erforderlich, um einen systolischen Blutdruck von 100 mmHg aufrechtzuhalten. In Rücksprache mit dem Hintergrundoberarzt wird entschieden, Vasopressin einzusetzen.

▶ Abb. 3.3 zeigt einen Ausschnitt aus dem automatischen Dokumentationssystem der Intensivtherapiestation mit Informationen zur durchgeführten Volumen- und Vasopressortherapie (Laufraten der Perfusoren).

Der Fall

Kalkulierte Antibiose
Meropenem 3 × 1 g i. v.

Volumentherapie auf der Intensivtherapiestation bis zum nächsten Morgen
- 9 l Kristalloide
- 0,5 l Kolloide
- 1,5 l Wasser p. o.
- Ausfuhr (Drainagen und Uretherschiene) 4 l

Vasopressortherapie
- Noradrenalin bis zu 0,3 µg/(kg Körpergewicht · min)
- Vasopressin bis zu 0,04 U/min

3.5 Visite am ersten postoperativen Tag

Am ersten postoperativen Tag zeigt sich trotz der aggressiven Kreislauftherapie eine persistierende Schocksymptomatik mit Zentralisation, Fieber bis zu 39,9 °C und Anurie. Auffallend ist dabei, dass der Patient wach und orientiert ist. Außerdem ergibt das Labor eine Hyponatriämie (131 mmol/l) und eine Hyperkaliämie (5,1 mmol/l). Bei der Durchsicht der Patientenakte stoßen die Kollegen auf einen Arztbrief des ambulant behandelnden Pulmologen u. a. mit dem Hinweis: „…wurde die Kortikoidgabe auf Prednisolon 10 mg/Tag reduziert. Wir empfehlen die Reduktion auf die Erhaltungsdosis von Prednisolon 5 mg/Tag ab dem Tag vor dem operativen Eingriff."

Frage 7

Wie lautet jetzt Ihre primäre Verdachtsdiagnose?
1. septischer Schock mit der Notwendigkeit einer Kortikoidtherapie
2. akute Nebennierenrindeninsuffizienz

3.6 Therapie bei akuter Nebennierenrindeninsuffizienz

Die akute Nebennierenrindeninsuffizienz ist mit durchschnittlich 3,3 Krisen pro 100 Substitutionsjahren bei Patienten mit bekannter Nebennierenrindeninsuffizienz ein sehr seltener Notfall, allerdings liegt die Letalität in unbehandelten Fällen bei 100 %. Die akute Nebennierenrindeninsuffizienz wird auch oft als „Addison-Krise" bezeichnet. Streng genommen steht der Morbus Addison allerdings lediglich für die primäre Nebennierenrindeninsuffizienz aufgrund einer Autoimmunadrenalitis mit Destruktion der Nebennierenrinde. Charakteristische Symptome der akuten Nebennierenrindeninsuffizienz sind eine Schocksymptomatik, Exsikkose, Oligurie sowie eine Vigilanzminderung oder ein Delir bis hin zum Koma. Die ausgeprägte hämodynamische Insuffizienz aufgrund der insuffizienten Regulation des Gefäßwiderstands wird durch die Hypovolämie noch verstärkt. Erschwerend kommt hinzu, dass wie in dem vorliegenden Fall die Wirksamkeit der Katecholamine durch den Hypokortisolismus in der Initialphase erheblich gemindert ist. Laborchemisch zeigt sich häufig eine Hyponatriämie, gepaart mit einer Hyperkaliämie.

Frage 8

Wie therapieren Sie?
1. akute Substitution von 100 mg Hydrokortison i. v. als Bolus
2. Prednisolon 10 mg p. o. wieder ansetzen
3. kontinuierliche Infusion von 200 mg Hydrokortison über 24 h
4. anschließende Reduktion der kontinuierlichen Hydrokortisoninfusion über mehrere Tage
5. Maßnahmen 1, 3 und 4

Frage 9

Welcher Kortisondosierung entsprechen 10 mg Prednisolon?
1. 10 mg
2. 20 mg
3. 30 mg
4. 40 mg
5. 50 mg

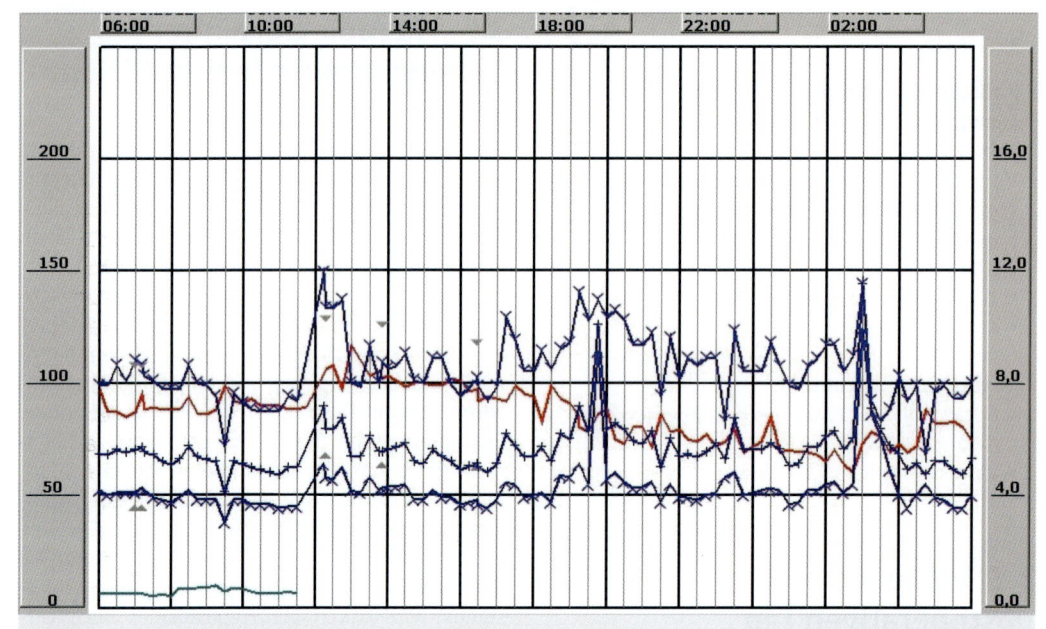

Abb. 3.4 Ausschnitt aus dem automatischen Dokumentationssystem der Intensivtherapiestation. Ausschnitt am ersten postoperativen Tag. Dargestellt sind der systolische, der diastolische und der mittlere arterielle Druck sowie die Herzfrequenz. Nach Beginn der Substitution von Hydrokortison (um ca. 10:00 Uhr) kommt es zu einer raschen hämodynamischen Stabilisierung im weiteren Tagesverlauf.

Die Therapie besteht symptomatisch in der hämodynamischen Stabilisierung und im Ausgleich des Volumendefizits sowie der Elektrolytstörungen. Eine Rückbildung der Symptomatik erfolgt jedoch nur unter Kortikoidsubstitution.

Der Fall

Weiterer Verlauf

Innerhalb von 24 h nach Beginn der Hydrokortisonsubstitution kann die Therapie mit Vasopressoren schrittweise reduziert und schließlich vollständig beendet werden. ▶ Abb. 3.4 zeigt den hämodynamischen Verlauf nach Beginn der Therapie (10:00 Uhr). Der Patient wird am nächsten Tag auf die Überwachungsstation verlegt und die Therapie mit Meropenem wird beendet. Die im Aufwachraum abgenommenen Blutkulturen sind steril.

3.7 Perioperative Maßnahmen bei chronischer Kortikoidmedikation

Sie können es bei Ihren Patienten besser machen. Würden Sie den Patienten aus dem beschriebenen Fall in der Prämedikationssprechstunde betreuen, wie würden Sie folgende Fragen beantworten?

Frage 10

Wie lautet die sog. Cushing-Schwellendosis für Prednisolon?
1. 2,5 mg/Tag
2. 5,0 mg/Tag
3. 7,5 mg/Tag
4. 10 mg/Tag

Frage 11

Welche perioperative Prophylaxe wäre bei diesem Patienten indiziert gewesen?

1. Dauermedikation + 25 mg Hydrokortison i. v. zur Einleitung
2. kontinuierliche Infusion von 100 mg Hydrokortison über 24 h am Operationstag
3. kontinuierliche Infusion von 100 mg Hydrokortison über 24 h am Operationstag und Reduktion um jeweils 50 % nach 24 und 48 h
4. Maßnahmen 1 und 3
5. Maßnahmen 1 und 2

3.8 Zusammenfassung des Falles

Fazit

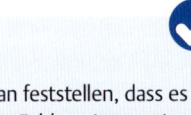

In der Nachschau muss man feststellen, dass es bei diesem Patienten durch das Fehlen einer perioperativen Substitutionsprophylaxe mit Kortikosteroiden zur Ausbildung einer akuten Nebennierenrindeninsuffizienz gekommen ist. Es begann damit, dass der Patient in dem Prämedikationsgespräch sehr wahrscheinlich die gerade vor einem Tag von 10 auf 5 mg reduzierte Prednisolondosis angegeben hatte. Zusätzlich führte die Gleichsetzung von Prednisolon mit Kortison durch den prämedizierenden Kollegen (s. Vermerk auf dem Anästhesieprotokoll in ▶ Abb. 3.1) zu einer weiteren „Reduktion" der Glukokortikoidmenge in der Dauermedikation. In der Einleitung zog die bereits eingeschränkte Hämodynamik keine ausführliche Abklärung nach sich. Schließlich wurde im Aufwachraum zunächst an die „typischen" Notfallkomplikationen gedacht und die akute Nebennierenrindeninsuffizienz nicht in die Differenzialdiagnostik der hämodynamischen Instabilität einbezogen. Die Verdachtsdiagnose „septischer Schock" wurde dann am ersten postoperativen Tag im Rahmen der morgendlichen Visite auf der Intensivtherapiestation hinterfragt. Zusammenfassend wurde die richtige Diagnosestellung in diesem Fall nicht nur durch die Seltenheit der Komplikation, sondern zusätzlich noch durch die falschen Angaben auf dem Prämedikationsbogen erschwert. Ab welchem Zeitpunkt hätten Sie an eine akute Nebennierenrindeninsuffizienz gedacht?

3.9 Lösungen und Erläuterungen zu Fall 3

3.9.1 Zu Frage 1

Frage 1

Welche diagnostischen Maßnahmen leiten Sie ein?

1. 12-Kanal-EKG (Elektrokardiografie)
2. Transthorakale Echokardiografie
3. BGA insbesondere zur Kontrolle von Hämoglobin, Hämatokrit, Kalium und Laktat
4. Abnahme von Blutkulturen
5. ==alle der genannten Maßnahmen==

▶ **Erläuterung.** Bei dem Patienten besteht eine akute und vital bedrohliche postoperative hämodynamische Instabilität. Im Rahmen der Akutdiagnostik gilt es zunächst, die unter diesen Umständen wahrscheinlichsten Verdachtsdiagnosen auszuschließen bzw. einzugrenzen. Dazu gehören auf jeden Fall die postoperative Nachblutung, die Myokardischämie, kardiale Rhythmusstörungen und eine Lungenarterienembolie. Außerdem kann es im Rahmen von großen operativen Eingriffen an den Harnwegen und dem Darm auch zu septischen Komplikationen mit systemischer Einschwemmung von Erregern kommen. Alle in den Antwortmöglichkeiten genannten Maßnahmen dienen dazu, diese häufigsten Ursachen einer postoperativen Kreislaufinstabilität zu diagnostizieren. Im Fall von positiven Hinweisen wären selbstverständlich weiterführende diagnostische Maßnahmen zur Diagnosesicherung erforderlich gewesen.

3.9.2 Zu Frage 2

Frage 2

Wie lautet Ihre primäre Verdachtsdiagnose?

1. chirurgische Komplikation
2. Komplikation des Periduralkatheters
3. Myokardischämie ohne ST-Hebungen
4. ==Sepsis mit hämodynamischer Instabilität==
5. maligne Hyperthermie

▶ **Erläuterung.** Da anhand der Diagnostik keine Hinweise auf eine mögliche Ursache gefunden wurden, mussten nun weitere Differenzialdiagnosen in Betracht gezogen und ausgeschlossen werden. Letztendlich gilt zunächst die wahrscheinlichste Diagnose als erster Verdacht. Vor dem Hintergrund der Untersuchungsbefunde war das in diesem Fall die Sepsis mit hämodynamischer Instabilität. Zum damaligen Zeitpunkt hätte man von einem „septischen Schock" gesprochen. Nach der aktuellen Definition ist dafür jedoch ein Serumlaktatspiegel von über 2 mmol/l erforderlich. Der Laktatspiegel lag bei diesem Patienten zu diesem Zeitpunkt jedoch bei 1,5 mmol/l.

Dennoch sollten die weiteren Diagnosen parallel differenzialdiagnostisch abgeklärt werden. Eine chirurgische Komplikation mit derartigen systemischen Auswirkungen unmittelbar postoperativ müsste sich in Form einer Nachblutung mit einem Abfall der Hämoglobinkonzentration und Auffälligkeiten der Drainagen mit stark erhöhter blutiger Sekretion oder Nachweis von Blutansammlung in der bildgebenden Untersuchung oder als akutes Abdomen in der klinischen Untersuchung zeigen. Ein erhöhter Volumen- und Vasopressorbedarf aufgrund der Sympathikolyse durch den Periduralkatheter ist prinzipiell möglich. Allerdings war der zeitliche Verlauf in diesem Fall eher untypisch dafür. Dennoch wurde der Periduralkatheter bei diesem Patienten kurzzeitig pausiert, um wirklich sicher zu sein. Eine Myokardischämie ohne eine ST-Segment-Hebung wurde durch die laborchemische Bestimmung von Troponin I ausgeschlossen. Bei einer Myokardischämie mit derartigen systemischen Auswirkungen würde man jedoch Wandbewegungsstörungen in der TTE erwarten. Dem Verdacht auf eine maligne Hyperthermie wurde aufgrund der untypischen klinischen Symptome und des nicht passenden zeitlichen Verlaufs nicht weiter nachgegangen. Theoretisch wäre die laborchemische Bestimmung von Myoglobin, Kreatininkinase und Laktatdehydrogenase möglich. Aufgrund der niedrigen Laktat- und Kaliumkonzentrationen war diese Differenzialdiagnose allerdings sehr unwahrscheinlich.

3.9.3 Zu Frage 3

> **Frage 3**
>
> **Welches Antibiotikum sollten Sie bei Verdacht auf eine Urosepsis nicht zur kalkulierten Initialtherapie verwenden?**
> 1. Ciprofloxacin
> 2. Piperacillin/Tazobactam
> 3. Vancomycin
> 4. Meropenem

▶ **Erläuterung.** Die Empfehlungen der Paul-Ehrlich-Gesellschaft zur kalkulierten parenteralen Initialtherapie bakterieller Erkrankungen beinhalten für die Urosepsis Fluorchinolone der Gruppe 2 und 3, Zephalosporine der Gruppen 3a, 3b und 4, Acylaminopenicilline in Kombination mit Betalaktaminhibitoren oder Carbapeneme der Gruppe 1.

Das Glykopeptid Vancomycin wirkt ausschließlich auf grampositive Erreger und deckt somit das vermutete Erregerspektrum nicht ab.

3.9.4 Zu Frage 4

> **Frage 4**
>
> **Welches Therapieregime zur Volumentherapie wählen Sie?**
> 1. Kombination aus kristalloiden und kolloidalen Lösungen
> 2. Kristalloide
> 3. primär Blutprodukte

▶ **Erläuterung.** Mehrere multizentrische, randomisierte Studien konnten für kolloidale Lösungen negative Auswirkungen auf die Nierenfunktion und das Überleben bei septischen Patienten nachweisen. Aus diesem Grund ist deren Verwendung gemäß nationaler und internationaler Empfehlungen obsolet. Da der Patient unter keinem relevanten Blutverlust litt, bestand keine Indikation für die Transfusion von Blutprodukten. Derzeitige Leitlinien empfehlen Kristalloide zur Volumensubstitution in der Sepsis sowie im septischen Schock.

Es ist anzumerken, dass zum Zeitpunkt dieses Falles die Studienlage noch nicht so eindeutig war. Dadurch erklärt sich das Infusionsvolumen an Kolloiden bei diesem Patienten.

3.9.5 Zu Frage 5

Frage 5

Anhand welcher Parameter bzw. Untersuchungen steuern Sie Ihre Volumentherapie?
1. zentraler Venendruck
2. Schlagvolumenvariation
3. intermittierende TTE
4. sog. Passive-Leg-Raising-Test
5. Antwort 2, 3 und 4

▶ **Erläuterung.** Die Steuerung der Volumentherapie ist ein nicht nur wissenschaftlich, sondern auch klinisch intensiv diskutiertes Thema. Ein einzelner Parameter bzw. ein einzelnes Verfahren für sich genommen gilt stets nur unter bestimmten Voraussetzungen (im Falle der Schlagvolumenvariation z. B. bei kontrollierter Ventilation und regelmäßiger Herzaktion) und ist mit einer Reihe von Limitationen vergesellschaftet. Entsprechend sollte eine Kombination aus möglichst validen Kriterien verwendet werden. Die aktuelle S 3-Leitlinie zur Volumentherapie nennt in diesem Zusammenhang u. a. die Schlagvolumenvariation, Lagerungsmanöver wie den Passive-Leg-Raising-Test und die Echokardiografie [64]. Diese flussbasierten und/oder dynamischen Parameter sind statischen Variablen wie dem zentralen Venendruck vorzuziehen.

3.9.6 Zu Frage 6

Frage 6

Wie lauten die aktuellen Empfehlungen zur Therapie mit Vasopressin im septischen Schock?
1. kontinuierliche Infusion von bis zu 0,03 U/min als Ergänzung zu Noradrenalin
2. intermittierende Bolusgaben von 40 U
3. kontinuierliche Infusion von bis zu 0,03 U/min als Ersatz für Noradrenalin
4. kontinuierliche Infusion von bis zu 0,06 U/min als Ergänzung zu Noradrenalin

▶ **Erläuterung.** Vasopressin wird in den aktuellen internationalen Leitlinien zur Therapie des septischen Schocks in einer Dosierung von bis zu 0,03 U/min als kontinuierliche Infusion in Ergänzung zu Noradrenalin empfohlen.

3.9.7 Zu Frage 7

Frage 7

Wie lautet jetzt Ihre primäre Verdachtsdiagnose?
1. septischer Schock mit der Notwendigkeit einer Kortikoidtherapie
2. akute Nebennierenrindeninsuffizienz

▶ **Erläuterung.** Vor dem Hintergrund der neuen anamnestischen Informationen, des weiterhin fehlenden Fokusnachweises und der passenden klinischen Symptomatik stellte die akute Nebennierenrindeninsuffizienz die zu diesem Zeitpunkt wahrscheinlichste Diagnose dar.

3.9.8 Zu Frage 8

Frage 8

Wie therapieren Sie?
1. akute Substitution von 100 mg Hydrokortison i. v. als Bolus
2. Prednisolon 10 mg p. o. wieder ansetzen
3. kontinuierliche Infusion von 200 mg Hydrokortison über 24 h
4. anschließende Reduktion der kontinuierlichen Hydrokortisoninfusion über mehrere Tage
5. Maßnahmen 1, 3 und 4

▶ **Erläuterung.** Das Ansetzen von Prednisolon in der Dosierung der vorbestehenden Dauermedikation der COPD reicht in dieser Notfallsituation in keiner Weise aus. Stattdessen war eine unmittelbare Substitution von 100 mg Hydrokortison als i. v. Bolus erforderlich, gefolgt von einer Dauerinfusion von 200 mg Hydrokortison über mindestens 24 h. Über die Dauer dieser kontinuierlichen Infusion gibt es unterschiedliche Angaben. Sie sollte nicht zuletzt von der Besserung der klinischen Symptomatik abhängig gemacht werden. Wichtig zu bedenken sind die schrittweise Reduktion der Dosierung und schließlich die Umstellung auf die orale Dauermedikation.

3.9.9 Zu Frage 9

Frage 9

Welcher Kortisondosierung entsprechen 10 mg Prednisolon?
1. 10 mg
2. 20 mg
3. 30 mg
4. 40 mg
5. **50 mg**

▶ **Erläuterung.** Prednisolon hat im Vergleich zur Referenzsubstanz Hydrokortison eine relative glukokortikoide Potenz von 4, während die von Kortison bei 0,8 liegt. Um also eine entsprechende glukokortikoide Wirkung mit Kortison zu erzielen, muss man die Prednisolondosierung mit 4/0,8, also 5 multiplizieren.

3.9.10 Zu Frage 10

Frage 10

Wie lautet die sog. Cushing-Schwellendosis für Prednisolon?
1. 2,5 mg/Tag
2. 5,0 mg/Tag
3. **7,5 mg/Tag**
4. 10 mg/Tag

▶ **Erläuterung.** Eine perioperativeProphylaxe bei chronischer Kortikoidsubstitution ist nach geltender Lehrmeinung nur indiziert, wenn die tägliche Dosis die sog. Cushing-Schwelle überschreitet. Dieser Wert bezeichnet die Dosis, ab der der Patient bei chronischer Kortikoideinnahme einen iatrogenen Morbus Cushing entwickelt. Die Cushing-Schwellendosis liegt bei 7,5 mg für Prednisolon und bei 40 mg für Kortison.

3.9.11 Zu Frage 11

Frage 11

Welche perioperative Prophylaxe wäre bei diesem Patienten indiziert gewesen?
1. Dauermedikation + 25 mg Hydrokortison i. v. zur Einleitung
2. kontinuierliche Infusion von 100 mg Hydrokortison über 24 h am Operationstag
3. kontinuierliche Infusion von 100 mg Hydrokortison über 24 h am Operationstag und Reduktion um jeweils 50 % nach 24 und 48 h
4. **Maßnahmen 1 und 3**
5. Maßnahmen 1 und 2

▶ **Erläuterung.** Die perioperative Prophylaxe bei chronischer Glukokortikoidmedikation erfolgt wie bereits erwähnt lediglich bei Dosierungen oberhalb der Cushing-Schwellendosis. In Abhängigkeit vom Umfang des operativen Eingriffs wird nach einem Stufenschema vorgegangen. Da es sich bei der Operation des Patienten um einen großen chirurgischen Eingriff gehandelt hat, wären die unter Punkt 1 und 3 aufgeführten Maßnahmen indiziert gewesen. Bei kurzen, kleinen Eingriffen wie z. B. Herniotomien wird dagegen lediglich die Erweiterung der Dauermedikation um 25 mg Hydrokortison am Operationstag empfohlen. Handelt es sich um Eingriffe moderater Ausprägung (z. B. Hemikolektomie), so sollten am Operationstag (aber nicht darüber hinaus) zusätzlich 100 mg Hydrokortison über 24 h appliziert werden.

3.10 Literatur

[64] Deutsche Gesellschaft für Anästhesiologie und Intensivmedizin, Deutsche Gesellschaft für Allgemein- und Viszeralchirurgie, Deutsche Gesellschaft für Chirurgie et al. S 3-Leitlinie „Intravasale Volumentherapie beim Erwachsenen", 2014 [abgelaufen; Leitlinie wird zurzeit überprüft]. AWMF-Register Nr. 001/020. Im Internet: http://www.awmf.org/uploads/tx_szleitlinien/001–020l_S 3_Intravasale_Volumentherapie_Erwachsenen_2014-09-abgelaufen.pdf (Stand: 19.04.2018)

[65] Singer M, Deutschman CS, Seymour CW et al. The third international Consensus Definitions for sepsis and septic shock (Sepsis-3). JAMA 2016; 315: 801–810

4 Fall 4: Komplexe Elektrolytstörung nach operativem Aneurysma-Clipping

Tobias Wöhrle, Volker Huge

4.1 Fallbeschreibung

Bei einer 68-jährigen Patientin erfolgte eine Abklärung von seit 6 Monaten bestehenden intermittierenden Kopfschmerzen, im Verlauf mit zunehmender Schmerzintensität.

> **Der Fall** Ⓑ
>
> **Bekannte Vorerkrankungen**
> - Arterielle Hypertonie (eingestellt mit Bisoprolol und Ramipril)
> - koronare Herzkrankheit (Einnahme von ASS [Azetylsalizylsäure])
> - Zustand nach Resektion eines Mammakarzinoms (im 42. Lebensjahr, Kontrollen unauffällig)

Im Rahmen der Abklärung wurde auswärtig eine kraniale MRT (Magnetresonanztomografie) durchgeführt, die ein sakkuläres Aneurysma der distalen A. carotis interna rechts mit den Abmessungen 7×6×5 mm ergab. Es wurde die Indikation zur neurochirurgischen Versorgung des Aneurysmas mittels Clipping gestellt. Zur genaueren Planung der Operation wurde eine digitale Subtraktionsangiografie durchgeführt (▶ Abb. 4.1).

4.2 Postoperativer Verlauf und Aufnahme auf die Intensivstation

Nach schwieriger intraoperativer Präparation und Clipping des Aneurysmas (▶ Abb. 4.2) wird die Patientin um 15:00 Uhr zur weiteren intensivmedizinischen Überwachung auf die neurochirurgische Intensivstation aufgenommen.

Mit niedrigdosierter Katecholamintherapie wird ein arterieller Mitteldruck von über 80 mmHg bei systolischen Werten unter 150 mmHg erreicht.

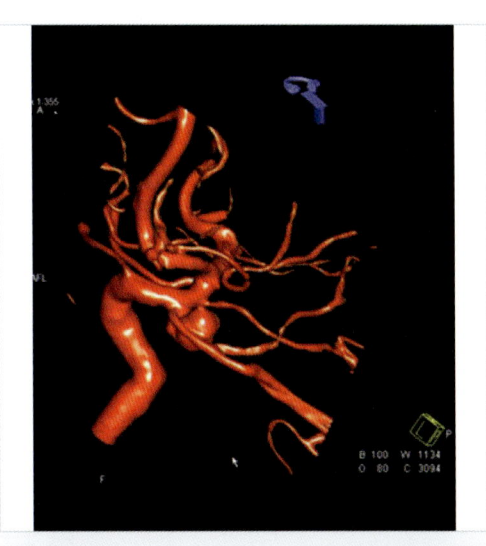

Abb. 4.1 Präoperativer Befund. Digitale Subtraktionsangiografie.

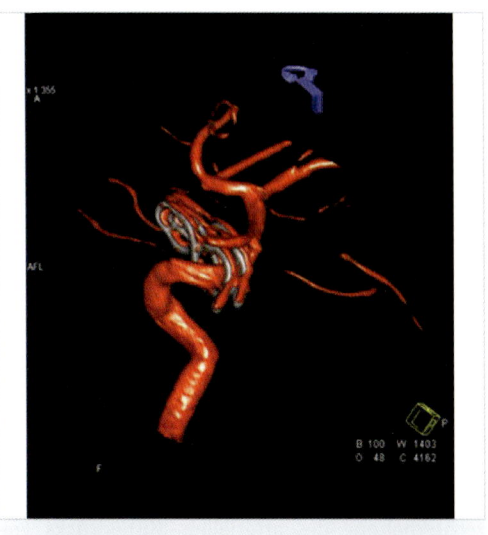

Abb. 4.2 Postoperativer Befund. Digitale Subtraktionsangiografie.

Der Fall

BGA bei Aufnahme auf die Intensivstation
Die bei Aufnahme durchgeführte arterielle BGA ergibt unter lungenprotektiver, druckkontrollierter Beatmung mit einer FiO_2 (inspiratorischen Sauerstofffraktion) von 0,3 die folgenden Werte:
- pH 7,36
- paO_2 (arterieller Sauerstoffpartialdruck) 114 mmHg
- $paCO_2$ (arterieller Kohlendioxidpartialdruck) 42 mmHg
- Kalium 3,9 mmol/l
- Natrium 141 mmol/l

Nach zügiger Extubation zeigt sich in der körperlichen Untersuchung kein Hinweis auf ein fokalneurologisches Defizit. Die Patientin erreicht 15 Punkte auf der GCS (Glasgow Coma Scale) und die transkranielle Doppler-Sonografie ergibt unauffällige Flussgeschwindigkeitsprofile.

4.3 Weiterer Verlauf auf der Intensivstation

Die Dokumentation von Ein- und Ausfuhr der Patientin wird mit Aufnahme auf der Intensivstation begonnen.

Der Fall

Bilanz der Ein- und Ausfuhr über 6 h
Im Verlauf der ersten 6 h ergeben sich die folgenden Werte:
- 15:00 Uhr: Beginn der Bilanzierung
- 18:00 Uhr:
  - Einfuhr: 1200 ml
  - Ausfuhr: 500 ml
  - Bilanz: + 600 ml
- 21:00 Uhr:
  - Einfuhr: 2400 ml
  - Ausfuhr: 3 800 ml
  - Bilanz: -1400 ml

Zusätzlich ist der Katecholaminbedarf zur Aufrechterhaltung des arteriellen Mitteldrucks von über 80 mmHg leicht angestiegen.

Frage 1

Welchen Parameter würden Sie in dieser Situation nun zuerst bestimmen lassen?
1. ADH (antidiuretisches Hormon) bzw. Copeptin im Serum
2. Osmolalität im Urin
3. Osmolalität im Serum
4. BNP (Brain natriuretic Peptide) im Serum
5. Natrium im Serum

Die Lösungen (und Erläuterungen) dieses Falles finden Sie weiter hinten in diesem Kapitel (S. 56) oder über den folgenden QR-Code.

Abb. 4.3 QR-Code zu den Lösungen.

Der Fall

BGA 6 h nach Aufnahme auf die Intensivstation
In der durchgeführten arteriellen BGA um 21:00 Uhr werden unter Sauerstoffapplikation über die Nasenbrille (2 l/min) die folgenden Werte gemessen:
- pH 7,44
- paO_2 105 mmHg
- $paCO_2$ 36 mmHg
- Kalium 3,9 mmol/l
- Natrium 149 mmol/l

Frage 2

Welchen Parameter würden Sie noch bestimmen?
1. ADH bzw. Copeptin im Serum
2. spezifisches Gewicht des Urins
3. Osmolalität im Serum
4. BNP im Serum
5. Natrium im Urin

4.3.1 Hypernatriämie

In Zusammenschau präsentiert sich die Patientin postoperativ nun hypovoläm mit –1400 ml, hypernatriäm mit einer Serumkonzentration von 149 mmol/l sowie mit einer Hyposthenurie. Die Patientin gibt leichte Kopfschmerzen bei ansonsten unauffälligem neurologischem Befund an.

Frage 3
Welches ist die wahrscheinlichste Diagnose aufgrund der erhobenen Werte?
1. Diabetes insipidus centralis
2. CSWS (Cerebral Salt Waste Syndrome)
3. Diabetes insipidus renalis
4. Pseudohyponatriämie
5. SIADH (Syndrom der inadäquaten ADH-Sekretion)

Aufgrund der gestellten Diagnose wird umgehend die Therapie begonnen. Zur symptomatischen Therapie wird das Wasserdefizit mit halbisotoner Kochsalzinfusion (0,45 %) korrigiert. Glukose 5 % kann dafür ebenso verwendet werden, sollte der Glukosestoffwechsel des Patienten dies erlauben. Da es sich im vorliegenden Fall um eine akute Hypernatriämie handelt, per definitionem bestehend seit weniger als 24 h, wird eine Senkungsrate des Natriumspiegels von ca. 1 mmol/h angestrebt. Um den Effekt von 1 l Infusionsflüssigkeit auf die Natriumserumkonzentration abzuschätzen, kann folgende Formel herangezogen werden [69]:

$$\Delta[Na^+] = \frac{\left([Na^+]_{Infusion} - [Na^+]_{Serum}\right)}{(0,5 \times KG(kg) + 1)}$$

$[Na^+]_{Infusion}$ = Natriumkonzentration in 1 l Infusionslösung
$[Na^+]_{Serum}$ = aktuelle Natriumkonzentration im Serum
KG(kg) = Körpergewicht des Patienten in kg

Merke
Dabei ist zu beachten, dass diese Formel Normovolämie voraussetzt, bei Patienten mit ausgeprägtem Krankheitsbild jedoch eine Hypovolämie vorliegt.

Um die Verluste des freien Wassers zu reduzieren, wird zudem das synthetische ADH-Analogon 1-Deamino-8-D-Arginin-Vasopressin (Desmopressin) gegeben. Prinzipiell kann Desmopressin nasal, oral, subkutan und i. v. verabreicht werden.

Frage 4
Wie würden Sie Desmopressin im vorliegenden Fall dosieren?
1. Gabe von 1 µg i. v. als Bolus
2. Gabe von 1 µg nasal
3. Gabe von 0,3 µg/kg Körpergewicht i. v. über 30 min
4. Gabe von 20 µg i. v. als Bolus
5. Gabe von 0,3 µg/kg Körpergewicht subkutan

Nach Ausgleich des Flüssigkeitsdefizits und Gabe von Desmopressin um 21:00 Uhr und erneut um 22:00 Uhr zeigt sich bei der Patientin eine deutliche Besserung der Symptomatik für die nächsten 6 h.

Vor geplanter Verlegung am Morgen erhöht sich das Urinvolumen der Patientin trotz erneuter Bolusgabe von Desmopressin (um 6:00 und um 7:00 Uhr) wieder deutlich.

Der Fall
Bilanz der Ein- und Ausfuhr über 18 h
Die gesamte Bilanz stellt sich nun wie in ▶ Tab. 4.1 gezeigt dar.

Tab. 4.1 Bilanz der Ein- und Ausfuhr über 18 h.

Uhrzeit	Einfuhr (ml)	Ausfuhr (ml)	Bilanz (ml)
15:00	Beginn der Bilanzierung		
18:00	1200	500	+600
21:00	2400	3800	-1400
24:00	4200	4600	-400
1:00	5300	5100	+200
3:00	6000	5300	+700
6:00	7500	8000	-500
9:00	8400	10200	-1800

Bei der körperlichen Untersuchung zeigt die Patientin weiterhin kein fokalneurologisches Defizit, klagt jedoch über eine Zunahme der Kopfschmerzen.

4.3.2 Hyponatriämie

> **B**
>
> **Der Fall**
>
> **BGA 18 h nach Aufnahme auf die Intensivstation**
> Die um 9:00 Uhr durchgeführte arterielle BGA unter Raumluft ergibt die folgenden Messwerte:
> - pH 7,40
> - pO_2 76 mmHg
> - pCO_2 39 mmHg
> - Kalium 3,8 mmol/l
> - Natrium 133 mmol/l (Vorwert um 3:00 Uhr: 142 mmol/l)

> **Frage 5**
>
> **Welche Verdachtsdiagnose stellen Sie bei dieser Hyponatriämie?**
> 1. Diabetes insipidus centralis
> 2. CSWS
> 3. medikamentös induzierte Hyponatriämie
> 4. Pseudohyponatriämie
> 5. SIADH

Die Hyponatriämie ist definiert als Wasserüberschuss im Verhältnis zum Natriumbestand des Extrazellulärraums ($[Na^+]_{Serum}$ unter 135 mmol/l). Sie tritt bei Neurointensivpatienten mit hoher Inzidenz auf, beispielsweise bei bis zu 40 % der Patienten mit Subarachnoidalblutungen und bei bis zu 24 % der Patienten nach traumatischen Hirnverletzungen. Zudem ist eine schwere Hyponatriämie mit einer hohen Morbidität und einer Letalität von bis zu 60 % assoziiert [67][69][71]. Dies verdeutlicht im vorliegenden Fall die Notwendigkeit einer zügigen Therapie nach schneller und korrekter Diagnosestellung.

> **Frage 6**
>
> **Welchen weiteren Parameter würden Sie als Nächstes bestimmen, um Ihre in Frage 5 gewählte Verdachtsdiagnose zu erhärten?**
> 1. ADH bzw. Copeptin im Serum
> 2. Osmolalität im Urin (24-h-Sammelurin)
> 3. spezifisches Gewicht des Urins
> 4. Osmolalität im Serum
> 5. BNP

Nach gestellter Diagnose wird die begonnene Volumensubstitution intensiviert mit isotonischer Vollelektrolytlösung fortgeführt. Natrium wird durch Gabe von Kochsalzlösung 10 % über einen Perfusor substituiert und die Serumkonzentration wird engmaschig kontrolliert. Ebenso wie im Fall der Hypernatriämie sollte die Serumkonzentration bei der in diesem Fallbeispiel vorliegenden akuten Hyponatriämie mit maximal 1 mmol/h an den Normwert angenähert werden. Um die Natriumrückresorption zu steigern, wird mit der Gabe des synthetischen Aldosteronanalogons Fludrocortison (2 × täglich 0,2 mg p.o.) und von Hydrokortison (2 mg/h i.v.) begonnen. Generell gilt, dass auch die Natriumausscheidung potenziell verstärkende Medikamente (z.B. Thiaziddiuretika) abgesetzt werden sollten.

> **Merke**
>
> Die Patienten sind aufgrund des massiven Volumenverlusts intensivmedizinisch zu überwachen, ggf. mit invasivem Monitoring zur Kontrolle des Volumenstatus (z.B. mit erweitertem hämodynamischem Monitoring).

4.3.3 Differenzialdiagnosen

Die verschiedenen Störungen des Natriumhaushalts können fließend ineinander übergehen und sind in Abhängigkeit ihrer klinischen Ausprägung nicht immer eindeutig voneinander abgrenzbar.

Frage 7
Welche der folgenden Diagnosen ziehen Sie als wahrscheinlichste Differenzialdiagnose in Betracht?
1. Diabetes insipidus centralis
2. Diabetes mellitus
3. Diabetes insipidus renalis
4. Addison-Krise
5. SIADH

Bei dieser Differenzialdiagnose besteht ebenso wie beim CSWS eine Hyponatriämie. Weitere Symptome lassen eine genauere Eingrenzung der Diagnose zu, die auch entscheidende Konsequenzen für das weitere therapeutische Vorgehen hat.

Frage 8
Welche beiden Parameter würden Sie als Nächstes bestimmen, um die in Frage 7 angebotenen Differenzialdiagnosen der Hyponatriämie einzugrenzen?
1. ADH bzw. Copeptin im Serum, Natrium im Urin
2. ADH bzw. Copeptin im Serum, Kortisolspiegel
3. BNP, spezifisches Uringewicht
4. Natrium im Urin, Volumenstatus
5. Kortisolspiegel, Volumenstatus

Mithilfe dieser beiden zusätzlichen Parameter können die wahrscheinlichsten Differenzialdiagnosen weiter ausgeschlossen werden. Dazu ist jedoch anzumerken, dass klinisch nicht in jedem Fall eine klassische Ausprägung mit dem Vollbild einer bestimmten Störung des Natriumhaushalts vorliegen muss.

Sowohl beim CSWS als auch beim SIADH liegt eine Hyponatriämie vor, die jeweilige Therapie unterscheidet sich jedoch grundlegend. Anders als beim CSWS mit massiver Volumensubstitution wird beim SIADH eine Trinkmengenbeschränkung verordnet (auf 500–1000 ml pro Tag). Dadurch soll einer zunehmenden Hypervolämie des Patienten mit evtl. weiter sinkendem Serumnatriumspiegel entgegengewirkt werden.

Pharmakologisch besteht mit dem Medikament Tolvaptan die Möglichkeit, einen ADH-Rezeptorantagonisten bei Patienten mit SIADH zu verabreichen. Da es dabei zu einer überschießenden Diurese mit schnellem Anstieg des Natriumspiegels im Serum kommen kann, sollte dieser Antagonist jedoch vorsichtig dosiert und der Patient engmaschig überwacht werden [70]. Die Gabe von Schleifendiuretika und die adäquate Substitution von Natrium (und ggf. weiterer Elektrolyte) über Perfusoren stellen weitere Therapiebestandteile dar.

4.4 Klinischer Verlauf

Die Patientin wird für weitere 4 Tage symptomatisch mit Volumensubstitution durch Vollelektrolytlösungen und mit Gabe einer 10%igen Kochsalzlösung unter engmaschiger Elektrolytkontrolle und Bilanzierung behandelt. Die Natriumkonzentration wird dabei um maximal 1 mmol/h angehoben, um die Gefahr einer osmotischen Demyelinisierung zu vermeiden. Nach stabiler Normalisierung der Ausscheidung und des Natriums im Serum kann die Patientin ohne Folgeschäden auf die Normalstation verlegt werden.

4.5 Zusammenfassung des Falles

Fazit
Die Natriumkonzentration im intra- und extrazellulären Kompartiment beeinflusst die Flüssigkeitsverteilung erheblich. Neurointensivpatienten zeigen häufig und schnell Änderungen der Natriumkonzentration im Serum. Diese schnellen Änderungen bewirken eine rapide Flüssigkeitsumverteilung und führen unter Umständen zu permanenten und lebensbedrohlichen neurologischen Schädigungen: Ein zu schneller Natriumanstieg kann zur osmotisch bedingten pontinen oder extrapontinen Demyelinisierung führen, ein zu schneller Abfall zu osmotisch bedingter Schwellung, Unkusherniation und Kompression des Hirnstamms [68].

Die verschiedenen Krankheitsbilder sind aufgrund ihrer klinischen Präsentation nicht immer einfach voneinander abgrenzbar. Nach Messung der Natriumkonzentration im Serum sollte je nach Verdachtsdiagnose die Osmolalität des Urins oder des Serums bestimmt werden. Zudem sollte der Volumenstatus des Patienten erfasst werden, ggf. mit invasivem hämodynamischem Monitoring wie z. B. PiCCO (Pulse Contour cardiac Output).

Die im vorliegenden Fall vorgestellten Natriumstörungen bedürfen einer schnellen Diagnose und zeitnahen, adäquaten Therapie, um dauerhafte neurologische Schäden zu verhindern. Therapeutische Änderungen der Natriumkonzentration sollten im akuten Geschehen 1 mmol/h nicht überschreiten. Aufgrund der interindividuellen Unterschiede beim Ansprechen auf die Therapie sowie möglicher Übergänge in andere Natriumstörungen sollten die Serumkonzentrationen engmaschig kontrolliert werden.

4.6 Lösungen und Erläuterungen zu Fall 4

4.6.1 Zu Frage 1

Frage 1

Welchen Parameter würden Sie in dieser Situation nun zuerst bestimmen lassen?
1. ADH (antidiuretisches Hormon) bzw. Copeptin im Serum
2. Osmolalität im Urin
3. Osmolalität im Serum
4. BNP (Brain natriuretic Peptide) im Serum
5. Natrium im Serum

▶ **Erläuterung.** Die Aufrechterhaltung einer physiologischen Osmolalität ist von grundlegender Bedeutung für den menschlichen Organismus. Die Natriumkonzentration ist eng an den Wasserhaushalt geknüpft, wie aus der folgenden Formel zur annähernden Abschätzung der Serumosmolalität zu entnehmen ist:

$[Osmolalität]_{Serum} = 2 \times [Na^+]_{Serum} + [Harnstoff]_{Serum} + [Glucose]_{Serum}$

Um Konzentrationsunterschiede dieser Teilchen auszugleichen, strömt freies Wasser von Kompartimenten mit niedriger Osmolalität in Kompartimente mit hoher Osmolalität. Hohe Natriumkonzentrationen ziehen demzufolge viel freies Wasser nach.

Im vorliegenden Fall ist bei auffallend hohem Verlust von Volumen nun von primärem Interesse, ob sich die Serumkonzentration von Natrium bei der Patientin verändert hat. Ein rapider Anstieg von extrazellulärem Natrium kann eine osmotische Demyelinisierung auslösen, bei der Neurone des Pons oder in extrapontiner Lokalisation geschädigt werden. Klinische Manifestationen können von Verhaltensauffälligkeiten über Krampfanfälle bis zum sog. Locked-in-Syndrom reichen und gelegentlich zu letalem Ausgang führen.

Umgekehrt kann ein zu schneller Abfall der Natriumkonzentration im Serum durch osmotische Schwellung der Neurone in erhöhtem Hirndruck, Unkusherniation und Kompression des Hirnstamms resultieren [68].

4.6.2 Zu Frage 2

Frage 2

Welchen Parameter würden Sie noch bestimmen?
1. ADH bzw. Copeptin im Serum
2. spezifisches Gewicht des Urins
3. Osmolalität im Serum
4. BNP im Serum
5. Natrium im Urin

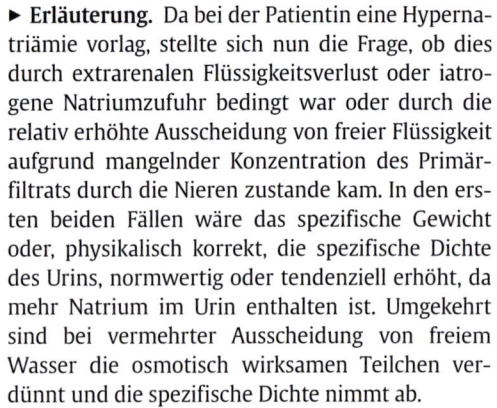

▶ **Erläuterung.** Da bei der Patientin eine Hypernatriämie vorlag, stellte sich nun die Frage, ob dies durch extrarenalen Flüssigkeitsverlust oder iatrogene Natriumzufuhr bedingt war oder durch die relativ erhöhte Ausscheidung von freier Flüssigkeit aufgrund mangelnder Konzentration des Primärfiltrats durch die Nieren zustande kam. In den ersten beiden Fällen wäre das spezifische Gewicht oder, physikalisch korrekt, die spezifische Dichte des Urins, normwertig oder tendenziell erhöht, da mehr Natrium im Urin enthalten ist. Umgekehrt sind bei vermehrter Ausscheidung von freiem Wasser die osmotisch wirksamen Teilchen verdünnt und die spezifische Dichte nimmt ab.

Die spezifische Dichte des Urins liegt beim Gesunden zwischen 1015 und 1025 g/l. Im geschilderten Fallbeispiel lag der Wert zu diesem Zeitpunkt bei 1001 g/l. Diese sog. Hyposthenurie spricht also für eine deutlich vermehrte Ausscheidung von freiem Wasser aufgrund mangelnder Konzentration durch die Nieren.

Die Serumspiegel von ADH und von dem ADH-Spaltprodukt Copeptin sowie von BNP erlauben an dieser Stelle keine weitere Eingrenzung der Differenzialdiagnosen. Die Bestimmung von Natrium im Urin wäre für diese Fragestellung ebenso möglich und präziser, in der klinischen Praxis ist jedoch die Dichtebestimmung aufgrund des geringen Kostenfaktors sowie der schnellen und unkomplizierten Verfügbarkeit vorzuziehen.

4.6.3 Zu Frage 3

Frage 3

Welches ist die wahrscheinlichste Diagnose aufgrund der erhobenen Werte?
1. Diabetes insipidus centralis
2. CSWS
3. Diabetes insipidus renalis
4. Pseudohyponatriämie
5. SIADH (Syndrom der inadäquaten ADH-Sekretion)

▶ **Erläuterung.** Die Kombination aus Hypernatriämie, verminderter Urinosmolalität und Hypovolämie nach einem intrakraniellen Aneurysma-Clipping legt die Diagnose des Diabetes insipidus centralis nahe. Dieser tritt häufig nach neurochirurgischen Eingriffen auf. Der unzureichende ADH-Effekt an den Sammelrohren der Niere kommt aufgrund mangelnder Produktion des ADH im Hypothalamus, durch ausbleibenden Transport des ADH in den Hypophysenhinterlappen oder durch fehlende Speicherung oder eine ausbleibende Sekretion im Hypophysenhinterlappen zustande. Aquaporine werden nicht in die Zellmembran transloziert, freies Wasser nicht rückresorbiert und das Filtrat somit nicht weiter konzentriert. Die Folge ist eine zu hohe Ausscheidung von freier Flüssigkeit, die zu Hypovolämie und Anstieg des Natriumspiegels im Serum führt.

Sowohl beim CSWS als auch beim SIADH liegt eine Hyponatriämie vor. Für einen Diabetes insipidus renalis ist kein offensichtlicher Auslöser auszumachen. Die Pseudohyponatriämie stellt einen analytischen Messfehler z. B. bei ausgeprägter Hyperlipidämie dar.

4.6.4 Zu Frage 4

Frage 4

Wie würden Sie Desmopressin im vorliegenden Fall dosieren?
1. Gabe von 1 µg i. v. als Bolus
2. Gabe von 1 µg nasal
3. Gabe von 0,3 µg/kg Körpergewicht i. v. über 30 min
4. Gabe von 20 µg i. v. als Bolus
5. Gabe von 0,3 µg/kg Körpergewicht subkutan

▶ **Erläuterung.** Die Verabreichung des ADH-Analogons erfolgte bei der Patientin aus dem vorliegenden Fall i. v. in einer Dosierung von 1 µg, die bei unzureichender Wirkung wiederholt werden kann. Diese Menge ist ausreichend für die verstärkte Rückresorption von freiem Wasser durch vermehrt eingebaute Aquaporine. Im vorliegenden Fall wurde 1 µg Desmopressin i. v. um 21:00 und erneut um 22:00 Uhr verabreicht. Die Möglichkeit der nasalen Applikation besteht bei Patienten mit chronischer Hypophyseninsuffizienz. Als Richtwert enthält dabei ein Sprühstoß normalerweise 10 µg, mit einer Gesamtdosis von 50 µg, die jedoch individuell anzupassen ist. Die Dosierung 0,3 µg/kg Körpergewicht oder 20 µg i. v. entspricht der Dosierung bei gewünschter prokoagulatorischer Wirkung durch endotheliale Freisetzung des von-Willebrand-Faktors. Die subkutane Gabe ist aufgrund des verzögerten Wirkungseintritts nicht praktikabel.

4.6.5 Zu Frage 5

Frage 5

Welche Verdachtsdiagnose stellen Sie bei dieser Hyponatriämie?
1. Diabetes insipidus centralis
2. CSWS
3. medikamentös induzierte Hyponatriämie
4. Pseudohyponatriämie
5. SIADH

▶ **Erläuterung.** Die Inzidenz der Hyponatriämie bei Neurointensivpatienten wird in der Literatur für milde Formen ([Na$^+$] = 134–130 mmol/l) mit

15–22 %, für mäßige Ausprägung ([Na⁺] = 129–120 mmol/l) mit 1–7 % und für schwere Formen ([Na⁺] < 120 mmol/l) mit unter 0,1 % angegeben [71].

Eine massiv erhöhte Ausscheidung von Urin ohne Ansprechen auf Desmopressin legt nahe, dass es sich bei den nun aufgetretenen Symptomen nicht mehr um einen Diabetes insipidus centralis handelt. Diese Konstellation lässt von den zur Wahl stehenden Diagnosen am ehesten das CSWS vermuten. Dieses tritt häufig nach Subarachnoidalblutung, Apoplex und Schädel-Hirn-Trauma auf. Der Pathomechanismus ist nicht vollständig geklärt, es werden hypothalamische Fehlfunktionen sowie eine Überproduktion von natriuretischen Peptiden diskutiert. Ebenso können ein reduzierter Sympathikotonus und eine Störung des Renin-Angiotensin-Aldosteron-Systems zum CSWS beitragen. Dies geschieht, wenn durch verminderte β1-vermittelte Reninsekretion aus dem juxtaglomerulären Apparat auch weniger Aldosteron von der Nebennierenrinde freigesetzt wird und so die renale Rückresorption von Natrium und Wasser abnimmt [69].

Gegen eine medikamentös induzierte Hyponatriämie (evtl. durch Desmopressin) spricht die gesteigerte Ausscheidung. Die Pseudohyponatriämie ist, wie oben erwähnt, ein analytischer Fehler und im modernen klinischen Alltag nicht mehr anzutreffen. Das SIADH geht klassischerweise mit einer verminderten oder normalen Urinausscheidung einher.

4.6.6 Zu Frage 6

Frage 6

Welchen weiteren Parameter würden Sie als Nächstes bestimmen, um Ihre in Frage 5 gewählte Verdachtsdiagnose zu erhärten?
1. ADH bzw. Copeptin im Serum
2. Osmolalität im Urin (24-h-Sammelurin)
3. spezifisches Gewicht des Urins
4. Osmolalität im Serum
5. BNP

▶ **Erläuterung.** Um die Verdachtsdiagnose weiter zu verifizieren, wurde als naheliegender nächster Schritt die Osmolalität im Serum der Patientin bestimmt. Die Osmolalität gibt die Konzentration osmotisch wirksamer Teilchen bezogen auf 1 kg des Lösungsmittels an und ist temperaturunabhängig. Zu unterscheiden ist sie von der Osmolarität, bei der sich die Konzentration der osmotisch aktiven Teilchen auf das Volumen des Lösungsmittels bezieht, das sich in Abhängigkeit der Temperatur verändert. Hyponatriämien können auch bei Erhöhung anderer osmotisch wirksamer Bestandteile auftreten, wenn beispielsweise Harnstoff oder Glukose in stark erhöhter Konzentration vorliegen, wie in der Erläuterung zu Frage 1 (S. 56) beschrieben. Der Normbereich der Serumosmolalität wird mit 275–320 mosmol/kg angegeben. Das Serum der Patientin im geschilderten Fall zeigte eine Osmolalität von 276 mosmol/kg, also an der unteren Grenze des Normbereichs. ADH, Copeptin und BNP erlauben auch an dieser Stelle keinen weiteren Vorteil bei der Diagnosefindung. Aufgrund der schnellen Änderung der Natriumstörung sowie der langen Sammelzeit ist weder der 24-h-Sammelurin noch das spezifische Gewicht des Urins der erste Schritt zur weiteren Differenzierung.

4.6.7 Zu Frage 7

Frage 7

Welche der folgenden Diagnosen ziehen Sie als wahrscheinlichste Differenzialdiagnose in Betracht?
1. Diabetes insipidus centralis
2. Diabetes mellitus
3. Diabetes insipidus renalis
4. Addison-Krise
5. SIADH

▶ **Erläuterung.** Im vorliegenden Fallbeispiel war die wahrscheinlichste Differenzialdiagnose das SIADH. Das SIADH zeigt ebenfalls eine Hyponatriämie und tritt paraneoplastisch bei kleinzelligen Bronchialkarzinomen, aber ebenso wie das CSWS auch häufig nach Subarachnoidalblutungen und Schädel-Hirn-Traumen auf. In der klassischen Ausprägung ist aufgrund der ADH-Freisetzung das Urinvolumen im Gegensatz zum CSWS beim SIADH nicht erhöht. Jedoch gibt es für beide Krankheitsbilder unterschiedliche Ausprägungsformen, die eine Abgrenzung erschweren können. Diabetes insipidus centralis und Diabetes insipidus renalis sind keine Differenzialdiagnosen der Hyponatriämie. Ein Diabetes mellitus mit stark erhöhter Serumosmolalität durch hohe Glukosespiegel wurde durch die Osmolalitätsbestimmung (S. 58) ausgeschlossen. Bei der Addison-Krise kommt es durch den Untergang der Nebennierenrinde u. a. zu einem Mangel an Aldosteron und folglich zu Hyponatriämie und Hypovolämie. Die Ausbildung einer Addison-Krise ist bei vorbestehender unbehandelter Nebennierenrindeninsuffizienz nach Belastungssituationen denkbar wie beispielsweise im Rahmen eines großen operativen Eingriffs. Da der geschilderten Symptomatik jedoch unmittelbar ein Diabetes insipidus centralis vorausging und präoperativ weder eine Kortikosteroidtherapie bestand noch Anzeichen für einen Morbus Addison (z. B. Schwäche, Hyperpigmentierung der Haut) vorhanden waren, ist eine Addison-Krise im vorliegenden Fall nicht die wahrscheinlichste Differenzialdiagnose des CSWS.

4.6.8 Zu Frage 8

Frage 8

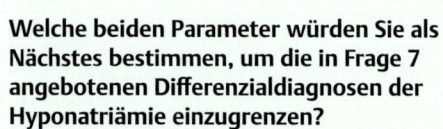

Welche beiden Parameter würden Sie als Nächstes bestimmen, um die in Frage 7 angebotenen Differenzialdiagnosen der Hyponatriämie einzugrenzen?
1. ADH bzw. Copeptin im Serum, Natrium im Urin
2. ADH bzw. Copeptin im Serum, Kortisolspiegel
3. BNP, spezifisches Uringewicht
4. Natrium im Urin, Volumenstatus
5. Kortisolspiegel, Volumenstatus

▶ **Erläuterung.** Um die Diagnose „SIADH" weiter einzugrenzen, sollten als weitere Schritte die Natriumausscheidung im Urin bzw. die spezifische Urindichte sowie der Volumenstatus bestimmt werden. Eine nicht erhöhte Dichte des Urins würde für einen Natriumverlust auf anderen Wegen als über den Urin sprechen, beispielsweise durch gastrointestinale Verluste. Die folgende Bestimmung des Volumenstatus erlaubt nochmals die Abtrennung des SIADH vom CSWS, da Patienten mit SIADH klassischerweise eine Normo- bis Hypervolämie bei normalem totalem Gesamtkörpernatrium aufweisen, im Gegensatz zu Hypovolämie und Natriumdefizit bei CSWS.

Cave

Trotz inadäquater ADH-Sekretion ist die Konzentration von ADH im Serum kein verlässlicher Marker zur Diagnosefindung des SIADH. ADH im Serum kann erhöht oder auch erniedrigt vorliegen.

Neuere Studien untersuchen die Aussagekraft des Copeptins, eines Spaltprodukts des unreifen ADH. Zum momentanen Zeitpunkt ist die Datenlage dazu jedoch noch widersprüchlich, sodass eine Bestimmung dieses Wertes aktuell nicht empfohlen werden kann [66]. Das BNP ist als Marker für die Herzinsuffizienz aussagekräftig, jedoch kann aus einer Einmalbestimmung keine Aussage über den Volumenstatus des Patienten abgeleitet werden. Die Bestimmung des Kortisolspiegels ist in diesem Stadium ebenfalls nicht zielführend.

4.7 Literatur

[66] Fenske WK, Christ-Crain M, Hörning A et al. A coeptin-based classification of the osmoregulatory defects in the syndrome of inappropriate antidiuresis. J Am Soc Nephrol 2014; 25: 2376–2383
[67] Fraser JF, Stieg PE. Hyponatremia in the neurosurgical patient: epidemiology, pathophysiology, diagnosis, and management. Neurosurgery 2006; 59: 222–229
[68] Sterns RH. Disorders of plasma sodium – causes, consequences, and correction. N Engl J Med 2015; 372: 55–65
[69] Tisdall M, Crocker M, Watkiss J et al. Disturbances of sodium in critically ill adult neurologic patients: a clinical review. J Neurosurg Anesthesiol 2006; 18: 57–63
[70] Tzoulis P, Waung JA, Bagkeris E et al. Real-life experience of tolvaptan use in the treatment of severe hyponatraemia due to syndrome of inappropriate antidiuretic hormone secretion. Clin Endocrinol (Oxf) 2016; 84: 620–626
[71] Waikar SS, Mount DB, Curhan GC. Mortality after hospitalization with mild, moderate, and severe hyponatremia. Am J Med 2009; 122: 857–865

5 Fall 5: Akute Atemnot bei Seniorenheimbewohner

Christoph Lassen

5.1 Einsatzbeschreibung

Der Fall

Einsatzmeldung

Notruf durch Mitarbeiter eines Altenheims um 22:43 Uhr. Es handelt sich um einen 94-Jährigen mit akuter Atemnot. Die Rettungsleitstelle alarmiert das NEF (Notarzteinsatzfahrzeug).

5.2 Erste Maßnahmen am Einsatzort

Das Team des NAW (2 Rettungsassistenten, Notärztin) trifft am Patienten 8 min nach Alarmierung ein. Es wird ein liegender, nicht kontaktfähiger Patient angetroffen, der offensichtliche Zeichen der Atemnot zeigt (Tachypnoe, forcierte Inspirationsbemühungen). Es erfolgt die Erhebung der Vitalparameter und einer Notfallanamnese als Fremdanamnese.

Der Fall

Erstbefunderhebung nach ABCD-Schema
- **A (Airway):** Atemwegsverlegung durch zurückgefallene Zunge
- **B (Breathing):** Atemfrequenz 40/min, SpO_2 unter Raumluft 79 %
- **C (Circulation):** Herzfrequenz 150/min, rhythmisch, Blutdruck 77/44 mmHg, graues Hautkolorit
- **D (Disability):** Pupillen mittel, isokor, GCS 4

Notfallanamnese nach dem SAMPLE-Schema (▶ Abb. 5.1)
- **S (Symptoms):** Atemnot, Bewusstseinsstörung
- **A (Allergies):** keine
- **M (Medication):** ASS, Omeprazol, Tamsulosin, Ramipril, Repaglinid, Furosemid
- **P (Past History):** Demenz, Diabetes mellitus, Herzinsuffizienz, Prostataadenom
- **L (Last Meal):** passierte Kost (18:00 Uhr)
- **E (Events prior to Incident):** Patient hatte Abendessen bekommen, sich dabei wohl verschluckt, seitdem zunehmende Atemnot

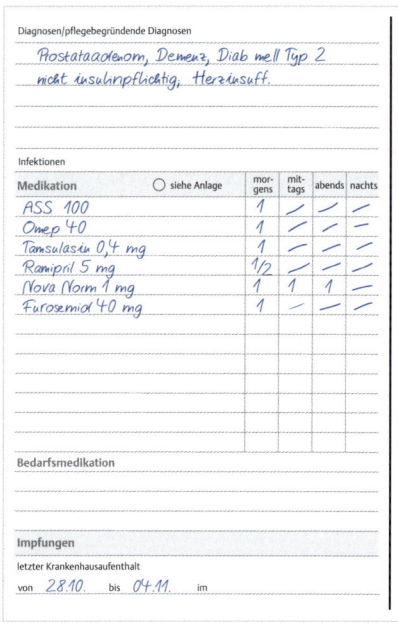

Abb. 5.1 Pflegeüberleitungsbogen.

5.2 Erste Maßnahmen

Frage 1

Was sind Ihre ersten Therapiemaßnahmen nach dem ABC-Schema bezüglich A (Airway) durch zurückgefallene Zunge?

1. keine Maßnahmen notwendig
2. Esmarch-Handgriff, dann Einlegen eines Guedel- oder Wendl-Tubus
3. Einlegen einer Larynxmaske bzw. eines Larynxtubus
4. endotracheale Intubation
5. Schaffung eines chirurgischen Atemwegs

Die Lösungen (und Erläuterungen) dieses Falles finden Sie weiter hinten in diesem Kapitel (S. 65) oder über den folgenden QR-Code.

Abb. 5.2 QR-Code zu den Lösungen.

Frage 2

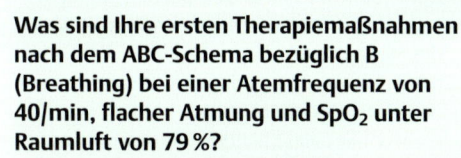

Was sind Ihre ersten Therapiemaßnahmen nach dem ABC-Schema bezüglich B (Breathing) bei einer Atemfrequenz von 40/min, flacher Atmung und SpO_2 unter Raumluft von 79 %?

1. keine Maßnahmen notwendig
2. Sauerstoffgabe über Maske
3. nicht invasive Beatmung mittels Masken-CPAP mit ASB (assistierter Spontanatmung)
4. invasive Beatmung mittels Endotrachealtubus

Frage 3

Was sind Ihre ersten Therapiemaßnahmen nach dem ABC-Schema bezüglich C (Circulation) bei einer Herzfrequenz von 150/min (rhythmisch), einem Blutdruck von 77/44 mmHg und grauem Hautkolorit?

1. keine Maßnahmen notwendig
2. Legen eines venösen Zugangs, ohne im Moment weitere Maßnahmen zu unternehmen
3. Zugang + Volumengabe
4. Zugang + Vasopressortherapie
5. Zugang + Volumengabe + Vasopressortherapie

Nach initialer Versorgung erfolgt die weitere Untersuchung. Dabei werden folgende Befunde erhoben:

Der Fall

Zusätzliche Befunde
- Bei der Auskultation brummendes, seitengleiches Atemgeräusch
- Blutzucker 332 mg/dl
- Temperatur 39,2 °C
- im EKG (▶ Abb. 5.3) bifaszikulärer Block (kompletter Rechtsschenkelblock, linksanteriorer Hemiblock)

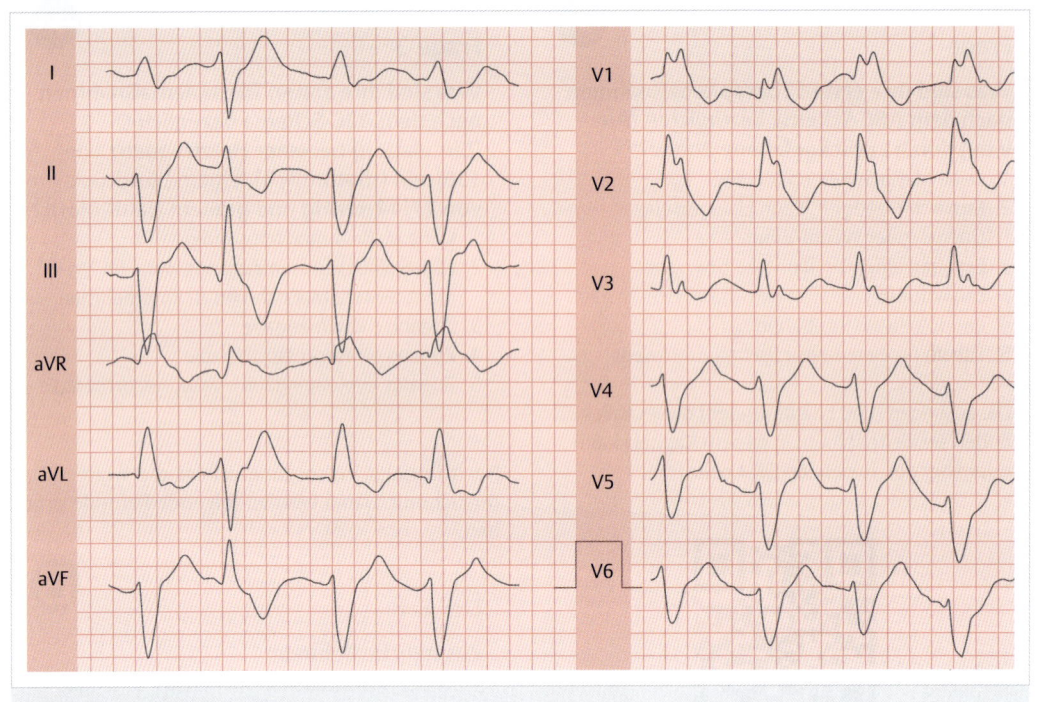

Abb. 5.3 EKG-Befund am Einsatzort.

5.3 Fortgeführte Behandlung am Einsatzort

Frage 4

Was ist die für Sie wahrscheinlichste Verdachtsdiagnose?
1. Lungenarterienembolie
2. Hinterwandinfarkt mit konsekutivem Lungenödem
3. Aspirationspneumonie
4. intrakranielle Blutung
5. hyperosmolares Koma

Die vor Ort versorgende Notärztin entscheidet, den Patienten unter Sauerstoffapplikation und Offenhalten des Atemwegs mittels Wendl-Tubus, Volumengabe und fraktionierter Gabe von Noradrenalin in ein Krankenhaus zu transportieren.

Frage 5

Welche Klinik wählen Sie als Zielklinik aus?
1. Der Patient wird nicht transportiert, sondern verbleibt im Seniorenheim nach Verständigung des Hausarztes.
2. Krankenhaus einer niedrigen Versorgungsstufe ohne Intensivstation
3. Krankenhaus einer höheren Versorgungsstufe mit Intensivstation, ohne Schockraumanmeldung
4. Krankenhaus einer höheren Versorgungsstufe mit Intensivstation, mit Schockraumanmeldung
5. Palliativstation

5.4 Behandlung in der Notaufnahme

Der Patient wird nach Voranmeldung in die nächstgelegene Klinik der Maximalversorgung gebracht. Dort wird er im Schockraum von der internistischen Dienstärztin und dem anästhesiologischen Dienstarzt entgegengenommen.

Der Fall

Befunde im Schockraum
- Patient spontan atmend, Wendl-Tubus liegt, GCS 3
- 15 l/min Sauerstoff, SpO_2 85 %, Atemfrequenz 44/min, Einsatz der Atemhilfsmuskulatur
- Herzfrequenz 144/min, Blutdruck 80/45 mmHg
- Serumlaktat 7,3 mmol/l
- Lagerung: Oberkörper hoch (60°)
- EKG unverändert

Frage 6

Welche Form der (Be-)Atmungstherapie wählen Sie?
1. weiter Spontanatmung mit Sauerstoff
2. nicht invasive, assistierte Beatmung mit CPAP und ASB
3. nicht invasive, kontrollierte Beatmung mit z. B. BiPAP (biphasischem positivem Atemwegsdruck)
4. invasive Beatmung über Endotrachealtubus
5. andere

Bei weiterbestehender Spontanatmung offenbart der Patient weitere Zeichen der Dyspnoe (gesteigerte Atemfrequenz, Einsatz der Atemhilfsmuskulatur). Es liegt weiterhin eine Kreislaufinsuffizienz vor (RR 70/40 mmHg, Herzfrequenz 140/min).

Frage 7

Sollten in dieser Situation Opioide und/oder Benzodiazepine gegeben werden?
1. Nein, das Risiko einer Atemdepression und/oder Kreislaufdepression ist zu groß.
2. Ja, es erfolgt die vorsichtige Titration eines Opioids, aber keine Kombination mit einem Benzodiazepin.
3. Ja, es erfolgt die vorsichtige Titration eines Benzodiazepins, aber keine Kombination mit einem Opioid.
4. Ja, es erfolgt die vorsichtige Titration von Opioid und Benzodiazepin.

Nach vorsichtiger, titrierender Gabe der Medikation über 45 min (0,35 mg Fentanyl in 0,05-mg-Boli, 2 mg Midazolam in 0,5-mg-Boli) ist die Atemfrequenz auf 22/min reduziert und die Atemmechanik sieht ruhiger aus. Es wird ein Röntgenbild des Thorax angefertigt (▶ Abb. 5.4). Durch den Röntgenbefund wird nun die Verdachtsdiagnose einer Aspirationspneumonie erhärtet. Unter den gegebenen vorliegenden Daten zeigt sich das Bild eines septischen Schocks.

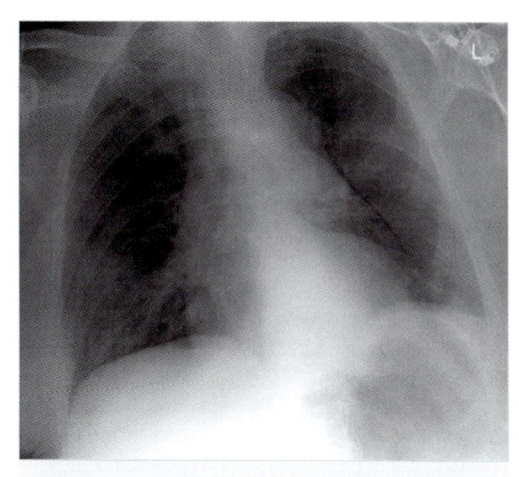

Abb. 5.4 Röntgenthoraxaufnahme im Schockraum.

Der Fall

Kriterien des septischen Schocks (nach Sepsis-3-Kriterien)
- Zugrundeliegende Infektion
- qSOFA ≥ 2:
  - Atemfrequenz ≥ 22/min
  - veränderter mentaler Status
  - systolischer Blutdruck ≤ 100 mmHg
- mittlerer arterieller Blutdruck ≤ 65 mmHg
- Serumlaktat ≥ 2 mmol/l

Frage 8

Wie schätzen Sie die Überlebenschance des Patienten zu diesem Zeitpunkt ein?
1. > 80 %
2. 50–80 %
3. 20–50 %
4. < 20 %

Mittlerweile konnte die Bevollmächtigte des Patienten erreicht werden. Nach Schilderung der Situation teilt sie mit, dass keine Intubation, keine intensivierte Therapie und keine Reanimationsmaßnahmen vorgenommen werden sollen.

Frage 9

Ist die Entscheidung der Bevollmächtigten nun rechtlich bindend?
1. Ja, die Bevollmächtigte übernimmt die rechtswirksame Vertretung des Patienten und kann die Einwilligung zu weiteren Eingriffen entziehen.
2. Ja, es reicht aus, dass sich die Behandler und die Bevollmächtigte über den Therapieverzicht einig sind.
3. Nein, Bevollmächtigte dürfen nicht über den Verzicht von Therapiemaßnahmen entscheiden, das Betreuungsgericht muss entscheiden. Ausnahme: Es liegt eine Willenserklärung nach § 1901a BGB (Bürgerliches Gesetzbuch) [73] vor, die von den Behandlern anerkannt wird.
4. Nein, die Bevollmächtigte darf nicht über den Verzicht von Therapiemaßnahmen entscheiden, da sie nur Bevollmächtigte, aber nicht Betreuerin ist.

Als Nächstes steht die Entscheidung über die weitere Therapie an.

Frage 10

Besteht nun eine medizinische Indikation zur Intensivtherapie bei diesem Patienten?
1. Ja, es ist eine Maximaltherapie bis zur Entlassung oder zum Tod des Patienten indiziert.
2. Ja, es ist eine Therapie bis zur (raschen) Entschlussfindung im Rahmen einer ethischen Fallberatung indiziert.
3. Nein, die Therapie sollte sich auf eine bestmögliche Symptomkontrolle beschränken.

In dieser Situation wird nun entschieden, auf weitere kurative, invasive Maßnahmen zu verzichten. In der Notaufnahme erfolgt noch die Krankensalbung. Der Patient wird gut symptomkontrolliert auf die Intensivstation verlegt, um dort eine weitere adäquate Symptomkontrolle zu gewährleisten. Er verstirbt 6 h nach der Aufnahme.

5.5 Zusammenfassung des Einsatzes

Fazit
- Grundsätzlich Standardeinsatz
- aber schon am Einsatzort zurückhaltendes Agieren
- auch im Krankenhaus zurückhaltendes Agieren
- Entscheidung, keine Maximaltherapie zu forcieren, unterstützt durch mutmaßlichen Patientenwillen
- baldiges Versterben des Patienten unter adäquater Symptomkontrolle

5.6 Lösungen und Erläuterungen zu Fall 5

Bei diesem Fall geht es bei vielen Problemstellungen nicht darum, die richtige Antwort zu finden. Wahrscheinlich sind mehrere Lösungswege korrekt und auch von den Einstellungen des Einzelnen abhängig. Die in diesem Fall konkret gewählten Entscheidungen lassen sich sicherlich diskutieren. Daher soll dieser Fall eher auch zum Nachdenken anregen und stellt wie gesagt keine Universallösung der geschilderten Problematik dar.

5.6.1 Zu Frage 1

Frage 1

Was sind Ihre ersten Therapiemaßnahmen nach dem ABC-Schema bezüglich A (Airway) durch zurückgefallene Zunge?
1. keine Maßnahmen notwendig
2. Esmarch-Handgriff, dann Einlegen eines Guedel- oder Wendl-Tubus
3. Einlegen einer Larynxmaske bzw. eines Larynxtubus
4. endotracheale Intubation
5. Schaffung eines chirurgischen Atemwegs

▶ **Erläuterung.** Nach dem ABC-Schema steht das Freimachen des Atemwegs an erster Stelle in der Behandlungsliste, da ohne freien Atemweg eine Versorgung des Körpers mit Sauerstoff nicht möglich ist. Bei grundsätzlich erhaltener Spontanatmung kann bei Bewusstlosigkeit durch den Esmarch-Handgriff der Atemweg wieder geöffnet werden. Zum weiteren Freihalten kann ein vergleichsweise atraumatischer Guedel- oder Wendl-Tubus verwendet werden. Dabei ist dem Wendl-Tubus bei Spontanatmung wohl der Vorzug zu geben, da mit ihm in der Regel eine geringere Reizung der oberen Atemwege stattfindet.

5.6.2 Zu Frage 2

Frage 2

Was sind Ihre ersten Therapiemaßnahmen nach dem ABC-Schema bezüglich B (Breathing) bei einer Atemfrequenz von 40/min, flacher Atmung und SpO_2 unter Raumluft von 79 %?
1. keine Maßnahmen notwendig
2. Sauerstoffgabe über Maske
3. nicht invasive Beatmung mittels Masken-CPAP mit ASB (assistierter Spontanatmung)
4. invasive Beatmung mittels Endotrachealtubus

▶ **Erläuterung.** Als initiale Maßnahme wurde die schnell verfügbare Sauerstoffgabe über Maske gewählt. Beim spontan atmenden Patienten, dann mit freiem Atemweg, kann diese Maßnahme schon genügen, um eine ausreichende Sauerstoffsättigung zu erreichen.

5.6.3 Zu Frage 3

Frage 3

Was sind Ihre ersten Therapiemaßnahmen nach dem ABC-Schema bezüglich C (Circulation) bei einer Herzfrequenz von 150/min (rhythmisch), einem Blutdruck von 77/44 mmHg und grauem Hautkolorit?
1. keine Maßnahmen notwendig
2. Legen eines venösen Zugangs, ohne im Moment weitere Maßnahmen zu unternehmen
3. Zugang + Volumengabe
4. Zugang + Vasopressortherapie
5. Zugang + Volumengabe + Vasopressortherapie

▶ **Erläuterung.** Bei als instabil zu wertenden Kreislaufverhältnissen erfolgte im geschilderten Fall die unmittelbare Therapie am Einsatzort mittels Gabe kristalloider balancierter Infusionslösung (500 ml). Bei nicht ausreichendem Blutdruckanstieg wurden Noradrenalinboli mit einem Zielblutdruck von mehr als 100 mmHg systolisch verabreicht.

5.6.4 Zu Frage 4

> **Frage 4**
>
> **Was ist die für Sie wahrscheinlichste Verdachtsdiagnose?**
> 1. Lungenarterienembolie
> 2. Hinterwandinfarkt mit konsekutivem Lungenödem
> 3. Aspirationspneumonie
> 4. intrakranielle Blutung
> 5. hyperosmolares Koma

▶ **Erläuterung.** Alle erwähnten Verdachtsdiagnosen stellen mögliche Gründe für den aktuellen Zustand des Patienten dar. Die Kombination aus Anamnese (Verschlucken beim Abendessen, progrediente Beschwerdezunahme) und Klinik (Fieber, Vigilanzeinschränkung und Kreislaufdepression) ließ am ehesten auf eine Aspirationspneumonie schließen.

5.6.5 Zu Frage 5

> **Frage 5**
>
> **Welche Klinik wählen Sie als Zielklinik aus?**
> 1. Der Patient wird nicht transportiert, sondern verbleibt im Seniorenheim nach Verständigung des Hausarztes.
> 2. Krankenhaus einer niedrigen Versorgungsstufe ohne Intensivstation
> 3. Krankenhaus einer höheren Versorgungsstufe mit Intensivstation, ohne Schockraumanmeldung
> 4. Krankenhaus einer höheren Versorgungsstufe mit Intensivstation, mit Schockraumanmeldung
> 5. Palliativstation

▶ **Erläuterung.** An dieser Stelle können verschiedene Möglichkeiten in Betracht gezogen werden. Den Patienten nicht zu transportieren und eine Weiterversorgung durch den Hausarzt anzustreben, kann unter Umständen eine Option bei Patienten im Seniorenheim sein. Dafür sollten jedoch einige Faktoren berücksichtigt werden:
- aktuell gute bis zufriedenstellende Symptomkontrolle
- baldige Verfügbarkeit der ärztlichen Weiterbetreuung
- Berücksichtigung des Willens des Patienten
- bei nicht kommunikationsfähigen Patienten idealerweise eine gewisse Form der Vorausverfügung (z. B. Patientenverfügung, in der eine Krankenhausaufnahme abgelehnt wird)

In diesem Fall war keine zufriedenstellende Symptomkontrolle (weiter Atemnot) zu erreichen, ebenso war der Hausarzt voraussichtlich nicht verfügbar (23:30 Uhr). Zusätzlich war der Wille des Patienten am Einsatzort nicht dokumentiert.

Da am Einsatzort nicht entschieden werden konnte (sollte?), wie intensiv die weitere Therapie ausgeprägt sein sollte, wurde der Patient mit Schockraumanmeldung in ein Krankenhaus einer höheren Versorgungsstufe transportiert.

Eine Direkteinweisung auf eine Palliativstation kann je nach regionalen Strukturen auch durch den Rettungsdienst bzw. Notarzt erfolgen. Dafür wird es regionaler Absprachen bzw. direkter Kontakte zwischen Notärzten und den Ärzten einer Palliativstation bedürfen [79]. Bei dem Patienten im geschilderten Fall war jedoch am Einsatzort keine Entscheidung über die weitere Therapie zu treffen. Daher stellte sich diese Option nicht.

5.6.6 Zu Frage 6

> **Frage 6**
>
> **Welche Form der (Be-)Atmungstherapie wählen Sie?**
> 1. weiter Spontanatmung mit Sauerstoff
> 2. nicht invasive, assistierte Beatmung mit CPAP und ASB
> 3. nicht invasive, kontrollierte Beatmung mit z. B. BiPAP (biphasischem positivem Atemwegsdruck)
> 4. invasive Beatmung über Endotrachealtubus
> 5. andere

▶ **Erläuterung.** In der Notaufnahme wurden 2 Ziele verfolgt: Zum einen sollte die Hypoxie behandelt werden, zum anderen sollte die Atemarbeit und damit auch die Dyspnoe reduziert werden. In dieser Situation sollte die unterstützte Beatmung mittels CPAP und ASB zu einer Verbesserung der Oxygenierung führen. Eine Reduktion der Dyspnoe kann auch mit nicht invasiver Beatmung erreicht werden [78]. Eine invasive Beatmung wurde im vorliegenden Fall erst einmal nicht durchgeführt, da erkennbar war, dass ein Weaning des schwer vorerkrankten Patienten schwierig werden würde.

5.6.7 Zu Frage 7

Frage 7

Sollten in dieser Situation Opioide und/oder Benzodiazepine gegeben werden?
1. Nein, das Risiko einer Atemdepression und/oder Kreislaufdepression ist zu groß.
2. Ja, es erfolgt die vorsichtige Titration eines Opioids, aber keine Kombination mit einem Benzodiazepin.
3. Ja, es erfolgt die vorsichtige Titration eines Benzodiazepins, aber keine Kombination mit einem Opioid.
4. ==Ja, es erfolgt die vorsichtige Titration von Opioid und Benzodiazepin.==

▶ **Erläuterung.** Sicherlich wird jede Gabe eines sedierenden Medikaments in dieser Situation zu einer Zunahme der Kreislaufdepression bzw. einer Atemdepression führen können. Andererseits ist die Behandlung des schwerwiegenden Symptoms Atemnot dringend geboten. Eine dann ggf. eintretende Kreislauf- und/oder Atemdepression wäre in der Folge zu behandeln. Zur Behandlung der Atemnot sind Opioide klar Mittel der ersten Wahl. Benzodiazepine können zusätzlich zur Sedierung und Anxiolyse gegeben werden [75]. Die gegebene Dosis ist als hoch anzusehen. In der konkreten Situation erfolgte die Titration vorsichtig anhand der Atemfrequenz und Dyspnoe, sodass eine Überdosierung bestmöglich vermieden wurde.

5.6.8 Zu Frage 8

Frage 8

Wie schätzen Sie die Überlebenschance des Patienten zu diesem Zeitpunkt ein?
1. > 80 %
2. 50–80 %
3. 20–50 %
4. ==< 20 %==

▶ **Erläuterung.** Der Schweregrad einer ambulanten Pneumonie kann nach dem CURB-65-Index eingeteilt werden [76]. Bei diesem Index wird ein Punktwert von 0–5 vergeben, und zwar jeweils 1 Punkt für folgende Parameter:
- **Confusion:** Abbreviated Mental Test < 8 Punkte
- **Urea:** Serumharnstoff > 7 mmol/l
- **respiratory:** Atemfrequenz > 30/min
- **Blood Pressure:** systolischer RR < 90 mmHg
- **65:** Alter > 65 Jahre

Nach einer Untersuchung für die Aspirationspneumonie liegt die Mortalität bei einem CURB-65 mit 5 Punkten (wie bei diesem Patienten) bei 80 % [74]. Auch wenn dies im Einzelfall keine sichere Festlegung bedingt, zeigt es doch die Schwere der aktuellen Erkrankung.

5.6.9 Zu Frage 9

Frage 9

Ist die Entscheidung der Bevollmächtigten nun rechtlich bindend?
1. Ja, die Bevollmächtigte übernimmt die rechtswirksame Vertretung des Patienten und kann die Einwilligung zu weiteren Eingriffen entziehen.
2. Ja, es reicht aus, dass sich die Behandler und die Bevollmächtigte über den Therapieverzicht einig sind.
3. ==Nein, Bevollmächtigte dürfen nicht über den Verzicht von Therapiemaßnahmen entscheiden, das Betreuungsgericht muss entscheiden. Ausnahme: Es liegt eine Willenserklärung nach § 1901a BGB (Bürgerliches Gesetzbuch) [73] vor, die von den Behandlern anerkannt wird.==
4. Nein, die Bevollmächtigte darf nicht über den Verzicht von Therapiemaßnahmen entscheiden, da sie nur Bevollmächtigte, aber nicht Betreuerin ist.

▶ **Erläuterung.** „Die Nichteinwilligung oder der Widerruf der Einwilligung des Betreuers [oder Bevollmächtigten] in eine Untersuchung des Gesundheitszustands, eine Heilbehandlung oder einen ärztlichen Eingriff bedarf der Genehmigung des Betreuungsgerichts, wenn die Maßnahme medizinisch angezeigt ist und die begründete Gefahr besteht, dass der Betreute auf Grund des Unterbleibens oder des Abbruchs der Maßnahme stirbt oder einen schweren und länger dauernden gesundheitlichen Schaden erleidet." (BGB § 1904, 2) [73] Das heißt, dass die Fortführung bzw. Beendigung der Therapie nicht durch die Aussage der Bevollmächtigten entschieden wird, sondern durch die Entscheidung der behandelnden Ärzte, ob die „Maßnahme medizinisch angezeigt" ist. Wer diese Entscheidung im Einzelnen treffen kann bzw. soll, ist nicht klar dargestellt und geregelt. Grundsätzlich wird jeder Arzt entscheiden müssen, ob eine medizinische Indikation für die Weiterbehandlung besteht. Bei einer schwerwiegenden und nicht umkehrbaren Entscheidung sollte diese wohl durch mehrere (Fach-)Ärzte im Konsens erfolgen und gut dokumentiert werden. Dabei helfen können außerhalb der dringenden Entscheidungsfindung sog. Ethikberatungen [72].

Tab. 5.1 Argumente pro und kontra Therapierestriktion in der Akutphase.

Pro Therapierestriktion	Contra Therapierestriktion
• Intensivtherapie mit nur geringer Aussicht auf Erhaltung der gleichen Lebensqualität • Sorge vor Leidensverlängerung durch Intensivtherapie • ethische Fallberatung zeitnah (innerhalb weniger Tage) nicht verfügbar • einmal begonnene Therapie wird selten abgebrochen [77]	• Wille des Patienten nicht bekannt • keine maligne Grunderkrankung • Notfallsituation • „in dubio pro vita"

5.6.10 Zu Frage 10

Frage 10

Besteht nun eine medizinische Indikation zur Intensivtherapie bei diesem Patienten?
1. Ja, es ist eine Maximaltherapie bis zur Entlassung oder zum Tod des Patienten indiziert.
2. Ja, es ist eine Therapie bis zur (raschen) Entschlussfindung im Rahmen einer ethischen Fallberatung indiziert.
3. Nein, die Therapie sollte sich auf eine bestmögliche Symptomkontrolle beschränken.

▶ **Erläuterung.** Eine Maximaltherapie konnte im vorliegenden Fall nicht zu einem besseren Gesundheitszustand als vor der Erkrankung führen. Eher war zu erwarten, dass ein Überleben zu einer erheblichen Beeinträchtigung der weiteren Lebensqualität führen würde. Die Frage einer unbedingten Therapie bei der gegebenen Konstellation aus Alter des Patienten, vorherigem Gesundheitszustand und erheblicher akuter Erkrankung stellte sich eher nicht. Es kann nun debattiert werden, ob die Entscheidung zur Therapierestriktion in der Akutphase zu treffen ist oder ob dies erst später nach Einbeziehung der Angehörigen bzw. Bevollmächtigten und Beobachtung des klinischen Verlaufs geschehen soll. Dafür gibt es verschiedene Pro- und Kontraargumente, die abgewogen werden müssen (▶ Tab. 5.1).

In diesem Falle wurde entschieden, die Therapie auf die bestmögliche Symptomkontrolle zu beschränken.

5.7 Literatur

[72] Bein T, Graf BM. Ethische Fallberatung in der Intensivmedizin. Anaesthesist 2012; 61: 6–13
[73] Bürgerliches Gesetzbuch in der Fassung der Bekanntmachung vom 02.01.2002 (BGBl. I S. 42, 2909; 2003 I S. 738), das zuletzt durch Artikel 1 des Gesetzes vom 20.07.2017 (BGBl. I S. 2787) geändert worden ist
[74] Heppner HJ, Sehlhoff B, Niklaus D et al. Pneumonie-Schwere-Index (PSI), CURB-65 und Mortalität bei hospitalisierten geriatrischen Patienten mit Aspirationspneumonie. Z Gerontol Geriatr 2011; 44: 229–234
[75] Leitlinienprogramm Onkologie der Arbeitsgemeinschaft der Wissenschaftlichen Medizinischen Fachgesellschaften e. V. (AWMF), der Deutschen Krebsgesellschaft (DKG) und der Deutschen Krebshilfe (DKH). S 3-Leitlinie „Palliativmedizin für Patienten mit einer nicht heilbaren Krebserkrankung", 2015. AWMF-Register Nr. 128/001OL. Im Internet: http://www.awmf.org/uploads/tx_szleitlinien/128–001OLl_S 3_Palliativmedizin_2015–07.pdf (Stand: 31.03.2018)
[76] Lim WS, van der Eerden MM, Laing R et al. Defining community acquired pneumonia severity on presentation to hospital: an international derivation and validation study. Thorax 2003; 58: 377–382
[77] Möller T, Grabensee B, Frister H. Passive Sterbehilfe in der Praxis – die ärztliche Entscheidung im Spiegel der Rechtslage. Dtsch Med Wochenschr 2008; 133: 1059–1063
[78] Nava S, Grassi M, Fanfulla F et al. Non-invasive ventilation in elderly patients with acute hypercapnic respiratory failure: a randomised controlled trial. Age Ageing 2011; 40: 444–450
[79] Stepan R, Sitte R, Graf BM et al. Kooperation von ambulanten palliativ- und notfallmedizinischen Strukturen. Z Palliativmed 2010; 11: 94–96

6 Fall 6: Bewusstlosigkeit nach Schlangenbiss

Jan Fest, Alexander Hötzel

6.1 Einsatzbeschreibung

In den frühen Morgenstunden erfolgt die Notarztalarmierung für einen 29-jährigen, bewusstlosen Patienten nach Schlangenbiss. Der private Schlangenhalter wurde beim Füttern von einer seiner vielen Giftschlangen in den Finger gebissen. Bei bekannter Schlangengiftallergie versuchte sich der Patient zunächst den im Nachbarraum deponierten Epinephrin-Stick zu applizieren. Bei diesem Versuch brach die Nadel ab. Sofort lief er zum 400 m entfernten Haus eines Angehörigen, berichtete den Vorfall und kollabierte. Der Angehörige setzte daraufhin den Notruf ab.

Der Fall

Einsatzstichwort
Bewusstloser Patient nach Schlangenbiss.

Einsatzdaten
- Alarmierung: 2:11 Uhr
- Einsatzort: Wohnung des Patientenangehörigen

Vorgeschichte
- Privater Schlangenhalter
- bekannte Schlangengiftallergie
- beim Füttern von einer seiner Schlangen in den Finger gebissen

6.2 Situation vor Ort

Bei Eintreffen der Rettungskräfte in der Wohnung des Angehörigen präsentiert sich ein bewusstloser Patient, GCS 3, mit Schnappatmung, Zyanose und nur fadenförmig tastbarem Karotispuls. Die Herzfrequenz beträgt 40/min. Der Patient weist einen Flush und eine erhebliche Gesichtsschwellung auf.

Der Fall

Erstbefunde
- Männliche Person, 29 Jahre alt
- 186 cm groß, 91 kg schwer
- bewusstlos
- Schnappatmung
- Puls bei 40/min fadenförmig tastbar
- Blutdruck nicht messbar
- Flush und Gesichtsschwellung

Frage 1

Was ist Ihre Verdachtsdiagnose?
1. anaphylaktischer Schock
2. vasovagale Synkope
3. toxische Wirkung des Schlangengifts
4. Differenzierung zwischen anaphylaktischer und toxischer Ursache des Schocks nicht möglich

Die Lösungen (und Erläuterungen) dieses Falles finden Sie weiter hinten in diesem Kapitel (S. 75) oder über den folgenden QR-Code.

Abb. 6.1 QR-Code zu den Lösungen.

6.3 Erste Maßnahmen am Einsatzort

Durch den Notarzt erfolgt die sofortige Intubation. Diese gestaltet sich aufgrund der erheblichen Schwellung des Gesichts, der Zunge und des Larynxbereichs schwierig, gelingt jedoch konventionell. Nach fraktionierter Gabe von insgesamt 3 mg Epinephrin und nach Infusion von 2250 ml kristalloider und kolloidaler Lösungen lässt sich ein kräftiger Karotispuls mit einer Frequenz von 140/min tasten. Valide Werte bei der Blutdruckmessung können weiterhin nicht erhoben werden. Bei bestehendem Verdacht auf eine anaphylaktische Reaktion erhält der Patient ein Kortikoid und ein H1-Antihistaminikum.

> **Der Fall**
>
> **Erstversorgung**
> - Erschwerte Intubation + Beatmung
> - 2 periphere Zugänge
> - 3 mg Epinephrin fraktioniert
> - 80 mg Dexamethason
> - 8 mg Dimetinden
> - Volumentherapie mit 250 ml HyperHAES, 1000 ml kristalloiden und 1000 ml kolloidalen Lösungen
> - Narkose mit Etomidat 20 mg, Fentanyl 0,5 mg, Vecuronium 10 mg und Midazolam 5 mg

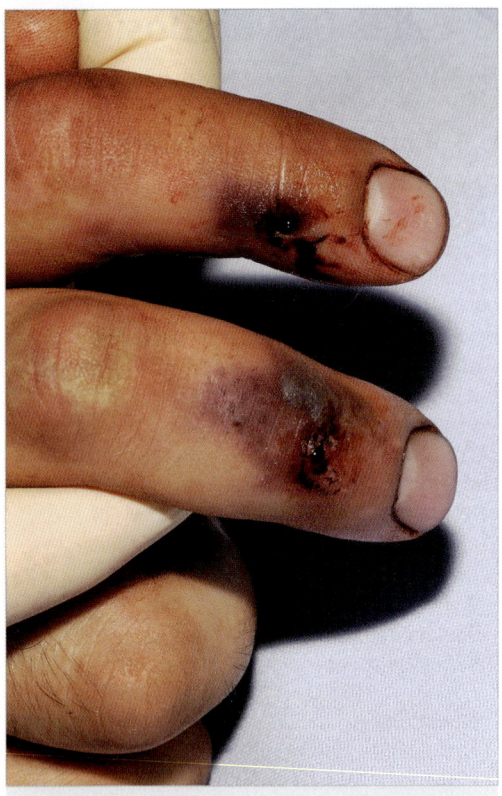

Abb. 6.2 Schlangenbiss am Zeige- und Mittelfinger der rechten Hand.

> **Frage 2**
>
> **Wie versorgen Sie die Schlangenbisswunde am rechten Zeige- und Mittelfinger (▶ Abb. 6.2)?**
> 1. Anlegen und Giftextraktion durch Fingerling mittels Saugpumpe
> 2. Wunde mit Skalpell einritzen und ausquetschen
> 3. lediglich steril abdecken
> 4. Hand bzw. Arm abbinden (Tourniquet)

6.4 Alarmierung der Rettungskräfte

Zur weiteren Behandlung der Schlangengiftwirkung und zur Beschaffung eines Antidots muss dringlich die verursachende Schlangenart identifiziert werden, die zum Zeitpunkt der Erstversorgung unklar war. Wenn ein Antidot therapeutisch zum Einsatz kommen soll, muss dieses spezifisch für das entsprechende Schlangengift gewählt werden. Nach Auskunft des Angehörigen hielt der Patient verschiedene Giftschlangen in seiner Wohnung. Er berichtet zudem von einer dort freigehaltenen Klapperschlange.

> **Frage 3**
>
> **Um Vertreter welcher Disziplinen soll Ihr Team ergänzt werden, um die Schlangenart zur Beschaffung des richtigen Antiserums zu identifizieren?**
> 1. Polizei
> 2. Polizei und Feuerwehr
> 3. Polizei, Feuerwehr und Veterinäramt
> 4. Veterinäramt
> 5. Mitarbeiter der Giftnotrufzentrale

6.5 Schockraumversorgung

Im Anschluss an die Erstversorgung und während versucht wird, die Gattung der verursachenden Schlange im Zuge der Wohnungseröffnung zu bestimmen, transportieren die Rettungskräfte den Patienten in ein nahegelegenes Krankenhaus der Maximalversorgung. Bei Eintreffen im Schockraum präsentiert sich der Patient weiterhin im Schock. Der RR ist nicht messbar, die Herzfrequenz liegt bei 140/min. Nach Anlage eines arteriellen Katheters und eines ZVK wird bei einem erstgemessenen Blutdruck von 60/35 mmHg unmittelbar mit einer hochdosierten, kontinuierlichen Katecholamintherapie begonnen. Nur unter zusätzlicher Volumentherapie lässt sich der Patient in der Folge stabilisieren.

Der Fall

Aufnahmestatus im Schockraum
- Intubiert und beatmet, SpO_2 89%
- RR nicht messbar
- Tachykardie mit 140/min
- Hypothermie mit 35,2 °C
- Katecholaminboli: repetitiv ¼ Ampulle Akrinor

Schockraumversorgung
- Katheteranlage:
  - Arterie: A. femoralis links
  - ZVK: V. jugularis interna rechts
- BGA (▶ Tab. 6.1)
- erster gemessener, invasiver Blutdruck 60/35 mmHg
- Therapie mit Epinephrin 0,3 µg/(kg Körpergewicht · min)
- Volumentherapie im Schockraum mit 3 000 ml kristalloiden und 500 ml kolloidalen Lösungen
- Natriumbikarbonat 8,4 % 150 ml

Frage 4

Wie möchten Sie Ihren Patienten hinsichtlich des Schlangengifts in der Folge behandeln?
1. symptomatische Therapie ohne Gegengift
2. Gegengift Klapperschlange
3. Gegengift Kobra
4. Gegengift Klapperschlange und Kobra

Frage 5

Durch wen wird das benötigte Gegengift organisiert?
1. Klinikumsapotheke
2. Veterinäramt regional (Stadt, in der behandelt wird)
3. Veterinäramt überregional (Landeshauptstadt, Regierungspräsidium)
4. Giftnotrufzentrale regional (Stadt, in der behandelt wird)
5. Giftnotrufzentrale überregional (z. B. München, Berlin usw.)

Bei der weiterhin instabilen Situation unter Maximaltherapie und der nicht absehbaren weiteren Entfaltung der Giftwirkung werden Antiseren gegen Klapperschlangengift via RTH (Rettungshubschrauber) aus einem 400 km entfernten Klinikum und gegen Kobragift via Kurier aus einem 200 km entfernten Zoo beschafft.

Parallel zur Schockraumversorgung wird die Wohnung des Patienten eröffnet. Der anwesende Biologe identifiziert eine freigehaltene Klapperschlange. In der erneuten Befragung des Angehörigen schildert dieser nun, der Patient habe von einem Kobrabiss (Brillenschlange) berichtet.

Tab. 6.1 Initiale BGA im Schockraum.

Blutgasparameter		Messwert	Referenzbereich	Meldung
Blutgasergebnis				
pO_2	Sauerstoffpartialdruck	83,7 mmHg	[60,0–500,0]	
pCO_2	Kohlendioxidpartialdruck	79,0 mmHg	[30,0–50,0]	↑↑
pH		6,984	[7,300–7,500]	↓↓
sO_2	Sauerstoffsättigung	85,4 %		
ABE_C	Basenabweichung	-17,7 mmol/l		
$cHCO_3^-(P,st)_C$	Standard Bikarbonat	11,9 mmol/l		
Oxymetrieergebnis				
ctHb	Hämoglobin	17,9 g/dl	[7,0–16,0]	↑
Hct_C	Hämatokrit	54,7 %		
FO_2Hb	Oxyhämoglobin	84,4 %		
FCOHb	Carboxyhämoglobin	0,7 %		
FMetHb	Methämoglobin	0,5 %		
Elektrolytergebnis				
cK^+	Kalium	3,5 mmol/l	[3,4–5,4]	
cNa^+	Natrium	145 mmol/l	[135–150]	
cCa^{2+}	Kalzium	1,17 mmol/l	[1,00–1,30]	
cCl^-	Chlorid	117 mmol/l	[93–110]	↑
Metabolitergebnis				
cGlu	Glukose	104 mg/dl	[70–150]	
cLac	Laktat	7,7 mmol/l	[0,0–2,0]	↑↑
Sauerstoffstatus				
ctO_{2C}	Sauerstoffgehalt	21,2 Vol%		
$P50_C$	Sauerstoffhalbsättigungsdruck	46,86 mmHg		
Säure-Basen-Status				
$cBase(Ecf)_C$	Basenabweichung extrazellulär	-12,1 mmol/l		
$cHCO_3^-(P,st)_C$	Standard Bikarbonat	11,9 mmol/l		

Meldungen:
↑ = Wert(-e) oberhalb des Referenzbereichs
↑↑ = Wert(-e) oberhalb der oberen kritischen Grenze
↓↓ = Wert(-e) unterhalb der unteren kritischen Grenze
c = kalkulierter Wert / kalkulierte Werte

6.6 Aufnahme auf der Intensivstation

Kurz nach der stationären Aufnahme auf die Intensivstation entwickelt sich eine hämorrhagische Diathese. Das Aufnahmelabor zeigt folgende Werte:

Der Fall

Klinischer Befund
Hämorrhagische Diathese.

Aufnahmelabor
Die Laborwerte zeigt ▶ Tab. 6.2.

Tab. 6.2 Auszug aus dem Aufnahmelabor.

Parameter	Normalbereich	Patientenwert
Leukozyten (Tsd/µl)	4,3–10	6,8
Hämoglobin (g/dl)	12–18	17,8
Thrombozyten (Tsd/µl)	140–400	201
Quick (%)	70–130	38
INR	0,85–1,15	1,81
PTT (s)	23–36	58
Fibrinogen nach Clauss (mg/dl)	210–400	74
Serumkreatinin (mg/dl)	0,67–1,17	1,92
CK (U/l)	< 174	372
CK-MB (U/l)	< 24	88
Myoglobin (ng/ml)	23–72	301
Troponin T (Serum; ng/ml)	< 0,014	0,356

CK = Kreatinkinase
CK-MB = Muscle-Brain-Typ-Kreatinkinase
INR = International normalized Ratio
PTT = partielle Thromboplastinzeit

Frage 6

Wie interpretieren Sie diese Werte hinsichtlich der hämorrhagischen Diathese?
1. Stauungsblutung bei kardiogenem Schock
2. chronische Blutungsanämie
3. toxische Thrombozytopenie
4. disseminierte intravasale Koagulopathie
5. anaphylaktische Thrombozytopenie

Frage 7

Was sind potenzielle Schlangengiftwirkungen?
1. Anaphylaxie
2. Neurotoxizität
3. Kardiotoxizität
4. Gerinnungsstörungen
5. nekrotisierende Effekte
6. Alle unter 1–5 genannten Wirkungen sind richtig.

Unklar bleibt zu diesem Zeitpunkt die Ursache der Gerinnungsstörung. Sowohl der anaphylaktische Schock als auch die erhebliche Volumentherapie zur Kreislaufstabilisierung sowie die toxischen Wirkungen des Schlangengifts könnten dafür verantwortlich sein. Deshalb wird neben der symptomatischen Substitutionstherapie der Gerinnungsstörung bei nicht auszuschließenden neuro- und kardiotoxischen Wirkungen des Schlangengifts sowie bei zwischenzeitlich geklärtem Kobrabiss polyvalentes Antivenum appliziert. In der Folge stabilisiert sich der Patient nach 2-maliger Gabe des Antiserums zunehmend, sodass im Hinblick auf die hohe Nebenwirkungsrate der Substanz von über 10 % auf eine weitere, 3. Dosis verzichtet wird. Nebenwirkungen treten in Form von anaphylaktischen IgE-vermittelten (durch Immunglobulin E vermittelten) Frühreaktionen auf Tiereiweiß sowie von pyrogen-endotoxinvermittelten Reaktionen durch Verunreinigung und Spätreaktionen im Sinne der Serumkrankheit auf [91].

6.7 Sedierung auf der Intensivstation

Nach der Extubation am 2. stationären Tag entwickelt der Patient eine Pneumonie. Zunächst wird versucht, den eingeschränkten Gasaustausch mittels nicht invasiver Maskenatmung zu optimieren. Aufgrund einer anhaltenden, massiven Agitation und einer daraus resultierenden respiratorischen Insuffizienz muss dieser Versuch abgebrochen und

der Patient reintubiert werden. In der Folge lässt sich bei vorbestehender Polytoxikomanie und folgender Sedierung keine Tubustoleranz erzeugen:
- Haloperidolboli 4 × 5 mg
- Clonidinperfusor 150 µg/h
- Midazolamperfusor 50 mg/h
- Sufentanilperfusor 100 µg/h
- Ketamin-S-Perfusor 20 mg/h
- Propofolperfusor 80–150 mg/h

Frage 8
Wie würden Sie die Sedierung dieses Patienten erweitern, um eine Tubustoleranz zu erreichen?
1. Kombination verschiedener Neuroleptika
2. Kombination verschiedener Benzodiazepine
3. Kombination verschiedener Opiate
4. inhalative Narkosegase (AnaConDa [Einmalartikel zur inhalativen Sedierung])
5. kontinuierliche Relaxierung

6.8 Weiterer Verlauf

Nach Umstellung des Sedierungsregimes und durchgeführter Tracheotomie kann der Patient im weiteren Verlauf erfolgreich von der Beatmung entwöhnt werden. Das beginnende Multiorganversagen mit kardialer Beteiligung zeigt sich regredient und alle Organfunktionen normalisieren sich in der Folge. An den Bisswunden an Zeige- und Mittelfinger entwickeln sich Phlegmonen und Nekrosen (▶ Abb. 6.3a), sodass zunächst eine Lappenplastik durchgeführt wird (▶ Abb. 6.3b), im späteren Verlauf jedoch die Zeigefingerkuppe amputiert werden muss.

6.9 Zusammenfassung des Einsatzes

Fazit
- **Logistik am Einsatzort:** Polizei und Feuerwehr zur Wohnungseröffnung, Schlangenidentifikation durch Veterinäramt
- **Wirkung von Schlangengift:** Anaphylaxie, Neuro- bzw. Kardiotoxizität, Gerinnungsstörungen, Nekrosen
- **Maßnahmen nach Schlangenbiss:** Wunde steril verbinden, keine Manipulation, symptomatische Therapie, Transport zum Krankenhaus
- **Kontaktaufnahme Giftnotruf:** Vorwahl +19 240
- **Gegengift:** bei instabilen Patienten, spezifisch für das entsprechende Schlangengift
- **Erweiterung der Sedierung:** Möglichkeit inhalativer Anästhetika

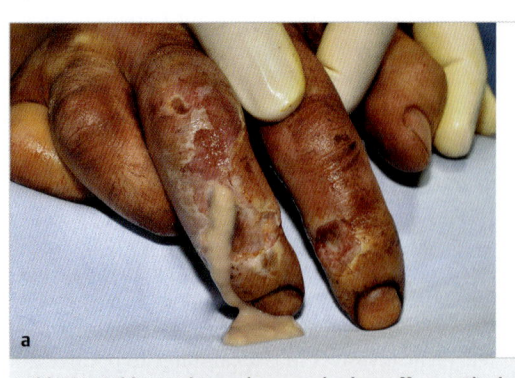

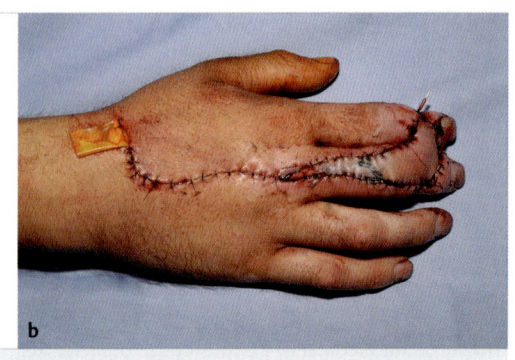

Abb. 6.3 Schlangenbissverletzung der betroffenen Gliedmaßen der rechten Hand im Verlauf.
a Phlegmone und Nekrose.
b Erfolgte Lappenplastik.

Frage 9

Wie beantworten Sie die Frage aus der RTL-Sendung „Wer wird Millionär" (Ausstrahlung vom 11.10.2010), bei der 1 000 000 € zu gewinnen waren: „Der zoologische Name der Brillenschlange lautet …"?
1. Oje oje
2. Naja naja
3. Aha aha
4. Soso soso

6.10 Lösungen und Erläuterungen zu Fall 6

6.10.1 Zu Frage 1

Frage 1

Was ist Ihre Verdachtsdiagnose?
1. anaphylaktischer Schock
2. vasovagale Synkope
3. toxische Wirkung des Schlangengifts
4. Differenzierung zwischen anaphylaktischer und toxischer Ursache des Schocks nicht möglich

▶ **Erläuterung.** Aufgrund der ähnlichen klinischen Manifestation eines anaphylaktischen Schocks bzw. einer toxischen Wirkung des Schlangengifts ist zu diesem Zeitpunkt keine sichere Differenzierung möglich. Die klinischen Zeichen Hypotonie, Tachykardie, Flush, Bronchospasmus, Ödem, Übelkeit, abdominale Beschwerden usw. entsprechen einem Schweregrad III der Anaphylaxie und einem Schweregrad IV der Intoxikation durch Schlangengifte. Unabhängig vom Auslöser besteht eine akute Lebensbedrohung mit der Notwendigkeit der sofortigen, leitliniengerechten Schocktherapie [80][90].

6.10.2 Zu Frage 2

Frage 2

Wie versorgen Sie die Schlangenbisswunde am rechten Zeige- und Mittelfinger (▶ Abb. 6.2)?
1. Anlegen und Giftextraktion durch Fingerling mittels Saugpumpe
2. Wunde mit Skalpell einritzen und ausquetschen
3. Lediglich steril abdecken
4. Hand bzw. Arm abbinden (Tourniquet)

▶ **Erläuterung.** Die lokale oder systemische Aufnahme des Schlangengifts kann durch Manipulation an der Schlangenbisswunde nicht verhindert werden, stellt eine unnötige Zeitverzögerung sowie Infektionsgefahr dar und sollte daher unbedingt unterlassen werden. Auch ein Tourniquet mindert nicht die Giftaufnahme, ist aber mit Komplikationen durch die entstehende Durchblutungsstörung assoziiert. Dazu gehören beispielsweise ischämische Gewebsnekrosen mit Rhabdomyolyse bis zur Notwendigkeit der Amputation. Nach Wiedereröffnen eines Tourniquet kann ein erhebliches Reperfusionssyndrom mit Laktatazidose, Myoglobinämie und Hyperkaliämie entstehen [81][91]. Nach einem Schlangenbiss sollte die Wunde mittels Kompressen steril abgedeckt und moderat komprimiert werden. Wenn möglich, sollte der ganze Patient – zwingend aber der verletzte Körperteil – ruhig gelagert werden, da jede Bewegung oder Muskelkontraktion die Giftaufnahme beschleunigt. Es folgt ein zügiger Transport in die Klinik [88][91].

6.10.3 Zu Frage 3

Frage 3
Um Vertreter welcher Disziplinen soll Ihr Team ergänzt werden, um die Schlangenart zur Beschaffung des richtigen Antiserums zu identifizieren?
1. Polizei
2. Polizei und Feuerwehr
3. Polizei, Feuerwehr und Veterinäramt
4. Veterinäramt
5. Mitarbeiter der Giftnotrufzentrale

▶ **Erläuterung.** Artikel 13, Absatz 1 des Grundgesetzes garantiert die Unverletzlichkeit der Wohnung. Aufgrund der in diesem Fall vorliegenden akuten Gefahr für Leib und Leben, also der „Gefahr im Verzug", ist es der Staatsanwaltschaft oder der Polizei erlaubt, die Wohnung öffnen zu lassen [87]. Im Auftrag der Polizei übernimmt die Feuerwehr im Rahmen der Amtshilfe die technische Ausführung. Ein Tierarzt kann über das ortsansässige Veterinäramt an den Einsatzort bestellt werden und nach Wohnungsöffnung die Artenbestimmung der freigehaltenen Schlange vornehmen. Die Koordination aller Einsatzkräfte übernimmt die Rettungsleitstelle.

Eine Wohnungsöffnung oder -durchsuchung darf in Deutschland nur durch einen Richter angeordnet werden. Eine Ausnahme besteht bei „Gefahr in Verzug", die bei
- Fluchtgefahr,
- drohendem Verlust von Beweismitteln oder
- Schaden an einem Rechtsgut (Eigentum, Freiheit, Gesundheit usw.)

eintritt und sowohl die Staatsanwaltschaft als auch nachrangig die Polizei legitimiert, bei Zeitmangel zur Unterrichtung oder Entscheidungsfindung des Richters eine Wohnung zu eröffnen.

6.10.4 Zu Frage 4

Frage 4
Wie möchten Sie Ihren Patienten hinsichtlich des Schlangengifts in der Folge behandeln?
1. symptomatische Therapie ohne Gegengift
2. Gegengift Klapperschlange
3. Gegengift Kobra
4. Gegengift Klapperschlange und Kobra

▶ **Erläuterung.** Die Therapie mit Antiseren stellt die einzige spezifische und kausale Therapie der Schlangengiftwirkung dar [91]. Die enthaltenen Immunglobuline neutralisieren sofort das schädigende Toxin und verhindern das Fortschreiten von dessen Wirkung. Die bereits eingetretenen systemischen Symptome wie z. B. Gerinnungsstörungen können aufgrund der Irreversibilität noch anhaltend sein und bedürfen der substituierenden Therapie.

Aufgrund der protrahierten Instabilität des Patienten war im vorliegenden Fall die Therapie mittels Antiserum indiziert (▶ Tab. 6.3) [88], wohl wissend, dass als Nebenwirkung der Antiseren Schockzustände verstärkt oder ausgelöst werden können. Ursächlich für die schlechte Verträglichkeit der Antiseren sind in der Regel allergische Reaktionen gegen die Trägerproteine (von Schaf oder Pferd) bzw. gegen die Fab-Fragmente der IgG-Moleküle [80]. In weniger dramatisch verlaufenden Fällen sollte daher auf eine Therapie verzichtet werden (s. Antwort 1). In dem vorliegenden Fall wurde aufgrund der zu diesem Zeitpunkt noch widersprüchlichen Sachlage die Organisation der Gegengifte für die freigehaltene Klapperschlange und die vermutlich ursächliche Kobra initiiert.

Tab. 6.3 Indikation zur Antiserumgabe bei Schlangengiftintoxikation.

Absolute Indikation	Relative Indikation
• abnormer INR • plötzlicher Kollaps • Herz-Kreislauf-Stillstand • Krampfanfall • Paralyse mit Ptosis oder Ophthalmoplegie	• abnorme PTT • Leukozytose • CK > 1000 U/l • Erbrechen, Kopfschmerz, abdominale Schmerzen

CK = Kreatinkinase
INR = International normalized Ratio
PTT = partielle Thromboplastinzeit

> **Merke**
>
> Gegengifte sind Immunglobuline, die von der WHO (World Health Organisation) als unentbehrliche Medikamente eingestuft werden [91].

6.10.5 Zu Frage 5

> **Frage 5**
>
> Durch wen wird das benötigte Gegengift organisiert?
> 1. Klinikumsapotheke
> 2. Veterinäramt regional (Stadt, in der behandelt wird)
> 3. Veterinäramt überregional (Landeshauptstadt, Regierungspräsidium)
> 4. Giftnotrufzentrale regional (Stadt, in der behandelt wird)
> 5. Giftnotrufzentrale überregional (z. B. München, Berlin usw.)

▶ **Erläuterung.** Die Klinikapotheken halten in der Regel keine Antiseren gegen Giftschlangen vor. Die entsprechenden Lagerorte können über die regionale Giftnotrufzentrale eruiert werden. Um eine möglichst patienten- und toxinspezifische Therapie einleiten zu können, sollten der Giftnotrufzentrale folgende Informationen übermittelt werden [83]:
- genaue Beschreibung des Giftes bzw. der Schlangenart
- Menge und Applikationsweg des Giftes
- Körpergewicht und aktueller klinischer Zustand des Patienten
- bereits eingeleitete Maßnahmen

Die Organisation des Transports zum Patienten obliegt in der Folge der bevorratenden Institution.

Die 8 in Deutschland ansässigen Giftnotrufzentralen haben bundesländerbezogene Zuständigkeiten und sind ganztägig besetzt (▶ Tab. 6.4).

6.10.6 Zu Frage 6

> **Frage 6**
>
> Wie interpretieren Sie diese Werte hinsichtlich der hämorrhagischen Diathese?
> 1. Stauungsblutung bei kardiogenem Schock
> 2. chronische Blutungsanämie
> 3. toxische Thrombozytopenie
> 4. disseminierte intravasale Koagulopathie
> 5. anaphylaktische Thrombozytopenie

▶ **Erläuterung.** In diesem Fall liegt trotz normwertiger Thrombozytenzahl bei deutlich eingeschränkter plasmatischer Gerinnung mit Defibrination eine disseminierte intravasale Koagulopathie vor. Als Ursache kann die direkte toxische Wirkung des Schlangengifts oder aber der toxische bzw. anaphylaktische Schock angesehen werden. Eine Thrombozytopenie im Rahmen einer allergischen Reaktion (Antwort 5) kann durch eine Typ-II-Reaktion vom zytotoxischen Typ ausgelöst werden. Die im vorliegenden Fall beschriebene Anaphylaxie vom Soforttyp (Typ-I-Reaktion) hat jedoch keine Thrombozytopenie zur Folge.

Die hämorrhagische Diathese nach Schlangengiftexposition erklärt sich zum einen durch eine direkt proteolytische Wirkung der im Gift enthaltenen Metalloproteinasen mit Denaturierung der Gerinnungsfaktoren und Störung der kapillären Basalmembran. Schlangengifte können zudem Serinproteasen enthalten, die durch Aktivierung von

Tab. 6.4 Bundesländerbezogene Giftnotrufzentralen.

Giftnotruf	Telefon	Bundesländer
Berlin	(030) 19 240	Berlin und Brandenburg
Bonn	(0228) 19 240	Nordrhein-Westfalen
Erfurt	(0361) 730 730	Mecklenburg-Vorpommern, Sachsen, Sachsen-Anhalt, Thüringen
Freiburg	(0761) 19 240	Baden-Württemberg
Göttingen	(0551) 19 240	Niedersachsen, Bremen, Hamburg, Schleswig-Holstein
Homburg	(06 841) 19 240	Saarland
Mainz	(06 131) 19 240	Rheinland-Pfalz, Hessen
München	(089) 19 240	Bayern

Prothrombin, Faktor X oder Faktor V einen vollständigen Verbrauch der Gerinnungsfaktoren und durch zusätzliche Aktivierung der Fibrinolyse bewirken, dass das Blut nicht gerinnt. Thrombinzeit, Quick-Wert sowie die bettseitige Rotationsthrombelastometrie stellen in diesem Zusammenhang verlässliche Marker für die Schwere der Gerinnungsstörung dar. Die einzige kausale Therapie besteht in der Gabe von Antiseren, die in der Regel durch eine Faktoren- oder Frischplasmatherapie ergänzt werden muss, da die spontane Rekonvaleszenz nicht abgewartet werden kann [82][86].

6.10.7 Zu Frage 7

Frage 7
Was sind potenzielle Schlangengiftwirkungen?
1. Anaphylaxie
2. Neurotoxizität
3. Kardiotoxizität
4. Gerinnungsstörungen
5. nekrotisierende Effekte
6. Alle unter 1–5 genannten Wirkungen sind richtig.

▶ **Erläuterung.** Schlangengiftwirkungen sind vielschichtig und größtenteils unspezifisch. Zwar können einigen Schlangengattungen dominierende Giftwirkungen zugeordnet werden. Aufgrund der Zusammensetzung der Toxine aus Proteasen, Phospholipasen und Hyaluronidasen kann neben lokalen Veränderungen (s. Antwort 5) aber auch jedes Organsystem des Körpers negativ beeinflusst werden [91][92]:
- **Neurotoxizität:** Postsynaptische Neurotoxine wie α-Bungarotoxin und Cobrotoxin binden an die Azetylcholinrezeptoren der motorischen Endplatte. Präsynaptische Neurotoxine wie β-Bungarotoxin, Crotoxin oder Taipoxin setzen Azetylcholin an neuromuskulären Nervenendigungen frei und verhindern in der Folge die Ausschüttung weiterer Neurotransmitter [86][91].
- **Kardiotoxizität:** Die im Schlangengift enthaltenen Zytotoxine haben die Eigenschaft, Poren in Zellmembranen einzubauen und somit zytolytische Wirkungen zu entfalten. So genannte Kardiotoxine depolarisieren Kardiomyozyten durch Öffnen von Kalziumkanälen mit Blockade des einwärtsgerichteten Kaliumstroms [84][86].
- **Gerinnungsstörungen:** Siehe Antwort zu Frage 6 (S. 77).

6.10.8 Zu Frage 8

Frage 8
Wie würden Sie die Sedierung dieses Patienten erweitern, um eine Tubustoleranz zu erreichen?
1. Kombination verschiedener Neuroleptika
2. Kombination verschiedener Benzodiazepine
3. Kombination verschiedener Opiate
4. inhalative Narkosegase (AnaConDa [Einmalartikel zur inhalativen Sedierung])
5. kontinuierliche Relaxierung

▶ **Erläuterung.** Patienten in der Intensivmedizin können nicht nur mit den o. g. Kombinationsmöglichkeiten innerhalb einer Substanzgruppe sediert werden, sondern alternativ auch inhalativ. Die Vorteile liegen in der guten Steuerbarkeit, der fehlenden Toleranzentwicklung und der organunabhängigen Elimination. Zudem kann die Sedierungstiefe direkt monitorisiert werden [89]. Außerhalb der Nutzung volatiler Anästhetika zur perioperativen Anästhesie handelt es sich beim Einsatz zur Sedierung in der Intensivmedizin bislang um einen sog. Off-Label Use. Hämodynamik, Beatmungsparameter sowie Leber- und Nierenwerte sollten bei diesem Verfahren engmaschig überwacht werden [85]. Eine kontinuierliche muskuläre Blockade (s. Antwort 5) sollte im Sinne eines modernen Sedierungskonzepts mit wachen und kooperativen Patienten Ausnahmefällen vorbehalten bleiben.

Der Fall
Sedierung vor und nach Einsatz inhalativer Anästhetika (AnaConDa; ▶ Tab. 6.5)

Tab. 6.5 Sedierung vor und nach Einsatz inhalativer Anästhetika.

Präparat	Vorher	Unter volatilen Anästhetika
AnaConDa	–	0,7–1,0 MAC
Haloperidol	4 × 5 mg	5 mg bei Bedarf
Clonidin	150 µg/h	–
Midazolam	50 mg/h	10 mg/h
Sufentanil	100 µg/h	30 µg/h
Ketanest S	20 mg/h	–
Propofol	80–150 mg/h	–

AnaConDa = Einmalartikel zur inhalativen Sedierung
MAC = minimale alveoläre Konzentration

6.10.9 Zu Frage 9

Frage 9

Wie beantworten Sie die Frage aus der RTL-Sendung „Wer wird Millionär" (Ausstrahlung vom 11.10.2010), bei der 1 000 000 € zu gewinnen waren: „Der zoologische Name der Brillenschlange lautet ..."?
1. Oje oje
2. Naja naja
3. Aha aha
4. Soso soso

▶ **Erläuterung.** Der zoologische Name der Brillenschlange lautet „Naja naja". Der Kandidat wusste die Antwort nicht und verzichtete auf einen Rateversuch.

6.11 Literatur

[80] Adukauskiene D, Varanauskiene E, Adukauskaite A. Venomous snakebites. Medicina (Kaunas) 2011; 47: 461–467
[81] Anz AW, Schweppe M, Halvorson J et al. Management of venomous snakebite injury to the extremities. J Am Acad Orthop Surg 2010; 18: 749–759
[82] Berling I, Isbister GK. Hematologic effects and complications of snake envenoming. Transfus Med Rev 2015; 29: 82–89
[83] Charité Universitätsmedizin Berlin. Informationsbroschüre: Giftnotruf Berlin; 2017. Im Internet: https://giftnotruf.charite.de/ (Stand: 04.04.2018)
[84] Cher CD, Armugam A, Zhu YZ et al. Molecular basis of cardiotoxicity upon cobra envenomation. Cell Mol Life Sci 2005; 62: 105–118
[85] Deutsche Gesellschaft für Anästhesiologie und Intensivmedizin (DGAI), Deutsche Interdisziplinäre Vereinigung für Intensiv- und Notfallmedizin (DIVI). S 3-Leitlinie „Analgesie, Sedierung und Delirmanagement in der Intensivmedizin (DAS-Leitlinie 2015)"; 2015; AWMF-Register Nr. 001/012. Im Internet: http://www.awmf.org/uploads/tx_szleitlinien/001–012l_S 3_Analgesie_Sedierung_Delirmanagement_Intensivmedizin_2015-08_01.pdf (Stand: 04.04.2018)
[86] Gasanov SE, Dagda RK, Rael ED. Snake venom cytotoxins, phospholipase A2 s, and Zn2 +-dependent metalloproteinases: mechanisms of action and pharmacological relevance. J Clin Toxicol 2014; 4: 1000181
[87] Grundgesetz für die Bundesrepublik Deutschland in der im Bundesgesetzblatt Teil III, Gliederungsnummer 100-1, veröffentlichten bereinigten Fassung, das zuletzt durch Artikel 1 des Gesetzes vom 13.07.2017 (BGBl. I S. 2347) geändert worden ist
[88] Ministry of Health NSWA. Snakebite and Spiderbite Clinical Management Guidelines 2013 – 3 rd ed; GL 2014_005; 2014. Im Internet: http://www1.health.nsw.gov.au/pds/ActivePDSDocuments/GL 2014_005.pdf (Stand: 04.04.2018)
[89] Misra S, Koshy T. A review of the practice of sedation with inhalational anaesthetics in the intensive care unit with the AnaConDa((R)) device. Indian J Anaesth 2012; 56: 518–523
[90] Ring J, Beyer K, Biedermann T et al. Guideline for acute therapy and management of anaphylaxis: S 2 Guideline of the German Society for Allergology and Clinical Immunology (DGAKI), the Association of German Allergologists (AeDA), the Society of Pediatric Allergy and Environmental Medicine (GPA), the German Academy of Allergology and Environmental Medicine (DAAU), the German Professional Association of Pediatricians (BVKJ), the Austrian Society for Allergology and Immunology (OGAI), the Swiss Society for Allergy and Immunology (SGAI), the German Society of Anaesthesiology and Intensive Care Medicine (DGAI), the German Society of Pharmacology (DGP), the German Society for Psychosomatic Medicine (DGPM), the German Working Group of Anaphylaxis Training and Education (AGATE) and the patient organization German Allergy and Asthma Association (DAAB). Allergo J Int 2014; 23: 96–112
[91] Warrell DA. Guidelines for the management of snake-bites. India: World Health Organization; 2010. Im Internet: http://apps.searo.who.int/PDS_DOCS/B4 508.pdf (Stand: 04.04.2018)
[92] Warrell DA. Snake bite. Lancet 2010; 375: 77–88

7 Fall 7: Falscher Verdacht auf akutes Koronarsyndrom

Andreas Viehöfer, Jens-Christian Schewe

7.1 Einsatzbeschreibung

Während der Frühstückspause bei einem bekannten Bonner Süßwarenhersteller kollabiert einer der Mitarbeiter in der Betriebskantine. Der Rettungsdienst wird alarmiert und die eingesetzten Kräfte machen sich unter dem Einsatzstichwort „Internistisch 2, Verdacht auf akutes Koronarsyndrom" auf den Weg. Rettungsdienstalarmierungen mit diesem Einsatzstichwort gehören sicherlich zu den häufigsten Notfalleinsätzen. Dieser Einsatz stellt sich im Verlauf jedoch als ein medizinischer Exot dar und stellt besondere Ansprüche an die differenzialdiagnostischen Fähigkeiten des Notarztes.

> **Der Fall**
>
> **Einsatzstichwort**
> Internistisch 2, Verdacht auf akutes Koronarsyndrom.
>
> **Einsatzdaten**
> - Uhrzeit: 10:35 Uhr
> - Einsatzort: Frühstücksraum im Betriebsgebäude eines großen Süßwarenherstellers

7.2 Alarmierung der Rettungskräfte

Durch anwesende Kollegen des kollabierten Mitarbeiters erfolgt die Notarztalarmierung. Aufgrund der geschilderten Symptomatik mit Verdacht auf eine zugrundeliegende kardiale Ursache wird von der Rettungsleitstelle die Disposition eines NEF und eines RTW (Rettungswagens) im Rendezvous-System veranlasst.

7.3 Situation vor Ort

Die alarmierten Einsatzkräfte treffen zeitgleich am Einsatzort ein (Alarm 10:35 Uhr, Eintreffen 10:38 Uhr). Der Fahrzeugführer des RTW übernimmt die Sicherung der Vitalparameter, während zeitgleich der Notarzt die Anamnese erhebt.

> **Der Fall**
>
> **Erstbefunde**
> - Männlicher Patient, 43 Jahre alt, türkischer Herkunft
> - 180 cm groß, 75 kg schwer
> - Patient befindet sich in stabiler Seitenlage (von Arbeitskollegen durchgeführt)
> - nicht bewusstlos, ansprechbar, voll orientiert, keine Amnesie
> - Übelkeit mit pektanginösen Beschwerden
> - kaltschweißig mit blassem Hautkolorit

7.4 Klinischer Befund

Der Patient klagt über Übelkeit und pektanginöse Beschwerden. Die Haut ist bei blassem Kolorit kaltschweißig. Die Rettungskräfte messen einen Blutdruck von 80/60 mmHg am rechten Arm. In der 3-Kanal-EKG-Ableitung zeigt sich ein junktionaler Ersatzrhythmus (▶ Abb. 7.1) mit einer Herzfrequenz von 40/min. Die Pulsoxymetrie ergibt eine normale Sauerstoffsättigung von 98 %. Die Atemfrequenz des Patienten ist moderat erhöht mit ca. 20 Atemzügen/min.

> **Frage 1**
>
> **Welche weiteren Informationen sind Ihnen jetzt am wichtigsten?**
> 1. allgemeine Anamnese des Patienten (z. B. Vorerkrankungen)
> 2. 12-Kanal-EKG
> 3. Blutzuckerbestimmung
> 4. körperliche Untersuchung und Auskultation des Patienten
> 5. RR-Messung am linken Arm

7.4 Klinischer Befund

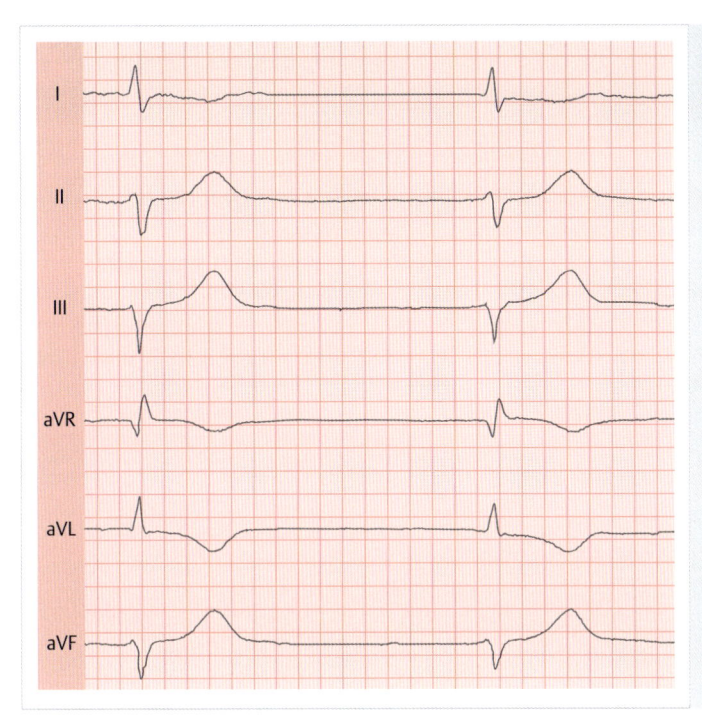

Abb. 7.1 Atrioventrikular-junktionaler Ersatzrhythmus. (Quelle: Trappe HJ, Schuster HP. EKG-Kurs für Isabel. 7. Aufl. Stuttgart: Thieme; 2017)

Die Lösungen (und Erläuterungen) dieses Falles finden Sie weiter hinten in diesem Kapitel (S. 83) oder über den folgenden QR-Code.

Abb. 7.2 QR-Code zu den Lösungen.

In der weiteren Befragung gibt der Patient an, keinerlei Vorerkrankungen zu haben. Es bestehe lediglich ein Nikotinabusus. Andere kardiovaskuläre Risikofaktoren werden verneint. Der Kreislaufkollaps sei nach der Frühstückspause passiert. Der Patient gibt an, seit 18 Jahren an der sog. Lakritzschneckenmaschine zu arbeiten. In der 12-Kanal-EKG-Ableitung finden sich keine Hinweise auf ST-Hebungen.

Bei der weiteren körperlichen Untersuchung sind Herz und Lunge auskultatorisch unauffällig. Der bestimmte Blutzuckerwert beträgt 128 mg/dl. Der zwischenzeitlich am linken Arm gemessene Blutdruck zeigt sich identisch mit dem bereits erhobenen Wert des rechten Armes mit 80/60 mmHg.

Es wird ein venöser Zugang etabliert; 0,5 mg Atropin werden i.v. gegeben.

Frage 2

Was ist Ihre wahrscheinlichste Verdachtsdiagnose?
1. akutes Koronarsyndrom
2. Myokarditis
3. Aortendissektion
4. sekundärer Hyperaldosteronismus

Die Therapie eines akuten Koronarsyndroms sieht leitliniengerecht (▶ Tab. 7.1) eine antikoagulatorische Therapie des Patienten vor.

Tab. 7.1 Dosierung der oralen antithrombozytären Therapie (Quelle: Deutsche Gesellschaft für Kardiologie – Herz- und Kreislaufforschung e. V. ESC/DGK Pocket-Leitlinien: Akutes Koronarsyndrom mit persistierender ST-Streckenhebung [STEMI]; 2010).

Medikamente	Dosierungen
Bei primärer PCI	
ASS	150–325 mg oral oder 250–500 mg i. v., falls eine orale Gabe nicht möglich ist
Clopidogrel	orale Initialdosis von mindestens 300 mg, vorzugsweise 600 mg
GP-IIb/IIIa-Inhibitoren	Abciximab: i. v. Bolus von 0,25 mg/kg KG, gefolgt von einer i. v. Dosis von 0,125 µg/(kg KG · min) (via Perfusor maximal 10 µg/min über 12 h)
Bei fibrinolytischer Therapie	
ASS	150–325 mg oral oder eine i. v. Dosis von 250 mg, falls eine orale Einnahme nicht möglich ist
Clopidogrel	Initialdosis von 300 mg bei einem Alter von maximal 75 Jahren
Bei Reperfusionstherapie	
ASS	150–325 mg oral
Clopidogrel	75 mg oral

ASS = Azetylsalizylsäure
GP = Glykoprotein
i. v. = intravenös
KG = Körpergewicht
PCI = perkutane koronare Intervention

Frage 3

Hätten Sie ASS, Heparin bzw. Clopidogrel in dieser Situation und bei der beschriebenen Klinik am Notfallort gegeben?
1. nur ASS
2. ASS und Heparin
3. ASS und Heparin sowie Clopidogrel
4. keine Gabe von ASS, Heparin bzw. Clopidogrel
5. Ich bin mir nicht sicher, was ich getan hätte.

Frage 4

Welche Zielklinik hätten Sie angefahren?
1. das nächstgelegene Krankenhaus mit internistischer Abteilung und Möglichkeit zum kontinuierlichen Monitoring bzw. zur intensivmedizinischen Überwachung
2. ein spezialisiertes Cardiac-Arrest-Zentrum mit Option zur Akutintervention (PCI [perkutane koronare Intervention])
3. ambulante Versorgung vor Ort ohne Krankenhauseinweisung

7.5 Veränderung der Situation und spezielle Anamnese

Im Laufe des Gesprächs mit dem Patienten stellt sich heraus, dass der Patient während der Frühstückspause ein Brot mit Honig aus seiner türkischen Heimat gegessen hat.

Frage 5

Welche Verdachtsdiagnose haben Sie nun?
1. bakterielle Lebensmittelintoxikation
2. vasovagale Synkope während der Nahrungsaufnahme
3. Intoxikation mit grayanotoxinhaltigem Honig

7.6 Transport in die Klinik und weiterer Verlauf

Aufgrund der insgesamt stabilen hämodynamischen Situation und des Verdachts auf Intoxikation mit Grayanotoxin erfolgt unter Monitoring von Herzfrequenz, Blutdruck und Pulsoxymetrie der Transport in die nächstgelegene Klinik mit Möglichkeit einer intensivmedizinischen Überwachung.

Eine symptomatische Therapie mit rezidivierenden Bolusgaben von Atropin i. v. wird während des Transports vom Notarzt durchgeführt. Der Patient kann am nächsten Tag ohne weitere Interventionen bei körperlichem Wohlbefinden nach Hause entlassen werden. Zuvor erfolgt eine nochmalige Aufklärung über die Genese der Intoxikation beim Genuss von „türkischem Honig".

7.7 Zusammenfassung des Einsatzes

Fazit

- Auch bei eingeschränkter präklinischer Diagnostik kann mithilfe einer umfangreichen Anamnese die Ursache für mögliche kardiale Symptome geklärt werden.
- Eine symptomatische Therapie reicht in diesem Fall aus.
- Es erfolgt ein Transport zur weiteren Überwachung, bis die Symptome abgeklungen sind.
- Das Wissen um die Vergiftungserscheinungen nach dem Genuss von pontischem Honig können für den Notarzt und den Patienten hilfreich sein, um eine korrekte Diagnose stellen zu können, eine Übertherapie vermeiden zu helfen und um Nebenwirkungen einer Behandlung zu vermeiden.

7.8 Lösungen und Erläuterungen zu Fall 7

7.8.1 Zu Frage 1

Frage 1

Welche weiteren Informationen sind Ihnen jetzt am wichtigsten?
1. allgemeine Anamnese des Patienten (z. B. Vorerkrankungen)
2. 12-Kanal-EKG
3. Blutzuckerbestimmung
4. körperliche Untersuchung und Auskultation des Patienten
5. RR-Messung am linken Arm

▶ **Erläuterung.** Ohne Zweifel gehören in dieser Situation alle genannten Aspekte zu einer vollumfänglichen notärztlichen Diagnose und sollten zur Differenzialdiagnostik erhoben werden. Im Sinne der Bedeutung und der Frage ist aber das 12-Kanal-EKG als am dringlichsten anzusehen, um mögliche weitere therapeutische Maßnahmen abzuleiten.

7.8.2 Zu Frage 2

Frage 2

Was ist Ihre wahrscheinlichste Verdachtsdiagnose?
1. akutes Koronarsyndrom
2. Myokarditis
3. Aortendissektion
4. sekundärer Hyperaldosteronismus

▶ **Erläuterung.** Für ein akutes Koronarsyndrom spräche in dieser Situation am ehesten die typische Klinik. Der Patient war bradykard, hatte jedoch auch im 12-Kanal-EKG keine ST-Hebungen. Allerdings wies der Patient kardiale Risikofaktoren auf.

Ein durch die jahrelange Tätigkeit an der Lakritzschneckenmaschine möglicherweise hervorgerufener Pseudohyperaldosteronismus schied in diesem Fall aus. Lakritz enthält den Wirkstoff Glycyrrhizin. Dabei handelt es sich um ein Saponin aus der Wurzel der Süßholzpflanze (Glycyrrhiza glabra). Glycyrrhizin bewirkt eine Hemmung der 11-β-Hydroxysteroid-Dehydrogenase. Dieses Enzym katalysiert unter physiologischen Bedingungen in der Zelle die Umwandlung des Glukokortikoids Kortisol in die biologisch inaktive Form Kortison. Damit wird verhindert, dass Kortisol intrazellulär unspezifisch an Mineralkortikoidrezeptoren bindet und mineralkortikoide Wirkungen auslöst. Bei übermäßigem Lakritzgenuss entstehen also durch die Hemmung des Enzyms aldosteronähnliche Wirkungen (Pseudohyperaldosteronismus). Dazu zählen u. a. folgende Wirkungen:
- Flüssigkeitsretention
- Hypokaliämie
- Hypertonie

7.8.3 Zu Frage 3

> **Frage 3**
>
> **Hätten Sie ASS, Heparin bzw. Clopidogrel in dieser Situation und bei der beschriebenen Klinik am Notfallort gegeben?**
> 1. nur ASS
> 2. ASS und Heparin
> 3. ASS und Heparin sowie Clopidogrel
> 4. keine Gabe von ASS, Heparin bzw. Clopidogrel
> 5. Ich bin mir nicht sicher, was ich getan hätte.

▶ **Erläuterung.** Die Therapie eines akuten koronaren Syndroms sieht laut Leitlinie (s. ▶ Tab. 7.1) eine Antikoagulation des Patienten vor. Bei akutem Non-STEMI-Koronarsyndrom (Nichthebungsinfarkt) sollte allerdings die Zuordnung zur Kategorie „akutes Koronarsyndrom höchst unwahrscheinlich" nur sehr zurückhaltend gewählt werden und wenn gleichzeitig andere Ursachen offensichtlich sind (z. B. Trauma). Im beschriebenen Fall wäre demnach eine Antikoagulation zu erwägen gewesen, zumal keine anderen (Blutungs-)Risiken dem widersprochen haben. Dennoch ist bei der Abwägung für eine Antikoagulation des Patienten zu bedenken, dass das Risiko schwerer Blutungen unter Clopidogrel- bzw. ASS-Medikation um 38 % erhöht ist und studienabhängig 2–8 % der Patienten schwere Blutungen erleiden.

7.8.4 Zu Frage 4

> **Frage 4**
>
> **Welche Zielklinik hätten Sie angefahren?**
> 1. das nächstgelegene Krankenhaus mit internistischer Abteilung und Möglichkeit zum kontinuierlichen Monitoring bzw. zur intensivmedizinischen Überwachung
> 2. ein spezialisiertes Cardiac-Arrest-Zentrum mit Option zur Akutintervention (PCI [perkutane koronare Intervention])
> 3. ambulante Versorgung vor Ort ohne Krankenhauseinweisung

▶ **Erläuterung.** Eine ambulante Behandlung ohne weitere Diagnostik schloss sich aufgrund der potenziell lebensbedrohlichen Bradykardie trotz der hämodynamisch als stabil anzusehenden Situation aus. Bei dem Verdacht auf eine Grayanotoxinintoxikation war eine weitere Überwachung des Patienten bis zum Abklingen der Symptome und bei symptomatischer Therapie indiziert. Eine direkte Zuweisung in ein spezialisiertes Cardiac-Arrest-Zentrum war im Sinne der Ressourceneinteilung in der notärztlichen Einschätzung und bei unauffälligem 12-Kanal-EKG in dieser Phase der Behandlung eher nicht absolut notwendig, kann aber entsprechend den lokalen Gegebenheiten erwogen werden. In diesem Fall wäre dann ein Arzt-Arzt-Gespräch zur Risikoabwägung sinnvoll.

7.8.5 Zu Frage 5

> **Frage 5**
>
> **Welche Verdachtsdiagnose haben Sie nun?**
> 1. bakterielle Lebensmittelintoxikation
> 2. vasovagale Synkope während der Nahrungsaufnahme
> 3. Intoxikation mit grayanotoxinhaltigem Honig

▶ **Erläuterung.** Im Laufe des Gesprächs mit dem Patienten stellte sich heraus, dass der Patient während der Frühstückspause ein Brot mit Honig aus seiner türkischen Heimat gegessen hatte. Ein (übermäßiger) Genuss von Honig aus Rhododendronarten der türkischen Schwarzmeerregion (Rhododendronhonige, türkische Wildhonige, pontischer Honig, „Bitter Honey", „Mad Honey", Tollhonig) geht üblicherweise mit Vergiftungserscheinungen und typischen gastrointestinalen, zentralnervösen und kardiovaskulären Symptomen einher [96][97][98][99]. Bereits der griechische Politiker, Feldherr und Schriftsteller Xenophon beschrieb 401 v. Chr. die Auswirkungen und Symptome des Genusses von pontischem Honig sehr treffend: „Die Soldaten, die von den Honigwaben aßen, verloren alle die Besinnung, erbrachen und bekamen Durchfall, keiner von ihnen konnte sich aufrecht halten, sondern wer wenig gegessen hatte, glich einem völlig Betrunkenen, wer aber zu viel zu sich genommen hatte, Wahnsinnigen, einige sogar Sterbenden. So lagen viele auf dem Boden herum wie nach einer Niederlage, und es herrschte große Mutlosigkeit. Am nächsten Tag aber war keiner gestorben, und ungefähr zur selben Stunde kamen sie wieder zur Besinnung."

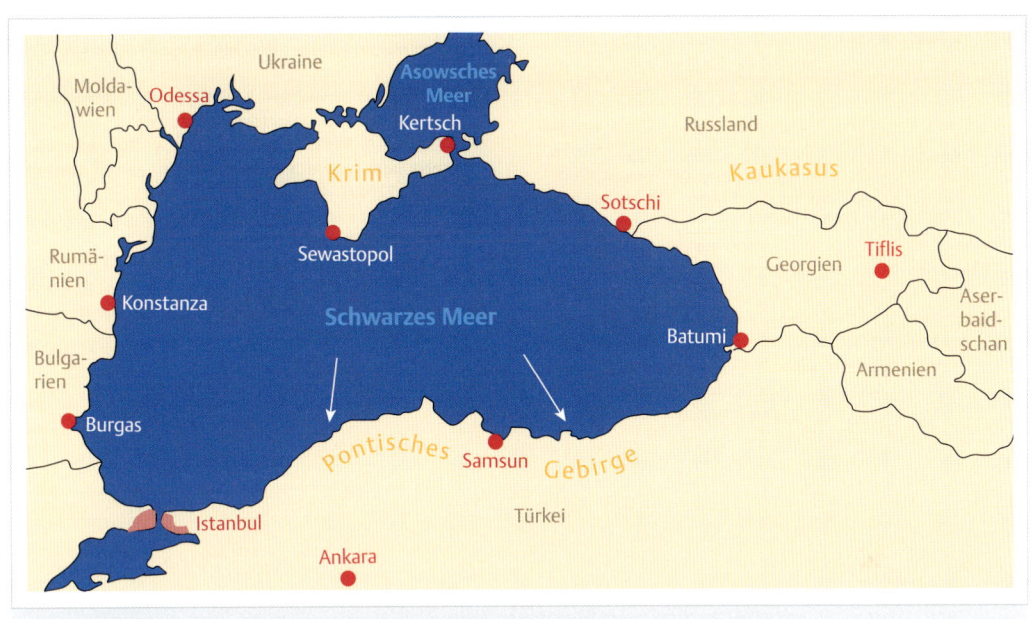

Abb. 7.3 Regionale Verbreitung der an Grayanotoxinen reichen Rhododendrongewächse.

Ursache für diese Form der Vergiftungen ist der ungewöhnlich hohe Gehalt der Honige an Grayanotoxinen, die sich vor allem in Rhododendrongewächsen finden, die regional sehr weit verbreitet sein können (▶ Abb. 7.3). Grayanotoxine interferieren mit der Übertragung von Aktionspotenzialen. Sie binden selektiv an spannungsabhängige, schnellleitende Natriumkanäle von Nerven- und Muskelzellen und führen zu einer erhöhten Natriumpermeabilität. Durch Hemmung der Inaktivierung bleiben die Natriumkanäle offen und die Zellmembran depolarisiert. Dies hat verschiedene Konsequenzen:

- Nervenzellen zeigen ein gesenktes Reizschwellenpotenzial. Afferente Nerven sind daher übererregbar. Sensible Symptome wie Parästhesien (Hautreaktionen wie Kribbeln, „Ameisenlaufen", Pelzigkeit, Prickeln, Jucken, Schwellungsgefühl und Kälte- oder Wärmeempfindung) können auf diese Art erklärt werden.
- Am Karotissinus bewirken verstärkte afferente Impulse eine reflektorische Vagusstimulation, die zur Bradykardie und Hypotension führt. Dieser Effekt ist dosisabhängig, über muskarinartige (M2-)Rezeptoren vermittelt und durch Atropin reversibel. Gastrointestinale Symptome werden auch über die vermehrte Vagusstimulation erklärt.
- An Herzmuskelzellen kommt es zu einer Beeinflussung der spannungsabhängigen membranständigen Natriumkanäle. In der Folge eines massiven Natriumeinstroms erfolgt eine Depolarisation. Daraus resultiert ein erhöhter Kalziumeinstrom. Es kommt zu einem dosisabhängigen positiv-inotropen Effekt. Die Überladung mit Kalzium birgt die Gefahr oszillierender später Nachpotenziale. Auf diese Art werden Rhythmusstörungen wie Tachyarrhythmien begünstigt [93].

Pontischer Honig gilt in der Schwarzmeerregion auch als Aphrodisiakum und wird daher überwiegend gerne von Männern verzehrt. Bereits die Aufnahme von 5–30 g pontischen Honigs kann gefährliche bis lebensbedrohliche Vergiftungen hervorrufen. Im Jahr 2007 wurde einem Patienten nach einer Honigvergiftung unnötigerweise ein Herzschrittmacher eingesetzt, da der Zusammenhang der Herzrhythmusstörungen mit der Honigvergiftung vor der Operation nicht erkannt wurde [94] [101].

7.9 Literatur

[93] Bundesinstitut für Risikobewertung (BfR). Vergiftungsfälle durch Grayanotoxine in Rhododendron-Honigen aus der türkischen Schwarzmeerregion. Stellungnahme Nr. 043/2010 des BfR; 2010. Im Internet: http://www.bfr.bund.de/cm/343/vergiftungsfaelle_durch_grayanotoxine_in_rhododendron_honigen_aus_der_tuerkischen_schwarzmeerregion.pdf (Stand: 05.04.2018)

[94] Desel H, Neurath H. Vergiftungen mit „Pontischem Honig". Mitteilungsblatt der Gesellschaft für Toxikologische und Forensische Chemie. Toxichem Krimtech 1998; 65: 63–64

[95] Deutsche Gesellschaft für Kardiologie – Herz- und Kreislaufforschung e.V. ESC/DGK Pocket-Leitlinien: Akutes Koronarsyndrom mit persistierender ST-Streckenhebung (STEMI); 2010. Im Internet: http://leitlinien.dgk.org/files/2010_Pocket-Leitlinien_Akutes_Koronarsyndrom_STEMI.pdf (Stand: 09.05.2018)

[96] Gerke R, Fahrenkrog U, Löllgen H. Synkope bei einem jungen Mann türkischer Herkunft. Internist 2003; 44: 1308–1312

[97] Geroulanos S, Attinger B, Cakmakci M. Honey-induced poisoning. Schweiz Runsch Med Prax 1992; 81: 535–540

[98] Gunduz A, Merice ES, Baydin A et al. Does mad honey poisoning require hospital admission. Am J Emerg Med 2009; 27: 424–427

[99] Koca I, Koca AF. Poisoning by mad honey: a brief review. Food Chem Toxicol 2007; 45: 1315–1318

[100] Trappe HJ, Schuster HP. EKG-Kurs für Isabel. 7. Aufl. Stuttgart: Thieme; 2017

[101] Typischer Brustschmerz, aber: Herzinfarkt war Honig-Vergiftung! CME 2007; 9: 4

8 Fall 8: Gaumenverschluss bei Gaumenspalte eines Kleinkinds

Jochen Hinkelbein, Stefanie Jansen

8.1 Fallbeschreibung

Sie haben heute Dienst im Operationssaal der Mund-Kiefer-Gesichts-Chirurgie. Ihre nächste Patientin ist 17 Monate alt und weist ein Körpergewicht von 9,3 kg auf. Aufgrund einer 2 cm langen Spalte des harten und weichen Gaumens soll ein operativer Gaumenverschluss durchgeführt werden. Sie finden in der Akte Laborbefunde (alle Werte im Normbereich) sowie einen Arztbrief mit Diagnosen. Neben einer Hydronephrose und einem Vorhofseptumdefekt Typ II weist das Äußere des Mädchens einige Auffälligkeiten auf: leichte Retrognathie, Dysplasie der rechten Ohrmuschel und Pterygium colli. Ein Syndrom ist nicht bekannt.

Das Mädchen wurde 30 min präoperativ mit 4,5 mg Midazolam p. o. (0,5 mg/kg Körpergewicht) prämediziert und liegt nun entspannt vor Ihnen auf dem Operationstisch. Alle Unterlagen sind vollständig, auch die schriftlichen Einwilligungen sind ordnungsgemäß vorhanden.

Die Lösungen (und Erläuterungen) dieses Falles finden Sie weiter hinten in diesem Kapitel (S. 89) oder über den folgenden QR-Code.

Abb. 8.1 QR-Code zu den Lösungen.

Der Fall

Geplante Operation
Gaumenverschluss (harter und weicher Gaumen).

Patientin
- 17 Monate alt
- 9,3 kg schwer
- Hydronephrose
- Vorhofseptumdefekt Typ II
- leichte Retrognathie
- Dysplasie der rechten Ohrmuschel
- Pterygium colli

Frage 1

Reichen Ihnen diese Informationen für die Narkoseeinleitung aus?
1. ja
2. nein
3. vielleicht

8.2 Sicherung des Atemwegs

Sie führen nach Rücksprache mit Ihrem zuständigen Oberarzt die Narkose durch und beginnen mit der Einleitung. Bei liegendem i. v. Zugang injiziert die Anästhesiepflegekraft auf Ihren Wunsch hin 50 mg Thiopental, gefolgt von 2,5 µg Sufentanil. Die Maskenbeatmung gestaltet sich problemlos, sodass die Pflegekraft 3 mg Atracurium spritzt. Nach 3 min beginnen Sie mit der Laryngoskopie und sehen nur einen kleinen Anteil der Epiglottis. Nach verbesserter Lagerung und erneutem, frustranem Versuch stufen Sie den Befund als Cormack & Lehane III–IV ein. Die Maskenbeatmung ist nach wie vor möglich und suffizient. Der Oberarzt wurde gerufen.

Frage 2

Wie gehen Sie weiter vor, was ist Ihre bevorzugte Strategie?
1. anderen Spatel nutzen (z. B. McCoy)
2. Videolaryngoskop nutzen
3. Larynxtubus nutzen
4. Aufwachversuch durchführen
5. Tracheotomie durchführen

8.3 Intraoperativer Verlauf

Mit Unterstützung des Oberarztes und einem Videolaryngoskop gelingt Ihnen die nasale endotracheale Intubation. Der Tubus mit Innendurchmesser 4,5 wird bei 12 cm ab Zahnreihe fixiert. Zur Narkoseaufrechterhaltung nutzen Sie Desflurane (1 MAC [minimale alveoläre Konzentration]) und 0,3 µg/(kg Körpergewicht · min) Remifentanil. Die Patientin wird überstreckt gelagert und der weitere Verlauf gestaltet sich problemlos. Zur Ödemprophylaxe geben Sie 2 mg/kg Körpergewicht Prednisolon.

Nach 3,5 h ist die Operation beendet. Der Operateur entfernt den Spreizer und berichtet, dass der intraorale Abstand zwischen Zunge, Zungengrund und Rachen altersentsprechend normal und ohne Auffälligkeiten sei. Eine Schwellung liege nicht vor, ebenso wenig eine Blutung. Die Vitalzeichen des Mädchens sind stabil, die Spontanatmung ist durch den einliegenden Tubus am Gerät problemlos möglich (AZV [Atemzugvolumen] ca. 60 ml) und das Mädchen zeigt erste Aufwachreaktionen mit Bewegungen der Extremitäten bei einem MAC von 0,4. Der muskuläre Tonus ist gut und normal ausgeprägt.

> **Frage 3**
> **Würden Sie die kleine Patientin extubieren?**
> 1. ja
> 2. nein
> 3. Ich bin unentschlossen.

8.4 Postoperativer Verlauf

Sie entschließen sich zur Extubation bei guter Ventilation unter Spontanatmung, ausreichenden Schutzreflexen sowie guter motorischer Funktion. Unmittelbar nach der Extubation hat die kleine Patientin eine Apnoe und einen deutlichen Sättigungsabfall bis auf 50 % sowie eine konsekutive Bradykardie. Nach der Gabe von 120 µg Atropin, 20 mg Propofol und forcierter Maskenbeatmung stabilisiert sich der Zustand. Sie entscheiden sich aber sicherheitshalber zur Platzierung einer Larynxmaske (Größe 2).

Eine Restrelaxierung haben Sie mit quantitativem, neuromuskulärem Monitoring ausgeschlossen. Nach einigen Minuten scheint der Zustand soweit stabil, dass Sie die Larynxmaske bei Spontanatmung wieder entfernen und mit ASB den weiteren Verlauf abwarten. Bei einem diskreten exspiratorischen Stridor nutzen Sie intermittierend eine Gesichtsmaske mit einem Behälter zur Vernebelung von Adrenalin 1:10 (10 ml Kochsalzlösung + 1 mg Adrenalin).

Weil sich der Zustand der Patientin innerhalb der nächsten 20 min nicht verbessert, entschließen Sie sich nach Rücksprache mit dem zuständigen Oberarzt zur erneuten endotrachealen Intubation. Diese gelingt mittels Videolaryngoskop nach einigen kleineren Schwierigkeiten. Aufgrund des protrahierten Verlaufs kündigen Sie das Kind zur weiteren Überwachung sowie zur Extubation auf der pädiatrischen Intensivstation an.

> **Der Fall**
> **Insuffiziente Spontanatmung und erschwertes Atemwegsmanagement**
> - Spontanatmung nur schwer möglich
> - nach Platzierung einer Larynxmaske gute Ventilation
> - Extubation wegen respiratorischer Insuffizienz nicht möglich
> - keine Restrelaxierung
> - erschwerte Intubation mittels Videolaryngoskop

> **Frage 4**
> **Was ist die wahrscheinlichste Ursache?**
> 1. unentdeckte Wirkung des Muskelrelaxans
> 2. anaphylaktische Reaktion
> 3. chirurgisch bedingte Schwellung der oberen Atemwege
> 4. hyperreagibles Bronchialsystem

8.5 Verlauf auf der pädiatrischen Intensivstation

Der Transport auf die pädiatrische Intensivstation ist ereignislos. Dort ist man optimistisch, die kleine Patientin bald extubieren zu können. Sie erhält eine weitere Dosis von 2 mg/kg Körpergewicht Prednisolon sowie eine Antibiose mit Piperacillin und wird sediert mit Fentanyl bzw. Midazolam. Am nächsten Tag zeigt sich eine monströse

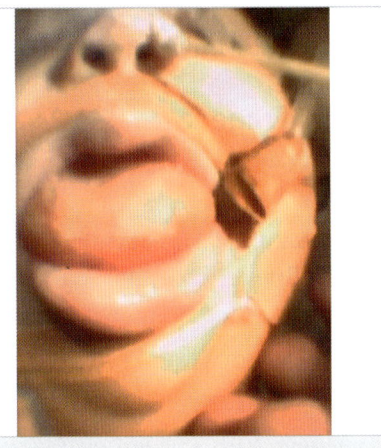

Abb. 8.2 Monströse Schwellung der Zunge 24 h postoperativ auf der pädiatrischen Intensivstation.

Schwellung der Zunge, die auch an den darauffolgenden Tagen nicht ab-, sondern tendenziell eher zunimmt (▶ Abb. 8.2). Auch an Tag 7 ist die Schwellung noch derart prominent, dass eine plastische Tracheotomie unter den Kollegen der Hals-Nasen-Ohren-Klinik besprochen und dann am Tag 9 durchgeführt wird.

Frage 5

Welche Faktoren gehen mit einer erhöhten Inzidenz einer Makroglossie einher?
1. C 1-Aldolasemangel
2. Operationstechnik und Eingriffsdauer
3. Applikation von Propofol
4. Videolaryngoskopie

8.6 Weiterer Verlauf

Der weitere Verlauf nach der plastischen Tracheotomie gestaltet sich im Wesentlichen ereignislos. Bereits 6 h nach der Operation ist die Schwellung der Zunge stark regredient, sodass die kleine Patientin an Tag 11 dekanüliert werden kann und suffizient spontan atmet. An Tag 19 verlässt das Mädchen die Klinik.

8.7 Zusammenfassung des Falles

Fazit

- Es erfolgt eine Operation bei Lippen-Kiefer-Gaumen-Spalte.
- Das Atemwegsmanagement ist initial erschwert; die Videolaryngoskopie hat die beste Erfolgsaussicht.
- Postoperativ tritt eine akute respiratorische Insuffizienz auf, die sich nur aufwendig nach erneuter Intubation beherrschen lässt.
- Auf der Intensivstation ist eine Makroglossie mit monströser Schwellung das Hauptproblem und macht die Extubation unmöglich. Eine Makroglossie kann postoperativ selten auftreten, hat allerdings oftmals eine komplette Verlegung der oberen Atemwege zur Folge.
- Nach plastischer Tracheotomie an Tag 9 stabilisiert sich der Zustand. Postoperativ ist eine engmaschige Überwachung sinnvoll (evtl. auf der perioperativen Intensivstation). Das Mädchen kann an Tag 19 die Klinik verlassen.

8.8 Lösungen und Erläuterungen zu Fall 8

8.8.1 Zu Frage 1

Frage 1

Reichen Ihnen diese Informationen für die Narkoseeinleitung aus?
1. ja
2. nein
3. vielleicht

▶ **Erläuterung.** Der vorliegende Fall stellte eine große Herausforderung für das Atemwegsmanagement dar. Zum einen handelte es sich um ein Kind, zum anderen wurde die Sicherung des Atemwegs durch mehrere Faktoren deutlich erschwert. Die kleine Patientin war nur 17 Monate alt und wies ein Körpergewicht von 9,3 kg auf. Nebenbefundlich gab es einige Erkrankungen, die allerdings zunächst nicht unbedingt relevant erschienen (z. B. Hydronephrose und Vorhofseptumdefekt Typ II).

Lediglich könnten einige dieser Erkrankungen bereits erste Hinweise auf einen erschwerten Atemweg geben (z. B. leichte Retrognathie, Dysplasie der rechten Ohrmuschel und Pterygium colli) [103][108]. Ein Syndrom wurde nicht beschrieben.

Es ist sicherlich auch eine gewisse Ermessenssache, weitere Vorbefunde anzufordern. Prinzipiell waren die in diesem Fall vorliegenden Informationen ausreichend.

8.8.2 Zu Frage 2

> **Frage 2**
>
> **Wie gehen Sie weiter vor, was ist Ihre bevorzugte Strategie?**
> 1. anderen Spatel nutzen (z. B. McCoy)
> 2. Videolaryngoskop nutzen
> 3. Larynxtubus nutzen
> 4. Aufwachversuch durchführen
> 5. Tracheotomie durchführen

▶ **Erläuterung.** Die initiale Maskenbeatmung gestaltete sich problemlos, sodass mit einem standardisierten weiteren Ablauf zur Narkoseeinleitung gerechnet werden konnte. Allerdings war der Sichtbefund (Cormack & Lehane III–IV) derart eingeschränkt, dass eine konventionelle endotracheale Intubation nicht erfolgreich durchgeführt werden konnte. Prinzipiell soll bei der Abarbeitung eines schwierigen Atemwegs immer ein Algorithmus befolgt werden. Dazu wurden in den letzten Jahren etliche Algorithmen und Leitlinien publiziert, z. B. von der Difficult Airway Society [107] oder von der Deutschen Gesellschaft für Anästhesiologie und Intensivmedizin [108].

Für die erneute endotracheale Intubation stehen mehrere mögliche Atemwegsverfahren zur Verfügung. Diese weisen allerdings eine unterschiedliche Erfolgswahrscheinlichkeit auf [102]. Die höchste Erfolgswahrscheinlichkeit besitzt die Videolaryngoskopie (92 %) [102], die auch im vorliegenden Fall genutzt werden sollte. Ein anderer Spatel kann evtl. den Laryngoskopiebefund verbessern und kann probiert werden. Auch ein supraglottisches Atemwegshilfsmittel wie beispielsweise die Larynxmaske oder der Larynxtubus kann überbrückend verwendet werden. Dies war im vorliegenden Fall allerdings keine endgültige Alternative. Ein Aufwachversuch und die sofortige Tracheotomie scheiden aus.

8.8.3 Zu Frage 3

> **Frage 3**
>
> **Würden Sie die kleine Patientin extubieren?**
> 1. ja
> 2. nein
> 3. Ich bin unentschlossen.

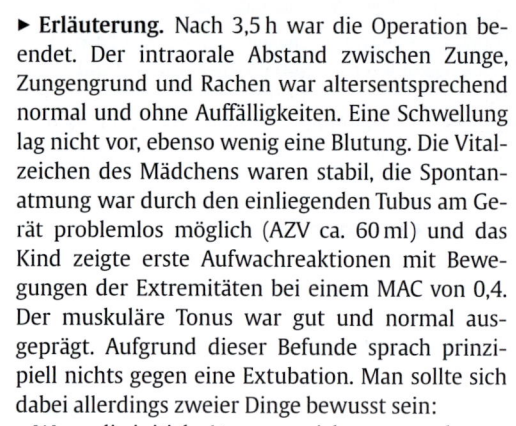

▶ **Erläuterung.** Nach 3,5 h war die Operation beendet. Der intraorale Abstand zwischen Zunge, Zungengrund und Rachen war altersentsprechend normal und ohne Auffälligkeiten. Eine Schwellung lag nicht vor, ebenso wenig eine Blutung. Die Vitalzeichen des Mädchens waren stabil, die Spontanatmung war durch den einliegenden Tubus am Gerät problemlos möglich (AZV ca. 60 ml) und das Kind zeigte erste Aufwachreaktionen mit Bewegungen der Extremitäten bei einem MAC von 0,4. Der muskuläre Tonus war gut und normal ausgeprägt. Aufgrund dieser Befunde sprach prinzipiell nichts gegen eine Extubation. Man sollte sich dabei allerdings zweier Dinge bewusst sein:
- Wenn die initiale Atemwegssicherung erschwert war, kann es bei der Extubation und danach auch wieder zu Problemen kommen. Es besteht eine erhöhte Wahrscheinlichkeit, dass die Sicherung der Atemwege erneut erschwert sein wird.
- Aufgrund der Operationsdauer und des einliegenden Sperrers kann es zu intraoralen Schwellungen kommen, die unter Umständen die oberen Atemwege verlegen können.

8.8.4 Zu Frage 4

> **Frage 4**
>
> **Was ist die wahrscheinlichste Ursache?**
> 1. unentdeckte Wirkung des Muskelrelaxans
> 2. anaphylaktische Reaktion
> 3. chirurgisch bedingte Schwellung der oberen Atemwege
> 4. hyperreagibles Bronchialsystem

▶ **Erläuterung.** Aufgrund der Apnoe mit Sättigungsabfall und insbesondere unter der Maßgabe, dass die initiale Atemwegssicherung erschwert war, war die Verwendung einer Larynxmaske in diesem Fall überbrückend richtig. Dadurch kann man auch etwas Zeit gewinnen, bis unter Umständen die definitive Atemwegssicherung erneut durchgeführt wird.

Als Ursache einer ungenügenden Ventilation muss eine Restrelaxierung (TOF [Train of Four] und TOF-Ratio über 90%) mit quantitativem neuromuskulärem Monitoring ausgeschlossen werden. Eine Anaphylaxie bzw. eine allergisch bedingte Schwellung der Atemwege im Sinne eines hyperreagiblen Bronchialsystems ist prinzipiell zwar möglich, war jedoch im vorliegenden Fall aufgrund der langen unauffälligen Operationsdauer unwahrscheinlich. Die Verwendung eines Spreizers über die gesamte Dauer der Operation könnte eine derartige Schwellung allerdings durchaus erklären.

8.8.5 Zu Frage 5

Frage 5

Welche Faktoren gehen mit einer erhöhten Inzidenz einer Makroglossie einher?
1. C 1-Aldolasemangel
2. Operationstechnik und Eingriffsdauer
3. Applikation von Propofol
4. Videolaryngoskopie

▶ **Erläuterung.** Am ersten postoperativen Tag zeigte sich eine monströse Schwellung der Zunge, die auch an den darauffolgenden Tagen nicht ab-, sondern tendenziell eher zunahm (s. ▶ Abb. 8.2) [104]. Eine sog. Makroglossie ist ein seltenes Ereignis im Rahmen anästhesiologischer Verfahren [105]. Die Operationstechnik und die Eingriffsdauer beeinflussen bei Patienten mit Gaumenspaltenverschluss die Inzidenz einer postoperativen Zungenschwellung. Diese tritt typischerweise bis zu 48 h postoperativ auf und bildet sich nach 5–14 Tagen wieder zurück [105].

Die Ursache der Makroglossie ist bisher nicht eindeutig geklärt. Neben der Verwendung eines Spreizers bzw. Retraktors, der Lagerung (Trendelenburg-Lagerung) sowie im Zusammenhang mit ACE-Hemmereinnahme scheint insbesondere eine venöse Stase mit Ischämiereperfusionsschaden und konsekutivem Gewebeödem ein relevanter Faktor zu sein [105]. In der Literatur finden sich bis dato weniger als 20 publizierte Fälle. Im Zusammenhang mit der Applikation von Propofol sowie einer Videolaryngoskopie wurde bisher keine Makroglossie beschrieben. Der C 1-Aldolasemangel hat nichts mit einem Ödem zu tun, allerdings der C 1-Esterasemangel!

Bereits 6 h nach der Tracheotomie war die Schwellung der Zunge stark regredient, sodass die kleine Patientin an Tag 11 dekanüliert werden konnte und suffizient spontan atmete. Typischerweise bildet sich ein derartiges Ödem nach 5–14 Tagen zurück – oftmals auch rasch nach Entfernung des Endotrachealtubus, da er ein unterhaltender Faktor sein kann [104][106].

8.9 Literatur

[102] Aziz MF, Brambrink AM, Healy DW et al. Success of intubation rescue techniques after failed direct laryngoscopy in adults: a retrospective comparative analysis from the multicenter perioerative outcomes group. Anesthesiology 2016; 125: 656–666

[103] Hinkelbein J, Bernhard M. S1-Leitlinie Atemwegsmanagement der Deutschen Gesellschaft für Anästhesiologie und Intensivmedizin – eine Übersicht. Intensiv Notfallbehandl 2016; 41: 144–154

[104] Junghänel S, Keller T, Mischkowski R et al. Massive macroglossia after palatoplasty: case report and review of the literature. Eur J Pediatr 2012; 171: 433–437

[105] Kefalianakis F, Kugler M, Hoffmann M et al. Development of macroglossia associated with neurosurgery in a seated position. Anaesthesist 2002; 51: 640–643

[106] Kuhnert SM, Faust RJ, Berge KH et al. Postoperative macroglossia: report of a case with rapid resolution after extubation of the trachea. Anesth Analg 1999; 88: 220–223

[107] Mushambi MC, Kinsella SM, Popat M et al. Obstetric Anaesthetists' Association and Difficult Airway Society guidelines for the management of difficult and failed tracheal intubation in obstetrics. Anaesthesia 2015; 70: 1286–1306

[108] Piepho T, Cavus E, Noppens R et al. S 1 guidelines on airway management. Guideline of the German Society of Anesthesiology and Intensive Care Medicine. Anaesthesist 2015; 64: S 27–S 40

9 Fall 9: Akutes Rechtsherzversagen nach Unterlappensegmentresektion

Lukas Kreienbühl, Sascha Treskatsch

9.1 Fallbeschreibung

Bei einem 68-jährigen Mann (180 cm groß, 90 kg schwer) mit metastasierendem malignem Melanom (Stadium IV) ist eine Thorakotomie mit Resektion mehrerer tumorbefallener Lungensegmente links (Segment 8, 9 und 10) und atypischer Oberlappenresektion links geplant. Die Erstdiagnose des malignen Melanoms erfolgte 33 Jahren zuvor aufgrund einer suspekten, pigmentierten Hautveränderung am Rücken. Im Verlauf wurden bei Metastasen multiple operative Exzisionen am rechten Fuß, eine atypische Unterlappenresektion links sowie eine Chemotherapie und eine Interferon-α-Therapie notwendig. Aufgrund erneuter pulmonaler Metastasen beidseits wurde ein Monat vor dem geplanten Eingriff eine Unterlappenresektion rechts vorgenommen. Bei unauffälligem postoperativem Verlauf konnte der Patient vor der geplanten linksseitigen Resektion für 3 Wochen nach Hause entlassen werden.

Abgesehen von einer arteriellen Hypertonie, die mit Ramipril, Amlodipin und Metoprolol behandelt wird, hat der Patient keine weiteren Vorerkrankungen.

> **Der Fall** Ⓑ
>
> **Patient**
> - 68-jähriger Mann
> - Diagnose eines malignen Melanoms am Rücken vor 33 Jahren
> - Metastasen am rechten Fuß (Zustand nach Vorfußamputation) und in der Lunge beidseits (Zustand nach atypischer Unterlappenresektion links und Zustand nach Unterlappenresektion rechts)
> - geplanter Eingriff: Segmentresektion 8, 9 und 10 links und atypische Oberlappenresektion links

9.2 Präoperative Vorbereitung

Zwei Wochen vor dem geplanten Eingriff erfolgt die präoperative anästhesiologische Evaluation. Zu diesem Zeitpunkt kann sich der Patient bereits wieder alleine um seine Einkäufe kümmern und seine Wohnung im 3. Stock ohne Aufzug erreichen. Seine Belastungstoleranz liegt somit über 4 MET. Die physikalische Untersuchung ist unauffällig, insbesondere finden sich keine klinischen Zeichen einer Herzinsuffizienz. Das EKG zeigt einen normofrequenten Sinusrhythmus und einen aus früheren EKG-Untersuchungen bekannten linksanterioren Hemiblock. Die präoperative TTE zeigt eine normale links- und rechtsventrikuläre systolische Funktion, eine diastolische Relaxationsstörung Grad I bei linksventrikulärer Hypertrophie und eine pulmonalarterielle Hypertonie (kalkulierter systolischer pulmonalarterieller Druck 59 mmHg + zentralvenöser Druck) bei einer leicht- bis mittelgradigen Trikuspidalinsuffizienz. Die Laborwerte sind unauffällig.

Der präoperative Lungenfunktionstest entspricht einer mittelgradigen Restriktion ohne obstruktive Komponente:
- FEV1 (Forced expiratory Volume in 1 s) 2,17 l (77 %)
- FEV1/FVC (Forced vital Capacity) 79 %
- TLC (Total Lung Capacity) 71 %

Die DLCO (Diffusing Capacity of the Lung for Carbon Monoxide) ist im Normbereich. Das Thoraxröntgenbild zeigt einen rechtsseitigen Randwinkelerguss ohne Stauungszeichen. In der CT (Computertomografie) des Thorax werden insgesamt 11 Lungenmetastasen links und ca. 400 ml Pleuraerguss rechts mit angrenzenden Dystelektasen festgestellt. Eine Lungenszintigrafie stellt lediglich eine Perfusions- und Ventilationsstörung im rechten basalen Abschnitt im Bereich des Pleuraergusses dar. Die Gesamtperfusion verteilt sich auf 33 % rechts und 67 % links. Das spiegelt den Zustand nach Unterlappenresektion rechts wider. Das prädizierte postoperative FEV1 liegt bei 1,95 l (60 %).

In Zusammenschau aller präoperativer Befunde und der zufriedenstellenden Belastbarkeit wurde keine präoperative Ergometrie zur Bestimmung der maximalen Sauerstoffaufnahme durchgeführt. Das Operationsrisiko wird als mittelgradig eingestuft und es wird eine postoperative Überwachung auf der PACU (Postanaesthesia Care Unit) geplant.

> **Der Fall** Ⓑ
>
> **Präoperative Diagnostik**
> - CT Thorax: 11 Lungenmetastasen links und ca. 400 ml Pleuraerguss rechts
> - Lungenszintigrafie: keine relevanten Perfusions- und Ventilationsstörungen
> - Lungenfunktionstest: FEV1/FVC 79 %, FEV1 77 %, TLC 71 %, prädiziertes postoperatives FEV1 60 %
> - Hämoglobin 12,5 g/dl, Leukozyten 6,3/nl, Thrombozyten 327/nl, Natrium 138 mmol/l, Kalium 4,5 mmol/l, Kreatinin 0,9 g/dl, ALAT (Alaninaminotransferase) 16 U/l, Quick 94 %, PTT 29,7 s
> - EKG: linksanteriorer Hemiblock
> - TTE: linksventrikuläre Hypertrophie mit diastolischer Funktionsstörung Grad I, pulmonalarterielle Hypertonie bei Trikuspidalinsuffizienz Grad I–II

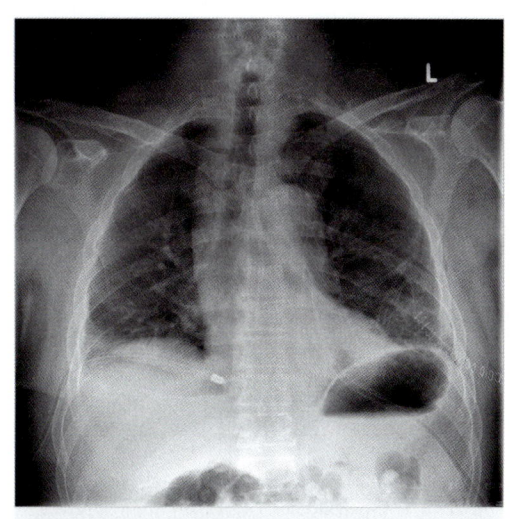

Abb. 9.1 Röntgenbild des Thorax am ersten postoperativen Tag.

9.3 Operation und postoperativer Verlauf

Nach Überprüfung der Surgical Safety Checklist der WHO wird das Basis-Monitoring angeschlossen (EKG, Pulsoxymetrie, RR) und es werden 2 i. v. Verweilkatheter angelegt. Im Anschluss erfolgt die komplikationslose Anlage eines Periduralkatheters auf Höhe Th 4/Th 5 sowie eines arteriellen Katheters zur invasiven arteriellen Blutdruckmessung. Nach Induktion der Allgemeinanästhesie mit Sufentanil, Propofol und Cisatracurium wird nach problemloser Maskenventilation die Trachea mit einem linksläufigen Doppellumentubus (41 F) komplikationslos intubiert (Cormack & Lehane Grad I).

Die Aufrechterhaltung der Anästhesie erfolgt kontinuierlich i. v. mit Propofol 5–6 mg/(kg Körpergewicht · h) und Remifentanil 0,3–0,5 µg/(kg Körpergewicht · min). Intraoperativ wird ein restriktives Flüssigkeitsmanagement verfolgt. Der Patient bleibt hämodynamisch stabil und braucht keine Katecholamine. Die 1-Lungen-Ventilation verläuft ohne nennenswerte Auffälligkeiten und der Patient kann nach Einlage der Thoraxdrainagen beidseits zum Operationsende bei suffizienter Lungenfunktion und Spontanatmung problemlos extubiert werden.

Es folgt die geplante postoperative Überwachung auf der PACU. Das postoperative Thoraxröntgenbild zeigt einen rechtsseitigen, apikalen Pneumothorax bei noch fistelnder Pleuradrainage (▶ Abb. 9.1). Der Patient kann bereits am ersten postoperativen Tag mit 2 l/min Sauerstoff auf die periphere Station verlegt werden.

9.3.1 Respiratorische Verschlechterung

Am 4. postoperativen Tag klagt der Patient über eine leichte Dyspnoe. Unter einer Sauerstoffgabe von 3 l/min ist die periphere Sauerstoffsättigung 94 % bei einer Atemfrequenz von 20/min. Die Herzfrequenz liegt bei 82/min und der Blutdruck bei 135/70 mmHg. Der Patient ist afebril, die Leukozytenzahl ist von 13 auf 14/nl und die CRP-Konzentration (Konzentration des C-reaktiven Proteins) von 140 auf 171 mg/l gestiegen. Es wird ein Thoraxröntgen durchgeführt (▶ Abb. 9.2).

Fall 9

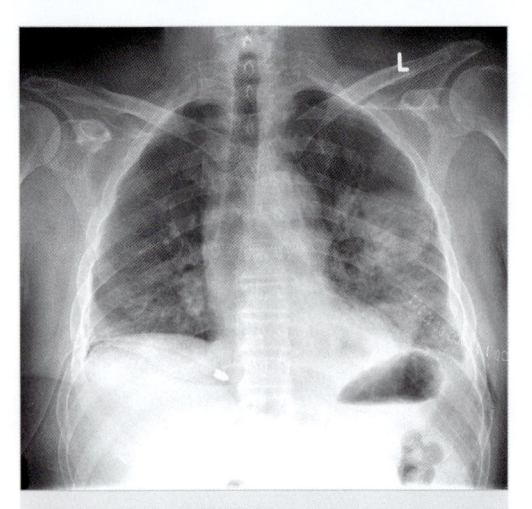

Abb. 9.2 Röntgenbild des Thorax am 4. postoperativen Tag.

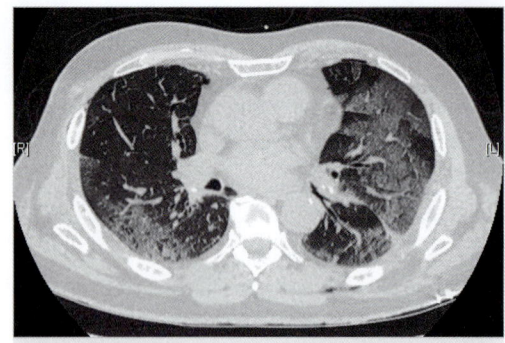

Abb. 9.4 CT des Thorax am 4. postoperativen Tag.

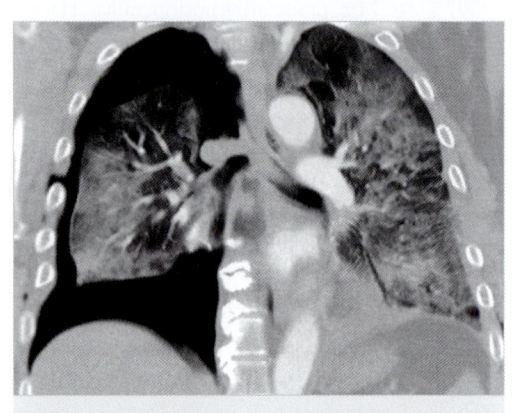

Abb. 9.5 CT des Thorax am 7. postoperativen Tag.

Frage 1

Was würden Sie in dieser Situation unternehmen?
1. Thorax-CT
2. Verlegung auf die Intensivstation
3. antibiotische Therapie mit Ampicillin-Sulbactam
4. Bronchoskopie
5. 2. Thoraxdrainage rechts

Die Lösungen (und Erläuterungen) dieses Falles finden Sie weiter hinten in diesem Kapitel (S. 98) oder über den folgenden QR-Code.

Abb. 9.3 QR-Code zu den Lösungen.

Das Thorax-CT (▶ Abb. 9.4) zeigt beidseitige Infiltrate mit geringfügigen Pleuraergüssen (maximale Ausdehnung rechts 5 mm, links 18 mm) und den bereits im konventionellen Röntgenbild sichtbaren apikalen Pneumothorax mit einer maximalen Ausdehnung von 35 mm (auf ▶ Abb. 9.4 nicht sichtbar). Es wird eine kalkulierte antibiotische Therapie mit Piperacillin-Tazobactam und Moxifloxacin bei Verdacht auf eine im Krankenhaus erworbene Pneumonie begonnen. Der Patient wird bei klinischer Stabilität vorerst auf der Bettenstation belassen.

Über die folgenden 3 Tage sinken die Leukozytenzahl von 14 auf 12/nl und der CRP-Spiegel von 171 auf 103 mg/l. Bei jedoch steigendem Sauerstoffbedarf, Oligurie und grenzwertig hypotonen Blutdruckwerten wird entschieden, den Patienten zur weiteren Überwachung und Therapie auf die chirurgische Intensivstation zu verlegen. Vor der Verlegung wird erneut ein Thorax-CT durchgeführt, um Infiltrate, Pneumothorax und Ergussmenge genauer zu bestimmen. Bei der Umlagerung auf den CT-Tisch wird akzidentell die rechtsseitige Thoraxdrainage entfernt. Im Anschluss an das Thorax-CT (▶ Abb. 9.5) wird der Patient wie geplant auf die Intensivstation verlegt und muss aufgrund einer rasch progredienten respiratorischen Verschlechterung intubiert und mit Noradrenalin 0,1 µg/(kg Körpergewicht · min) hämodynamisch stabilisiert werden.

Der Fall

BGA kurz vor Intubation
- pH 7,15
- pCO_2 (Kohlendioxidpartialdruck) 75,9 mmHg
- pO_2 (Sauerstoffpartialdruck) 141 mmHg (FiO_2 ca. 80 %)
- SaO_2 (arterielle Sauerstoffsättigung) 98,1 %
- Bikarbonat 25,5 mmol/l
- Standardbasenüberschuss -2,6 mmol/l
- Laktat 58 mg/dl
- Glukose 83 mg/dl
- Natrium 137 mmol/l
- Kalium 7,1 mmol/l

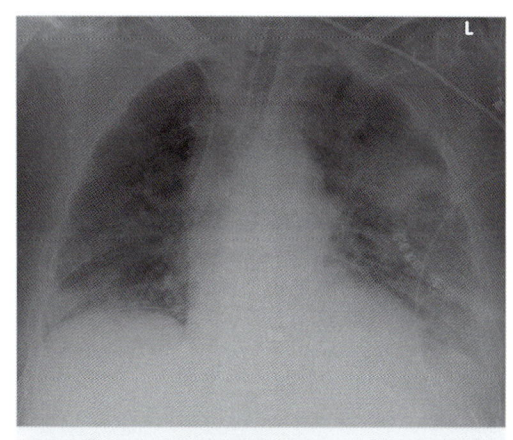

Abb. 9.6 Röntgenbild des Thorax auf der Intensivstation am 7. postoperativen Tag.

Es folgt die Anlage einer neuen Thoraxdrainage rechts und eines arteriellen Katheters sowie eines ZVK. Das Kontrollthoraxröntgenbild zeigt eine wieder voll expandierte rechte Lunge (▶ Abb. 9.6).

Frage 2

Welche weitere Maßnahme würden Sie ergreifen?
1. Beatmung in Bauchlage
2. Hämodialyse
3. Bronchoskopie
4. Gabe von Furosemid 10 mg i. v.

Des Weiteren werden Blutkulturen abgenommen und es wird eine Bronchoskopie mit Abnahme von Tracheobronchialsekret durchgeführt. Die Bronchoskopie ergibt eine geringe Sekretlast ohne Verlegung der einsehbaren Bronchien. Die Antibiotikatherapie wird aufgrund der rasch progredienten Verschlechterung kalkuliert auf Meropenem, Linezolid und Moxifloxacin umgestellt. Die mechanische Ventilation erfolgt druckkontrolliert (PCV-Modus [Pressure controlled Ventilation]) mit einem Zugvolumen von 6 ml/kg Körperidealgewicht, einem endinspiratorischen Druck von 27 cmH$_2$O und einem PEEP von 10 cmH$_2$O. Über einen femoral eingelegten Shaldon-Katheter wird bei akutem Nierenversagen eine kontinuierliche Nierenersatztherapie begonnen.

9.3.2 Septischer Schock und Multiorganversagen

Trotz aller bisher getroffenen Maßnahmen zeigt der Patient eine rasch progrediente hämodynamische Instabilität mit Schock und Multiorganversagen. Zur Herz-Kreislauf-Unterstützung werden hochdosiertes Noradrenalin bis 1 µg/(kg Körpergewicht · min) und bei Therapierefraktärität eine kontinuierliche Gabe von Adrenalin 0,1 µg/(kg Körpergewicht · min) sowie eine kontinuierliche Pufferung der metabolischen Laktatazidose mit Trometamol (TRIS) verabreicht. Zudem wird im Rahmen des mutmaßlichen septischen Schocks eine niedrigdosierte Hydrokortisontherapie begonnen. Die Antibiotikatherapie wird um Vancomycin, Gentamycin und das Antimykotikum Anidulafungin bei bislang fehlendem Erregernachweis kalkuliert erweitert. Moxifloxacin wird abgesetzt. Zur Sicherstellung einer adäquaten Oxygenierung und Ventilation ist eine FiO_2 von 0,8 notwendig. Der Horovitz-Index liegt bei 80 und der pCO_2 steigt bis auf 80 mmHg. Der PEEP wird aufgrund der pulmonalen Hypertonie auf 10 cmH$_2$O beschränkt. Erhöhte Transaminasenaktivitäten, eine Gerinnungsstörung und ein überproportional erhöhter Laktatspiegel deuten auf ein akutes Leberversagen hin.

Der Fall

Laborwerte
- Hämoglobin 10,5 g/dl, Leukozytenzahl 13,4/nl, Thrombozytenzahl 170/nl
- Kreatinin 1,79 mg/dl, Harnstoff 51 mg/dl
- ASAT (Aspartataminotransferase) 11 191 U/l, ALAT 6 510 U/l, Bilirubin total 1,86 mg/dl, Lipase 728 U/l
- Gesamtprotein 23 %, INR (International normalized Ratio) 3,4, PTT 49 s

Zur weiteren Überwachung der Herz-Kreislauf-Funktion wird eine kontinuierliche arterielle Pulswellenanalyse nach Kalibrierung mittels transpulmonaler Thermodilution durchgeführt. Diese zeigt ein Pumpversagen mit Herzindex 1,3 ml/(min · kg Körpergewicht) sowie ein Lungenödem mit einem EVLWI (Extra-vascular Lung Water Index) von 17 ml/kg Körpergewicht (Norm < 10) und suggeriert einen Volumenbedarf (SVV [Systolic Volume Variation] 32 %). Des Weiteren erfolgt eine TEE. Diese zeigt den in ▶ Abb. 9.7 wiedergegebenen Befund.

Frage 3

Welche Diagnose stellen Sie?
1. septische Linksherzdekompensation
2. Rechtsherzdekompensation
3. Perikardtamponade
4. rechtsventrikuläre Thromben

9.3.3 Rechtsventrikuläre Dekompensation

Die TEE zeigt eine schwere Rechtsherzüberlastung mit dilatiertem rechtem Ventrikel, eingeschränkter rechtsventrikulärer systolischer Funktion, paradoxer Septumbewegung und einer konsekutiven linksventrikulären Hypovolämie.

Frage 4

Welche weitere Therapie schlagen Sie vor?
1. Erhöhung der Noradrenalindosis
2. Stickstoffdioxid per inhalationem
3. Phosphodiesterase-V-Hemmer
4. Prostacyclin per inhalationem
5. Dobutamin

Zur spezifischen Therapie des Rechtsherzversagens wird nach Einschwemmen eines PAK eine Therapie mit Enoximon 3 µg/(kg Körpergewicht · min), inhalativem Stickstoffmonoxid 30 ppm und Ilomedin 4 × 20 µg/Tag begonnen. Der Gasaustausch verbessert sich unter optimierter mechanischer Ventilation leicht (pCO$_2$ 45 mmHg, FiO$_2$ 0,55), die Laktatwerte steigen jedoch weiter bis auf über 100 mg/dl. Der Herzindex bleibt auch nach Optimierung der Herz-Kreislauf-Therapie mit 1,8 l/(min · m^2) unter maximaler Katecholamintherapie, fehlender Volumenreagibilität und tachykardem Vorhofflimmern insuffizient. Eine erneute TEE zeigt zudem keine Verbesserung der rechtsventrikulären Funktion bei progredienter rechtsventri-

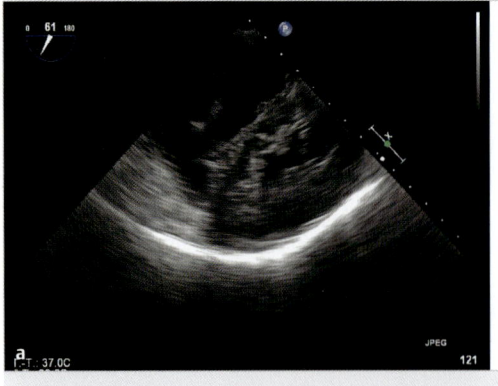

Abb. 9.7 TEE auf der anästhesiologischen Intensivstation.
a Transgastrischer Kurzachsenblick (enddiastolisch).
b Ösophagealer 4-Kammer-Blick (endsystolisch).

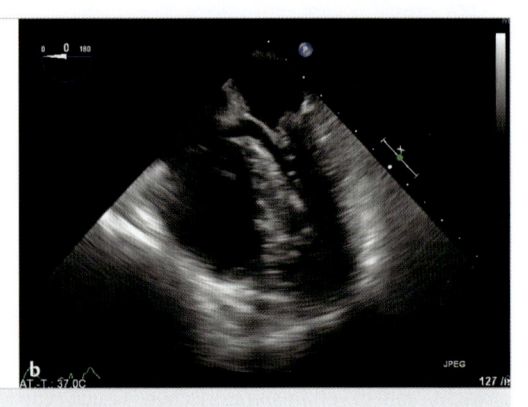

kulärer Dilatation und ausgeprägter linksventrikulärer Hypovolämie (Kissing papillar Muscles Sign).

Frage 5

Welche weitere Therapieoption würden Sie wählen?
1. IABP (Intraaortic Balloon Pump)
2. venoarterielle ECMO (Extra-corporeal Membrane Oxygenation)
3. venovenöse ECMO
4. Levosimendanaufsättigung

9.4 Extra-corporeal Life Support und anschließender Verlauf

Aufgrund des therapieresistenten Rechtsherzversagens wird 15 h nach Aufnahme auf die Intensivstation die Indikation für eine venoarterielle ECMO gestellt.

Frage 6

Was ist eine mögliche Komplikation der venoarteriellen ECMO?
1. zerebrale Hypoxämie
2. Ischämie der oberen Extremitäten
3. Thrombosierung der Zentrifugalpumpe
4. ARDS (Acute Respiratory Distress Syndrome)
5. akutes Leberversagen

Frage 7

Was ist eines Ihrer Therapieziele während der venoarteriellen ECMO?
1. 3-fache Erhöhung des PTT-Kontrollwerts
2. kontinuierliche Muskelrelaxation
3. HZV 1,0–1,5 l/(min · m²)
4. ACT (Activated Clotting Time) 100 s
5. tägliche TEE-Verlaufskontrolle

Bereits nach 3 Tagen kann die ECMO-Flussrate bei sich bessernder rechtsventrikulärer Funktion reduziert werden. Nach 5 Tagen ist der Patient katecholaminfrei. Nach 9 Tagen wird die ECMO gestoppt und die Kanülen werden entfernt.

Eine 2-malige beatmungsassoziierte Pneumonie durch Pseudomonas aeruginosa respektive Aspergillus fumigatus wird resistenzgerecht behandelt. Aufgrund einer prolongierten respiratorischen Insuffizienz und im Rahmen einer Critical Illness Polyneuropathy und Myopathy wird der Patient 12 Tage nach Aufnahme auf der Intensivstation dilatativ tracheotomiert. Bereits wenige Tage später kann das Beatmungs-Weaning begonnen werden. Nach 26 Tagen erfolgt die Dekanülierung. Rechts, auf der Seite der arteriellen ECMO-Kanüle und der vorbestehenden Vorfußamputation, entsteht trotz präventiver antegrader Perfusion eine Vorfußgangrän mit Mumifizierung.

Der Patient kann 51 Tage nach der Lungenoperation und 44 Tage nach Aufnahme auf der Intensivstation in die Neurorehabilitation entlassen werden. Die TTE einen Tag vor Entlassung zeigt eine konzentrische linksventrikuläre Hypertrophie, eine normale biventrikuläre systolische Funktion (linksventrikuläre Ejektionsfraktion 55 %, Tricuspid annular plane systolic Excursion 36 mm), eine Trikuspidalinsuffizienz Grad I und einen kalkulierten systolischen pulmonalarteriellen Druck von 48 mmHg + zentralvenöser Druck.

9.5 Zusammenfassung des Falles

Fazit

- Metastasierendes Melanom (Stadium IV)
- 3-Segment-Resektion am linken Unterlappen und atypische Oberlappenresektion links bei Zustand nach atypischer Unterlappenresektion links und Zustand nach Unterlappenresektion rechts
- postoperative, im Krankenhaus erworbene Pneumonie mit ARDS, septischem Schock und Multiorganversagen
- akute Rechtsherzdekompensation
- ECMO Bridge to Recovery während 9 Tagen
- Entlassung in die Neurorehabilitation am 51. postoperativen Tag

9.6 Lösungen und Erläuterungen zu Fall 9

9.6.1 Zu Frage 1

Frage 1

Was würden Sie in dieser Situation unternehmen?
1. Thorax-CT
2. Verlegung auf die Intensivstation
3. antibiotische Therapie mit Ampicillin-Sulbactam
4. Bronchoskopie
5. 2. Thoraxdrainage rechts

▶ **Erläuterung.** Ein Thorax-CT ist der konventionellen Radiografie hinsichtlich der Lokalisation und Ausmaßbestimmung von Infiltraten, Pneumothoraxes und Pleuraergüssen deutlich überlegen, insbesondere im Vergleich zu einem Thoraxröntgenbild in liegender Position [109].

Der Patient zeigte eine respiratorische Verschlechterung und einen leichten Anstieg der Leukozyten, war jedoch hämodynamisch unauffällig. Deshalb wurde entschieden, die Indikation zur Verlegung auf die Intensivstation in Abhängigkeit des Thorax-CT-Befunds zu stellen. Eine sofortige Verlegung auf die Intensivstation wäre ebenfalls vertretbar, insbesondere im Falle von eingeschränkten personellen Ressourcen auf Station (z. B. nachts oder an Wochenenden).

Die nosokomiale Pneumonie tritt per definitionem frühestens 48–72 h nach Hospitalisierung ein. Eine kalkulierte antibiotische Therapie der nosokomialen Pneumonie mit Ampicillin-Sulbactam gilt bei Patienten ohne Risikofaktoren für multiresistente Erreger als ausreichend. Der Patient aus dem vorliegenden Fall hatte jedoch 2 Risikofaktoren für eine Pneumonie mit multiresistenten Erregern: eine Hospitalisationsdauer von mehr als 4 Tagen und eine strukturelle Lungenerkrankung [116].

Der apikale, rechtsseitige Pneumothorax war stabil im Vergleich zur Voraufnahme.

9.6.2 Zu Frage 2

Frage 2

Welche weitere Maßnahme würden Sie ergreifen?
1. Beatmung in Bauchlage
2. Hämodialyse
3. Bronchoskopie
4. Gabe von Furosemid 10 mg i. v.

▶ **Erläuterung.** Die Diagnose eines ARDS war zu diesem Zeitpunkt wahrscheinlich, jedoch fehlte zur Diagnosestellung noch die Echokardiografie zur Beurteilung der linksventrikulären Funktion, d. h. zum Ausschluss eines isolierten hydrostatischen Lungenödems. Es ist inzwischen jedoch erwiesen, dass die frühe Beatmung in Bauchlage bei ARDS die Letalität senkt [120].

Die Frage, ob eine frühe Nierenersatztherapie die Letalität senkt, ist nicht abschließend beantwortet, jedoch gibt es Hinweise in diese Richtung [131]. Des Weiteren ist ein Kaliumwert von 7,1 mmol/l mit einem signifikanten Arrhythmierisiko verbunden. Der Hämodialyse ist jedoch die Hämofiltration vorzuziehen, weil Letztere hämodynamisch besser toleriert wird.

Die Bronchoskopie erlaubt die Gewinnung von Tracheobronchialsekret und es können sekretbedingte Atelektasen behoben und damit eine Verbesserung des Gasaustauschs erreicht werden.

Furosemid ist im Kontext einer ausgeprägten hämodynamischen Instabilität bei beginnendem oligurischem, septisch induziertem Nierenversagen nicht indiziert.

9.6.3 Zu Frage 3

Frage 3

Welche Diagnose stellen Sie?
1. septische Linksherzdekompensation
2. Rechtsherzdekompensation
3. Perikardtamponade
4. rechtsventrikuläre Thromben

▶ **Erläuterung.** Die Echokardiografie ist für die weitere Therapieplanung von zentraler Bedeutung. Sie erlaubt eine rasche Beurteilung des intravaskulären und -kardialen Füllungstands, der links- und rechtsventrikulären Funktion, der Klappenfunktion und des Perikards [114].

▶ Abb. 9.7b zeigt einen endsystolisch fast vollständig entleerten linken Ventrikel. Das ist mit einer Linksherzdekompensation nicht vereinbar.

Echokardiografische Zeichen einer Rechtsherzinsuffizienz [121][129]:
- rechtsventrikuläre Dilatation (Diameter des rechten Ventrikels größer als der des linken Ventrikels im 4-Kammer-Blick)
- reduzierte rechtsventrikuläre Kontraktion (Tricuspid annular plane systolic Excursion kleiner als 16 mm, reduzierte Einwärtsbewegung der freien Wand)
- paradoxe ventrikuläre Septumbewegung (diastolische oder diastolosystolische Septumabflachung, auch bekannt als sog. D-Sign)

Weder ▶ Abb. 9.7a noch ▶ Abb. 9.7b zeigen einen hypoechogenen periventrikulären Saum. Damit ist ein Perikarderguss ausgeschlossen.

Die rechtsventrikulären intrakavitären Strukturen sprechen für Papillarmuskeln und/oder Trabekel aufgrund der dem Myokard ähnlichen Echogenität. Zum sicheren Ausschluss von Thromben sollten diese Strukturen jedoch in mehreren Ebenen beurteilt werden.

9.6.4 Zu Frage 4

Frage 4

Welche weitere Therapie schlagen Sie vor?
1. Erhöhung der Noradrenalindosis
2. Stickstoffdioxid per inhalationem
3. Phosphodiesterase-V-Hemmer
4. Prostacyclin per inhalationem
5. Dobutamin

▶ **Erläuterung.** Die Therapie des akuten Rechtsherzversagens beruht auf mehreren Ansätzen, mit dem Ziel, die rechtsventrikuläre Nachlast zu senken und die Inotropie zu verbessern [121].

Die Gabe von Noradrenalin dient bei der Rechtsherzdekompensation der Aufrechterhaltung des koronaren Perfusionsdrucks. Das Noradrenalin wurde jedoch mit 1 µg/(kg Körpergewicht · min) bereits in hoher Dosierung verabreicht. Aufgrund einer Korrelation der kumulierten Katecholamindosis mit der Letalität sollte von einer weiteren Dosiserhöhung abgesehen und alternative Katecholamin- und Therapieoptionen, z. B. Vasopressin, diskutiert werden [122].

Stickstoffdioxid entsteht bei der Verbrennung fossiler Energieträger und ist giftig. Inhaliertes Stickstoffmonoxid senkt die rechtsventrikuläre Nachlast mittels Vasodilatation der pulmonalen Kapillargefäße und führt zu einer vorrangigen Verteilung des pulmonalen Blutflusses zu ventilierten Alveolen. Das Ventilation-Perfusion-Verhältnis wird dadurch verbessert [118]. Der Einfluss von Stickstoffmonoxid auf die Letalität ist jedoch unklar, außerdem ist die Therapie kostenintensiv.

Phosphodiesterase-V-Hemmer bewirken eine Vasodilatation über eine Abbauhemmung von intrazellulärem zyklischem Guanosinmonophosphat. Sie werden zur Therapie der erektilen Dysfunktion benutzt, wobei Sildenafil auch Anwendung bei der chronischen Behandlung der pulmonalarteriellen Hypertonie [128] findet. Phosphodiesterase-III-Hemmer hemmen den Abbau von zyklischem Adenosinmonophosphat. Sie gehören zu den Inodilatoren, d. h., sie erzeugen sowohl eine Vasodilatation als auch einen positiv-inotropen Effekt.

Inhaliertes Prostacyclin erzeugt eine pulmonalkapilläre Vasodilatation analog zum Stickstoffmonoxid [119] und erzielt zusammen mit dem Stickstoffmonoxid eine synergetische Wirkung [110].

Dobutamin hat ebenfalls eine positiv-inotrope und vasodilatative Wirkung. Der Effekt auf den pulmonalen Widerstand ist jedoch umstritten und im Vergleich zu einem Phosphodiesterase-III-Hemmer ist Dobutamin positiv chronotrop. Damit wird der Sauerstoffverbrauch erhöht. Außerdem verursacht Dobutamin häufiger Tachyarrhythmien [113].

9.6.5 Zu Frage 5

Frage 5

Welche weitere Therapieoption würden Sie wählen?
1. IABP (Intraaortic Balloon Pump)
2. venoarterielle ECMO (Extra-corporeal Membrane Oxygenation)
3. venovenöse ECMO
4. Levosimendanaufsättigung

▶ **Erläuterung.** Die IABP senkt die Nachlast beider Ventrikel und erhöht den diastolischen koronaren Perfusionsdruck. Da ein steigender Katecholaminbedarf mit einer Erhöhung des pulmonalvaskulären Widerstands einhergeht, ist die IABP als katecholaminsparende Maßnahme möglicherweise sinnvoll. Der klinische Nutzen bei der Rechtsherzdekompensation ist jedoch umstritten und die Deutsche Gesellschaft für Thorax-, Herz- und Gefäßchirurgie gibt eine offene Empfehlung [126].

Die venoarterielle ECMO bezeichnet eine minimalisierte Herz-Lungen-Maschine, die bei kardiogenem Schock den Kreislauf und den Gasaustausch ersetzt [112]. Sie ermöglicht eine Stabilisierung des Patienten, um eine weiterführende Diagnostik und Therapie durchführen zu können (Bridge to Therapy/Decision/Recovery usw.). Die Anlage und Durchführung einer ECMO erfordert ein multidisziplinäres, geschultes und eingespieltes Team bestehend aus Anästhesisten, Herzchirurgen, Kardiologen und Pflegepersonal.

Die venovenöse ECMO dient der Unterstützung der Lungenfunktion und wird bei isoliertem Lungenversagen eingesetzt [112].

Levosimendan ist ein Inodilatator, der den myokardialen Sauerstoffverbrauch im Vergleich zu Dobutamin und den Phosphodiesterase-III-Hemmern nicht oder nur minimal erhöht. Levosimendan wird als einzigem Inotropikum eine Reduktion der Letalität bescheinigt [127]. Die Wirkung tritt jedoch mit einer zeitlichen Verzögerung von bis zu 30 Minuten ein. Der Schweregrad und die Dynamik der kardiovaskulären Dekompensation des Patienten aus dem geschilderten Fall erforderten aus damaliger klinischer Sicht jedoch eine raschere und effektivere Lösung.

9.6.6 Zu Frage 6

> **Frage 6**
>
> **Was ist eine mögliche Komplikation der venoarteriellen ECMO?**
> 1. zerebrale Hypoxämie
> 2. Ischämie der oberen Extremitäten
> 3. Thrombosierung der Zentrifugalpumpe
> 4. ARDS (Acute Respiratory Distress Syndrome)
> 5. akutes Leberversagen

▶ **Erläuterung.** Auch bei maximaler ECMO-Leistung kann ein antegrader Blutfluss durch eine residuale Herzfunktion bestehen bleiben. Dabei wird pulmonal oxygeniertes Blut gegen den retrograden arteriellen Blutfluss gefördert. Je nach residualer Herzleistung befindet sich diese Trennlinie (sog. Wasserscheide) irgendwo zwischen Aortenklappe und Aorta descendens. Eine distale Trennlinie (distal der A. subclavia sinistra) und eine zusätzliche schwere Lungeninsuffizienz können das sog. Harlekinsyndrom hervorrufen, das durch sauerstoffreiches arterielles Blut unterhalb der Trennlinie (unterhalb der Arme) und sauerstoffarmes arterielles Blut oberhalb der Trennlinie (von den Armen aufwärts) gekennzeichnet ist. Dies kann mit einer zerebralen Hypoxämie einhergehen. Insofern ist die Überwachung des paO_2 in der A. radialis (oder brachialis) des rechten Armes wichtig.

Eine Ischämie der unteren Extremität ist auf das Risiko einer Dislokation atherosklerotischer Plaques bei Kanülenanlage und auf die Behinderung des Blutflusses durch die Kanüle (Durchmesser 25–30 F, d. h. 0,83–1,00 cm, Länge 50 cm) zurückzuführen. Aus diesem Grund wird inzwischen routinemäßig eine zusätzliche, nach distal gerichtete, kleinkalibrige Reperfusionskanüle eingelegt.

Das Risiko einer Thrombosierung des Pumpsystems besteht hauptsächlich auf Höhe des Oxygenators. Aufgrund der Antikoagulation und des Verbrauchs von Thrombozyten und Gerinnungsfaktoren besteht auch ein signifikantes Blutungsrisiko (an den Kanülierungsstellen, am Operationssitus, zerebral, gastrointestinal usw.) [111]. Eine engmaschige Kontrolle der Gerinnungsparameter ist dementsprechend wichtig.

Die ECMO kann den Gasaustausch aufgrund eines hydrostatischen Lungenödems negativ beeinträchtigen. Das Lungenödem ist eine relativ häufige Komplikation des ECLS (in 15–20 % der Fälle) und entsteht aufgrund der erhöhten linksventrikulären Nachlast bei retrogradem Aortenfluss [115]. Die Anlage einer IABP kann das Problem in den meisten Fällen effektiv beheben [125].

Das Leberversagen ist keine direkte Komplikation der ECMO. Der Patient des vorliegenden Falles hatte ein akutes Leberversagen im Rahmen des septischen Multiorganversagens und der Rechtsherzdekompensation.

> **Merke**
>
> Im Allgemeinen gilt es zu erwähnen, dass die ECLS-Langzeitüberlebensrate bei weniger als 20 % nach 18 Monaten liegt. Dabei korreliert die Letalität eng mit dem Alter.

9.6.7 Zu Frage 7

Frage 7

Was ist eines Ihrer Therapieziele während der venoarteriellen ECMO?
1. 3-fache Erhöhung des PTT-Kontrollwerts
2. kontinuierliche Muskelrelaxation
3. HZV 1,0–1,5 l/(min · m²)
4. ACT (Activated Clotting Time) 100 s
5. tägliche TEE-Verlaufskontrolle

▶ **Erläuterung.** Die Antikoagulation erfolgt mit Heparin, außer bei Patienten mit heparininduzierter Thrombozytopenie oder Heparinallergie. Die Ziel-PTT liegt bei einer 1,5- bis 2,0-fachen Erhöhung des Kontrollwerts. Alternativ sollte die Dosierung auch über die ACT erfolgen (1,5-fache Erhöhung des Kontrollwerts). Die Antithrombin-III-Aktivität sollte bei mindestens 80 % liegen [117].

Die kontinuierliche Muskelrelaxation kann bei der Beatmung von ARDS-Patienten über einen begrenzten Zeitraum hilfreich sein und in der Frühphase die Letalität senken [124]. Die ECMO ist jedoch keine Indikation für eine Muskelrelaxation.

Das anvisierte HZV bei einem volllaufenden ECLS liegt bei ca. 2,0–2,5 l/(min · m²). Die Flussrate sollte jedoch im Verlauf an die gemischtvenöse Sauerstoffsättigung (über 65 %) und den arteriellen Mitteldruck (über 65 mmHg) angepasst werden [117][130].

Tägliche TEE-Kontrollen sind notwendig zur Lagekontrolle der venösen Kanüle, zur Beurteilung der Kontraktilität und zur Erkennung von Komplikationen (z. B. intrakavitäre Thromben, Perikarderguss).

9.7 Literatur

[109] Aliaga M, Forel JM, De Bourmont S et al. Diagnostic yield and safety of CT scans in ICU. Intensive Care Med 2015; 41 (3): 436–443

[110] Antoniou T, Koletsis EN, Prokakis C et al. Hemodynamic effects of combination therapy with inhaled nitric oxide and iloprost in patients with pulmonary hypertension and right ventricular dysfunction after high-risk cardiac surgery. J Cardiothorac Vasc Anesth 2013; 27 (3): 459–466

[111] Aubron C, DePuydt J, Belon F et al. Predictive factors of bleeding events in adults undergoing extracorporeal membrane oxygenation. Ann Intensive Care 2016; 6 (1): 97

[112] Beckmann A, Benk C, Beyersdorf F et al. Position article for the use of extracorporeal life support in adult patients. Eur J Cardio Thorac Surg Off J Eur Assoc Cardio-Thorac Surg 2011; 40 (3): 676–680

[113] Caldicott LD, Hawley K, Heppell R et al. Intravenous enoximone or dobutamine for severe heart failure after acute myocardial infarction: a randomized double-blind trial. Eur Heart J 1993; 14 (5): 696–700

[114] Cecconi M, De Backer D, Antonelli M et al. Consensus on circulatory shock and hemodynamic monitoring. Task force of the European Society of Intensive Care Medicine. Intensive Care Med 2014; 40 (12): 1795–1815

[115] Combes A, Leprince P, Luyt CE et al. Outcomes and long-term quality-of-life of patients supported by extracorporeal membrane oxygenation for refractory cardiogenic shock. Crit Care Med 2008; 36 (5): 1404–1411

[116] Dalhoff K, Abele-Horn M, Andreas S et al. Epidemiology, diagnosis and treatment of adult patients with nosocomial pneumonia. S-3 Guideline of the German Society for Anaesthesiology and Intensive Care Medicine, the German Society for Infectious Diseases, the German Society for Hygiene and Microbiology, the German Respiratory Society and the Paul-Ehrlich-Society for Chemotherapy. Pneumol Stuttg Ger 2012; 66 (12): 707–765

[117] Extracorporeal life support organisation (ELSO). ECLS guidelines; 2013. Im Internet: https://www.elso.org/resources/guidelines.aspx (Stand: 11.04.2018)

[118] Frostell C, Fratacci MD, Wain JC et al. Inhaled nitric oxide. A selective pulmonary vasodilator reversing hypoxic pulmonary vasoconstriction. Circulation 1991; 83 (6): 2038–2047

[119] George I, Xydas S, Topkara VK et al. Clinical indication for use and outcomes after inhaled nitric oxide therapy. Ann Thorac Surg 2006; 82 (6): 2161–2169

[120] Guérin C, Reignier J, Richard JC et al. Prone positioning in severe acute respiratory distress syndrome. N Engl J Med 2013; 368 (23): 2159–2168

[121] Harjola VP, Mebazaa A, Čelutkienė J et al. Contemporary management of acute right ventricular failure: a statement from the Heart Failure Association and the Working Group on Pulmonary Circulation and Right Ventricular Function of the European Society of Cardiology. Eur J Heart Fail 2016; 18 (3): 226–241

[122] Kastrup M, Braun J, Kaffarnik M et al. Catecholamine dosing and survival in adult intensive care unit patients. World J Surg 2013; 37 (4): 766–773

[123] Marik PE, Cavallazzi R. Does the central venous pressure predict fluid responsiveness? An updated meta-analysis and a plea for some common sense. Crit Care Med 2013; 41 (7): 1774–1781

[124] Papazian L, Forel JM, Gacouin A et al. Neuromuscular blockers in early acute respiratory distress syndrome. N Engl J Med 2010; 363 (12): 1107–1116

[125] Petroni T, Harrois A, Amour J et al. Intra-aortic balloon pump effects on macrocirculation and microcirculation in cardiogenic shock patients supported by venoarterial extracorporeal membrane oxygenation. Crit Care Med 2014; 42 (9): 2075–2082

[126] Pilarczyk K, Bauer A, Boening A et al. S 3-Guideline: Recommendations for intra-aortic balloon pumping in cardiac surgery. Thorac Cardiovasc Surg 2015; 63 (Suppl. 2): S 131–S 196

[127] Pollesello P, Parissis J, Kivikko M et al. Levosimendan meta-analyses: Is there a pattern in the effect on mortality? Int J Cardiol 2016; 209: 77–83

[128] Sommer N, Hecker M, Tello K et al. Pulmonary hypertension: What is new in therapy? Anaesthesist 2016; 65 (8): 635–652

[129] Treskatsch S, Habicher M, Sander M. Echocardiography for hemodynamic monitoring on ICU? AINS 2014; 49 (11–12): 708–717

[130] Wu MY, Lin PJ, Lee MY et al. Using extracorporeal life support to resuscitate adult postcardiotomy cardiogenic shock: treatment strategies and predictors of short-term and midterm survival. Resuscitation 2010; 81 (9): 1111–1116

[131] Zarbock A, Kellum JA, Schmidt C et al. Effect of early vs delayed initiation of renal replacement therapy on mortality in critically Ill patients with acute kidney injury: the ELAIN Randomized Clinical Trial. JAMA 2016; 315 (20): 2190–2199

10 Fall 10: Pulslosigkeit nach Wirbelsäulenoperation

Samir G. Sakka

10.1 Fallbeschreibung

Eine 75-jährige Patientin (BMI 27,3 kg/m²) stellt sich mit Lumboischialgien und Parästhesien im linken Oberschenkel bis in den Fuß ziehend in der Klinik für Neurochirurgie vor. Die Vorerkrankungen umfassen einen Diabetes mellitus Typ 2 und eine langjährig bekannte, medikamentös gut eingestellte arterielle Hypertonie. Die Patientin berichtet über eine Beinvenenthrombose vor ca. 50 Jahren. Es bestehen keine Paresen, sodass von den operativen Kollegen eine elektive Operation im Sinne einer lumbalen Dekompression (Operationsdauer ca. 4 h) indiziert wird.

Die Lösungen (und Erläuterungen) dieses Falles finden Sie weiter hinten in diesem Kapitel (S. 110) oder über den folgenden QR-Code.

Abb. 10.1 QR-Code zu denLösungen.

10.2 Präoperative Evaluation

Im Prämedikationsgespräch am Vortag der Operation erwähnt die Patientin eine Reihe früherer Operationen (Varizen-Stripping, Ovarektomie, Appendektomie und zuletzt die Implantation einer Knieendoprothese vor 2 Jahren), die sämtlich ohne anästhesiologische Komplikationen durchgeführt wurden. Ihre körperliche Belastbarkeit sei eingeschränkt, das Treppensteigen in den letzten Monaten wegen Luftnot nur mit Unterbrechungen möglich. Die körperliche Untersuchung erbringt Ödeme beider Unterschenkel und es besteht eine ausgeprägte beidseitige Varikosis. Die Patientin berichtet über eine Nykturie.

> **Frage 1**
>
> **Welche präoperative Diagnostik führen Sie durch?**
> 1. keine weitere Diagnostik
> 2. laborchemische Diagnostik
> 3. laborchemische Diagnostik + 12-Kanal-EKG
> 4. laborchemische Diagnostik + 12-Kanal-EKG + Röntgenbild des Thorax
> 5. laborchemische Diagnostik + 12-Kanal-EKG + Röntgenbild des Thorax + Echokardiografie

Der Anästhesist ordnet ein 12-Kanal-EKG und ein Thoraxröntgenbild an. Das EKG zeigt einen normofrequenten Sinusrhythmus, als Lagetyp einen Linkstyp. Es bestehen keine Erregungsrückbildungsstörungen (▶ Abb. 10.2). Das Röntgenbild liefert einen altersentsprechenden, normalen kardiopulmonalen Befund (▶ Abb. 10.3).

10.3 Intraoperativer Verlauf

Am nächsten Morgen um 8:00 Uhr wird nach üblicher Vorbereitung die Allgemeinanästhesie mittels Sufentanil (35 µg), Propofol (140 mg) und Atracurium (50 mg) eingeleitet. Bei Kreislaufstabilität erfolgen die endotracheale Intubation sowie die Anlage eines Dauerkatheters und eines ZVK. Zudem wird eine invasive Blutdruckmessung über die A. radialis etabliert. Die Dauer des operativen Eingriffs in Bauchlage beträgt letztlich ca. 7,5 h. Während dieser Zeit erhält die Patientin 3 l kristalliner Infusionslösungen. Die Diurese beträgt ca. 60 ml/h, der Blutverlust ca. 1000 ml.

10.4 Unmittelbar postoperativer Verlauf

Gegen 16:30 Uhr wird die Patientin bei stabilen Kreislaufverhältnissen, Normothermie und suffizienter Spontanatmung im Operationssaal aus der Bauch- in die Rückenlage gebracht und dort extubiert. Sie wird unter apparativem Monitoring (EKG,

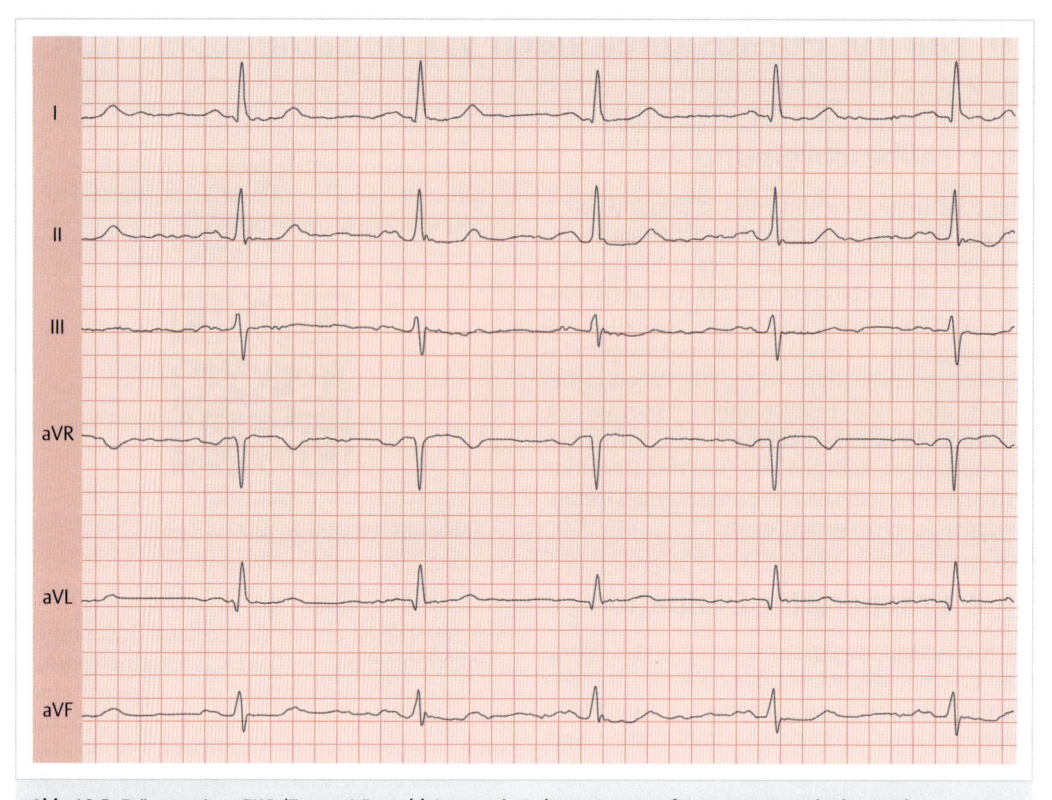

Abb. 10.2 Präoperatives EKG (Extremitätenableitungen). Es liegt ein normfrequenter Sinusrhythmus ohne Erregungsrückbildungsstörungen vor. Lagetyp: Linkstyp, am ehesten Folge einer arteriellen Hypertonie. Papiervorschub 50 mm/s.

Pulsoxymetrie, RR) in die Operationssaalausschleuse gebracht. Dort wird die Patientin während der Umlagerung in ihr Bett bewusstlos und zeigt eine Schnappatmung. Der Vitalmonitor zeigt eine Sinusbradykardie (55/min), Hypotonie (RR 71/40 mmHg) und Hypoxämie (pulsoxymetrische Sauerstoffsättigung 71 %). Die Patientin wird umgehend in den unmittelbar angrenzenden Aufwachraum gebracht. Dort erfolgt bei Pulslosigkeit die sofortige medikamentöse und mechanische kardiopulmonale Reanimation mit Intubation und Beatmung.

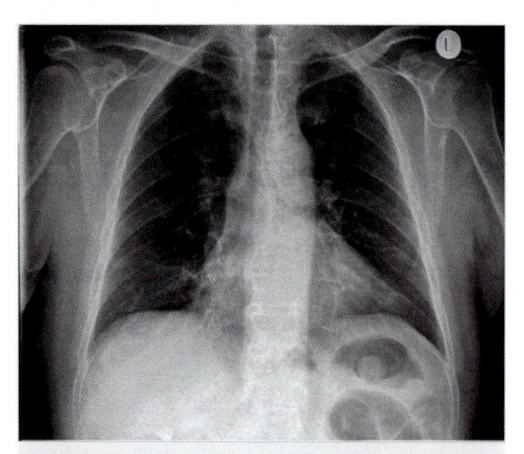

Abb. 10.3 Präoperatives Thoraxröntgenbild. Es liegt ein altersentsprechender, normaler kardiopulmonaler Befund vor.

Frage 2

Wie lautet Ihre Verdachtsdiagnose?
1. akuter Myokardinfarkt
2. Lungenarterienembolie
3. Spannungspneumothorax
4. Blutung
5. Alle Antworten sind möglich.

10.5 Behandlung im Aufwachraum

Der Monitor zeigt einen tachykarden Sinusrhythmus, die Kapnometrie liefert einen etCO$_2$ (einen endtidalen Kohlendioxidpartialdruck) von 20 mmHg. Die klinische Untersuchung unter manueller Beatmung ergibt ein seitengleiches, beidseitiges Atemgeräusch. Das Abdomen ist weich, die Drainagen zeigen keine Sekretion. Über den liegenden arteriellen Zugang wird sofort eine Blutprobe zur BGA entnommen. Die arterielle BGA (17:00 Uhr) wird im Aufwachraum durchgeführt und erbringt folgende Ergebnisse:

> **Der Fall**
>
> **Arterielle BGA (17:00 Uhr)**
> - pH 7,13
> - paCO$_2$ 66 mmHg
> - paO$_2$ 550 mmHg (FiO$_2$ 1,0)
> - Basenexzess -8,5 mmol/l
> - Laktat 6,4 mmol/l
> - Hämoglobin 10,9 g/dl

Die Differenz des arterioendtidalen pCO$_2$ beträgt somit 46 mmHg.

> **Frage 3**
>
> **Wie lautet Ihre Verdachtsdiagnose jetzt?**
> 1. akuter Myokardinfarkt
> 2. Lungenarterienembolie
> 3. Spannungspneumothorax
> 4. Blutung
> 5. Keine der Antworten ist richtig.

> **Frage 4**
>
> **Welches diagnostische Verfahren setzen Sie als Nächstes ein?**
> 1. Röntgenbild des Thorax
> 2. PAK
> 3. Echokardiografie
> 4. CT
> 5. Szintigrafie

Zur Abklärung der akuten hämodynamischen Instabilität wird umgehend eine TEE durchgeführt (▶ Tab. 10.1) [132][133].

Tab. 10.1 Indikationen für den perioperativen Einsatz der TEE beim nicht kardiochirurgischen Patienten [133]. Die Klassen I–III geben den jeweiligen Empfehlungsgrad wieder (Wertung durch die American Society of Anesthesiologists).

Klassen	Beschreibung	Indikationen
I	nach heutigem Wissenstand sinnvolle Indikation mit wahrscheinlich positivem Einfluss auf das Patienten-Outcome	• hämodynamisch instabiler Patient, intra- und postoperativ • Intensivpatient mit vermuteter Klappenpathologie oder Thromboembolie
II	mögliche Indikation ohne gesicherten positiven Einfluss auf das Patienten-Outcome	• erhöhtes Risiko für perioperative Myokardischämie • erhöhtes Risiko für hämodynamische Instabilität • Überwachung bei hohem Risiko für eine intraoperative Luftembolie • stabiler Patient mit Pathologie der thorakalen Aorta präoperativ • Thoraxtrauma, Verdacht auf Herzkontusion • thorakale Aortenchirurgie ohne Einsatz einer extrakorporalen Zirkulation
III	wenig belegte Indikation mit unklarem Einfluss auf das Patienten-Outcome	• nicht kardiochirurgischer Eingriff bei Endokarditis • Embolieüberwachung bei orthopädischen Eingriffen • echokardiografische Kontrolle nach Aortenruptur • nicht-kardiochirurgischer Eingriff bei Perikarditis • intraoperative Beurteilung von Pleura und Lunge • Lagekontrolle ZVK/PAK

PAK = pulmonalarterieller Katheter
ZVK = zentraler Venenkatheter

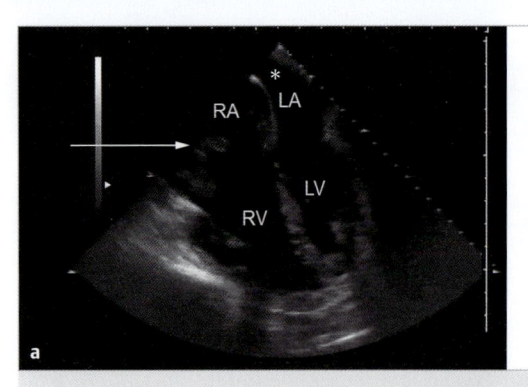

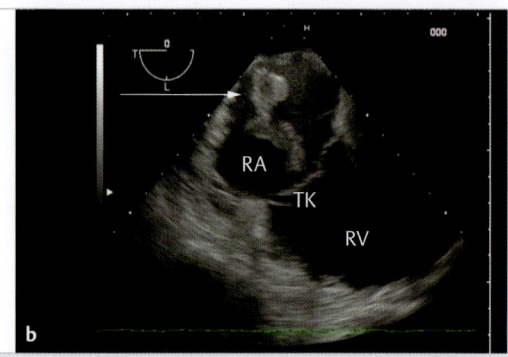

Abb. 10.4 TEE. Es zeigen sich multiple, über den rechten Vorhof und über die Trikuspidalklappe im Blutstrom zu verfolgende echodichte Strukturen (Pfeile). Das Vorhofseptum (*) ist als Zeichen der Rechtsherzbelastung nach links ausgelenkt.
LA = linker Vorhof
LV = linker Ventrikel
RA = rechter Vorhof
RV = rechter Ventrikel
TK = Trikuspidalklappe
a Mittösophagealer 4-Kammer-Blick.
b Modifizierter mittösophagealer Blick.

Die Untersuchung (17:10 Uhr) zeigt durch die Trikuspidalklappe im Blutstrom zu verfolgende echodichte Strukturen. Es bestehen eine ausgeprägte Rechtsherzbelastung mit einer paradoxen Bewegung des interventrikulären Septums (▶ Abb. 10.4) und eine ausgeprägte Trikuspidalinsuffizienz. Die pulmonalarteriellen Hauptstämme beidseits sind, soweit einsehbar, ohne Nachweis embolischen Materials. Die Kontraktilität des gering gefüllten linken Ventrikels (Kissing papillary Muscles) ist nicht eingeschränkt.

Frage 5

Wie lautet Ihre Verdachtsdiagnose zu diesem Zeitpunkt?
1. akuter Myokardinfarkt
2. Lungenarterienembolie
3. Trikuspidalklappenendokarditis
4. Vorhofmyxom
5. Luftembolie

Während der Behandlung im Aufwachraum entwickelt die Patientin ein tachykardes Vorhofflimmern (Ventrikelfrequenz ca. 120/min), das die Gabe von Amiodaron erforderlich macht. Im 12-Kanal-EKG zeigen sich Erregungsrückbildungsstörungen in den lateralen Brustwandableitungen (V 5,6). Eine aktuelle arterielle BGA (17:30 Uhr) liefert folgende Ergebnisse:

Der Fall

Aktuelle arterielle BGA (17:30 Uhr)
- pH 7,29
- $paCO_2$ 52 mmHg
- Basenexzess -7,2 mmol/l
- Laktat 8,0 mmol/l
- paO_2 299 mmHg (FiO_2 1,0)
- Hämoglobin 9,8 g/dl

Die Patientin wird trotz wiederholter Bolusgaben von Adrenalin (jeweils 100 µg) zunehmend hypoton (RR 85/48 [61] mmHg).

Frage 6

Welches Katecholamin sollte in dieser Kreislaufkonstellation vorrangig eingesetzt werden?
1. Dopamin
2. Dobutamin
3. Suprarenin
4. Noradrenalin
5. Orciprenalin

10.5 Aufwachraum

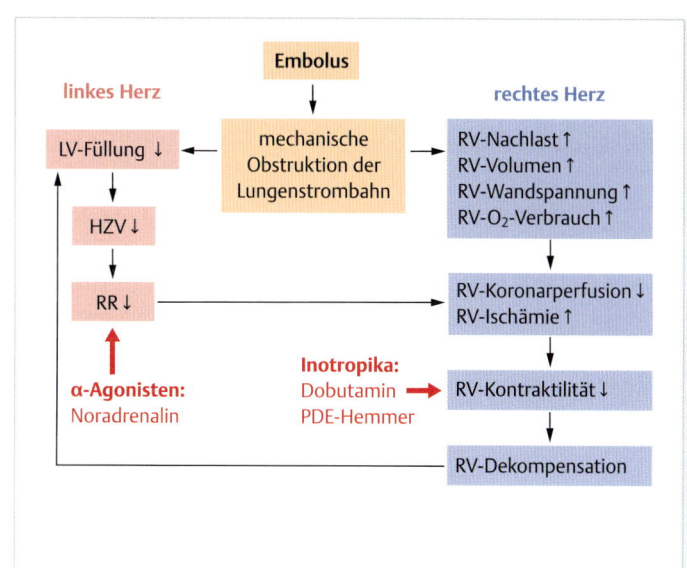

Abb. 10.5 Pathophysiologie der akuten rechtsventrikulären Nachlasterhöhung mit Anstieg der rechtsventrikulären Wandspannung im Rahmen einer akuten Lungenarterienembolie. Die damit einhergehende Abnahme der rechtsventrikulären Koronarperfusion führt über die Ischämie letztlich zur Dekompensation des rechten Ventrikels. Durch die Verlagerung des interventrikulären Septums wird gleichzeitig die linksventrikuläre Füllung behindert. Der daraus resultierende Abfall des systemischen Blutdrucks verstärkt die rechtsventrikuläre Ischämie.
HZV = Herzzeitvolumen
LV = linker Ventrikel
PDE = Phosphodiesterase
RR = nicht-invasiv gemessener Blutdruck
RV = rechter Ventrikel

Frage 7

Welche EKG-Abnormitäten können im Rahmen einer akuten Lungenarterienembolie auftreten?
1. Vorhofflimmern
2. Rechtsschenkelblock
3. SIQIII-Typ
4. Vorhofflattern
5. Alle Antworten sind korrekt.

Gegen 17:45 Uhr ist die Patientin weiter kreislaufinstabil (▶ Abb. 10.5). Zur Aufrechterhaltung eines arteriellen Mitteldrucks von mehr als 65 mmHg bedarf es der kontinuierlichen Gabe von Noradrenalin 0,2 µg/(kg Körpergewicht · min) und mittlerweile zusätzlich von Adrenalin 0,2 µg/(kg Körpergewicht · min). Die arterielle BGA (18:00 Uhr) unter maschineller, druckkontrollierter Beatmung (Beatmungsdrücke 19/5 mbar) mit einer FiO_2 von 1,0 liefert folgende Befunde:

Der Fall

Aktuelle BGA (18:00 Uhr)
- pH 7,24
- $paCO_2$ 52 mmHg
- Basenexzess -8,2 mmol/l
- Laktat 10,0 mmol/l
- paO_2 199 mmHg (FiO_2 1,0)
- Hämoglobin 9,2 g/dl

Frage 8

Welche der folgenden Maßnahmen leiten Sie ein?
1. i. v. Heparingabe
2. V.-cava-Filterimplantation
3. systemische Thrombolyse
4. kardiochirurgisches Konsil mit der Frage nach der Indikation zur operativen Embolektomie
5. Katheterfragmentation

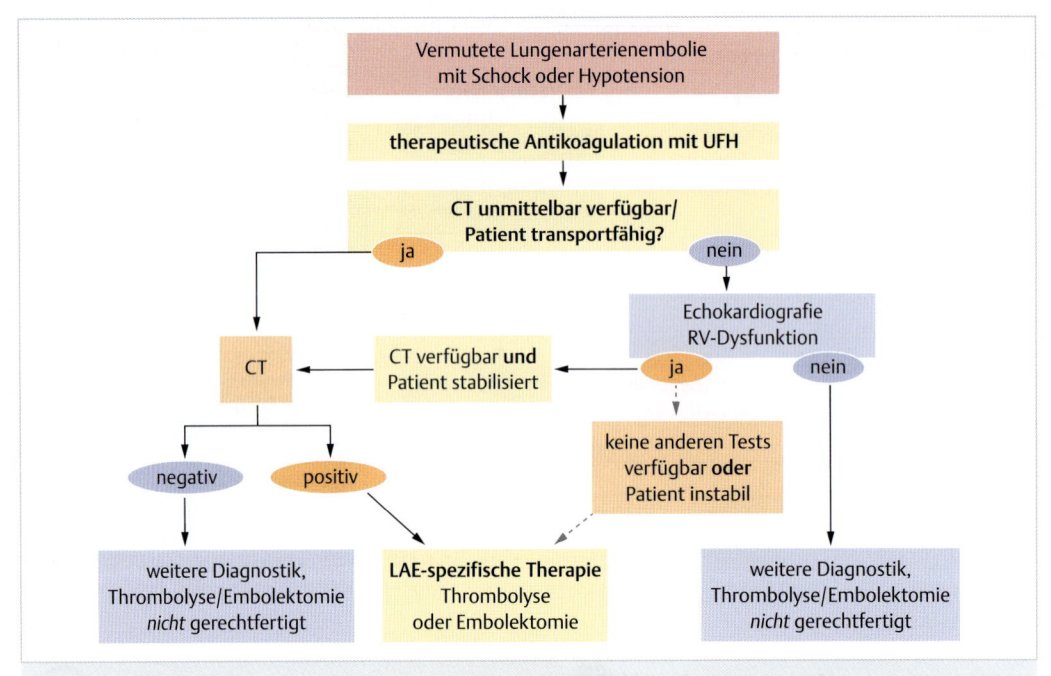

```
Vermutete Lungenarterienembolie
mit Schock oder Hypotension
            ↓
therapeutische Antikoagulation mit UFH
            ↓
    CT unmittelbar verfügbar/
    Patient transportfähig?
    ja                      nein
                             ↓
                    Echokardiografie
                    RV-Dysfunktion
       CT verfügbar und      ja        nein
       Patient stabilisiert
    CT                              
                            keine anderen Tests
                            verfügbar oder
                            Patient instabil
  negativ    positiv
    ↓          ↓                  ↓               ↓
weitere Diagnostik,   LAE-spezifische Therapie   weitere Diagnostik,
Thrombolyse/Embolektomie   Thrombolyse         Thrombolyse/Embolektomie
nicht gerechtfertigt       oder Embolektomie    nicht gerechtfertigt
```

Abb. 10.6 Diagnostisches und therapeutisches Vorgehen bei hämodynamisch instabilen Patienten mit Verdacht auf eine Lungenarterienembolie. Nach den Empfehlungen der Europäischen Gesellschaft für Kardiologie.
CT = Computertomografie
LAE = Lungenarterienembolie
RV = rechter Ventrikel

Aufgrund der zunehmenden kardiopulmonalen Insuffizienz (Katecholamintherapie, Serumlaktat, FiO_2) und der Nichtverfügbarkeit einer Kardiochirurgie im Haus fällt im Konsens mit den operativen Kollegen die Entscheidung zugunsten einer systemischen Thrombolysetherapie (▶ Abb. 10.6). Es wird rekombinanter Gewebeplasminogenaktivator verwendet: Davon werden 10 mg i. v. verabreicht, dann werden 90 mg über 2 h infundiert. Im Anschluss erhält die Patientin kontinuierlich unfraktioniertes Heparin (Ziel: aPTT von 60–80 s). Unter dieser Therapie zeigen sich zunehmende Drainageverluste und es wird die Transfusion von 2 Erythrozytenkonzentraten in den folgenden 2 h notwendig. Ungefähr 1 h nach Beginn der systemischen Thrombolysetherapie kommt es zu einer Kreislaufstabilisierung, die Therapie mit Adrenalin kann reduziert werden.

Frage 9
Welchen Zielparameter benutzen Sie zur Steuerung der thrombolytischen Therapie?
1. aPTT
2. Quick-Wert
3. Fibrinogen im Serum
4. ACT
5. keinen der genannten

10.6 Therapie auf der Intensivstation

Gegen 21:00 Uhr wird die Patientin auf die operative Intensivstation gebracht. Zur Kreislaufunterstützung bedarf es der kontinuierlichen Gabe von Noradrenalin 0,2 µg/(kg Körpergewicht · min) und von Adrenalin 0,1 µg/(kg Körpergewicht · min). Die maschinelle Beatmung erfolgt in einem druckkontrollierten Modus (FiO_2 0,9, Beatmungsdrücke

18/5 mbar). Die Laboranalyse bei Aufnahme auf der Intensivstation liefert folgende Werte:

> **Der Fall**
>
> **Laboranalyse bei Aufnahme auf der Intensivstation**
> - Laktat 8,0 mmol/l
> - Quick-Wert 38 %
> - aPTT 128,8 s
> - Kreatinin 1,41 mg/dl
> - Thrombozytenzahl 77/nl
> - D-Dimere 31,53 mg/l (Norm: weniger als 0,5 mg/l)

Zur Steuerung der Kreislauftherapie wird ein erweitertes hämodynamisches Monitoring mittels transpulmonaler Thermodilution mit integrierter Pulskonturanalyse etabliert (PiCCO-System; Maquet, Getinge Group). Sonografisch gestützt wird ein 5-F-Thermistorkatheter femoralarteriell platziert. Im Verlauf der kommenden Stunden kann die Adrenalingabe beendet werden. Bei fallendem Serumlaktat kann auf Dobutamin 2 µg/(kg Körpergewicht · min) umgestellt werden. Weiterhin ist die Gabe von Noradrenalin 0,2 µg/(kg Körpergewicht · min) erforderlich. Das initiale hämodynamische Profil war geprägt von einem niedrigen Herzindex von 2,2 l/(min · m²) sowie von einem geringen intrathorakalen Blutvolumenindex von 690 ml/m² (Norm: 850–1000 ml/m²) und extravaskulären Lungenwasserindex von 5 ml/kg Körpergewicht (Norm: im Bereich 7–10 ml/kg Körpergewicht) [145] bei deutlich erhöhter Schlagvolumenvariation von 26 % (Norm: weniger als 12 %). Diese Befundkonstellation passt zu einer akuten relevanten Lungenarterienembolie [141][143]. Der Herzindex ist reduziert, ebenso sind es die zentralen Volumina, die aufgrund der Okklusion von Anteilen der pulmonalen Zirkulation vom Indikator des Thermodilutionsverfahrens nicht erreicht werden können. Die deutlich erhöhte Schlagvolumenvariation ist durch eine „Unterfüllung" des linken Ventrikels infolge des Rechtsherzversagens erklärt.

Unter der kontinuierlichen therapeutischen Heparingabe bestehen deutliche Drainageverluste (ca. 1000 ml in den ersten 12 h). Es wird die Transfusion weiterer Blutprodukte einschließlich Thrombozyten notwendig. Eine Duplexsonografie am ersten postoperativen Tag liefert keinen sicheren Nachweis einer Bein- oder Beckenvenenthrombose.

Die Patientin bleibt zunächst analgosediert mit Sufentanil 0,5 µg/(kg Körpergewicht · h) und Propofol 3 mg/(kg Körpergewicht · h). Vor dem Hintergrund des rückenmarksnahen Eingriffs und der transfusionspflichtigen Blutungskomplikation besteht die Frage, ob und inwieweit die systemische Thrombolysetherapie zu einer neurologischen Symptomatik geführt hat.

> **Frage 10**
>
> **Wie beurteilen Sie ein mögliches neurologisches Defizit?**
> 1. Unterbrechung der Sedierung und klinische Untersuchung
> 2. CT
> 3. Ableitung von somatosensorisch evozierten Potenzialen
> 4. keine Notwendigkeit der Beurteilung, da ohne Konsequenz
> 5. MRT

Da die Patientin weiterhin als kardiopulmonal instabil und nicht transportabel eingestuft wird, erfolgt eine Unterbrechung der Sedierung. Im Verlauf weniger Stunden wacht die Patientin auf, sie ist wach und kooperativ. Die Sensibilität und die Motorik der oberen Extremitäten sind unbeeinträchtigt. Es besteht eine erloschene Sensibilität und Paraplegie der unteren Extremitäten. Die operativen Kollegen nehmen in Anbetracht der anhaltenden Kreislaufinstabilität und der therapeutischen Antikoagulation von einer operativen Revision Abstand.

10.7 Weiterer intensivmedizinischer Verlauf

Am 4. postoperativen Tag kommt es unter der Therapie mit Amiodaron zu einer Konversion in den Sinusrhythmus, die Therapie mit Noradrenalin kann beendet werden. In einer Kontrollechokardiografie zeigt sich weiterhin eine Rechtsherzbelastung; intrakavitäre Thromben kommen nicht zur Darstellung. Der linke Ventrikel imponiert wenig gefüllt bei erhaltener systolischer Pumpfunktion. In Anbetracht der relativ stabilen Kreislaufverhältnisse wird eine CT von Schädel, Thorax und Abdomen durchgeführt. Eine intrakranielle Blutung wird ausgeschlossen, thorakal zeigen sich Re-

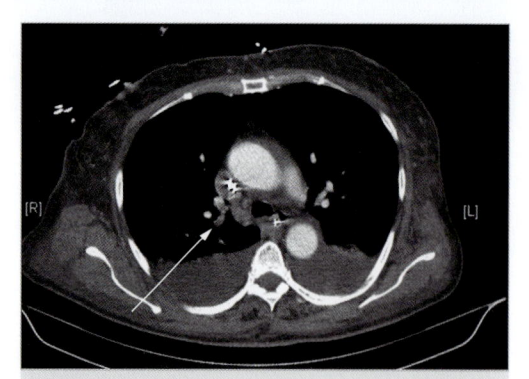

Abb. 10.7 CT des Thorax nach i. v. Kontrastmittelgabe. Es zeigen sich die Residuen einer Lungenarterienembolie mit einem Verschluss der Oberlappenarterie rechts (Kontrastmittelaussparung s. Pfeil, ventral davon bestehende Perfusion [weiß]). Es liegen infiltrative Veränderungen im posterioren Oberlappen rechts im Sinne einer Infarktpneumonie vor.

siduen einer Lungenarterienembolie im Bereich der rechtsseitigen Oberlappenarterie (▶ Abb. 10.7).

Am 10. postoperativen Tag wird aufgrund einer ausgeprägten Intensive Care Unit acquired Weakness eine perkutane Dilatationstracheotomie durchgeführt. Wenige Tage später entwickelt die Patientin eine Beatmungspneumonie, die eine antiinfektive Therapie erforderlich macht. An Tag 14 nach dem Eingriff erfolgt eine MRT der Wirbelsäule, die im Bereich der operativen Stabilisierung ein Ödem mit einer vollständigen Kompression des Spinalkanals erbringt. An Tag 27 nach dem operativen Eingriff wird die Patientin, mittlerweile vollständig vom Beatmungsgerät abtrainiert, in ein Zentrum für Querschnittverletzte verlegt.

10.8 Zusammenfassung des Falles

Fazit

- Als mögliche Ursache für eine akute Kreislaufinsuffizienz nach einem operativen Eingriff muss eine akute Lungenarterienembolie berücksichtigt werden.
- Eine akute Lungenarterienembolie kann unmittelbar postoperativ auftreten.
- Die TEE gilt als diagnostisches Verfahren der ersten Wahl zur Abklärung einer akuten hämodynamischen Instabilität.
- Bei vitaler Indikation und Nichtvorhandensein einer Kardiochirurgie im Haus kann eine systemische Thrombolysetherapie auch unmittelbar postoperativ trotz des erhöhten Blutungsrisikos indiziert sein.
- Die in diesem Fall vorgestellte Patientin überlebt infolge der systemischen Thrombolysetherapie, trägt allerdings eine Querschnittlähmung aufgrund einer Blutung im lumbalen Operationsgebiet davon.

10.9 Lösungen und Erläuterungen zu Fall 10

10.9.1 Zu Frage 1

Frage 1

Welche präoperative Diagnostik führen Sie durch?
1. keine weitere Diagnostik
2. laborchemische Diagnostik
3. laborchemische Diagnostik + 12-Kanal-EKG
4. **laborchemische Diagnostik + 12-Kanal-EKG + Röntgenbild des Thorax**
5. laborchemische Diagnostik + 12-Kanal-EKG + Röntgenbild des Thorax + Echokardiografie

▶ **Erläuterung.** Die aktuellen Empfehlungen benennen als Indikationen für die Durchführung eines 12-Kanal-EKG im Rahmen der präoperativen Evaluation das Vorliegen mehr als eines kardialen Risikofaktors (im konkreten Fall klinische Zeichen einer Herzinsuffizienz und der Diabetes mellitus) und einen operativen Eingriff mit mittlerem Risiko (hier Wirbelsäulenoperation) [135]. Das Röntgenbild des Thorax sollte nur erstellt werden, wenn eine klinische Verdachtsdiagnose mit Konsequenzen für das perioperative Vorgehen besteht [135]. Die Bedeutung der Echokardiografie für die Vorhersage perioperativer kardialer Komplikationen ist bis heute ungeklärt. Eine Echokardiografie ist nur bei neu aufgetretener Dyspnoe oder bei einer bekannten Herzinsuffizienz und Aggravierung der Symptomatik in den letzten 12 Monaten indiziert [135].

10.9.2 Zu Frage 2

Frage 2

Wie lautet Ihre Verdachtsdiagnose?
1. akuter Myokardinfarkt
2. Lungenarterienembolie
3. Spannungspneumothorax
4. Blutung
5. Alle Antworten sind möglich.

▶ **Erläuterung.** Zu diesem Zeitpunkt kamen alle der genannten Diagnosen infrage. Erwähnenswert ist, dass die Patientin keine Tachykardie bot, wie sie z. B. bei einem Spannungspneumothorax oder einer Blutungskomplikation zu erwarten gewesen wäre.

10.9.3 Zu Frage 3

Frage 3

Wie lautet Ihre Verdachtsdiagnose jetzt?
1. akuter Myokardinfarkt
2. Lungenarterienembolie
3. Spannungspneumothorax
4. Blutung
5. Keine der Antworten ist richtig.

▶ **Erläuterung.** Ein Spannungspneumothorax war in Anbetracht des auskultatorischen Befunds unwahrscheinlich und wurde mittels Thoraxsonografie ausgeschlossen. Eine Blutung erschien ebenfalls unwahrscheinlich, da weder die Sekretion über die Drainage noch der Hämoglobingehalt auffällig waren. Beide Kriterien sind allerdings auch bei einer akuten Blutung initial keine verlässlichen Zeichen. Ein akuter Myokardinfarkt bleibt eine mögliche Differenzialdiagnose.

In der genannten Konstellation kam vor allem eine akute Lungenarterienembolie in Betracht. Der akute Beginn, das Auftreten im Rahmen der Umlagerung in der Ausschleuse und die Anamnese (frühere Beinvenenthrombose) waren Aspekte, die in Richtung dieser Diagnose wiesen. Die große arterioendtidale pCO_2-Differenz war ein weiteres Indiz, allerdings kann sie bei einem Schock auch anderer Ursache gleichartig verändert sein.

10.9.4 Zu Frage 4

Frage 4

Welches diagnostische Verfahren setzen Sie als Nächstes ein?
1. Röntgenbild des Thorax
2. PAK
3. Echokardiografie
4. CT
5. Szintigrafie

▶ **Erläuterung.** Eine TEE war das diagnostische Instrument der Wahl zur Abklärung der beschriebenen Situation [132][133]. Die Echokardiografie kann thromboembolisches Material direkt nachweisen und/oder indirekte Zeichen einer akuten Lungenarterienembolie anhand der Rechtsherzbelastung liefern.

Ein Röntgenbild des Thorax im a.-p. Strahlengang kann – allerdings mit Einschränkungen bei einem liegenden Patienten – einen Pneumothorax nachweisen, eine akute Lungenarterienembolie kann damit aber nicht diagnostiziert werden. Die kombinierte Ventilations- und Perfusionsszintigrafie kam im konkreten Fall nicht in Betracht. Sie sollte beim hämodynamisch stabilen Patienten als Alternative zur CT-Pulmonalisangiografie eingesetzt werden [136].

Der Pulmonalarterienkatheter (PAK) ermöglicht die Erfassung verschiedener Kreislaufvariablen, u. a. des pulmonalarteriellen Druckes. Diagnostisch erlaubt er die Durchführung einer Pulmonalisangiografie.

Die selektive Pulmonalis(PA)-Angiografie gilt als der historische Goldstandard in der Diagnostik der Lungenartierenembolie. Nach Platzierung der Katheterspitze im Truncus pulmonalis wird bei der PA-Angiografie das Kontrastmittel direkt in die Lungenarterien injiziert. Die PA-Angiografie hat durch die neuen bildgebenden Verfahren, insbesondere die CT-Angiografie (aktueller Goldstandard), wesentlich an Bedeutung verloren und ist nur noch in seltenen Fällen indiziert, z. B. bei Patienten mit absoluter Kontraindikation gegen eine Thrombolyse, bei denen eine notfallmäßige kathetertechnische Thrombusaspiration oder -fragmentation geplant ist [136].

10.9.5 Zu Frage 5

Frage 5
Wie lautet Ihre Verdachtsdiagnose zu diesem Zeitpunkt?
1. akuter Myokardinfarkt
2. Lungenarterienembolie
3. Trikuspidalklappenendokarditis
4. Vorhofmyxom
5. Luftembolie

▶ **Erläuterung.** Im vorliegenden Fall lag eine akute Lungenarterienembolie vor. In den abgebildeten Bildausschnitten war thromboembolisches Material zu erkennen, das durch den rechten Vorhof über die Trikuspidalklappe im Blutstrom zu verfolgen war. Es bestand keine anatomische Verbindung zur Trikuspidalklappe, die morphologisch nicht verändert war. Die pulmonalarteriellen Hauptstämme waren beidseits, soweit einsehbar, frei. Es bestanden eine ausgeprägte Rechtsherzbelastung mit einer Trikuspidalklappeninsuffizienz und eine Paradoxie des interventrikulären Septums.

Eine akute Lungenarterienembolie, vor allem, wenn letal verlaufend, besteht am häufigsten bei hospitalisierten Patienten mit einer tiefen Venenthrombose [134][146]. Die Inzidenz einer akuten Lungenarterienembolie nach einem elektiven operativen Eingriff wird mit weniger als 1 % beziffert [140]. Nach einer Operation an der Wirbelsäule besteht allerdings eine höhere Inzidenz (2,2–2,5 %), die Inzidenz nach ventralen oder kombiniert thorakolumbalen Eingriffen beträgt bis zu 4,2 % [142]. Wenngleich eine Lungenarterienembolie in der Regel mehrere Tage nach einer Operation auftritt – das Maximum liegt zwischen dem 4. und dem 10. postoperativen Tag – ist ein Vorkommen auch unmittelbar postoperativ gegeben [144].

Aufgrund der dargestellten anatomischen Verhältnisse, d. h. der fehlenden Verbindung des flottierenden Materials zur Trikuspidalklappe oder anderen kardialen Strukturen, war eine Lungenarterienembolie die am ehesten wahrscheinliche Diagnose.

10.9.6 Zu Frage 6

Frage 6
Welches Katecholamin sollte in dieser Kreislaufkonstellation vorrangig eingesetzt werden?
1. Dopamin
2. Dobutamin
3. Suprarenin
4. Noradrenalin
5. Orciprenalin

▶ **Erläuterung.** Das Katecholamin, das in dieser Konstellation vorrangig eingesetzt werden sollte, ist Noradrenalin. Mit nur geringem β-, aber vor allem α-adrenerg-mimetischem Effekt verbunden, stellt Noradrenalin einen hochpotenten Vasopressor zur Aufrechterhaltung des infolge der Zunahme der myokardialen Wandspannung reduzierten rechtskoronaren Perfusionsdrucks dar (s. ▶ Abb. 10.5).

10.9.7 Zu Frage 7

Frage 7
Welche EKG-Abnormitäten können im Rahmen einer akuten Lungenarterienembolie auftreten?
1. Vorhofflimmern
2. Rechtsschenkelblock
3. SIQIII-Typ
4. Vorhofflattern
5. Alle Antworten sind korrekt.

▶ **Erläuterung.** Alle der genannten Rhythmusstörungen bzw. EKG-Veränderungen können im Rahmen einer akuten Lungenarterienembolie auftreten [137][138].

10.9.8 Zu Frage 8

Frage 8
Welche der folgenden Maßnahmen leiten Sie ein?
1. i. v. Heparingabe
2. V.-cava-Filterimplantation
3. <mark>systemische Thrombolyse</mark>
4. kardiochirurgisches Konsil mit der Frage nach der Indikation zur operativen Embolektomie
5. Katheterfragmentation

▶ **Erläuterung.** Die i. v. Gabe von Heparin verhindert bei adäquater Aktivität von Antithrombin lediglich das appositionelle Thromboswachstum. Ein V.-cava-Filter löst nicht das Problem, er dient der Reduktion des Risikos von Reembolien und bleibt seltenen Indikationen vorbehalten. Therapeutisch hingegen sind die Thrombolyse, die Katheterfragmentation, wie sie in einigen Zentren von Radiologen praktiziert wird, und die operative Embolektomie im Rahmen eines offenen herzchirurgischen Eingriffs. Für den Vergleich zwischen therapeutischer Heparingabe und Thrombolysetherapie bei einer massiven Lungenarterienembolie zeigte sich, dass Letztere zwar häufiger mit Blutungskomplikationen, doch mit einem günstigeren Outcome und einer geringeren Reemboliate verbunden ist (▶Tab. 10.2) [147]. Im Falle einer erfolglosen Thrombolyse bei massiver Lungenarterienembolie (in 8,2 % der Fälle) stellt die chirurgische notfallmäßige Embolektomie eine Therapieoption dar [139].

Das Nichtvorhandensein einer Herzchirurgie im Hause und der Transport in ein in der Distanz befindliches Gebäude der Radiologie bei zunehmender Kreislaufinstabilität standen dieser Option entgegen.

10.9.9 Zu Frage 9

Frage 9
Welchen Zielparameter benutzen Sie zur Steuerung der thrombolytischen Therapie?
1. aPTT
2. Quick-Wert
3. Fibrinogen im Serum
4. ACT
5. <mark>keinen der genannten</mark>

▶ **Erläuterung.** Eine Steuerung der Thrombolysetherapie mithilfe eines spezifischen Laborparameters ist nicht möglich. Der Abfall des Quick-Wertes bzw. die Verlängerung der aPTT zeigen das Ausmaß der Beeinflussung des plasmatischen Gerinnungssystems infolge der Gabe des Fibrinolytikums an. In der klinischen Validierung der D-Dimer-Tests konnte nur eine Korrelation zu thrombembolischen Ereignissen und zur Verbrauchskoagulopathie, nicht aber zur Hyperfibrinolyse gezeigt werden [136].

10.9.10 Zu Frage 10

Frage 10
Wie beurteilen Sie ein mögliches neurologisches Defizit?
1. <mark>Unterbrechung der Sedierung und klinische Untersuchung</mark>
2. CT
3. Ableitung von somatosensorisch evozierten Potenzialen
4. keine Notwendigkeit der Beurteilung, da ohne Konsequenz
5. MRT

Tab. 10.2 Vergleich zwischen Heparintherapie und systemischer Thrombolyse bei massiver Lungenarterienembolie [147].

Verlauf	Thrombolyse (n = 128) (%)	Heparingabe (n = 126) (%)
Größere Blutung	21,9	11,9
Erneute Lungenarterienembolie	3,0	7,1
Tod	6,2	12,7
Erneute Lungenarterienembolie oder Tod	9,4	19,0

▶ **Erläuterung.** Die CT und die MRT liefern lediglich Informationen zur Morphologie, während elektrophysiologische Verfahren (u. a. somatosensorisch evozierte Potenziale) eine Beurteilung der Funktion des Rückenmarks ermöglichen. Diese Diagnostik ist zwar im Gegensatz zu den radiologischen Verfahren bettseitig einsetzbar, jedoch nicht ubiquitär verfügbar. In Anbetracht der klinischen Situation wurde eine Sedierungspause vorgenommen, die relativ zeitnah und zuverlässig eine Beurteilung der neurologischen Situation ermöglichte.

10.10 Literatur

[132] ACCF/ASE/AHA/ASNC/HFSA/HRS/SCAI/SCCM/ SCCT/SCMR 2011. Appropriate use criteria for echocardiography. J Am Soc Echocardiogr 2011; 24: 229–267

[133] Brederlau J, Kredel M, Wurmb T et al. Transösophageale Echokardiographie bei nichtkardiochirurgischen Intensivpatienten: überflüssiger Luxus oder unerlässliches Diagnostikum? Anaesthesist 2006; 55: 937–940

[134] Cohen AT, Agnelli G, Anderson FA et al. Venous thromboembolism (VTE) in Europe. The number of VTE events and associated morbidity and mortality. Thromb Haemost 2007; 98: 756–764

[135] Deutsche Gesellschaft für Anästhesiologie und Intensivmedizin, Deutsche Gesellschaft für Innere Medizin, Deutsche Gesellschaft für Chirurgie. Präoperative Evaluation erwachsener Patienten vor elektiven, nicht-kardiochirurgischen Eingriffen. Gemeinsame Empfehlung der Deutschen Gesellschaft für Anästhesiologie und Intensivmedizin, Deutschen Gesellschaft für Innere Medizin, Deutschen Gesellschaft für Chirurgie. Anaesthesist 2010; 59: 1041–1050

[136] Deutsche Gesellschaft für Angiologie, Gesellschaft für Gefäßmedizin. S 2k-Leitlinie „Diagnostik und Therapie der Venenthrombose und der Lungenembolie"; 2015. AWMF-Register Nr. 065/002. Im Internet: http://www.awmf.org/uploads/tx_szleitlinien/065–002l_S 2k_VTE_2016–01.pdf (Stand: 11.04.2018)

[137] Hecker M, Sommer N, Hecker A et al. Lungenembolie. Anaesthesist 2017; 66: 211–226

[138] Konstantinides SV, Torbicki A, Agnelli G et al. 2014 ESC guidelines on the diagnosis and management of acute pulmonary embolism. Eur Heart J 2014; 35: 3 033–3 069

[139] Meneveau N, Séronde MF, Blonde MC et al. Management of unsuccessful thrombolysis in acute massive pulmonary embolism. Chest 2006; 129: 1043–1050

[140] Qadan M, Tyson M, McCafferty MH et al. Venous thromboembolism in elective operations: balancing the choices. Surgery 2008; 144: 654–660

[141] Sakka SG, Meier-Hellmann A. Intrathoracic blood volume in a patient with pulmonary embolism. Eur J Anaesth 2003; 20: 256–257

[142] Schizas C, Neumayer F, Kosmopoulos V. Incidence and management of pulmonary embolism following spinal surgery occurring while under chemical thromboprophylaxis. Eur Spine J 2008; 17: 970–974

[143] Schreiber T, Hüter L, Schwarzkopf K et al. Lung perfusion affects preload assessment and lung water calculation with the transpulmonary double indicator method. Intens Care Med 2001; 27: 1814–1818

[144] Schürmann M, Stiegler H, Riel KA et al. Lung embolisms in a surgical patient sample. A retrospective study over 9 years. Chirurg 1992; 63: 811–816

[145] Tagami T, Kushimoto S, Yamamoto Y et al. Validation of extravascular lung water measurement by single transpulmonary thermodilution: human autopsy study. Crit Care 2010; 14: R162.

[146] Walther A, Böttiger BW. Die akute Lungenarterienembolie. Anaesthesist 2002; 51: 427–443

[147] Wan S, Quinlan DJ, Agnelli G et al. Thrombolysis compared with heparin for the initial treatment of pulmonary embolism: a meta-analysis of the randomized controlled trials. Circulation 2004; 110: 744–749

11 Fall 11: Komatöses Kind ohne Venen

Martin Jöhr

11.1 Fallbeschreibung

Ein 4-jähriger Junge, 14 kg schwer, wird von seiner Mutter wegen zunehmender Verschlechterung des Allgemeinzustands in die Notfallaufnahme der Kinderklinik gebracht. Seit 3 Tagen erbricht er und hat vermutlich Fieber; zudem legt er sich auch tagsüber häufig hin. Seit gestern Abend antwortet er verzögert und meist nur unverständlich.

Der Junge leidet seit 2 Jahren an einem Diabetes mellitus Typ 1; bis vor 2 Wochen war er mit Insulin nach dem Basisbolusprinzip eingestellt. Vor 2 Wochen wurde auf eine Insulinpumpe gewechselt. In den letzten 3 Tagen habe die Insulinpumpe häufig Fehlermeldungen angezeigt und vermutlich nicht mehr korrekt funktioniert.

Bei Eintritt ist der Junge somnolent, nicht kooperativ und gibt keine verständlichen Antworten.

Die Lösungen (und Erläuterungen) dieses Falles finden Sie weiter hinten in diesem Kapitel (S. 118) oder über den folgenden QR-Code.

Abb. 11.1 QR-Code zu den Lösungen.

Diabetes ist auch bei Kindern eine relativ häufige Erkrankung.

Der Fall

Patient
- 4-jähriger Junge
- 14 kg schwer
- Diabetes mellitus Typ 1 seit 2 Jahren
- Vor 2 Wochen Wechsel von Insulingabe nach dem Basisbolusprinzip auf Insulinpumpe
- Blutdruck 111/65 mmHg
- Herzfrequenz 120/min
- Atemfrequenz bei tiefen Atemzügen 70/min
- Sättigung bei Raumluft 99 %

Frage 1

Dieses Kind ist offensichtlich schwer krank. Was ist die wahrscheinlichste Erklärung dieses Zustandsbilds?
1. septischer Schock bei einem diabetischen Kind
2. Pneumonie bei einem diabetischen Kind
3. hyperosmolare Entgleisung
4. ketoazidotische Entgleisung

Frage 2

Diabetes kommt auch bei Kindern vor. Welche Aussage trifft zu?
1. Bei Kindern sind im Gegensatz zum Erwachsenen die Diabetestypen 1 und 2 etwa gleich häufig.
2. Ein typisches Symptom bei Kindern unter 4 Jahren ist die sekundäre Enuresis: Das Kind ist bereits nachts trocken und nässt dann plötzlich wieder ein.
3. Ein perioperativer Blutzuckerwert von über 11 mmol/l (200 mg/dl) muss spätestens nach einem Monat nochmals vom Hausarzt nachkontrolliert werden.
4. Kinder mit Diabetes kommen überall in Europa gleich häufig vor.

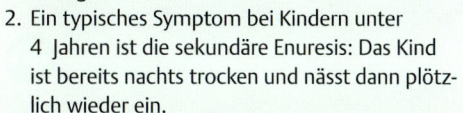

11.2 Therapieplan

Bei diesem 4-jährigen Jungen steht die Diagnose eines Diabetes fest und die Therapie besteht in der Gabe von Insulin.

Frage 3

Welche Therapiemaßnahme ist bei diesem somnolenten Kind in stark reduziertem Allgemeinzustand indiziert?
1. möglichst rasche Bolusgabe von 20–40 ml/kg Körpergewicht einer kristalloiden Lösung
2. langsame Rehydrierung mit 10 ml/(kg Körpergewicht · h) in den ersten 1–2 h
3. sofortiger Beginn mit der Insulintherapie mit 0,1 E/(kg Körpergewicht · h)
4. Eine subkutane Insulintherapie ist in diesem Fall das Vorgehen der Wahl, denn sie erfordert keinen Venenzugang.

11.3 Venenzugang

Auch den sehr erfahrenen Kinderärzten gelingt es trotz 6 Punktionsversuchen nicht, einen peripheren Venenzugang zu legen. Daher wird das Anästhesieteam anvisiert. In der Zwischenzeit reagiert der Junge nicht mehr auf Anruf, er wehrt jedoch beim Versuch der Venenpunktion kräftig ungezielt ab.

Frage 4

Dieses sich wehrende Kind benötigt dringend einen venösen Zugang. Welches Vorgehen verspricht am ehesten Erfolg?
1. Punktion einer Vene am Handrücken mithilfe eines Nahinfrarotgeräts (z. B. VeinViewer oder Accuvein)
2. Punktion der V. cephalica am Vorderarm mithilfe der Sonografie
3. Punktion einer tiefen Körpervene, z. B. der V. femoralis oder der V. subclavia, in Lokalanästhesie
4. Anlegen einer intraossären Infusion an der Tibia mithilfe der Bohrmaschine EZ-IO

Ein femoral eingelegter ZVK ist eine Möglichkeit, einen Gefäßzugang zu erlangen.

Frage 5

Femorale Venenkatheter spielen eine Rolle in der Kinderintensivmedizin. Welche Aussage trifft zu?
1. Fehllagen sind häufiger nach rechts- als nach linksseitiger Punktion.
2. Ein Pneumothorax ist eine mögliche Komplikation.
3. Fehllagen können zu schweren neurologischen Schäden bis hin zur Paraplegie führen.
4. Eine Lagekontrolle ist bei femoralen Venenkathetern nicht erforderlich.

Weitere mögliche Punktionsstellen finden sich am Hals sowie supra- und infraklavikulär.

Frage 6

Die Punktion der V. jugularis interna, der V. subclavia und der V. anonyma hat bei Kindern je ihre Vor- und Nachteile. Welche Aussage trifft nicht zu?
1. V.-subclavia-Katheter gehen häufiger mit Fehllagen einher als V.-jugularis-Katheter.
2. V.-subclavia-Katheter sind bei Kindern pflegerisch einfacher zu handhaben.
3. V.-subclavia-Katheter sind seltener mit infektiösen Komplikationen assoziiert.
4. Die sonografisch gesteuerte supraklavikuläre Punktion der V. anonyma gelingt rechts einfacher als links.

11.4 Anästhesieführung

Nach Etablierung eines intraossären Zugangs werden 400 ml (30 ml/kg Körpergewicht) Kochsalzlösung 0,9 % über 15 min infundiert. Das Kind beginnt in der Folge wieder zu sprechen. Bei rückblickend kritischer Betrachtung sind diese Menge und auch die Infusionsgeschwindigkeit zu hoch. Der Plan ist es nun, eine Narkose einzuleiten, um beim anästhesierten, relaxierten und beatmeten Kind unter optimalen Bedingungen einen ZVK sowie einen Blasenkatheter zu legen.

Die Bereitstellung des richtigen Materials sowie die Vorhaltung der benötigten Medikamente bilden die Grundsteine einer sicheren kinderanästhesiologischen Praxis. Vor jeder Anästhesieeinleitung soll der Anästhesist die benötigte Tubusgröße und die vermutlich korrekte Einführtiefe kennen.

Frage 7
Welcher Tubus passt für dieses 4-jährige Kind?
1. 4,5 ohne Cuff; 15 cm ab Zahnreihe
2. 4,0 mit Cuff; 17 cm ab Zahnreihe
3. so dick wie der Kleinfinger des Patienten; 11 cm ab Zahnreihe
4. 4,5 mit Cuff; 14 cm ab Zahnreihe

Die Anästhesie wird mit 25 µg (1,5 µg/kg Körpergewicht) Fentanyl, 75 mg (5 mg/kg Körpergewicht) Thiopental und 10 mg (0,7 mg/kg Körpergewicht) Rocuronium eingeleitet. Das Kind wird mit der Maske druckkontrolliert beatmet (Spitzendruck 13 cmH$_2$O, PEEP 5 cmH$_2$O) und in der Folge orotracheal intubiert. Die Aufrechterhaltung der Anästhesie erfolgt mit Desfluran.

Zur Überwachung wird das Standard-Monitoring verwendet: Blutdruck, EKG, Pulsoxymetrie und Kapnografie. Zusätzlich wird als EEG-basierte (elektroenzephalografiebasierte) Überwachung ein BIS-Monitor eingesetzt.

Frage 8
EEG-basierte Überwachungsmethoden, z. B. BIS oder Narcotrend, werden in der Anästhesie eingesetzt. Welche Aussage trifft zu?
1. Diese EEG-basierten Methoden messen die Narkosetiefe.
2. Auch im physiologischen Nachtschlaf können die BIS-Werte sehr niedrig sein, zum Teil unter 20.
3. Die EEG-basierte Überwachung erlaubt bei Kindern unter einem Jahr eine zuverlässige Aussage über die Hypnosetiefe.
4. Die BIS-Werte sind unabhängig vom Lebensalter.

Der weitere Narkoseverlauf ist unauffällig, der provisorische Gefäßzugang wird wieder entfernt. Das Kind ist kreislaufstabil und wird nach der Antagonisierung der neuromuskulären Blockade mit Neostigmin und Glykopyrrolat problemlos extubiert. Bereits 15 min später ist das Kind schon wacher als bei Eintritt.

11.5 Weiterer Verlauf

Die weitere Behandlung erfolgt auf der Intensivstation gemäß dem klinikinternen Protokoll mit Insulin und i. v. Flüssigkeitszufuhr. Etwa 12 h später ist die Glukosekonzentration deutlich abgefallen und dem Kind geht es klinisch besser. Es bleibt aber eine metabolische Azidose bestehen.

Der Fall
BGA (▶ Tab. 11.1)

Frage 9
Trotz „protokollgerechter" Behandlung mit Insulin und Kochsalzinfusion besteht nach 12 h immer noch eine metabolische Azidose. Welche Aussage trifft zu?
1. Die persistierende Azidose ist wahrscheinlich eine Folge der Infusionstherapie.
2. Die Azidose ist durch die hohe Ketonkörperkonzentration allein erklärbar.
3. Die Azidose ist eine Folge niedriger Albuminspiegel.
4. Die Azidose ist immer noch eine Folge des Schocks.

Tab. 11.1 Vergleich der BGA des Patienten bei Eintritt und 12 h später. Die relevanten Werte sind fett hervorgehoben.

Parameter	Eintritt	12 h später
pH	6,97	7,09
pCO$_2$	16 mmHg	14 mmHg
pO$_2$	89 mmHg	
Basenexzess	–28,7 mmol/l	–25 mmol/l
Natrium	133 mmol/l	
Chlorid	100 mmol/l	
Kalium	4,7 mmol/l	
Glukose	28 mmol/l (504 mg/dl)	10,9 mmol/l (197 mg/dl)
Laktat	2,2 mmol/l	1,5 mmol/l

pCO$_2$ = Kohlendioxidpartialdruck
pO$_2$ = Sauerstoffpartialdruck

Der kleine Patient erholt sich rasch und wird, nachdem die Mutter nochmals vertieft über die Funktionen der Insulinpumpe und die Notwendigkeit regelmäßiger Blutzuckerkontrollen instruiert worden ist, nach wenigen Tagen nach Hause entlassen.

11.6 Zusammenfassung des Falles

Fazit

Bei der Behandlung dieses 4-jährigen bewusstseinsgetrübten Jungen sind folgende Punkte zu berücksichtigen:
- Der Diabetes Typ 1 ist eine bei Kindern wichtige Erkrankung. Die Grundprinzipien von Diagnose und Therapie müssen bekannt sein. Die Korrektur einer schweren Entgleisung darf nicht zu schnell erfolgen.
- Die intraossäre Infusion ist auch außerhalb von Reanimation bzw. Rettungsmedizin zu erwägen. Bei der Wahl des optimalen Zugangswegs für einen ZVK sind verschiedene Punkte zu berücksichtigen.
- Kinder mit einer schweren Beeinträchtigung des Zentralnervensystems, z. B. durch eine metabolische Störung oder eine Sepsis, benötigen nur geringe Mengen von Anästhetika. Jede erhältliche Information soll zur Findung der „richtigen Dosis" genutzt werden.
- Bei der Differenzialdiagnose einer metabolischen Azidose sind nicht nur Hypoperfusion und Schock, sondern auch Elektrolytverschiebungen zu beachten. Die iatrogene hyperchlorämische Azidose ist häufig.

11.7 Lösungen und Erläuterungen zu Fall 11

11.7.1 Zu Frage 1

Frage 1

Dieses Kind ist offensichtlich schwer krank. Was ist die wahrscheinlichste Erklärung dieses Zustandsbilds?
1. septischer Schock bei einem diabetischen Kind
2. Pneumonie bei einem diabetischen Kind
3. hyperosmolare Entgleisung
4. ketoazidotische Entgleisung

▶ **Erläuterung.** Die Diagnose einer ketoazidotischen Entgleisung war praktisch sicher. Dafür sprachen die bekannte Diagnose eines vorbestehenden Diabetes Typ 1, die vermutlich ungenügende Insulinzufuhr bei Fehlermeldungen der Pumpe sowie die Klinik mit Erbrechen, Verschlechterung des Allgemeinzustands, Fieber, Somnolenz und Tachypnoe. Die hyperosmolare Entgleisung ist eine Komplikation des Diabetes Typ 2. Die Kreislaufparameter sowie die normale Sauerstoffsättigung stützten die Diagnose einer Pneumonie oder eines septischen Schocks bei diesem Kind nicht. Die Diagnose wurde durch eine kapilläre BGA bestätigt (s. ▶ Tab. 11.1).

Vereinfacht gesagt hat Insulin eine 3-fache Wirkung; es sorgt wie eine gute „Hausmutter" für den Körper:
- Die Energiespeicherung wird durch Insulin unterstützt.
- Insulin hat Transportfunktionen bei Glukose und Kalium.
- Insulin schützt die Energiespeicher vor „Plünderung" dank Hemmung von Lipolyse und Glukoneogenese.

Beim Diabetes Typ 1, dem absoluten Insulinmangel, sind alle 3 Funktionen gestört und es kommt bei einer Entgleisung schon bald zu Lipolyse, Ketonkörperbildung und Azidose, d. h. zur ketoazidotischen Entgleisung. Beim Diabetes Typ 2, dem relativen Insulinmangel oder der Insulinresistenz, bleibt typischerweise der Schutz der Energiespeicher erhalten und es kommt nicht oder höchstens ausnahmsweise zur Ketonkörperbildung. Bei einer Entgleisung steigt bei diesem Diabetestyp vielmehr der Blutzuckerspiegel unmerklich, oft über viele Tage, schleichend an und es kommt zu osmotischer Diurese und Dehydrierung bis zum Vollbild des hyperosmolaren Komas. Die Blutzuckerwerte sind dabei mit Werten über 33 mmol/l (über 600 mg/dl) typischerweise viel höher und das Ausmaß der Dehydrierung ist viel schwerer als bei der meist rascher erkannten ketoazidotischen Entgleisung. Die hyperosmolare Entgleisung kann auch bei mildem Diabetes auftreten. Diese Patienten sind meist älter. Das trägt neben dem Ausmaß der osmotischen Verschiebungen zur deutlich schlechteren Prognose bei.

Merke

Auch in der perioperativen Medizin ist es daher wichtig, dass jeder Blutzuckerwert über 11 mmol/l (200 mg/dl) beim Kind noch am selben Tag eine Nachkontrolle, respektive eine Abklärung, veranlassen soll.

11.7.2 Zu Frage 2

Frage 2

Diabetes kommt auch bei Kindern vor. Welche Aussage trifft zu?
1. Bei Kindern sind im Gegensatz zum Erwachsenen die Diabetestypen 1 und 2 etwa gleich häufig.
2. Ein typisches Symptom bei Kindern unter 4 Jahren ist die sekundäre Enuresis: Das Kind ist bereits nachts trocken und nässt dann plötzlich wieder ein.
3. Ein perioperativer Blutzuckerwert von über 11 mmol/l (200 mg/dl) muss spätestens nach einem Monat nochmals vom Hausarzt nachkontrolliert werden.
4. Kinder mit Diabetes kommen überall in Europa gleich häufig vor.

▶ **Erläuterung.** Diabetes (in 97 % der Fälle Typ 1) ist auch bei Kindern eine relativ häufige Erkrankung; im Vereinigten Königreich hat eines von 450 Kindern einen Diabetes Typ 1 [148]. Die Inzidenz ist im Norden Europas am höchsten [159]. Leider wird die Diagnose bei jedem 3. Kind trotz klarer Anzeichen initial verpasst. Typische Symptome sind Polyurie, Polydipsie, Gewichtsverlust sowie, ganz typisch und fast immer vorhanden bei Kindern unter 4 Jahren (in 89 % der Fälle), die sekundäre Enuresis. Ein Diabetes Typ 1 kann zu Beginn der Erkrankung beim Kind eine große Dynamik haben und schon nach Tagen oder Wochen zu einer schweren ketoazidotischen Entgleisung mit erheblicher Morbidität, ja sogar Letalität führen.

11.7.3 Zu Frage 3

Frage 3

Welche Therapiemaßnahme ist bei diesem somnolenten Kind in stark reduziertem Allgemeinzustand indiziert?
1. möglichst rasche Bolusgabe von 20–40 ml/kg Körpergewicht einer kristalloiden Lösung
2. langsame Rehydrierung mit 10 ml/(kg Körpergewicht · h) in den ersten 1–2 h
3. sofortiger Beginn mit der Insulintherapie mit 0,1 E/(kg Körpergewicht · h)
4. Eine subkutane Insulintherapie ist in diesem Fall das Vorgehen der Wahl, denn sie erfordert keinen Venenzugang.

▶ **Erläuterung.** Eine ketoazidotische Entgleisung ist über Tage entstanden und die Rückkehr zum normalen, physiologischen Zustand soll nicht überstürzt erfolgen, um zu hohe osmotische Gradienten zu vermeiden.

Cave

Zu rasche Veränderungen sind bei der Therapie der ketoazidotischen Entgleisung gefährlich.

Die diabetische Ketoazidose kann auch heute noch bei Kindern tödlich enden, meist als Folge eines Hirnödems, dessen Pathogenese schlecht verstanden wird. Eine sehr rasche Rehydrierung, wie sie dem Temperament von Anästhesisten üblicherweise entspricht, ist auf jeden Fall zu vermeiden. Meist genügt es, zu Beginn, d. h. in den ersten 1–2 h, 10 ml/(kg Körpergewicht · h) zu infundieren. Dann wird der Erhaltungsbedarf verabreicht und zusätzlich das geschätzte Flüssigkeitsdefizit, typischerweise 5 % des Körpergewichts. Diese Infusionsmenge wird gleichmäßig über 48 h verabreicht.

Als Faustregel sollte sie das 1,5- bis 2,0-Fache des normalen Erhaltungsbedarfs nicht übersteigen [168]. Die i. v. Insulintherapie wird mit einer Verzögerung von 1–2 h begonnen, denn allein schon die Verdünnung und die Verbesserung der Kreislaufsituation durch die Flüssigkeitsgabe bewirken eine Senkung des Blutzuckerspiegels. Mit Latenz, bei Einsetzen der Diurese, wird mit der Kaliumzufuhr begonnen.

Merke

Therapie der ketoazidotischen Entgleisung:
- Flüssigkeit
- Insulin
- Kalium

11.7.4 Zu Frage 4

Frage 4

Dieses sich wehrende Kind benötigt dringend einen venösen Zugang. Welches Vorgehen verspricht am ehesten Erfolg?
1. Punktion einer Vene am Handrücken mithilfe eines Nahinfrarotgeräts (z. B. VeinViewer oder Accuvein)
2. Punktion der V. cephalica am Vorderarm mithilfe der Sonografie
3. Punktion einer tiefen Körpervene, z. B. der V. femoralis oder der V. subclavia, in Lokalanästhesie
4. Anlegen einer intraossären Infusion an der Tibia mithilfe der Bohrmaschine EZ-IO

▶ **Erläuterung.** In dieser spezifischen Situation, nach vielen Fehlpunktionen durch erfahrene Pädiater und bei einem schwer kranken Kind, das einen Venenzugang benötigte, war die Etablierung eines intraossären Zugangs eine gute Lösung. Denn die Alternativen sind wenig erfolgversprechend und beim sich wehrenden Kind sogar gefährlich. Im beschriebenen Fall wurde ohne zusätzliche Lokalanästhesie mit der Bohrmaschine EZ-IO problemlos ein intraossärer Zugang gelegt.

Der intraossäre Zugang ist nicht ausschließlich Reanimationssituationen und der präklinischen Notfallmedizin vorbehalten, sondern er kann auch nach einer Risiko-Nutzen-Abwägung sozusagen „semielektiv" verwendet werden, wenn alle anderen Optionen zu wenig erfolgversprechend und zu risikoreich erscheinen [158]. Heute wird fast ausschließlich die Bohrmaschine EZ-IO verwendet.

Die Anzahl einfach zu punktierender Venen, „das Kapital an Venen", ist vor allem bei Kindern oft sehr beschränkt. Ein kluges, besonnenes Vorgehen ist deshalb wichtig, um nicht die letzte noch punktierbare Vene durch die vermeidbare Fehlpunktion eines Unerfahrenen zu zerstören [155]. Einfach zu punktieren und somit fast immer erste Wahl sind die Venen am Handrücken, typischerweise im Bereich des IV. Strahles. Bei dem Kind im vorliegenden Fall fanden sich dort nur noch die eingebluteten Stellen nach Fehlversuchen. Die Punktion der fast immer sichtbaren Venen auf der Handgelenksinnenseite oder auch der V. jugularis externa gelingt dem Erfahrenen beim bewegungslosen, d. h. anästhesierten Kind zuverlässig und gut, nicht aber wie hier, wenn sich das Kind wehrt.

Nahinfrarotgeräte wie VeinViewer oder Accuvein machen die Venen zwar sichtbar, sie erhöhen aber leider den Punktionserfolg nicht [152]. Sehr erfahrene Praktiker werden durch diese Geräte sogar eher beeinträchtigt und ihre Erfolgsrate nimmt ab [162]. Die Nahinfrarotgeräte können jedoch helfen, eine Strategie festzulegen oder Auszubildenden die vorhandenen Venen aufzuzeigen. Die Transillumination ist grundsätzlich ein sehr hilfreiches Verfahren [154]. Damit werden mittels einer roten LED-Leuchte in der Handfläche die Venen auf dem Handrücken im durchscheinenden Licht besser sichtbar gemacht. Im vorliegenden Fall aber, bei dem die Punktion aller knapp sichtbaren Gefäße schon von erfahrenen Kollegen versucht worden war, wird sie kaum von Nutzen sein.

Die Verwendung der Sonografie ermöglicht dem Geübten beim kleinen Kind eine hohe Erfolgsrate bei der Punktion peripherer Venen [163], oft von nahezu 100 % [166]. Diese hohen Erfolgsraten werden aber nur bei einem ruhig daliegenden, d. h. anästhesierten Kind erreicht, da nur so die millimetergenaue Steuerung der Nadelspitze in das Lumen des Gefäßes gewährleistet ist. In dem geschilderten Fall aber, bei einem unkooperativen und sich ungezielt wehrenden Kind, waren die Erfolgsaussichten gering. Für die Punktion unter sonografischer Kontrolle sind vor allem jene Venen gut geeignet, die nicht zu oberflächlich liegen, sondern einige Millimeter von subkutanem Fett bedeckt sind. Dies sind z. B. die V. saphena magna am Unterschenkel etwas proximal vom Innenknöchel oder die V. cephalica am Vorderarm bei Säuglingen. Die Punktion tiefer Körpervenen ist prinzipiell möglich und wird durch die Sonografie erleichtert. Geringe Risiken bei der Punktion, eine hohe Trefferquote sowie das Einhalten von sterilen Kautelen erfordern jedoch ein absolut bewegungsloses Kind. Vor allem bei Punktionen im Hals- und Thoraxbereich ist die Gefahr von punktionsbedingten Verletzungen, d. h. Verletzungen von Arterien, Pleura oder Lungen, bei einem sich bewegenden Kind groß. Bei der femoralen Punktion droht vor allem das Misslingen oder eine Verletzung der Arterie.

11.7.5 Zu Frage 5

Frage 5

Femorale Venenkatheter spielen eine Rolle in der Kinderintensivmedizin. Welche Aussage trifft zu?
1. Fehllagen sind häufiger nach rechts- als nach linksseitiger Punktion.
2. Ein Pneumothorax ist eine mögliche Komplikation.
3. **Fehllagen können zu schweren neurologischen Schäden bis hin zur Paraplegie führen.**
4. Eine Lagekontrolle ist bei femoralen Venenkathetern nicht erforderlich.

▶ **Erläuterung.** Der femorale Zugang spielt eine relevante Rolle in der pädiatrischen Notfallmedizin. Stichbedingte Komplikationen sind dabei weit weniger zu befürchten als bei der Punktion im Thorax- und Halsbereich. Ein Pneumothorax als Punktionsfolge kommt nicht vor. Vor der routinemäßigen Verwendung der Sonografie kam es aber nicht selten zu einer arteriellen Fehlpunktion und in der Folge zu einer glücklicherweise meist passageren spasmusbedingten Ischämie des Beines. Der Autor hat aber auch schon eine Punktion der Harnblase und sogar eine intraperitoneale Katheterfehllage miterlebt.

Merke

Die Lagekontrolle der Katheterspitze ist zwingend erforderlich: Der Katheter soll bei femoralem Zugang in der V. cava liegen oder allenfalls etwas distaler in der V. iliaca.

Vor allem bei linksseitiger Punktion kann es zu einem Abweichen in lumbale, ja sogar epidurale Venen mit katastrophalen neurologischen Folgen bis hin zur Paraplegie kommen [156][170]. Die Lagekontrolle erfolgt am besten mit einem seitlichen Röntgenbild, auf dem sich der Katheter vor die Wirbelsäule projizieren soll. Ein Röntgenbild im a.-p. Strahlengang bringt keine zusätzliche Information und ist somit nicht erforderlich.

Femorale Venenkatheter haben in der Kindermedizin eine gute Reputation und scheinen bei Kindern nicht unbedingt mit einer erhöhten Rate an thrombotischen oder infektiösen Komplikationen einherzugehen [153]. Bei Kindern mit einer ketoazidotischen Entgleisung scheinen thrombotische Komplikationen bei femoralen Kathetern aber relativ häufig vorzukommen [169]. Dies war das Argument dafür, bei dem Kind im vorliegenden Fall auf einen femoralen ZVK zu verzichten.

11.7.6 Zu Frage 6

Frage 6

Die Punktion der V. jugularis interna, der V. subclavia und der V. anonyma hat bei Kindern je ihre Vor- und Nachteile. Welche Aussage trifft nicht zu?
1. V.-subclavia-Katheter gehen häufiger mit Fehllagen einher als V.-jugularis-Katheter.
2. V.-subclavia-Katheter sind bei Kindern pflegerisch einfacher zu handhaben.
3. V.-subclavia-Katheter sind seltener mit infektiösen Komplikationen assoziiert.
4. **Die sonografisch gesteuerte supraklavikuläre Punktion der V. anonyma gelingt rechts einfacher als links.**

▶ **Erläuterung.** Die infraklavikulär gelegten V.-subclavia-Katheter sind einfacher zu pflegen und haben seltener infektiöse Komplikationen als V.-jugularis-Katheter. Dafür kommen Fehllagen beim Einlegen deutlich häufiger vor [161].

Die sonografisch gesteuerte supraklavikuläre Punktion der linken V. anonyma findet zunehmend Verbreitung; die Methode wurde von Breschan und Mitarbeitern beschrieben [151]. Es handelt sich um ein großes Gefäß, das auch bei Hypovolämie nicht kollabiert und vor allem bei Kindern links gut In-Plane punktiert werden kann. Rechts lässt sich das Gefäß nicht immer gut darstellen. Es handelt sich jedoch um eine verhältnismäßig junge Technik, deren Stellenwert noch nicht endgültig geklärt ist. Die Nähe zum Aortenbogen, zum N. phrenicus und zum Ductus thoracicus mahnt zu einer gewissen Vorsicht. Es ist ebenfalls noch unklar, ob diese supraklavikulär gelegten Katheter ebenfalls seltener infektiöse Komplikationen im Vergleich zu den V.-jugularis-Kathetern haben, so wie es mit den klassischen, infraklavikulär gelegten V.-subclavia-Kathetern beschrieben ist [150].

Im vorliegenden Fall wurde ein 2-lumiger 4-F-Venenkatheter sonografisch gesteuert in die rechte V. jugularis interna eingelegt. Die Entscheidung für diesen Zugangsweg beruhte auf folgenden Argumenten:
- hohe Erfolgsrate
- selten punktionsbedingte Komplikationen
- kaum je Fehllagen
- voraussichtlich kurze Liegedauer, sodass Verbandwechsel nicht nötig und infektiöse Komplikationen unwahrscheinlich sind

11.7.7 Zu Frage 7

> **Frage 7**
>
> **Welcher Tubus passt für dieses 4-jährige Kind?**
> 1. 4,5 ohne Cuff; 15 cm ab Zahnreihe
> 2. 4,0 mit Cuff; 17 cm ab Zahnreihe
> 3. so dick wie der Kleinfinger des Patienten; 11 cm ab Zahnreihe
> 4. 4,5 mit Cuff; 14 cm ab Zahnreihe

▶ **Erläuterung.** Die früher emotional geführte Debatte über den Stellenwert geblockter Tuben hat sich weitgehend gelegt. Zumindest im deutschsprachigen Raum werden die meisten Anästhesisten für ein 4-jähriges Kind einen geblockten Tubus verwenden, gewählt nach folgender Formel:

$$\text{Tubusgröße Innendurchmesser} = 3{,}5 + \left(\frac{\text{Alter}}{4}\right)$$

Das entspricht in diesem Fall 4,5 mit Cuff. Bei Befolgen der auf der Packung aufgedruckten Altersempfehlung passt der primär eingeführte Micro-Cuff-Tubus fast immer, ein Tubuswechsel ist kaum nötig und Stridor ist nicht häufiger als nach Verwendung ungeblockter Tuben [167]. Für die Einführtiefe hilft die Richtlinie 12 cm + 0,5 cm pro Jahr.

11.7.8 Zu Frage 8

> **Frage 8**
>
> **EEG-basierte Überwachungsmethoden, z. B. BIS oder Narcotrend, werden in der Anästhesie eingesetzt. Welche Aussage trifft zu?**
> 1. Diese EEG-basierten Methoden messen die Narkosetiefe.
> 2. Auch im physiologischen Nachtschlaf können die BIS-Werte sehr niedrig sein, zum Teil unter 20.
> 3. Die EEG-basierte Überwachung erlaubt bei Kindern unter einem Jahr eine zuverlässige Aussage über die Hypnosetiefe.
> 4. Die BIS-Werte sind unabhängig vom Lebensalter.

▶ **Erläuterung.** Bei diesem Kind traten bei 0,4 MAC Desfluran ohne zusätzliche i. v. Medikamente, außer Thiopental und Fentanyl bei der Einleitung, immer wieder Phasen mit einem Nulllinien-EEG auf. 0,4 MAC Desfluran sind völlig ausreichend, um eine genügende Schlaftiefe zu erreichen.

EEG-basierte Überwachungsmethoden, z. B. BIS oder Narcotrend, geben primär Hinweise auf die Hypnose, d. h. auf die Schlaftiefe. Es handelt sich nicht um Methoden, die die eigentliche Anästhesietiefe messen, d. h. auch die analgetische Qualität der Narkose überwachen. BIS-Werte unter 20 kommen auch im physiologischen Nachtschlaf vor [149] und selbstverständlich können Kinder dabei bei Stimulation abrupt aufwachen. Daher haben BIS oder Narcotrend keinen prädiktiven Wert; sie ermöglichen keine valide Aussage, ob das Kind auf Hautschnitt bewegen wird oder nicht.

Die BIS-Werte sind altersabhängig, d. h., mit 1 MAC Sevofluran (alterskorrigiert) wird ohne Stimulation beim einjährigen Kind ein BIS von ca. 60 erreicht, bei einem 5-jährigen Kind ein Wert von 40 [165]. Das Oberflächen-EEG ermöglicht bei Neugeborenen und generell bei Kindern unter einem Jahr keine zuverlässige Aussage über die Hypnose; bei einem isoelektrischen EEG soll aber auch bei ihnen die Anästhetikagabe reduziert werden.

Das Hauptziel der EEG-basierten Überwachungsmethoden ist nicht nur die Vermeidung einer ungewollten Wachheit, der sog. Awareness. Man ist vielmehr auf der Suche nach der „richtigen Dosis": Dabei kann als ein Parameter von vielen (neben Blutdruck, Puls, Pupillengröße und Medikamentengabe) das prozessierte EEG hilfreich sein.

11.7.9 Zu Frage 9

> **Frage 9**
>
> Trotz „protokollgerechter" Behandlung mit Insulin und Kochsalzinfusion besteht nach 12 h immer noch eine metabolische Azidose. Welche Aussage trifft zu?
> 1. Die persistierende Azidose ist wahrscheinlich eine Folge der Infusionstherapie.
> 2. Die Azidose ist durch die hohe Ketonkörperkonzentration allein erklärbar.
> 3. Die Azidose ist eine Folge niedriger Albuminspiegel.
> 4. Die Azidose ist immer noch eine Folge des Schocks.

▶ **Erläuterung.** Die Infusion von 0,9%iger Kochsalzlösung ist heute immer noch in den meisten Therapieschemata einer diabetischen Entgleisung enthalten, obwohl balancierte Lösungen, die metabolisierbare Anionen enthalten, von Vorteil wären. Die Infusion von Kochsalzlösung 0,9% führt unweigerlich zu Hyperchlorämie und zu metabolischer Azidose. Dies ist am Einfachsten zu verstehen bei der Betrachtung des Säure-Basen-Status nach Stewart mit dem Fokus auf dem Prinzip der Elektroneutralität [160]. Dabei entspricht die Summe der Anionen der Summe der Kationen. Stewart verwendet für Ionen wie Na^+ und Cl^-, die in Wasser voll dissoziiert sind, den Begriff der „starken Ionen". Ihre Differenz beeinflusst die Dissoziation der schwachen Säuren und damit auch die Protonenkonzentration. Die Stärke der Betrachtung nach Stewart ist, dass sich der Einfluss verschiedener Faktoren (z. B. Chlorid, Laktat, Albumin) auf den Säure-Basen-Status abschätzen lässt. Das ist bei der klassischen Betrachtung schwierig, bei der Kohlensäure bzw. Bikarbonat als unabhängige Variablen im Zentrum stehen. So sollte im Normalfall bei einem Basenüberschuss von 0 $Na^+ - Cl^- - 38 = 0$ sein. Der Einfluss von Laktat auf den Basenüberschuss wird mit 1 - Laktatkonzentration beschrieben.

Mit dem Einsetzen der Insulinwirkung wird die Lipolyse gestoppt und die Ketonkörperkonzentrationen beginnen rasch abzufallen. Nach 12 h Therapie werden diese zwar immer noch etwas erhöht, aber nicht mehr in allen Fällen die bestimmende Kraft für die Azidose sein. Nach Taylor und Mitarbeitern kann bei ketoazidotischer Entgleisung folgende Formel annäherungsweise den Beitrag am Basenüberschuss beschreiben, der durch die Chloridkonzentration zu erklären ist [164]:

$$Na^+ - Cl^- - 32 = Basenexzess$$

In Zukunft wird die direkte Messung der Ketonkörper im Blut eine weitere Verbreitung finden [157].

Niedrige Albuminspiegel gehen typischerweise mit hohen Bikarbonatspiegeln und damit einer metabolischen Alkalose einher. Beim Kind im vorliegenden Fall war es unwahrscheinlich, dass Schock und Hypoperfusion zu exzessiven Laktatspiegeln und damit zur immer noch persistierenden Azidose geführt haben.

Ⓑ

Der Fall

BGA (▶ Tab. 11.2)

Tab. 11.2 BGA. Die relevanten Werte sind fett hervorgehoben.

Parameter	Eintritt	12 h später
pH	6,97	7,09
pCO_2	16 mmHg	14 mmHg
pO_2	89 mmHg	
Basenexzess	−28,7 mmol/l	**−25 mmol/l**
Natrium	133 mmol/l	**138 mmol/l**
Chlorid	100 mmol/l	**118 mmol/l**
Kalium	4,7 mmol/l	3,7 mmol/l
Glukose	28 mmol/l (504 mg/dl)	10,9 mmol/l (197 mg/dl)
Laktat	2,2 mmol/l	1,5 mmol/l

11.8 Literatur

[148] Ali K, Harnden A, Edge JA. Type 1 diabetes in children. BMJ 2011; 342: d294
[149] Benini F, Trapanotto M, Sartori S et al. Analysis of the bispectral index during natural sleep in children. Anesth Analg 2005; 101: 641–644
[150] Breschan C, Platzer M, Jost R et al. Comparison of catheter-related infection and tip colonization between internal jugular and subclavian central venous catheters in surgical neonates. Anesthesiology 2007; 107: 946–953
[151] Breschan C, Platzer M, Jost R et al. Consecutive, prospective case series of a new method for ultrasound-guided supraclavicular approach to the brachiocephalic vein in children. Br J Anaesth 2011; 106: 732–737
[152] de Graaff JC, Cuper NJ, Mungra RA et al. Near-infrared light to aid peripheral intravenous cannulation in children: a cluster randomised clinical trial of three devices. Anaesthesia 2013; 68: 835–845
[153] Goldstein AM, Weber JM, Sheridan RL. Femoral venous access is safe in burned children: an analysis of 224 catheters. J Pediatr 1997; 130: 442–446
[154] Hosokawa K, Kato H, Kishi C et al. Transillumination by light-emitting diode facilitates peripheral venous cannulations in infants and small children. Acta Anaesthesiol Scand 2010; 54: 957–961
[155] Jöhr M, Berger TM. Venous access in children: state of the art. Curr Opin Anaesthesiol 2015; 28: 314–320
[156] Lavandosky G, Gomez R, Montes J. Potentially lethal misplacement of femoral central venous catheters. Crit Care Med 1996; 24: 893–896
[157] Misra S, Oliver NS. Utility of ketone measurement in the prevention, diagnosis and management of diabetic ketoacidosis. Diabet Med 2015; 32: 14–23
[158] Neuhaus D. Intraosseous infusion in elective and emergency pediatric anesthesia: When should we use it? Curr Opin Anaesthesiol 2014; 27: 282–287
[159] Patterson CC, Dahlquist GG, Gyurus E et al. Incidence trends for childhood type 1 diabetes in Europe during 1989–2003 and predicted new cases 2005–20: a multicentre prospective registration study. Lancet 2009; 373: 2027–2033
[160] Rehm M, Conzen PF, Peter K et al. Das Stewart-Model – „moderner" Ansatz zur Interpretation des Säure-Basen-Haushalts. Anaesthesist 2004; 53: 347–357
[161] Ruesch S, Walder B, Tramèr MR. Complications of central venous catheters: internal jugular versus subclavian access – a systematic review. Crit Care Med 2002; 30: 454–460
[162] Szmuk P, Steiner J, Pop RB et al. The VeinViewer vascular imaging system worsens first-attempt cannulation rate for experienced nurses in infants and children with anticipated difficult intravenous access. Anesth Analg 2013; 116: 1087–1092
[163] Takeshita J, Nakayama Y, Nakajima Y et al. Optimal site for ultrasound-guided venous catheterisation in paediatric patients: an observational study to investigate predictors for catheterisation success and a randomised controlled study to determine the most successful site. Crit Care 2015; 19: 15
[164] Taylor D, Durward A, Tibby SM et al. The influence of hyperchloraemia on acid base interpretation in diabetic ketoacidosis. Intensive Care Med 2006; 32: 295–301
[165] Tirel O, Wodey E, Harris R et al. The impact of age on bispectral index values and EEG bispectrum during anaesthesia with desflurane and halothane in children. Br J Anaesth 2006; 96: 480–485
[166] Triffterer L, Marhofer P, Willschke H et al. Ultrasound-guided cannulation of the great saphenous vein at the ankle in infants. Br J Anaesth 2012; 108: 290–294
[167] Weiss M, Dullenkopf A, Fischer JE et al. Prospective randomized controlled multi-centre trial of cuffed or uncuffed endotracheal tubes in small children. Br J Anaesth 2009; 103: 867–873
[168] Wolfsdorf JI, Allgrove J, Craig ME et al. ISPAD Clinical Practice Consensus Guidelines 2014. Diabetic ketoacidosis and hyperglycemic hyperosmolar state. Pediatr Diabetes 2014; 15 (Suppl. 20): 154–179
[169] Worly JM, Fortenberry JD, Hansen I et al. Deep venous thrombosis in children with diabetic ketoacidosis and femoral central venous catheters. Pediatrics 2004; 113: e57–e60
[170] Zenker M, Rupprecht T, Hofbeck M et al. Paravertebral and intraspinal malposition of transfemoral central venous catheters in newborns. J Pediatr 2000; 136: 837–840

Teil II

Intensivmedizin

Im Folgenden präsentieren wir Ihnen einige spannende und typische Fälle von unseren Intensivstationen. Die Fälle sind alle sehr unterschiedlich, wir haben aber versucht, ein einheitliches gedankliches Schema der Aufarbeitung zugrunde zu legen. Das Schema vollzieht den Prozess von den Befunden über die sich daraus ergebenden Diagnosen, mögliche Therapieziele und schließlich die eigentliche Therapie nach. Die Fragen, die wir Ihnen stellen, entwickeln sich aus diesen Prozessschritten. Um die Texte nicht zu hölzern oder langweilig werden zu lassen, gehen wir nicht immer alle Schritte durch, sondern signalisieren Ihnen, an welcher Stelle wir uns gerade befinden. Dabei steht **B** für das Sammeln der Befunde, **D** für den Schritt von den Befunden zum Stellen der (Verdachts-)Diagnosen, **Z** für das Formulieren von Behandlungszielen und **T** für die schließlich angewandten therapeutischen Maßnahmen. In den Fallbeispielen konzentrieren wir uns im Wesentlichen auf Störungen in einem oder 2 Organsystemen. Die Fälle in ihrer gesamten Komplexität durchzuarbeiten, würde den Rahmen sprengen.

12 Fall 12: Spontanatmung um jeden Preis *126*

13 Fall 13: Sehr seltener Fall (Porphyrie) *139*

14 Fall 14: Fokussanierung bei Sepsis *146*

15 Fall 15: Hyponatriämie *159*

16 Fall 16: Ernährungstherapie bei Sepsis *168*

17 Fall 17: Schwere Hirnschädigung *184*

18 Fall 18: Palliativmedizinischer Fall *190*

19 Fall 19: Pneumothorax *199*

20 Fall 20: Kardiopulmonale Dekompensation postoperativ *209*

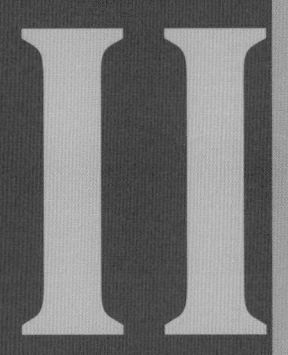

12 Fall 12: Spontanatmung um jeden Preis

Tobias Becher

12.1 Fallbeschreibung

Ein 35 Jahre alter Mann wird nach einem Verkehrsunfall über den Schockraum in die Klinik aufgenommen. Der Patient war Fahrer in einem Pkw, der bei hoher Geschwindigkeit frontal auf der Landstraße mit einem anderen Pkw kollidierte. Initial wurden durch den Notarzt folgende Befunde erhoben: Patient desorientiert, somnolent, GCS 6, Pupillen isokor, beidseits vesikuläres Atemgeräusch. Herzfrequenz 95/min, Blutdruck 140/85, SpO$_2$ 93 %. Der Bodycheck ergibt Krepitationen rechtsthorakal, ein stabiles Becken und eine Fehlstellung des rechten Oberschenkels. Aufgrund des GCS von 6 erfolgte präklinisch durch den Notarzt die endotracheale Intubation mit anschließender Beatmung mit 60 % Sauerstoff.

Bei Ankunft im Schockraum wird nach Umlagerung ein RR von 85/60 gemessen, die Herzfrequenz liegt bei 125/min. Die Pupillen sind isokor und lichtreagibel, der Patient ist aufgrund tiefer Sedierung (RASS [Richmond Agitation Sedation Scale] -4 bis -5) nicht neurologisch beurteilbar. Auskultatorisch findet sich rechtsseitig ein abgeschwächtes Atemgeräusch. Im Rahmen der eFAST-Sonografie (Extended focused Assessment with Sonography for Trauma) zeigen sich etwas freie intraabdominelle Flüssigkeit retrovesikal, kein Perikarderguss und linksthorakal gleitende Kometenschweifartefakte. Rechtsthorakal ist kein Pleuragleiten nachweisbar. Die venöse BGA ergibt einen pH von 7,28, einen Hämoglobinwert von 10,5, einen pO$_2$ von 33 mmHg, einen pCO$_2$ von 55 mmHg, einen Basenexzess von -6 und eine Laktatkonzentration von 3,9 mmol/l.

Der Fall

Patient
- Männlicher Patient, 35 Jahre alt, Zustand nach Polytrauma
- 1,85 m groß, 100 kg Körpergewicht
- keine relevanten Begleiterkrankungen

Befunde (Schockraum)
- GCS initial 6, nun tief sediert
- Pupillen isokor, lichtreagibel
- intubiert mit Tubus 8,0 mm Innendurchmesser, Tiefe 22 cm ab Zahnreihe
- SpO$_2$ 95 %
- RR 85/60
- Herzfrequenz 125/min
- Messwerte des Beatmungsgeräts:
  - Compliance 25 ml/mbar
  - Resistance 10 mbar/(l · s)
  - etCO$_2$ 46 mmHg

Auskultation (Schockraum)
- Links vesikuläres Atemgeräusch
- rechts abgeschwächtes Atemgeräusch

eFAST (Schockraum)
- keine freie Flüssigkeit Koller, Morrison
- etwas freie Flüssigkeit retrovesikal
- kein Perikarderguss nachweisbar
- Thorax links: atemabhängig gleitende Kometenschweifartefakte
- Thorax rechts: kein Pleuragleiten nachweisbar

Venöse BGA (Schockraum; Auszug)
- pH 7,28
- pO$_2$ 33 mmHg
- pCO$_2$ 55 mmHg
- Basenexzess -6
- Laktat 3,9 mmol/l
- Hämoglobin 11,5 g/dl

12.1 Fallbeschreibung

Frage 1

Ergeben sich anhand der im Schockraum erhobenen Befunde Verdachtsdiagnosen (D) und Therapieziele (Z), die eine sofortige Therapie (T) im Schockraum erfordern?

1. D: Fehlintubation; Z: Korrektur der Tubuslage; T: Umintubation
2. D: intraabdominelle Blutung; Z: sofortige Blutstillung; T: Explorativlaparotomie im Schockraum
3. D: Spannungspneumothorax rechts; Z: sofortige Entlastung, T: Anlage einer Thoraxdrainage im Schockraum
4. erst Komplettierung der Diagnostik mittels CT, danach weitere Therapieplanung

Die Lösungen (und Erläuterungen) dieses Falles finden Sie weiter hinten in diesem Kapitel (S. 133) oder über den folgenden QR-Code.

Abb. 12.1 QR-Code zu den Lösungen.

Nach initialer Stabilisierung und Anlage einer Thoraxdrainage im Schockraum wird der Patient zur weiteren Diagnostik zum CT verlegt. Dort zeigen sich keine intrakraniellen Traumafolgen, an der spinalen Achse finden sich ebenfalls keine Traumafolgen. Es besteht eine vordere Beckenringfraktur Typ A (stabil), ferner liegen eine bilaterale Lungenkontusion sowie eine Milzlazeration, freie Luft im Abdomen und eine rechtsseitige Oberschenkelfraktur vor. Anschließend findet eine interdisziplinäre Besprechung der vorrangigen Therapieziele statt.

Der Fall

CT-Diagnosen (Auszug)
- Keine intrakraniellen Traumafolgen
- spinale Achse frei
- freie Luft intraabdominell mit Verdacht auf Hohlorganperforation
- Rippenserienfraktur rechts
- liegende Thoraxdrainage rechts
- Lungenkontusion
- vordere Beckenringfraktur (stabil)
- Milzlazeration mit intraabdomineller Einblutung
- Oberschenkelfraktur rechts
- Hirnkontusion

Therapieziele (Auszug)
- Versorgung der Hohlorganperforation
- intraabdominelle Blutstillung (Milz)
- Stabilisierung des Oberschenkels
- hämodynamische Stabilisierung
- Sicherstellung des Gasaustausches
- Analgosedierung

Nach Abschluss der CT-Diagnostik und interdisziplinärer Besprechung der vorrangigen Therapieziele wird der Patient zur Explorativlaparotomie und zur Anlage eines Fixateur externe am rechten Oberschenkel in den Operationssaal verlegt. Intraoperativ finden sich eine Milzlazeration sowie eine traumatische Dünndarmperforation. Es erfolgen eine Jejunumsegmentresektion und eine lokale Blutstillung an der Milz. Ferner wird eine operative Stabilisierung der Oberschenkelfraktur mittels Fixateur externe durchgeführt. Postoperativ wird der Patient beatmet auf eine operative Intensivstation verlegt.

Der Fall

Zusammenfassung des initialen Vorgehens (Therapie)
- Anlage der Thoraxdrainage im Schockraum
- Explorativlaparotomie mit Versorgung von Dünndarm und Milz
- Anlage eines Fixateur externe am rechten Oberschenkel
- postoperativ Verlegung auf die Intensivstation (beatmet)

12.2 Aufnahme auf der Intensivstation (erster Tag nach Trauma)

Postoperativ erfolgt die Aufnahme des tief sedierten, beatmeten und noch leicht hypothermen Patienten (Körperkerntemperatur 35,8 °C) auf einer operativen Intensivstation. Zur Aufrechterhaltung eines arteriellen Mitteldrucks von 70 mmHg ist noch eine kontinuierliche Noradrenalingabe über Perfusor (6 µg/min) erforderlich.

Der Fall

Weitere Befunde bei Aufnahme auf die Intensivstation

Die Gerinnungsparameter sind normwertig. Im Röntgenthorax korrekt einliegendes Fremdmaterial (Thoraxdrainage rechts, ZVK), kein Anhalt für Pneumothorax, keine Infiltrate. In der BGA findet sich folgendes Bild:
- paO_2 98 mmHg
- FiO_2 0,4
- $paCO_2$ 49 mmHg
- pH 7,33
- Hämoglobin 10,5 mg/dl

Im Folgenden wird der Fokus auf die Lunge gerichtet. ▶ Abb. 12.2 zeigt die wichtigsten Befunde des Beatmungsgeräts.

Frage 2

Welche der folgenden Diagnosen lässt sich anhand der vorliegenden Befunde stellen (D)?
1. mildes ARDS
2. leichte Hypoventilation
3. obstruktive Ventilationsstörung
4. metabolische Azidose

Frage 3

Was ist, die Beatmung betreffend, das vorrangige Therapieziel für die kommenden 12–24 h (Z)?
1. frühzeitige dilatative Tracheotomie zur Erleichterung der Entwöhnung
2. Patient wach werden lassen, Wiederkehr der Spontanatmung, Extubation
3. Fortführen der lungenprotektiven Beatmung unter tiefer Sedierung
4. Erhöhung des Inspirationsdrucks zum Erreichen der Normoventilation

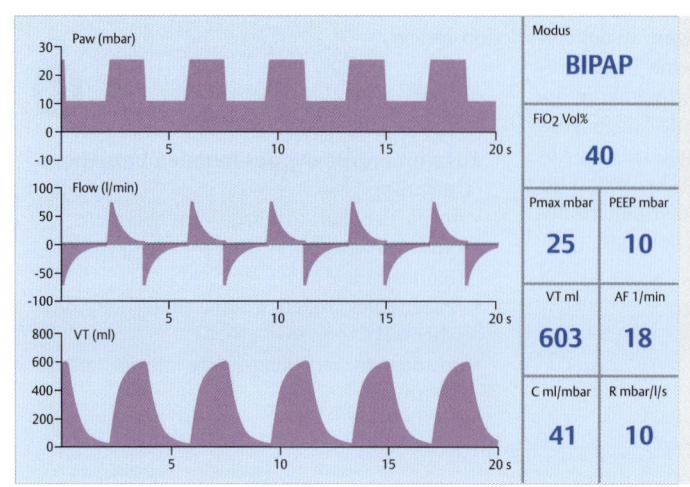

Modus		
BIPAP		
FiO2 Vol%		
40		
Pmax mbar	PEEP mbar	
25	10	
VT ml	AF 1/min	
603	18	
C ml/mbar	R mbar/l/s	
41	10	

Abb. 12.2 Befunde des Beatmungsgeräts bei Aufnahme des Patienten auf der Intensivstation. AF = Atemfrequenz
BIPAP = biphasischer positiver Atemwegsdruck
C = Compliance
FiO_2 = inspiratorische Sauerstofffraktion
P_{max} = Atemwegsspitzendruck
PEEP = positiv-endexspiratorischer Druck
R = Resistance
VT = Atemzugvolumen

12.3 Intensivmedizinischer Verlauf während der kommenden 24 h

Die Sedierung wird im Verlauf reduziert, es erfolgt jedoch initial keinerlei Reaktion des Patienten. Ein auf neurochirurgischen Wunsch durchgeführtes kraniales Kontroll-CT ergibt keinen neuen Befund. Nach ca. 12 h beginnt der Patient, ungerichtet die Extremitäten zu bewegen. Es besteht weiterhin ein niedrigdosierter Katecholaminbedarf, der Gasaustausch ist stabil. Das Beatmungsgerät zeigt das in ▶ Abb. 12.3 dargestellte Bild, zusammen mit der Alarmmeldung „Atemzugvolumen hoch".

Frage 4
Welchen neuen Befund können Sie in den Atemkurven erkennen (B)?
1. deutlicher Anstieg der Lungen-Compliance
2. Hinweis auf Störung des Flusssensors
3. Hinweis auf spontane Atembemühungen des Patienten
4. Hinweis auf mögliches Vorliegen einer Atemwegsobstruktion

Frage 5
Welche therapeutische Maßnahme sollte nun zeitnah erfolgen (T)?
1. Wechsel auf volumenkontrollierten Beatmungsmodus, um das AZV besser kontrollieren zu können
2. Austausch des Flusssensors am Beatmungsgerät
3. Wechsel auf druckkontrollierten Beatmungsmodus mit Volumengarantie (Autoflow)
4. Spontanatmungsversuch zur Prüfung der Extubationsfähigkeit

12.4 Intensivmedizinischer Verlauf am 2. Tag nach Trauma

Zur Einleitung eines Spontanatmungsversuchs wird die Sedierung vollständig beendet (Details zum Spontanatmungsversuch s. [175]) und es wird auf ein assistiertes Beatmungsverfahren (CPAP mit inspiratorischer Druckunterstützung) gewechselt. Der Spontanatmungsversuch wird eingeleitet und der PEEP wird auf 5 und die Druckunterstützung auf 7 mbar eingestellt.

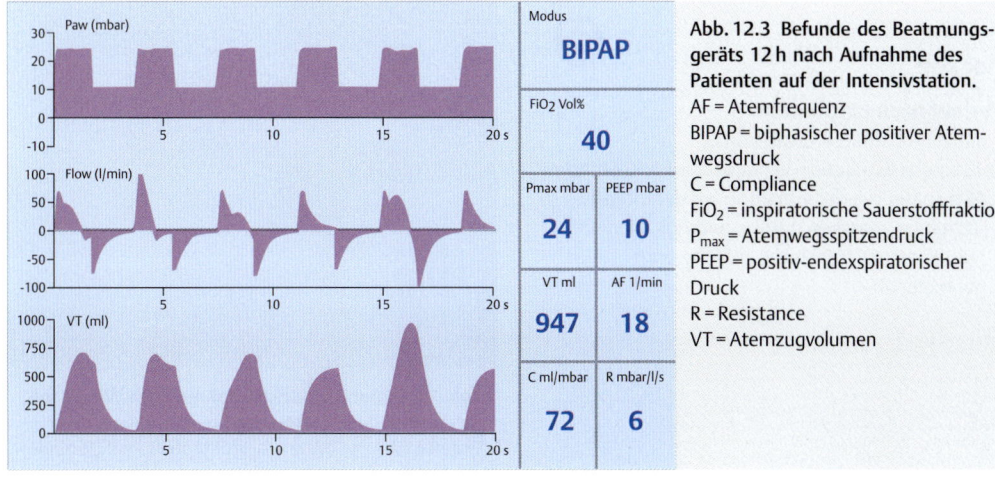

Abb. 12.3 Befunde des Beatmungsgeräts 12 h nach Aufnahme des Patienten auf der Intensivstation.
AF = Atemfrequenz
BIPAP = biphasischer positiver Atemwegsdruck
C = Compliance
FiO_2 = inspiratorische Sauerstofffraktion
P_{max} = Atemwegsspitzendruck
PEEP = positiv-endexspiratorischer Druck
R = Resistance
VT = Atemzugvolumen

Modus	
BIPAP	
FiO₂ Vol%	
40	
Pmax mbar	PEEP mbar
24	10
VT ml	AF 1/min
947	18
C ml/mbar	R mbar/l/s
72	6

Frage 6
Welcher Befund ist keine zwingende Voraussetzung für die Extubation (B)?
1. spontane Atemfrequenz von mehr als 8/min
2. AZV von mehr als 5 ml/kg Idealkörpergewicht
3. Katecholamine vollständig ausgeschlichen
4. Schutzreflexe vorhanden
5. Gasaustausch stabil

Frage 7
Welche Maßnahmen sind nun am ehesten indiziert (T)?
1. 5-Punkt-Fixierung und fraktionierte Gabe von Midazolam und Haloperidol zur Delirbehandlung
2. unverzügliche Intubation
3. Erhöhung der Sauerstoffzufuhr und weitere Diagnostik zur Ursachenklärung
4. psychiatrisches Notfallkonsil

Der Patient wird erfolgreich extubiert. Die Katecholamine können im Tagesverlauf ausgeschlichen werden, der Patient zeigt sich wach und adäquat. Aufgrund einer eingeschränkten Diurese und der Schwere des Verletzungsmusters verbleibt der Patient jedoch noch für 24 h auf der Intensivstation. Am darauffolgenden Morgen wird der Patient in stabilem Allgemeinzustand auf die IMC-Station zurückverlegt.

12.5 Wiederaufnahme bei Verschlechterung am 5. Tag nach dem Trauma

Im Laufe der übernächsten Nacht wird der Patient auf der IMC-Station zunehmend unruhig und agitiert. Er entfernt sich die Magensonde und nestelt am transurethralen Katheter. Bei starker motorischer Unruhe ist die Sauerstoffsättigung pulsoxymetrisch nur noch schlecht abzuleiten. Unter Insufflation von 6 l/min Sauerstoff zeigt die artefaktüberladene SpO_2-Kurve Werte zwischen 82 und 93 %. Es erfolgt die Wiederaufnahme auf die Intensivstation.

Der Fall
Verlauf nach Extubation
- Initial problemlose Extubation
- 36 h nach Extubation Verlegung auf IMC-Station
- 48 h später Wiederaufnahme auf der Intensivstation bei massiver Unruhe und Agitation und pulsoxymetrisch schlecht ableitbarem Sättigungssignal

Die Sauerstoffzufuhr wird auf 12 l/min erhöht. In der sofort durchgeführten arteriellen BGA zeigen sich unter Insufflation von 12 l/min Sauerstoff ein paO_2 von 58 mmHg, ein $paCO_2$ von 36 mmHg und ein pH von 7,44 (andere Werte soweit in Ordnung). Mit der Pleurasonografie kann ein Pneumothorax mit großer Wahrscheinlichkeit ausgeschlossen werden. Ferner zeigen sich keine relevanten Pleuraergüsse, jedoch eine deutliche Vermehrung von B-Linien, teils konfluierend, teils mit Konsolidierungen, was als starker Hinweis auf ein Lungenödem mit ausgeprägter Minderbelüftung beider Lungen gedeutet werden kann.

Trotz der durchgeführten Erhöhung der Sauerstoffzufuhr von 6 auf 12 l/min ist der Patient weiterhin dyspnoeisch, agitiert und kaltschweißig. Es erfolgt der Entschluss zur endotrachealen Intubation. Nach Intubation ist die Lunge beidseits ventiliert. Auskultatorisch finden sich ein beidseits deutlich verschärftes Atemgeräusch sowie feinbla-

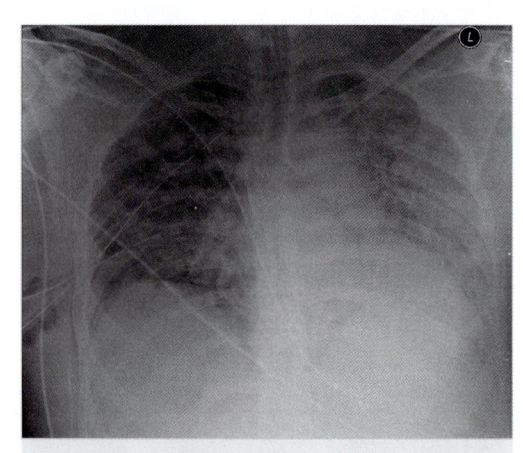

Abb. 12.4 Röntgenthoraxaufnahme nach Wiederaufnahme bei Verschlechterung am Tag 5 nach dem Trauma. Massive bilaterale, größtenteils konfluierende pulmonale Infiltrate.

12.5 5 Tage postoperativ

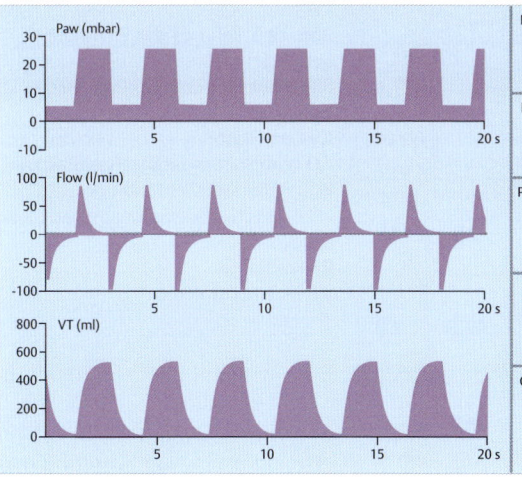

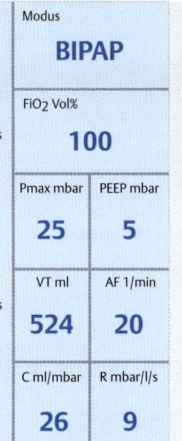

Abb. 12.5 Befunde des Beatmungsgeräts nach Wiederaufnahme bei Verschlechterung am Tag 5 nach dem Trauma. AF = Atemfrequenz
BIPAP = biphasischer positiver Atemwegsdruck
C = Compliance
FiO_2 = inspiratorische Sauerstofffraktion
P_{max} = Atemwegsspitzendruck
PEEP = positiv-endexspiratorischer Druck
R = Resistance
VT = Atemzugvolumen

Modus	
BIPAP	
FiO2 Vol%	
100	

Pmax mbar	PEEP mbar
25	5

VT ml	AF 1/min
524	20

C ml/mbar	R mbar/l/s
26	9

sige Rasselgeräusche. Es wird eine Röntgenthoraxaufnahme angefertigt (▶ Abb. 12.4).

Die Beatmung erfolgt zunächst druckkontrolliert mit einem Inspirationsdruck von 25 cmH$_2$O, einem PEEP von 5 cmH$_2$O, einem resultierenden AZV von 7 ml/kg Idealgewicht und einer Atemfrequenz von 20/min (▶ Abb. 12.5). Nach 10 min wird eine erneute BGA durchgeführt:

Der Fall

BGA nach Wiederaufnahme auf die Intensivstation
- pH 7,28
- paO$_2$ 91 mmHg
- FiO$_2$ 1,0
- paCO$_2$ 56 mmHg

Vorgehen und weiterer Verlauf
- Reintubation bei schwerer respiratorischer Insuffizienz
- im Röntgenthorax massive bilaterale Infiltrate
- nach Intubation paO$_2$ 91 bei FiO$_2$ 1,0

Frage 8

Welche Diagnose lässt sich anhand der vorliegenden Befunde stellen (D)?
1. Exazerbierte COPD
2. atypische Pneumonie
3. akute Aspirationspneumonie
4. schweres ARDS
5. hepatopulmonales Syndrom

Frage 9

Welche Veränderung der Beatmungseinstellungen sollte nun vorrangig vorgenommen werden (T)?
1. Erhöhung des AZV, um Kohlendioxid effektiver abzuatmen
2. Senkung des AZV von 7 auf 6 ml/kg Idealgewicht
3. Erhöhung des PEEP auf mindestens 15 cmH$_2$O und ggf. Rekrutierungsmanöver
4. Senkung der Atemfrequenz von 20 auf 15/min

Trotz Optimierung der Beatmungseinstellungen und supportiver Therapie verbessert der Gasaustausch sich nur zögerlich. Nach 6 h wird wieder eine BGA durchgeführt:

Der Fall

BGA 6 h nach Wiederaufnahme auf die Intensivstation
- pH 7,32
- paO$_2$ 78 mmHg
- FiO$_2$ 0,8
- paCO$_2$ 51 mmHg

Der gemessene 100-ms-Okklusionsdruck (P0.1) beträgt –12,3 mbar (▶ Abb. 12.6).

Fall 12

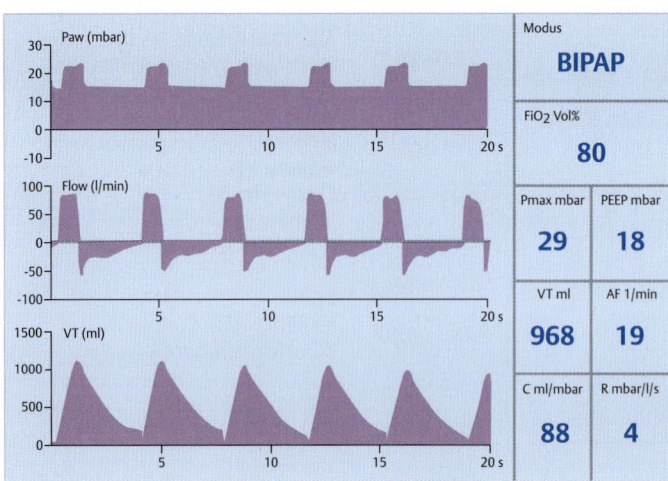

Modus	
BIPAP	
FiO₂ Vol%	
80	

Pmax mbar	PEEP mbar
29	18

VT ml	AF 1/min
968	19

C ml/mbar	R mbar/l/s
88	4

Abb. 12.6 Befunde des Beatmungsgeräts 6 h später. AF = Atemfrequenz
BIPAP = biphasischer positiver Atemwegsdruck
C = Compliance
FiO$_2$ = inspiratorische Sauerstofffraktion
P$_{max}$ = Atemwegsspitzendruck
PEEP = positiv-endexspiratorischer Druck
R = Resistance
VT = Atemzugvolumen

Frage 10

Welches adjuvant eingesetzte Medikament ist in dieser Situation am ehesten dazu geeignet, die Überlebenswahrscheinlichkeit des Patienten zu erhöhen (T)?
1. Simvastatin
2. Cis-Atracurium
3. N-Acetylcystein
4. Dexamethason

Es wird eine neuromuskuläre Blockade mit Cis-Atracurium durchgeführt. Die Sedierung wird vertieft und es wird eine lungenprotektive Beatmung mit einem Tidalvolumen von 6 ml/kg Idealgewicht eingeleitet. Darunter kommt es zunächst zu einer weiteren Verschlechterung der Oxygenierung.

Frage 11

Welche Lagerungsmaßnahme sollte nun zusätzlich durchgeführt werden und wie lange sollte sie durchgeführt werden (T)?
1. Roto-Rest-Bett kontinuierlich
2. 30° Oberkörperhochlage kontinuierlich
3. inkomplette Bauchlagerung (135°) für 8–12 h
4. inkomplette Bauchlagerung (135°) für 16–18 h
5. komplette Bauchlagerung (180°) für 8–12 h
6. komplette Bauchlagerung (180°) für 16–18 h
7. keine Lagerungsmaßnahme, sondern direkt an die ECMO (mindestens 48 h)

Der Patient wird auf den Bauch gelagert. Darunter verbessert sich die Oxygenierung deutlich. PEEP und FiO$_2$ können reduziert werden: der PEEP auf 12 und die FiO$_2$ auf 45 %. Nach 17 h wird der Patient auf den Rücken zurückgelagert. Darauf kommt es zu einer erneuten Verschlechterung der Oxygenierung (paO$_2$ 70 mmHg bei FiO$_2$ 0,6).

Frage 12

Wie ist nun zu verfahren (T)?
1. Wiederholung der Bauchlagerung nach 6–8 h Rückenlage für weitere 16–18 h
2. Abbruch der Behandlung mit Bauchlagerung wegen Unwirksamkeit
3. adjuvante ECMO-Therapie
4. Wechsel auf Roto-Rest-Bett

Nach mehreren Tagen hat der Zustand des Patienten sich verbessert und auch in Rückenlage ist ein akzeptabler Gasaustausch möglich. Im Verlauf erfolgen eine dilatative Tracheotomie und die Verlegung in ein Weaning-Zentrum. Der Patient hat sich zwischenzeitlich nahezu vollständig von seiner Erkrankung erholt.

12.6 Zusammenfazit des Falles

Fazit ✓

- Junger Mann mit Polytrauma und Lungenkontusion
- initial postoperativ problemlose Entwöhnung von der Beatmung
- im Verlauf Entwicklung eines hochgradigen akuten Lungenversagens (ARDS)
- Muskelrelaxierung und intermittierende Bauchlagerung für 16–18 h täglich
- im Verlauf gute Rekonvaleszenz

12.7 Lösungen und Erläuterungen zu Fall 12

12.7.1 Zu Frage 1

Frage 1

Ergeben sich anhand der im Schockraum erhobenen Befunde Verdachtsdiagnosen (D) und Therapieziele (Z), die eine sofortige Therapie (T) im Schockraum erfordern?

1. D: Fehlintubation; Z: Korrektur der Tubuslage; T: Umintubation
2. D: intraabdominelle Blutung; Z: sofortige Blutstillung; T: Explorativlaparotomie im Schockraum
3. D: Spannungspneumothorax rechts; Z: sofortige Entlastung, T: Anlage einer Thoraxdrainage im Schockraum
4. erst Komplettierung der Diagnostik mittels CT, danach weitere Therapieplanung

▶ **Erläuterung.** Anhand der vorliegenden Befunde (zunehmende hämodynamische Instabilität, erschwerte Beatmungssituation mit Compliance von nur 25 ml/mbar, rechtsseitig abgeschwächtes Atemgeräusch, sonografisch rechts kein Pleuragleiten nachweisbar) ließ sich mit hinreichender Sicherheit die Verdachtsdiagnose eines Spannungspneumothorax stellen. Dieser erfordert eine unverzügliche Entlastung, die in diesem Fall durch Anlage einer rechtsseitigen Thoraxdrainage erfolgte.

Eine Fehlintubation erschien unwahrscheinlich: Ein Tubus sitzt mit 22 cm ab Zahnreihe bei einem 1,85 m großen Mann höchstwahrscheinlich nicht zu tief und es ist eine endtidale Kohlendioxidkonzentration nachweisbar.

Eine intraabdominelle Blutung war aufgrund der nachgewiesenen freien Flüssigkeit wahrscheinlich, jedoch war wegen der Flüssigkeitsmenge eine Vervollständigung der Diagnostik mit anschließender Versorgung im Operationssaal diesbezüglich einer Laparotomie im Schockraum vorzuziehen.

Der höchstwahrscheinlich vorliegende Spannungspneumothorax musste unverzüglich noch im Schockraum behandelt werden, erst danach konnte die Diagnostik im CT komplettiert werden.

12.7.2 Zu Frage 2

Frage 2

Welche der folgenden Diagnosen lässt sich anhand der vorliegenden Befunde stellen (D)?

1. mildes ARDS
2. leichte Hypoventilation
3. obstruktive Ventilationsstörung
4. metabolische Azidose

▶ **Erläuterung.** Es lag definitionsgemäß eine leichte Hypoventilation vor, da der paCO$_2$ mit 48 mmHg oberhalb des Normbereichs lag.

Die vorliegende Einschränkung der Oxygenierung (paO$_2$ 98 mmHg bei FiO$_2$ 0,4; deshalb Horowitz-Index 245 mmHg) ließ in der Tat an ein mildes ARDS denken. Dabei entspricht die Definition „mild" einem Horowitz-Index von maximal 300 mmHg, aber von mehr als 200 mmHg. Jedoch müssten für ein mildes ARDS bilaterale pulmonale Infiltrate vorliegen [179]. Dies war aktuell nicht der Fall.

Die gemessene Resistance von 10 mbar/(l · s) war für einen intubierten Patienten normwertig (ohne Tubus wäre sie das nicht!), auch die Flusskurven ergaben keinen Anhalt für eine obstruktive Ventilationsstörung.

Der Basenexzess war an dieser Stelle nicht angegeben, was eine Beantwortung der Frage erschwert. Jedoch ließ sich die vorliegende, sehr milde Azidose problemlos über die vorhandene Hyperkapnie erklären.

12.7.3 Zu Frage 3

Frage 3
Was ist, die Beatmung betreffend, das vorrangige Therapieziel für die kommenden 12–24 h (Z)?
1. frühzeitige dilatative Tracheotomie zur Erleichterung der Entwöhnung
2. Patient wach werden lassen, Wiederkehr der Spontanatmung, Extubation
3. Fortführen der lungenprotektiven Beatmung unter tiefer Sedierung
4. Erhöhung des Inspirationsdrucks zum Erreichen der Normoventilation

▶ **Erläuterung.** Der Patient hatte einen nur leichtgradig eingeschränkten Gasaustausch (Verhältnis paO_2/FiO_2 245). In einer solchen Situation ist die frühzeige Spontanatmung vorteilhaft [178]. Eine Dilatationstracheotomie oder eine tiefe Sedierung war nicht indiziert. Eine Normoventilation war nicht zwingend erforderlich (keine Hirndruckzeichen, keine höhergradige Azidose). Eine Erhöhung des Inspirationsdrucks zum Erreichen der Normoventilation ist aufgrund des erhöhten Risikos für ein ARDS (Lungenkontusion!) eher nicht zu empfehlen. Siehe dazu auch die Ausführungen von Amato und Mitarbeitern zu erhöhter Mortalität bei hoher Differenz des Plateaudruck-PEEP [171].

12.7.4 Zu Frage 4

Frage 4
Welchen neuen Befund können Sie in den Atemkurven erkennen (B)?
1. deutlicher Anstieg der Lungen-Compliance
2. Hinweis auf Störung des Flusssensors
3. Hinweis auf spontane Atembemühungen des Patienten
4. Hinweis auf mögliches Vorliegen einer Atemwegsobstruktion

▶ **Erläuterung.** Die Irregularitäten der Flusskurve ließen spontane Einatmungsbemühungen des Patienten erkennen (▶ Abb. 12.7, Pfeile). Diese erzeugten zusammen mit dem noch relativ hohen Inspirationsdruck des Beatmungsgeräts das hohe Tidalvolumen und die entsprechende Alarmmeldung.

Um die tatsächliche Lungen-Compliance zu bestimmen, ist es erforderlich, den Ösophagusdruck des Patienten zu messen. Das Beatmungsgerät zeigt in der Regel nur die Gesamt-Compliance des respiratorischen Systems an, die sich aus Lungen-Compliance und Thoraxwand-Compliance zusammensetzt. In diesem Fall kam erschwerend hinzu, dass der Patient spontan atmete, sodass die Berechnung der Compliance als Verhältnis von Volumenänderung zu Druckänderung ungenau wurde. Dies beruht darauf, dass der vom Patienten generierte Muskeldruck nicht vom Beatmungsgerät ge-

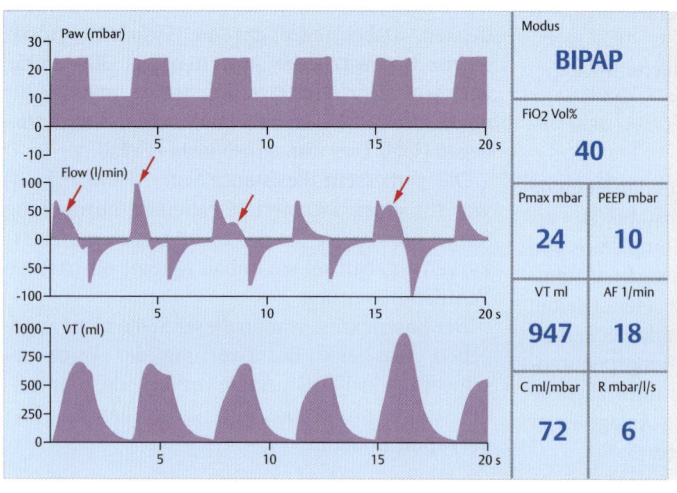

Abb. 12.7 Befunde des Beatmungsgeräts 12 h nach Aufnahme des Patienten auf der Intensivstation. Vergleiche ▶ Abb. 12.3. Die Pfeile markieren spontane Inspirationsbemühungen des Patienten.
AF = Atemfrequenz
BIPAP = biphasischer positiver Atemwegsdruck
C = Compliance
FiO_2 = inspiratorische Sauerstofffraktion
P_{max} = Atemwegsspitzendruck
PEEP = positiv-endexspiratorischer Druck
R = Resistance
VT = Atemzugvolumen

Modus	
BIPAP	
FiO₂ Vol%	
40	
Pmax mbar	PEEP mbar
24	10
VT ml	AF 1/min
947	18
C ml/mbar	R mbar/l/s
72	6

messen wird, denn dies würde wieder eine Bestimmung des Ösophagusdrucks erfordern.

Die Irregularitäten in der Flusskurve ließen sich durch die Spontanatmung des Patienten erklären und waren kein Hinweis auf eine Störung des Flusssensors.

Aus den Kurven ergab sich kein Hinweis auf eine Atemwegsobstruktion und die Exspirationskurve verlief ungestört.

12.7.5 Zu Frage 5

Frage 5
Welche therapeutische Maßnahme sollte nun zeitnah erfolgen (T)?
1. Wechsel auf volumenkontrollierten Beatmungsmodus, um das AZV besser kontrollieren zu können
2. Austausch des Flusssensors am Beatmungsgerät
3. Wechsel auf druckkontrollierten Beatmungsmodus mit Volumengarantie (Autoflow)
4. Spontanatmungsversuch zur Prüfung der Extubationsfähigkeit

▶ **Erläuterung.** Der Patient wies einen guten oder allenfalls geringgradig eingeschränkten Gasaustausch auf und atmete spontan mit. Daher wären die sinnvollsten Maßnahmen der Wechsel in einen assistierten Beatmungsmodus (z. B. CPAP mit inspiratorischer Druckunterstützung) und die zeitnahe Durchführung eines Spontanatmungsversuchs gewesen. Dazu sollte der PEEP auf 5–8 mbar reduziert werden. Zudem sollte eine inspiratorische Druckunterstützung von etwa 5–8 mbar zur Tubuskompensation belassen werden (Alternative: Verwendung der automatischen Tubuskompensation, Druckunterstützung dann 0–3 mbar). Zusätzlich ist die Überwachung von Atemfrequenz, Tidalvolumen, Sauerstoffsättigung und klinischen Parametern wie Einsatz der Atemhilfsmuskulatur, Schwitzen, Tachykardie und Hypertonie erforderlich. Falls während eines ca. 30-minütigen Spontanatmungsversuchs keine Verschlechterung dieser Parameter auftritt, wäre die nächste therapeutische Maßnahme die zeitnahe Extubation des Patienten.

Eine volumenkontrollierte Beatmung wäre für den gerade wach werdenden und spontan atmenden Patienten vermutlich eher unangenehm und kontraproduktiv gewesen.

Die „Störungen" im Flusssignal wurden durch die Spontanatmung des Patienten hervorgerufen und waren kein Ausdruck eines defekten Flusssensors.

„Autoflow" bzw. eine druckkontrollierte Beatmung mit Volumengarantie passt den Inspirationsdruck an das gemessene Tidalvolumen an, um ein vorgegebenes Zielvolumen zu erreichen. Dies wäre ein möglicher Weg gewesen, um das gegenwärtig sehr hohe AZV zu reduzieren. Würde z. B. ein Tidalvolumen von 500 ml als Ziel eingestellt, dann würde der Inspirationsdruck sehr zügig reduziert. Dies lässt sich aber einfacher manuell bewerkstelligen. Zudem erzeugt das Umschalten auf einen assistierten Beatmungsmodus eine bessere Patient-Ventilator-Interaktion und war im Hinblick auf das anzustrebende Therapieziel „zeitnahe Extubation" die bessere Wahl.

12.7.6 Zu Frage 6

Frage 6
Welcher Befund ist keine zwingende Voraussetzung für die Extubation (B)?
1. Spontane Atemfrequenz von mehr als 8/min
2. AZV von mehr als 5 ml/kg Idealkörpergewicht
3. Katecholamine vollständig ausgeschlichen
4. Schutzreflexe vorhanden
5. Gasaustausch stabil

▶ **Erläuterung.** Ausreichende spontane Atemfrequenz, AZV, Schutzreflexe und stabiler Gasaustausch sind vor Extubation zwingend erforderlich. Katecholaminfreiheit hat bei Patienten mit Sepsis und Trauma keinen prädiktiven Wert bezüglich einer eventuellen Reintubation und ist daher keine zwingende Vorbedingung.

12.7.7 Zu Frage 7

> **Frage 7**
> **Welche Maßnahmen sind nun am ehesten indiziert (T)?**
> 1. 5-Punkt-Fixierung und fraktionierte Gabe von Midazolam und Haloperidol zur Delirbehandlung
> 2. unverzügliche Intubation
> 3. Erhöhung der Sauerstoffzufuhr und weitere Diagnostik zur Ursachenklärung
> 4. psychiatrisches Notfallkonsil

▶ **Erläuterung.** Die motorische Unruhe des Patienten allein rechtfertigte keine Fixierung. Es musste dringend nach der Ursache für den Befund „veränderte Vigilanz" gesucht werden, um die richtige Diagnose zu stellen. In diesem Fall kam als Ursache für die Vigilanzminderung am ehesten eine Hypoxie in Betracht. Diese lässt sich mittels BGA leicht nachweisen, muss jedoch weitere Diagnostik nach sich ziehen. Diese umfasst insbesondere eine orientierende Sonografie der Pleura (Ausschluss von Pneumothorax und Pleuraerguss und Frage nach den B-Linien) sowie ein Röntgenbild des Thorax zum Nachweis von pneumonischen Infiltraten bzw. Atelektasen.

Eine Intubation musste tatsächlich in Erwägung gezogen werden. Vorher sollte aber als erster Schritt die Sauerstoffzufuhr erhöht werden und mittels BGA geprüft werden, ob tatsächlich eine hochgradige Oxygenierungsstörung vorliegt.

Ein psychiatrisches Konsil hätte in dieser Situation nicht weitergeholfen, da mit großer Wahrscheinlichkeit eine somatische Ursache (Hypoxie!) für das auffällige Verhalten vorlag, die unverzüglich behandelt werden musste.

12.7.8 Zu Frage 8

> **Frage 8**
> **Welche Diagnose lässt sich anhand der vorliegenden Befunde stellen (D)?**
> 1. Exazerbierte COPD
> 2. atypische Pneumonie
> 3. akute Aspirationspneumonie
> 4. schweres ARDS
> 5. hepatopulmonales Syndrom

▶ **Erläuterung.** Im Röntgenbild des Thorax fanden sich massive bilaterale pulmonale Infiltrate. Zusammen mit der weniger als 8 Tage zurückliegenden auslösenden Ursache (Lungenkontusion nach Verkehrsunfall) und der trotz Beatmung mit einem PEEP von ≥ 5 hochgradigen Oxygenierungsstörung (paO_2 91 mmHg bei FiO_2 1,0 und damit Horowitz-Index 91 mmHg) ließ sich gemäß Berlin-Definition [179] die Diagnose eines schweren ARDS stellen.

Eine exazerbierte COPD erschien im Gesamtkontext unwahrscheinlich und geht in der Regel nicht mit den im Röntgenthorax des Patienten sichtbaren hochgradigen bilateralen pulmonalen Infiltraten einher. Das Röntgenbild passte ebenfalls nicht zu einer atypischen Pneumonie.

Eine Aspiration konnte prinzipiell nicht ausgeschlossen werden, jedoch war das vorliegende Bild (bilaterale, größtenteils konfluierende pulmonale Infiltrate) nicht typisch für eine akute Aspirationspneumonie. Es kann aber nach einer Aspiration im Verlauf zu einem ARDS kommen, das dann aber auch als solches behandelt werden sollte.

Das Vorliegen eines hepatopulmonalen Syndroms erschien vom Gesamtkontext her nicht wahrscheinlich.

12.7.9 Zu Frage 9

> **Frage 9**
> **Welche Veränderung der Beatmungseinstellungen sollte nun vorrangig vorgenommen werden (T)?**
> 1. Erhöhung des AZV, um Kohlendioxid effektiver abzuatmen
> 2. Senkung des AZV von 7 auf 6 ml/kg Idealgewicht
> 3. Erhöhung des PEEP auf mindestens 15 cmH$_2$O und ggf. Rekrutierungsmanöver
> 4. Senkung der Atemfrequenz von 20 auf 15/min

▶ **Erläuterung.** Therapeutisches Ziel bei Patienten mit ARDS ist vorrangig die Sicherstellung eines adäquaten Gasaustauschs unter Vermeidung von atemzugsweiser Überdehnung und atemzugsweisem zyklischem Öffnen und Wiederverschließen von Lungenbereichen. Um dieses Ziel zu erreichen, ist eine lungenprotektive Beatmung mit niedrigen Tidalvolumina, niedrigem sog. Driving Pressure und hohem PEEP die Therapie der Wahl. Ferner sollte eine Wiedereröffnung atelektatischer Lungenbereiche angestrebt werden. Das kann ebenfalls durch Anwendung eines hohen PEEP erfolgen, ggf. in Kombination mit Rekrutierungsmanövern. Bei Patienten mit höhergradiger Gasaustauschstörung (paO_2/FiO_2-Verhältnis maximal 200 mmHg) führt die Beatmung mit hohem PEEP zu einer Verbesserung der Oxygenierung und zu einer erhöhten Überlebenswahrscheinlichkeit [173].

Eine Erhöhung des AZV auf über 7 ml/kg Idealgewicht mit entsprechend höherer Druckdifferenz würde die Beatmung weniger lungenprotektiv machen und war daher kontraindiziert.

Eine Senkung des AZV von 7 auf 6 ml/kg Idealgewicht war im Verlauf anzustreben, jedoch in der beschriebenen Situation nicht vorrangig.

Die Flusskurve zeigte, dass eine ausreichende Exspirationszeit vorlag. Eine Senkung der Atemfrequenz war daher aufgrund der bereits bestehenden Hyperkapnie nicht sinnvoll.

12.7.10 Zu Frage 10

Frage 10

Welches adjuvant eingesetzte Medikament ist in dieser Situation am ehesten dazu geeignet, die Überlebenswahrscheinlichkeit des Patienten zu erhöhen (T)?
1. Simvastatin
2. Cis-Atracurium
3. N-Acetylcystein
4. Dexamethason

▶ **Erläuterung.** Bei dem Patienten lag ein schweres ARDS vor (paO_2/FiO_2-Verhältnis 78/0,8 = 97,5 mmHg). Eine frühzeitige, vorübergehende neuromuskuläre Blockade mit Cis-Atracurium kann bei Patienten mit ARDS und einem paO_2/FiO_2-Verhältnis von unter 120 die Überlebenswahrscheinlichkeit nach 28 Tagen positiv beeinflussen [177]. Das liegt vermutlich u. a. daran, dass sich so Tidalvolumen und transpulmonale Druckschwingungen besser kontrollieren lassen. Der bei diesem Patienten gemessene P0.1 von -12 mbar (Normbereich beim beatmeten Patienten -2 bis -5 mbar) zeigte, dass der immer noch im schweren ARDS befindliche Patient einen sehr großen spontanen Atemantrieb hatte. Die starke Spontanatmung des Patienten hatte große AZV zur Folge (968 ml = 13 ml/kg Idealgewicht!). Bei Patienten mit schwerem ARDS sind solche Tidalvolumina mit einer erhöhten Mortalität assoziiert [172]. Zur besseren Kontrolle der Tidalvolumina und um eine lungenprotektive Beatmung zu ermöglichen, war eine vorübergehende neuromuskuläre Blockade bei derart hochgradiger Gasaustauschstörung daher indiziert. Siehe dazu auch die Ausführungen von Brochard und Mitarbeitern [174].

Die Wirksamkeit von Statinen im ARDS konnte in Studien nicht nachgewiesen werden. Auch für N-Acetylcystein gibt es im ARDS keinen Wirksamkeitsnachweis in Bezug auf das Outcome „Überlebenswahrscheinlichkeit". Dexamethason ist im ARDS speziellen Indikationen vorbehalten und kann nicht allgemein empfohlen werden.

Merke

Die frühzeitige Rückkehr der Spontanatmung ist in fast allen klinischen Situationen für den Patienten vorteilhaft, verkürzt das Weaning und reduziert den Bedarf an Sedativa. Nur bei Patienten im ARDS mit schwer eingeschränktem Gasaustausch (paO_2/FiO_2-Verhältnis unter 120 mmHg) kann eine vorübergehende Relaxierung für bis zu 48 h einen Überlebensvorteil bedeuten, weil sonst keine lungenprotektive Beatmung möglich ist.

12.7.11 Zu Frage 11

Frage 11

Welche Lagerungsmaßnahme sollte nun zusätzlich durchgeführt werden und wie lange sollte sie durchgeführt werden (T)?
1. Roto-Rest-Bett kontinuierlich
2. 30° Oberkörperhochlage kontinuierlich
3. inkomplette Bauchlagerung (135°) für 8–12 h
4. inkomplette Bauchlagerung (135°) für 16–18 h
5. komplette Bauchlagerung (180°) für 8–12 h
6. komplette Bauchlagerung (180°) für 16–18 h
7. keine Lagerungsmaßnahme, sondern direkt an die ECMO (mindestens 48 h)

▶ **Erläuterung.** Für eine 180°-Bauchlage, die über 16–18 h täglich durchgeführt wird, konnte bei Patienten mit ARDS und paO_2/FiO_2-Verhältnis von unter 150 mmHg in einer multizentrischen Studie ein deutlicher Überlebensvorteil gezeigt werden [176].

Für den Einsatz von Roto-Rest-Betten gibt es keine vergleichbare Studienlage. Auch für die 30°-Oberkörperhochlage konnte im ARDS bisher kein Überlebensvorteil gezeigt werden. Studien, in denen die Bauchlage nur für 8–12 h täglich durchgeführt wurde, konnten keinen Überlebensvorteil zeigen. In der Studie von Guérin und Mitarbeitern wurde eine komplette (180°-)Bauchlagerung durchgeführt [176]. Eine inkomplette Bauchlagerung ist im Vergleich zur kompletten Bauchlagerung weniger effektiv bei vergleichbaren Komplikationsraten. ECMO hat im Gegensatz zur Bauchlagerung in keiner randomisierten Studie einen Überlebensvorteil gezeigt und sollte daher solchen Patienten vorbehalten bleiben, bei denen trotz Bauchlagerung eine therapierefraktäre Hypoxämie persistiert.

12.7.12 Zu Frage 12

> **Frage 12**
>
> Wie ist nun zu verfahren (T)?
> 1. Wiederholung der Bauchlagerung nach 6–8 h Rückenlage für weitere 16–18 h
> 2. Abbruch der Behandlung mit Bauchlagerung wegen Unwirksamkeit
> 3. adjuvante ECMO-Therapie
> 4. Wechsel auf Roto-Rest-Bett

▶ **Erläuterung.** Eine Verschlechterung des Gasaustauschs nach Zurücklagerung auf den Rücken ist nicht ungewöhnlich. Im Mittel sind 4 Bauchlagerungen von je 16–18 h Dauer erforderlich, bis es zu einer bleibenden Verbesserung der Oxygenierung kommt [176].

> **Merke**
>
> Bei Patienten mit ARDS und paO_2/FiO_2-Verhältnis von unter 150 mmHg erhöht eine komplette Bauchlagerung (180°) für 16–18 h täglich die Überlebenswahrscheinlichkeit um bis zu 50 %! Die Bauchlagerung sollte so lange täglich für 16–18 h durchgeführt werden, bis auch nach mindestens 4 h Rückenlage wieder ein paO_2/FiO_2-Verhältnis von mindestens 150 mmHg besteht.

12.8 Literatur

[171] Amato MB, Meade MO, Slutsky AS et al. Driving pressure and survival in the acute respiratory distress syndrome. N Engl J Med 2015; 372: 747–755
[172] ARDS Network. Ventilation with Lower Tidal Volumes as Compared with Traditional Tidal Volumes for Acute Lung Injury and the Acute Respiratory Distress Syndrome. N Engl J Med 2000; 342: 1301–1308
[173] Briel M, Meade M, Mercat A et al. Higher vs Lower Positive End-Expiratory Pressure in Patients With Acute Lung Injury and Acute Respiratory Distress Syndrome. JAMA 2010; 303: 865–873
[174] Brochard L, Slutsky A, Pesenti A. Mechanical ventilation to minimize progression of lung injury in acute respiratory failure. Am J Respir Crit Care Med 2017; 195: 438–442
[175] Girard TD, Kress JP, Fuchs BD et al. Efficacy and safety of a paired sedation and ventilator weaning protocol for mechanically ventilated patients in intensive care (Awakening and Breathing Controlled trial): a randomised controlled trial. The Lancet 2008; 371: 126–134
[176] Guerin C, Reignier J, Richard JC et al. Prone positioning in severe acute respiratory distress syndrome. N Engl J Med 2013; 368: 2159–2168
[177] Papazian L, Forel JM, Gacouin A et al. Neuromuscular blockers in early acute respiratory distress syndrome. N Engl J Med 2010; 363: 1107–1116
[178] Putensen C, Zech S, Wrigge H et al. Long-term effects of spontaneous breathing during ventilatory support in patients with acute lung injury. Am J Respir Crit Care Med 2001; 164: 43–49
[179] Ranieri VM, Rubenfeld GD, Thompson BT et al. Acute respiratory distress syndrome: the Berlin Definition. JAMA 2012; 307: 2526–2533

13 Fall 13: Sehr seltener Fall (Porphyrie)

Livia Lasarow

13.1 Fallbeschreibung

Eine 28-jährige Patientin kommt bei rechtsseitigen Unterbauchschmerzen in die Ambulanz der Klinik für Frauenheilkunde. Sie gibt zudem leichten Schwindel sowie latente Übelkeit ohne Erbrechen an.

> **Der Fall**
>
> **Körperliche Untersuchung**
> - Allgemeinzustand gut
> - Pupillen beidseits isokor
> - GCS 15/15
> - Atemgeräusch beidseits vesikulär
> - Herztöne rein und regelmäßig, Herzfrequenz 99/min
> - Bauch weich, nicht druckschmerzhaft
> - Nierenlager klopfschmerzfrei
>
> **Gynäkologische Untersuchung**
> - Vaginalsonografie: hochaufgebautes Endometrium ohne Nachweis einer intrauterinen Fruchthöhle, linkes Ovar unauffällig, rechtes Ovar nicht eindeutig darstellbar, freie Flüssigkeit im Douglas
> - HCG (humanes Choriongonadotropin) 1426 IU/ml

Die Verdachtsdiagnose „Extrauteringravidität" wird gestellt und die Patientin wird einer Laparoskopie zugeführt. Dort erfolgen der Nachweis einer Extrauteringravidität und die tubenerhaltende Entfernung der Schwangerschaft. Die Operation verläuft ohne wesentliche Blutverluste. Die Patientin wird 3 Tage später bei subjektivem Wohlbefinden mit reizlosen Wundverhältnissen entlassen.

Zwei Stunden nach der Entlassung stellt sich die Patientin in kollaptischem Zustand erneut in der gynäkologischen Ambulanz vor. Diesmal gibt sie starke epigastrische Schmerzen sowie rezidivierende Übelkeit mit Erbrechen an.

> **Der Fall**
>
> **Körperliche Untersuchung**
> - Allgemeinzustand geschwächt
> - Psyche agitiert
> - Pupillen beidseits isokor
> - GCS 15/15
> - Atemgeräusch beidseits vesikulär
> - Herztöne rein und regelmäßig
> - Epigastrium druckschmerzhaft
> - Nierenlager klopfschmerzfrei
> - Blässe
> - gynäkologischer Fokus nicht nachweisbar

Bei Verdacht auf Gastritis erfolgt die Verlegung in die internistische Klinik zur weiteren Abklärung.

Eine Sonografie des Abdomens ergibt lediglich einen Kolonmeteorismus und die anschließend durchgeführte Gastroskopie zeigt keinen pathologischen Befund. Die Patientin erhält eine symptomatische Therapie mit Metamizol, Pantoprazol sowie Dimenhydrinat und wird nach 2 Tagen in stabilem Allgemeinzustand wieder nach Hause entlassen. Eine Ursache (Diagnose) für die geschilderten Beschwerden konnte nicht gefunden werden.

Wiederum einen Tag später stellt sich die Patientin erneut in der gynäkologischen Ambulanz vor. Sie gibt jetzt starke Unterbauchschmerzen an. Eine CT des Abdomens (▶ Abb. 13.1) ergibt eine

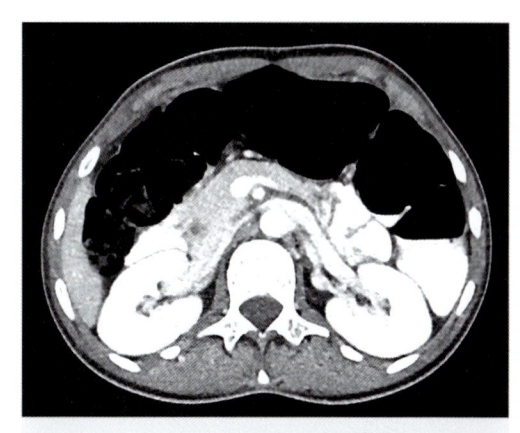

Abb. 13.1 CT des Abdomens mit massiver Koprostase.

massive Koprostase. Abführende Maßnahmen mittels Schwenkeinläufen zeigen einen mäßigen Erfolg. Die Patientin erhält Metoclopramid gegen die Übelkeit sowie Lorazepam gegen die Angstgefühle. Laut Aussage der betreuenden Krankenschwestern halluziniert die Patientin intermittierend. Am nächsten Tag ist die Patientin bei der Visite nicht mehr ansprechbar. Die Verlegung auf die Intensivstation wird initiiert. Während der Verlegung entwickelt die Patientin einen generalisierten Krampfanfall, der mit Midazolam unterbrochen werden kann.

- Hämoglobin 9,1 g/dl
- Basenexzess 2,1 mmol/l
- HCO_3^- 25 mmol/l
- Laktat 1,2 mmol/l
- Blutzuckerspiegel 146 mg/dl
- Natrium 104 mmol/l
- Kalium 2,99 mmol/l
- Chlorid 67 mmol/l
- Kalzium 1,95 mmol/l
- Phosphat 0,40 mmol/l

13.2 Erstbefunde auf der Intensivstation

Auf der Intensivstation trifft eine soporöse, tachypnoeische, kreislaufstabile Patientin ein.

Der Fall

Diagnosen
- Zustand nach laparoskopischer Entfernung einer Extrauteringravidität
- Zustand nach Krampfanfall
- Koprostase

Aufnahmebefunde
- Weibliche Patientin, 28 Jahre alt
- Größe 170 cm, Gewicht 64 kg
- Sopor, GCS 5/15
- Pupillen beidseits weit, nicht lichtreagibel, seitengleich
- Schutzreflexe vorhanden
- Tachypnoe 22/min
- periphere Sauerstoffsättigung 98%
- Tachykardie 110/min
- Hypertonie 160/100 mmHg
- Abdomen gebläht, Darmgeräusche spärlich
- Spontanbewegung der Extremitäten (unkoordiniert)

Erstversorgung
- Einlage eines Guedel-Tubus ohne Abwehr
- Arterienanlage in die A. radialis rechts
- ZVK-Anlage in die V. jugularis interna rechts

Erste arterielle BGA
- pH 7,39
- paO_2 115 mmHg
- $paCO_2$ 45 mmHg

Frage 1

Bei welchen Befunden würden Sie die Indikation zur Intubation stellen (T)?
1. weite, nicht lichtreagible Pupillen
2. fehlende Schutzreflexe
3. Tachykardie
4. eingeschränkte Vigilanz
5. Tachypnoe

Die Lösungen (und Erläuterungen) dieses Falles finden Sie weiter hinten in diesem Kapitel (S. 143) oder über den folgenden QR-Code.

Abb. 13.2 QR-Code zu den Lösungen.

Frage 2

Welche zusätzliche diagnostische Maßnahme würden Sie nicht veranlassen (B)?
1. kraniale CT
2. Kontrastmittel-CT von Thorax und Abdomen
3. Sonografie des Abdomens
4. Bestimmung der Osmolarität im Serum
5. Bestimmung der Natriumkonzentration im Urin

13.3 Weiterer Verlauf auf der Intensivstation

Die Vigilanz der Patientin bessert sich zögerlich und die abdominalen Beschwerden bleiben konstant. Die Patientin gibt weiter intermittierend starke Bauchschmerzen mit wechselnder Lokalisation an sowie Übelkeit mit Erbrechen. Teilweise induziert die Patientin das Erbrechen selbst, indem sie durch Einführen der Finger in den Rachen einen Würgreflex auslöst. Die erneute körperliche Untersuchung durch die allgemeinchirurgischen Kollegen bringt keine erklärenden Befunde. Auch ein psychologisches Konsil bei rezidivierenden Unruhezuständen ergibt keinen Hinweis auf eine Verhaltens- oder Persönlichkeitsstörung.

Es stellt sich daher die Frage, welche Symptome und Befunde mit den bisherigen Untersuchungsergebnissen nicht gut zusammenpassen. Unerklärt bleiben die Hyponatriämie, die Bauchschmerzen, die Übelkeit und die vorher nicht bekannte psychische Auffälligkeit. Es werden nun auch seltene Diagnosen in Betracht gezogen. Hilfreich ist die Beobachtung, dass es zu einer zunehmenden Dunkelfärbung des Urins kommt (▶ Abb. 13.3), sodass eine AIP (akute intermittierende Porphyrie) als weitere Differenzialdiagnose hinterfragt wird. Der Urin wird nachfolgend untersucht.

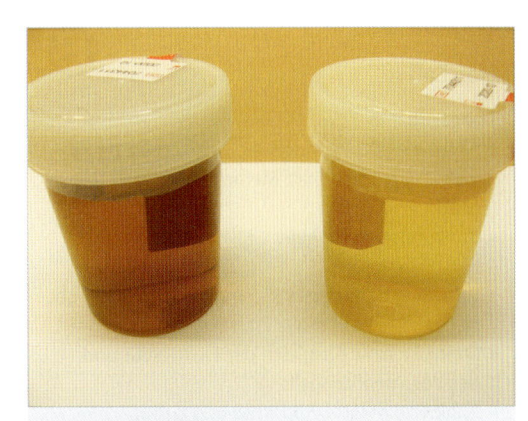

Frage 3
Was ist am ehesten die Ursache des Krampfanfalls bei der vorgestellten Patientin (B)?
1. Hypokaliämie
2. Tachykardie
3. Hypophosphatämie
4. Hypertonie
5. Hyponatriämie

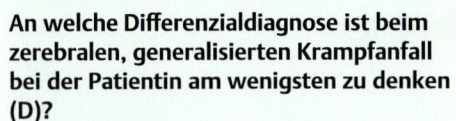

Frage 4
An welche Differenzialdiagnose ist beim zerebralen, generalisierten Krampfanfall bei der Patientin am wenigsten zu denken (D)?
1. Intoxikationen
2. Hirnblutung
3. Hirntumor
4. Hypoglykämie
5. Enzephalitis

Anschließend wird eine kraniale CT durchgeführt, mit folgenden Befunden:

Der Fall
Kraniale CT
- Altersentsprechende Weite und Konfiguration des Ventrikelsystems
- insgesamt enge äußere Liquorräume ohne Anhalt für ein Hirnödem
- ohne Hinweis auf eine zerebrale Blutung
- kein morphologisches Korrelat für die bestehende Vigilanzminderung

Die schwere Hyponatriämie (104 mmol/l) wird mittels Kochsalzlösung 5,85 % innerhalb von 24 h auf 115 mmol/l angehoben. Siehe dazu auch den Fall 15 (S. 159). Zum Ausschluss weiterer zerebraler Ursachen für einen generalisiert zerebralen Krampfanfall erfolgt die Durchführung einer kranialen MRT. Diese ergibt keinen pathologischen Befund.

Abb. 13.3 Dunkelverfärbter Urin.

Frage 5

Welche Diagnostik ist differenzialdiagnostisch beim Verdacht auf AIP zu vernachlässigen (B, D)?
1. Bestimmung der ALA-Konzentration (Aminolävulinsäurekonzentration) im Urin
2. Bestimmung der PBG-Konzentration (Porphobilinogenkonzentration) im Urin
3. Bestimmung der Leukozytenzahl und des Eiweißgehalts im Urin
4. Untersuchung der Erythrozyten auf basophile Tüpfelung

Frage 6

Welches Symptom ist am wenigsten mit einer AIP assoziiert (B, D)?
1. abdominale Beschwerden
2. Tachykardie
3. Halluzinationen
4. Hypotonie
5. Krampfanfall

13.4 Therapie

Die Verdachtsdiagnose kann nach dem Abschluss der Urindiagnostik bestätigt werden. Folgende Therapieschritte werden initiiert:

Der Fall

Therapie
- Absetzen porphyrinogener Medikamente (Clonidin, Dimenhydrinat, Metamizol, Metoclopramid)
- Implementierung einer Glukoseinfusion (300–500 g/Tag)
- Gabe von Hämarginat 3–5 mg/kg Körpergewicht per Infusion einmal alle 24 h über 4 Tage
- Kontrolle bzw. Ausgleich der Elektrolyte und des Volumenhaushalts
- Analgesie mittels Piritramid und Gabapentin
- Behandlung der Tachykardie sowie der Hypertonie mit Metoprolol
- Kontrolle der Unruhe durch die Gabe von Chlorpromazin
- Antiemese mittels Ondansetrongaben

13.5 Weiterer Verlauf

Der Allgemeinzustand der Patientin bessert sich zunehmend unter der adäquaten Therapie. Die Patientin klart weiter auf, die Unruhezustände und die Bauchschmerzen lassen nach. Zwei Wochen später kann die Patientin beschwerdefrei entlassen werden. Ihr wird ein Notfallausweis ausgestellt und die molekulargenetische Untersuchung naher Angehöriger empfohlen, da es sich bei der AIP um eine Erkrankung mit genetischer Disposition handelt.

13.6 Zusammenfassung des Falles

Fazit

- Bei der AIP sind vielfältige Symptome möglich (häufige Kombination: abdominale, neurologische sowie psychiatrische Symptome) mit zum Teil lebensgefährlichen Komplikationen.
- Beschwerden der Patienten mit AIP werden oft nicht ernst genommen.
- Es werden häufig falsche Verdachtsdiagnosen gestellt und unnötige Untersuchungen durchgeführt.
- Bei Verdachtsdiagnose „AIP" sind folgende Maßnahmen zu ergreifen:
  - PBG und ALA im Urin bestimmen,
  - auslösende Faktoren (Diät, Alkohol, Infektionen) vermeiden,
  - triggernde Medikamente absetzen und
  - Glukoseinfusion sowie Hämarginat verabreichen.

13.7 Lösungen und Erläuterungen zu Fall 13

13.7.1 Zu Frage 1

Frage 1

Bei welchen Befunden würden Sie die Indikation zur Intubation stellen (T)?
1. weite, nicht lichtreagible Pupillen
2. fehlende Schutzreflexe
3. Tachykardie
4. eingeschränkte Vigilanz
5. Tachypnoe

▶ **Erläuterung.** Bei fehlenden Schutzreflexen sollte ein Patient aufgrund des Aspirationsrisikos zügig schutzintubiert werden, auch wenn sich die Atemwege primär frei zeigen, der Patient suffizient atmet und kardiopulmonal stabil erscheint. Alle anderen Antwortmöglichkeiten alleine müssen nicht zwingend eine Intubation nach sich ziehen. Vor der Indikation zur Intubation sollten die Vor- und Nachteile dieser invasiven Maßnahme gründlich abgewogen werden, da sie mit ernsthaften Komplikationen einhergehen kann. In diesem Fall hatte man auf die Intubation bewusst verzichtet, weil die Schutzreflexe trotz fehlender Kontaktierbarkeit erhalten waren und der Therapierfolg neurologisch im Verlauf beurteilt werden sollte.

13.7.2 Zu Frage 2

Frage 2

Welche zusätzliche diagnostische Maßnahme würden Sie nicht veranlassen (B)?
1. kraniale CT
2. Kontrastmittel-CT von Thorax und Abdomen
3. Sonografie des Abdomens
4. Bestimmung der Osmolarität im Serum
5. Bestimmung der Natriumkonzentration im Urin

▶ **Erläuterung.** Die kraniale CT war unbedingt und sofort erforderlich, um intrakranielle Ursachen des Krampfanfalls zu finden oder auszuschließen. Die Therapie richtet sich nach dem Befund und der Diagnose. Eine Ultraschalluntersuchung des Abdomens sollte auch durchgeführt werden. Alle Organe sollten beurteilt werden, um Hinweise auf die Ursache der Elektrolytstörung zu finden. Osmolarität im Serum und Natriumgehalt im Urin gehören zu den Laboruntersuchungen, die zur Abklärung und Differenzierung einer Hyponatriämie erhoben werden müssen – neben anderen, wie bei Fall 15 (S. 159) geschildert. Eine Kontrastmittel-CT erschien zu diesem Zeitpunkt jedoch nicht notwendig.

13.7.3 Zu Frage 3

Frage 3

Was ist am ehesten die Ursache des Krampfanfalls bei der vorgestellten Patientin (B)?
1. Hypokaliämie
2. Tachykardie
3. Hypophosphatämie
4. Hypertonie
5. Hyponatriämie

▶ **Erläuterung.** Der Krampfanfall könnte Ausdruck eines erhöhten Hirndrucks aufgrund der Hyponatriämie gewesen sein. Hypokaliämie und -phosphatämie führen am wahrscheinlichsten zu Herzrhythmusstörungen. Hypertonie kann einen zerebralen Krampfanfall verursachen, wenn die Blutdruckwerte so signifikant erhöht sind, dass sie eine Hirnblutung zur Folge haben. Unter einer Tachykardie alleine entwickelt sich kein zerebraler Krampfanfall.

13.7.4 Zu Frage 4

Frage 4

An welche Differenzialdiagnose ist beim zerebralen, generalisierten Krampfanfall bei der Patientin am wenigsten zu denken (D)?
1. Intoxikationen
2. Hirnblutung
3. Hirntumor
4. Hypoglykämie
5. Enzephalitis

► **Erläuterung.** Nach dem erstmaligen Krampfereignis war eine bildgebende Diagnostik zwingend erforderlich, um die Ursache zu finden. Des Weiteren war die BGA ein schnelles diagnostisches Verfahren, um Blutzucker- oder Elektrolytentgleisungen nachzuweisen, die ebenfalls zum Krampfgeschehen führen können. In dem dargestellten Fall konnte initial bei Aufnahme eine Hypoglykämie ausgeschlossen werden (Blutzuckerspiegel 146 mg/dl). Zusätzlich können laborchemisch spezifische Antikörper (antineuronale Antikörper, NMDA-Rezeptorantikörper [Antikörper gegen den N-Methyl-D-Aspartat-Rezeptor]) bestimmt werden, die bei einer möglichen Enzephalitis nachweisbar wären. Auch Intoxikationen wie z. B. durch Alkohol, Drogen oder Medikamente können als Auslöser eines zerebralen Krampfanfalls infrage kommen.

13.7.5 Zu Frage 5

Frage 5

Welche Diagnostik ist differenzialdiagnostisch beim Verdacht auf AIP zu vernachlässigen (B, D)?
1. Bestimmung der ALA-Konzentration (Aminolävulinsäurekonzentration) im Urin
2. Bestimmung der PBG-Konzentration (Porphobilinogenkonzentration) im Urin
3. Bestimmung der Leukozytenzahl und des Eiweißgehalts im Urin
4. Untersuchung der Erythrozyten auf basophile Tüpfelung

► **Erläuterung.** Durch einen autosomal-dominant vererbten Defekt im Enzym PBG-Desaminase kommt es zur Unterbrechung der Hämbiosynthese und somit zur Anreicherung der Porphyrinvorläufer wie 5-ALA und PBG. Der Goldstandard der Diagnostik beim Verdacht auf AIP ist deshalb die Urindiagnostik. Dabei werden im 24-h-Sammelurin die Gesamtporphyrine sowie die ALA- und PBG-Konzentrationen bestimmt. Beim akuten Porphyrieschub finden sich signifikant erhöhte Werte, die im symptomfreien Intervall normal sein können. Die Bestimmung von Leukozytenzahl und Eiweißgehalt im Urin erfolgt beim Verdacht auf einen Harnwegsinfekt, der allerdings selten mit einer ausgeprägten neurologischen Symptomatik einhergeht, wie es bei der Patientin der Fall war. Differenzialdiagnostisch ist beim Nachweis von erhöhten ALA-Spiegeln im Urin mit neurologischer Symptomatik an eine Bleivergiftung zu denken. Dabei findet sich eine basophile Tüpfelung der Erythrozyten.

13.7.6 Zu Frage 6

Frage 6

Welches Symptom ist am wenigsten mit einer AIP assoziiert (B, D)?
1. abdominale Beschwerden
2. Tachykardie
3. Halluzinationen
4. Hypotonie
5. Krampfanfall

► **Erläuterung.** Die Symptome der akuten Porphyrie können sehr vielfältig sein (► Tab. 13.1) [184], weshalb die Diagnosestellung erschwert ist. Viele Patienten haben eine Reihe an Untersuchungen und einen langen Leidensweg hinter sich, bis die Diagnose „AIP" gestellt ist. Erschwerend kommt hinzu, dass es sich um eine Erkrankung handelt, die sehr selten vorkommt und bei lediglich 15 % der Genträger symptomatisch wird [182]. Wenn die Erkrankung jedoch zu spät diagnostiziert wird, kann es zu lebensbedrohlichen Komplikationen kommen. Die ersten Symptome treten meist ab dem 30. Lebensjahr auf und Frauen sind häufiger betroffen [180][181][183]. Die Hypotonie ist untypisch für eine Porphyrieattacke.

Tab. 13.1 Symptome der Porphyrie und deren Häufigkeit nach Ventura und Mitarbeitern.

Symptome	Häufigkeit (%)
Bauchschmerzen	95–97
Tachykardie	65–80
periphere Neuropathie	40–60
Obstipation	46–52
Übelkeit, Erbrechen	48–85
Psychose	10–40
Hypertonus (Diastole > 85 mmHg)	38–64
Hyponatriämie (< 120 mmol/l)	25–35

13.8 Literatur

[180] Anderson KE, Sassa S, Bishop DF et al. Disorders of heme biosynthesis: X-linked sideroblastic anemia and the porphyrias. In: Scriver CR, Beaudet A, Sly WS, Valle D, eds. The online metabolic and molecular basis of inherited diseases. New York: McGraw-Hill Medical Publishing Division; 2001: 2991–3062

[181] Hultdin J, Schmauch A, Wikberg A et al. Acute intermittent porphyria in childhood: a population-based study. Acta Paediatr 2003; 92: 562–568

[182] Kauppinen R, von und zu Fraunberg M. Molecular and biochemical studies of acute intermittent porphyria in 196 patients and their families. Clin Chem 2002; 48: 1891–1900

[183] Ventura E, Rocchi E. Le Porfirie. In: Guarini G, Fiorelli G, Malliani A, Violi E, Volpe M, eds. Teodori 2000. Trattato di Medicina Interna. Roma: Società Editrice Universo; 2001: 2301–2334

[184] Ventura P, Cappellini MD, Rocchi E. The acute porphyrias: a diagnostic and therapeutic challenge in internal and emergency medicine. Intern Emerg Med 2009; 4: 297–308

14 Fall 14: Fokussanierung bei Sepsis

Matthias Kott

14.1 Fallbeschreibung

Sie sind Assistenzarzt und auf einer interdisziplinären Intensivstation in einem Krankenhaus der Grund- und Regelversorgung und im Schichtdienst eingesetzt. Es ist ein Freitag am frühen Abend, die Fachärzte des Tagdienstes sind mittlerweile alle im wohlverdienten Feierabend. Auf der Station ist es ruhig, alle Patienten, die Sie betreuen, sind stabil und erfordern momentan kein Eingreifen Ihrerseits. Über die Notaufnahme erfolgt jedoch die telefonische Anmeldung einer Neuaufnahme: „Ihr müsst gleich einen neuen Patienten aus dem CT zur Überwachung aufnehmen, war als ‚unklare Bewusstseinsveränderung' über die Rettung angemeldet. Kraniales CT ist gerade gelaufen, Apoplex und Blutung sind ausgeschlossen."

> ### Der Fall
>
> **Patient**
> - Männlicher Patient
> - 69 Jahre alt
> - unklare Bewusstseinsveränderung
>
> **Falldaten, Anamnese, Übergabe**
> - Alarmierung der Rettungskräfte durch Nachbarn, der Patient habe sich im Treppenhaus aufgehalten und unverständliche Äußerungen von sich gegeben, wirkte verwirrt; keine Paresen, Pupillomotorik ungestört; Fremdanamnese durch Nachbarn bezüglich Vorerkrankungen leer, keine Medikamente in der Wohnung gefunden
> - Vitalzeichen im Rettungsdienst: Herzfrequenz 118/min, Blutdruck ca. 130 mmHg systolisch, aber Messung bei agitiertem Patienten schwierig; im 12-Kanal-EKG Sinusrhythmus, kein Hinweis auf Erregungsrückbildungsstörungen
>
> **Bisher erfolgte Maßnahmen**
> - Peripher Venenweg mit Infusion von 500 ml einer Vollelektrolytlösung, bei Verdacht auf Apoplex nicht arztbegleiteter Transport in das Krankenhaus
> - kraniale CT mit Ausschluss eines zerebralen Blutungsgeschehen und ohne Nachweis von Infarktfrühzeichen sowie ohne Hinweis auf andere zerebrale Pathologien

14.2 Aufnahme auf der Intensivstation

Nach Umlagerung und Anschließen des Basis-Monitoring (EKG, Pulsplethysmografie, Blutdruck) führen Sie eine sorgfältige körperliche Erstuntersuchung durch und dokumentieren sie nach Organsystemen geordnet.

> ### Der Fall
>
> **Patient**
> - Männlicher Patient
> - 69 Jahre alt
> - 178 cm Körpergröße, 84 kg Körpergewicht
> - akut reduzierter Allgemeinzustand
>
> **Neurologie**
> Keine fokalen neurologischen Defizite, bewegt alle Extremitäten seitengleich, agitiert, desorientiert zu Ort, Zeit, Situation; reagiert gezielt auf Schmerzreize, befolgt keine Aufforderungen.
>
> **Herz/Kreislauf**
> Tachykarder Sinusrhythmus, RR 84/43 mmHg, Extremitäten kühl, marmoriertes Hautkolorit über den Kniescheiben beidseits, periphere Pulse allseits fadenförmig tastbar.
>
> **Lunge**
> Tachypnoe mit 23 Atemzügen/min, kann keine Angaben zu Dyspnoe machen, Hämoglobinsauerstoffsättigung unter Raumluft 91 %.
>
> **Abdomen**
> Keine Darmgeräusche auskultierbar, fraglich leichte Abwehrspannung über allen 4 Quadranten, Narbe über dem Unterbauch mit leichter Vorwölbung.
>
> **Niere**
> Nierenlager nicht klopfschmerzhaft, Diurese und letzte Miktion nicht eruierbar.
>
> **Gerinnung**
> Keine Hämatome, keine Petechien.

Infektion
Körpertemperatur im Ohr gemessen 38,6 °C.

Sonstiges
Keine weiteren körperlichen Auffälligkeiten.

Laborwerte
Liegen noch nicht vor.

Frage 1
Welche Ergebnisse Ihrer körperlichen Untersuchung zeigen ein hohes Mortalitätsrisiko des Patienten an (B, D)?
1. neu diagnostizierte akute Bewusstseinsveränderung
2. Tachypnoe mit einer Atemfrequenz von 23 Atemzügen/min
3. Hämoglobinsauerstoffsättigung unter Raumluft 91 %
4. Körpertemperatur im Ohr gemessen 38,6 °C
5. kühle Extremitäten

Die Lösungen (und Erläuterungen) dieses Falles finden Sie weiter hinten in diesem Kapitel (S. 151) oder über den folgenden QR-Code.

Abb. 14.1 QR-Code zu den Lösungen.

Die initial als Schlaganfallsymptomatik fehlgedeutete neurologische Symptomatik stellt sich nach der eingehenden körperlichen Untersuchung in Zusammenhang mit der erhöhten Körpertemperatur als mögliches Delir im Rahmen einer Sepsis dar [201]. Hinzu kommen Hinweise auf mögliche weitere Organdysfunktionen: erhöhte Atemfrequenz mit herabgesetzter Hämoglobinsauerstoffsättigung sowie Hypotonie, Tachykardie und marmoriertes Hautkolorit über den Knien als Zeichen eines Schockgeschehens. Dieser Patient ist schwerstkrank und hat ein hohes Mortalitätsrisiko.

Der Fall

Verdachtsdiagnose
Sepsis bzw. septischer Schock mit unklarem Fokus.

14.3 Initiales Management bei Verdacht auf Sepsis oder septischen Schock

Frage 2
Welche therapeutischen und diagnostischen Maßnahmen sollten Sie unmittelbar einleiten (B, D, T)?
1. Antibiotikagabe; venöse BGA; körperliche Verlaufsuntersuchungen; abdominale Sonografie im Verlauf; 500 ml einer Vollelektrolytlösung, Noradrenalingabe; venöse BGA
2. Intubation und kontrollierte Beatmung; Antibiotikagabe; venöse BGA; Röntgenthoraxuntersuchung, 3 500 ml einer Vollelektrolytlösung; venöse BGA
3. Antibiotikagabe; Intubation und kontrollierte Beatmung; Entnahme von einem Paar Blutkulturen, venöse BGA; 500 ml Sterofundin i. v.; CT des Abdomens und chirurgisches Konsil am kommenden Tag, Noradrenalingabe; venöse BGA
4. Entnahme von mindestens 2 Paar Blutkulturen; Antibiotikagabe; Infusion von 20–30 ml/kg Körpergewicht einer Vollelektrolytlösung; Sauerstoffgabe über Nasensonde oder Gesichtsmaske; Noradrenalingabe; venöse BGA mit Messung von Laktat, chirurgisches Konsil und ggf. CT des Abdomens

Parallel zur leitliniengerechten Stabilisierung des Kreislaufs, zur Aufrechterhaltung der Sauerstoffversorgung der Organe und zur Gabe der ersten Dosis der antimikrobiellen Therapie leiten Sie bereits die ersten Schritte zur Identifizierung der zugrunde liegenden Ursache für diese lebensbedrohende Erkrankung ein:

- möglichst vor Gabe der ersten Antibiotikadosis Entnahme von Blutkulturen (mindestens 2, besser 3 Paare, entsprechend 4–6 Flaschen!)
- Hinzuziehen eines Konsiliarius (bei diesem instabilen Patienten mit vermutetem abdominalem Fokus eines Allgemeinchirurgen)
- bettseitige Sonografie

14.4 Abklären von Differenzialdiagnosen

Frage 3

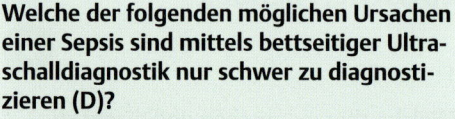

Welche der folgenden möglichen Ursachen einer Sepsis sind mittels bettseitiger Ultraschalldiagnostik nur schwer zu diagnostizieren (D)?
1. Pneumonie
2. Cholezystitis
3. obstruktive Uropathie
4. mesenteriale Ischämie
5. abszedierende Weichteilinfektionen (z. B. im Bereich des Oberschenkels)

Eine abdominale Ultraschalluntersuchung ist bei diesem Patienten aufgrund des stark schmerzhaften Abdomens nicht möglich. Sie unterbrechen Ihre Bemühungen, um dem gerade eintreffenden Allgemeinchirurgen eine Übergabe zu machen.

Frage 4

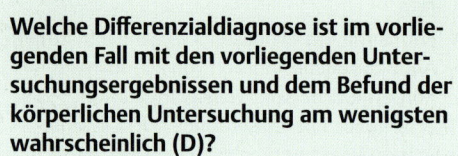

Welche Differenzialdiagnose ist im vorliegenden Fall mit den vorliegenden Untersuchungsergebnissen und dem Befund der körperlichen Untersuchung am wenigsten wahrscheinlich (D)?
1. Myokardinfarkt
2. Alkoholintoxikation
3. bakterielle Meningitis
4. schwere, ambulant erworbene Pneumonie
5. Urosepsis

14.5 Weiterführende Diagnostik

Ihr chirurgischer Kollege ist nach der körperlichen Untersuchung des Patienten ebenfalls beunruhigt, eine abdominale Ursache der Symptomatik hält auch er für möglich. Mittlerweile ist auch eine venöse BGA durchgeführt worden, die eine Azidose mit einem Blut-pH-Wert von 7,23 bei einem Laktatwert von 4,6 mmol/l zeigt. Im von Ihnen wiederholten 12-Kanal-EKG finden sich keine infarkttypischen Veränderungen der ST-Strecken. Bei Ihrem Patienten sind trotz der zügigen Gabe von 1000 ml einer kristalloiden Infusionslösung mittlerweile höhere Dosen Noradrenalin mittels Perfusor notwendig, um einen ausreichenden arteriellen Mitteldruck zu erreichen. Ein Patient im Schock und mit mehreren Organdysfunktionen – dies erfordert eine schnelle und zielgerichtete weiterführende Diagnostik. Sie kontaktieren den Radiologen, um gemeinsam die nächsten diagnostischen Schritte zu besprechen.

Frage 5

Welche weiterführende Diagnostik ist bei diesem Patienten indiziert (B)?
1. Keine weitere; die körperliche Untersuchung alleine ist ausreichend, die Indikation zur Notfalllaparotomie muss gestellt werden.
2. Röntgenthoraxuntersuchung und abdominale Ultraschalluntersuchung
3. abdominale Ultraschalluntersuchung
4. CT mit i. v. Kontrastmittelgabe

Der Radiologe empfiehlt ebenfalls zunächst eine Sonografie des Abdomens. Diese wird nach ausreichender Analgesie des Patienten vom Allgemeinchirurgen durchgeführt, bringt aber aufgrund der eingeschränkten Schallbedingungen bei stark verluftetem Abdomen keine neuen Erkenntnisse. Im interdisziplinären Konsens treffen Sie gemeinsam mit Ihren Kollegen den Entschluss zur Fokussuche mittels kontrastmittelverstärkter CT-Untersuchung.

14.7 Diagnosestellung

Frage 6
Welche Körperregionen sollten bei diesem Patienten im Rahmen der CT untersucht werden (B, D)?
1. nur das Abdomen (vermuteter abdominaler Fokus)
2. nur der Thorax (Dyspnoe, Oxygenierungsstörung)
3. Thorax und Abdomen
4. Ganzkörper-CT (z. B. monophasisches CT-Traumaprotokoll in portalvenöser Phase)

14.6 Transport zum Untersuchungsort

Nun müssen Sie sich um die Organisation des Transports des unkooperativen und agitierten Patienten kümmern. Die betreuende Intensivpflegekraft gibt zu bedenken, dass der Patient die Untersuchung nicht tolerieren wird, da es momentan in flacher Rückenlage zu einer Verschlechterung der Oxygenierung komme. Der Patient toleriere nur eine Oberkörperhochlagerung. Zudem sei er zunehmend somnolenter, zeige sich dann wiederum teilweise fremdaggressiv und versuche, sich die Zugänge zu entfernen. Während probatorischer Flachlagerung des Patienten kommt es tatsächlich zu einer massiven Verstärkung der Agitation, vermutlich hervorgerufen durch Dyspnoe: Abfall der Hämoglobinsauerstoffsättigung in der Pulsplethysmografie von 92 auf 85 % unter Verabreichung von 6 l/min Sauerstoff über Reservoirmaske sowie weiterer Anstieg der Atemfrequenz.

Frage 7
Welche Strategie wählen Sie in diesem besonderen Fall in Hinblick auf Transport und Untersuchung?
1. periprozedurale i. v. Sedierung mit Midazolamboli unter Erhalt der Spontanatmung
2. periprozedurale i. v. Sedierung mit Propofol unter Erhalt der Spontanatmung
3. Einleitung einer Narkose, Intubation, kontrollierte Beatmung.
4. möglichst Verzicht auf Sedativa, Begleitperson mit in den Untersuchungsraum
5. Sedierung mit Melperon p. o.

Aufgrund der Gefährdung der Sauerstoffversorgung lebenswichtiger Organe entscheiden Sie sich zur Einleitung einer Narkose mit nachfolgender Intubation und kontrollierter Beatmung. Vorher legen Sie bei Ihrem Patienten in Lokalanästhesie eine arterielle Kanüle zur kontinuierlichen Blutdruckmessung sowie einen ZVK. Denn aufgrund der zu erwartenden massiven Verschlechterung der Hämodynamik während und nach der Narkoseinduktion wollen Sie eine sichere Verabreichung der Notfallmedikamente sicherstellen [196].

14.7 Endgültige Diagnosestellung

Der Transport gelingt komplikationslos, die Notfall-CT-Untersuchung kann nun durchgeführt werden und erbringt folgenden Befund (▶ Abb. 14.2): „… Die Dünndarmschlingen sind deutlich distendiert, weisen Spiegelbildungen im Sinne eines Dünndarmileus auf. Narbenhernie am ventralen Unterbauch mit Inkarzeration. Die distalen Dünndarmschlingen sind kollabiert. Nur geringe Stuhlansammlungen im Kolonrahmen. Sigmadivertikulose. Harnblase ist mäßig gefüllt. Verdacht auf Abszedierung im kleinen Becken. Deutliche ektope Luftansammlungen ubiquitär im Abdomen, betont

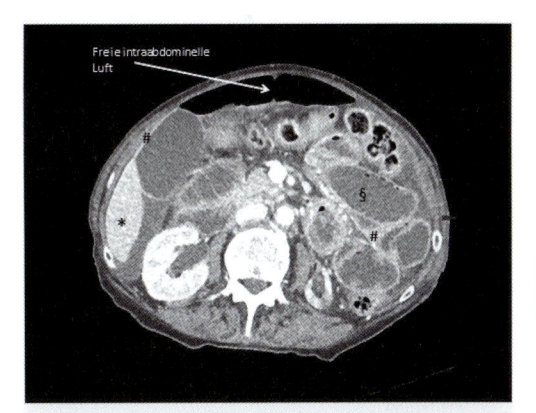

Abb. 14.2 Kontrastmittelverstärkte abdominale CT. Repräsentatives Schnittbild mit dem Bild eines Dünndarmileus (distendierte Darmschlingen: dicker schwarzer Pfeil) und ektopen Luftansammlungen (freie intraabdominelle Luft; weißer Pfeil), hervorgerufen durch eine inkarzerierte Bauchnabelhernie mit komplizierender Hohlorganperforation. Zusätzlich durch die ubiquitäre Kontrastmittelaufnahme des Peritoneums (dünne schwarze Pfeile) deutliche Hinweise auf eine generalisierte Peritonitis sowie Flüssigkeitsverhalte intraabdominell (Pfeilspitze).

an der ventralen Bauchwand. Ubiquitäre Flüssigkeitsansammlung im Abdomen. Kontrastmittelaufnahme des Peritoneums im Sinne einer generalisierten Peritonitis. In den anteilig erfassten basalen Lungenabschnitten finden sich in beiden Unterlappen Verdichtungen, am ehesten pneumonischen Infiltraten entsprechend."

14.8 Therapie: Fokussanierung

Nach der Rückkehr vom Untersuchungsort besprechen Sie sofort telefonisch die Ergebnisse mit dem Radiologen und informieren umgehend den Allgemeinchirurgen. Dabei unterrichten Sie ihn ebenfalls von den nun vorliegenden Ergebnissen der Untersuchungen im Zentrallabor: stark erhöhte Entzündungsmarker im Blut (CRP 324 mg/dl, Prokalzitonin 12,8 ng/ml) und eine am ehesten sepsisassoziierte Leukopenie (Leukozytenzahl 2300/μl).

> **Frage 8**
>
> **Welche Strategie zur Fokussanierung ist bei diesem Krankheitsbild indiziert (T)?**
> 1. perkutane Einlage einer Drainage
> 2. konservative antibiotische Therapie
> 3. chirurgische Therapie (explorative Laparotomie)
> 4. chirurgische Therapie (laparoskopisches Verfahren)
> 5. primär Stabilisierung des Kreislaufs, chirurgische Therapie am folgenden Tag

Der Allgemeinchirurg stellt die Indikation zur Notfalllaparotomie bei hochgradigem Verdacht auf Hohlorganperforation mit begleitender 4-Quadranten-Peritonitis. Nach Information des Operationskoordinators wird der nächste freiwerdende Operationssaal für die anstehende explorative Laparotomie geblockt. Diese kann ca. 3 h nach Aufnahme des Patienten auf die Intensivstation durchgeführt werden. Dabei zeigt sich wie in der CT-Untersuchung vorbeschrieben eine inkarzerierte Dünndarmnarbenhernie mit Perforation und begleitender 4-Quadranten-Peritonitis als Ursache für den septischen Schock. Es erfolgen die Resektion der ischämischen Darmabschnitte mit Blindverschluss des aboralen Endes, die Anlage eines protektiven Ileostomas und die Lavagierung des Abdomens. Danach wird der Patient, hoch vasopressorpflichtig, intubiert und beatmet unter Analgosedierung auf die Intensivstation zurückverlegt. Das Abdomen ist temporär mittels Vicrylnetzeinlage verschlossen. Der Allgemeinchirurg setzt eine sog. Second-Look-Operation nach 48 h an.

14.9 Weiterer Krankheitsverlauf

Am folgenden Tag kann der Patient nach Beendigung der Sedierung mit einhergehender Reduktion des Vasopressorbedarfs bei knapp ausreichender Oxygenierung extubiert werden. Im Verlauf sind 2 weitere Operationen notwendig, bei denen der Bauchraum lavagiert und schließlich ein definitiver Bauchdeckenverschluss durchgeführt wird. Der Patient wird dafür jeweils wieder komplikationslos intubiert und postoperativ extubiert, um so die Beatmungsdauer so kurz und die Analgosedierung so gering wie möglich zu halten. Das Delir wird mit Gabe eines α2-Rezeptor Agonisten (Clonidin) und niedrigdosiertem Haloperidol behandelt. Ein akutes oligurisches Nierenversagen macht den temporären Einsatz einer kontinuierlichen Nierenersatztherapie notwendig. Die initial stark erhöhten Entzündungsparameter fallen im Verlauf unter der fortgesetzten antibiotischen Therapie ab. Diese kann am 4. postoperativen Tag nach Erhalt der mikrobiologischen Ergebnisse der intraoperativen Abstriche und der von Ihnen abgenommenen Blutkulturen deeskaliert werden. Nach insgesamt kompliziertem postoperativem Verlauf kann der Patient am 15. Tag nach Aufnahme auf die ICS verlegt werden. Nach mehreren Monaten stellt sich der Patient zur elektiven Ileostomarückverlagerung vor, die komplikationslos durchgeführt werden kann.

14.10 Zusammenfassung des Falles

Fazit ✓

Bei der Evaluation eines Patienten ist auch bei unspezifischer Symptomatik wie im hier geschilderten Fall mit Vorliegen der Leitsymptome „Bewusstseinsstörung" und „Tachypnoe" stets die Differenzialdiagnose Sepsis mit einzubeziehen. Nur so kann dieses immer noch mit einer hohen Mortalität einhergehende Krankheitsbild schnell genug erkannt und die adäquate Diagnostik und lebensrettende kausale Therapie eingeleitet werden. Der Erfolg der Behandlung einer Sepsis entscheidet sich zu Beginn!

14.11 Lösungen und Erläuterungen zu Fall 14

Merke M!

Unter dem Begriff „Fokussanierung" versteht man im Rahmen einer Sepsis die Beseitigung des infektiösen Fokus durch eine medizinische Intervention mit dem Ziel der Wiederherstellung der durch die Infektion gestörten anatomischen Funktion [197].

Gemeinsam mit antibiotischer Therapie, Flüssigkeitssubstitution und Unterstützung wichtiger Organfunktionen (z. B. durch invasive Beatmung oder Dialyseverfahren) ist die Fokussanierung essenzielle Voraussetzung einer erfolgreichen Sepsistherapie. Voraussetzung einer jeden Fokussanierung ist nach Diagnosestellung einer Sepsis oder eines septischen Schocks die Fokussuche. Ohne Kenntnis der zugrundeliegenden Ursache der lebensbedrohlichen Erkrankung kann keine kausale Therapie erfolgen. Daher müssen zeitkritisch neben den leitliniengerechten Erstmaßnahmen alle Anstrengungen unternommen werden, diese zu identifizieren. Die Fokusidentifizierung gründet sich auf 4 Säulen:
- körperliche Untersuchung, Eigen- und Fremdanamnese
- konsiliarische Mitbeurteilung
- Laboruntersuchungen
- apparative Diagnostik

In ▶ Abb. 14.3 ist der Ablauf nach Diagnosestellung „Sepsis mit Organdysfunktion" dargestellt. Wichtig ist dabei: Die Fokusidentifizierung ist ein hochkomplexer Ablauf aus medizinischer Erstversorgung am Bett, Organisation von Untersuchungen und Kommunikation mit Patient, Angehörigen und Kollegen anderer Fachbereiche. Daneben sind die übrigen Patienten auf einer Intensivstation ebenfalls weiter zu versorgen. Daher gilt unbedingt, dass dieser Prozess nur im Team und mit der Unterstützung anderer Fachdisziplinen erfolgreich und schnell bearbeitet werden kann.

14.11.1 Zu Frage 1

Frage 1 →

Welche Ergebnisse Ihrer körperlichen Untersuchung zeigen ein hohes Mortalitätsrisiko des Patienten an (B, D)?
1. neu diagnostizierte akute Bewusstseinsveränderung
2. Tachypnoe mit einer Atemfrequenz von 23 Atemzügen/min
3. Hämoglobinsauerstoffsättigung unter Raumluft 91 %
4. Körpertemperatur im Ohr gemessen 38,6 °C
5. kühle Extremitäten

▶ **Erläuterung.** In der aktuellen National Institute for Health and Care Excellence Guideline „Sepsis: Recognition, diagnosis and early management" wird eine Risikostratifizierung auf Grundlage verschiedener Kategorien der Erstuntersuchung empfohlen (▶ Tab. 14.1) [190]. Bei Zutreffen einer oder mehrerer Symptome mit „hohem Risiko" ist das Risiko für einen schweren oder tödlichen Verlauf der Sepsis erhöht. Bei insgesamt nur sehr niedrigem Evidenzgrad begründen sich diese Empfehlungen auf Expertenmeinung.

Im vorliegenden Falle wurde die Bewusstseinsveränderung zunächst fehlgedeutet als primär neurologische Funktionsstörung. Nach Ausschluss einer zerebralen Ischämie oder Blutung musste als potenziell lebensbedrohliche Ursache die Sepsis als Differenzialdiagnose erwogen und ggf. ausgeschlossen werden.

Fall 14

```
                    Sepsis mit
                    Organdysfunktion
                         │
    ┌────────────────────┼────────────────────┐
    ▼                    ▼
Erstmaßnahmen nach SSC   Fokusidentifizierung
                         │
    ┌──────────────┬─────┴──────┬──────────────┐
    ▼              ▼            ▼              ▼
Laborunter-    apparative   konsiliarische   körperliche
suchungen      Unter-       Mitbeurteilung   Untersuchung/
               suchungen                     (Fremd-)Anamnese
```

Laboruntersuchungen
- großes Blutbild
- CRP
- Prokalzitonin
- Nierenwerte
- Leberwerte
- Gerinnung
- Urinanalyse
- NT-Pro-BNP

apparative Untersuchungen
- Röntgenthoraxaufnahme
- bettseitige Sonografie von Gallenblase, Leber, Niere, ableitenden Harnwegen
- orientierendes TTE (Hinweise auf Endokarditis?)
- kraniales CT
- CT-Thorax
- CT-Abdomen
- ggf. monophasische KM-Ganzkörper-CT (in portalvenöser Phase) bei unklarem Fokus
- MRT bei speziellen Fragestellungen

konsiliarische Mitbeurteilung
- in Abhängigkeit von körperlichem Untersuchungsbefund, Anamnese und Laboruntersuchungen
- großzügige Indikationsstellung!

körperliche Untersuchung/(Fremd-)Anamnese
- Evaluation auf einliegendes Fremdmaterial (Gefäßkatheter, Port, Klappenapparat, künstliche Gelenke, andere Implantate)
- kürzer zurückliegende Operationen
- Vorerkrankungen
- bei Frauen: gynäkologische Anamnese (Adnexitis Pessar? Tampon? Missed Abortion?)

→ Fokussanierung

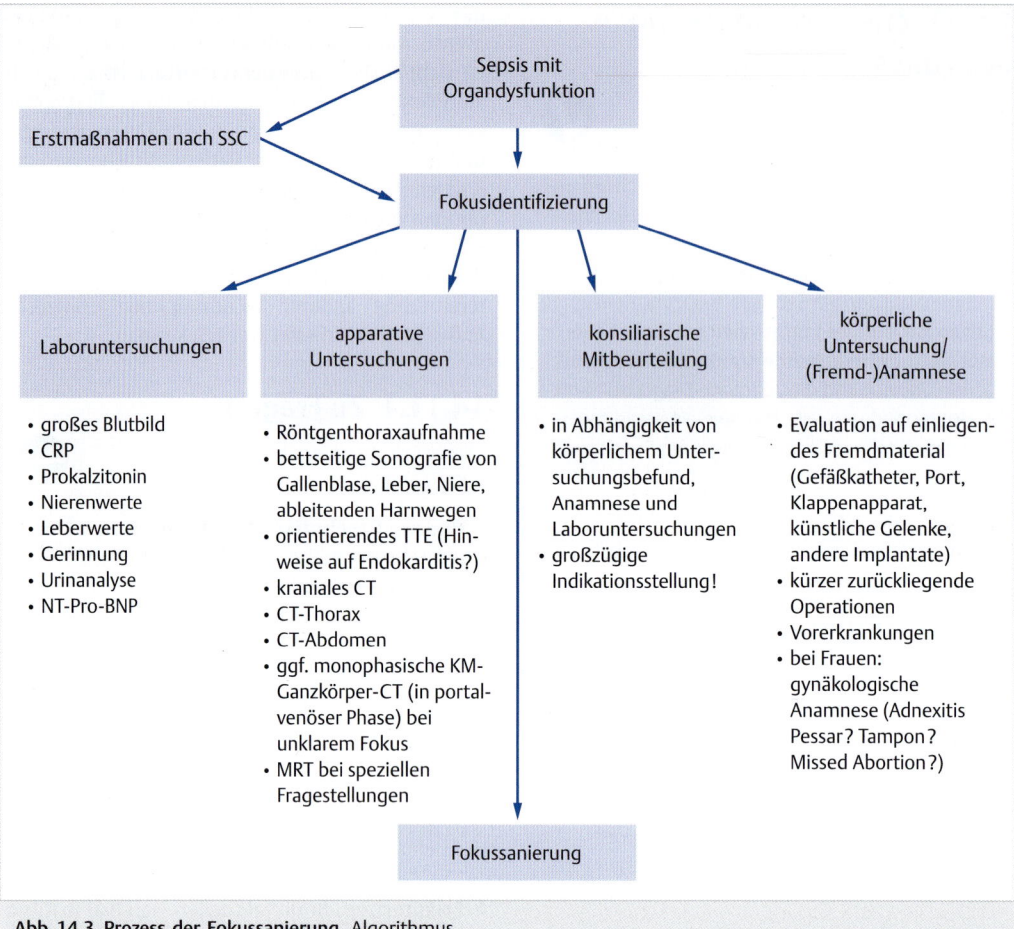

Abb. 14.3 Prozess der Fokussanierung. Algorithmus.
CRP = C-reaktives Protein
CT = Computertomografie
KM = Kontrastmittel
MRT = Magnetresonanztomografie
NT-Pro-BNP = N-terminales Pro-Brain natriuretic Peptide
SSC = Surviving Sepsis Campaign
TTE = transthorakale Echokardiografie

Merke

„Think sepsis – say sepsis."

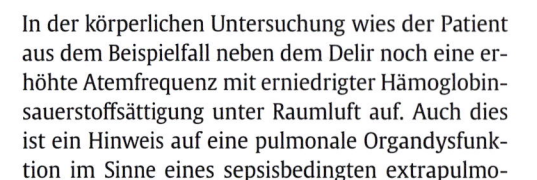

In der körperlichen Untersuchung wies der Patient aus dem Beispielfall neben dem Delir noch eine erhöhte Atemfrequenz mit erniedrigter Hämoglobinsauerstoffsättigung unter Raumluft auf. Auch dies ist ein Hinweis auf eine pulmonale Organdysfunktion im Sinne eines sepsisbedingten extrapulmonalen ARDS [194][200]. Zudem deuten Tachykardie, erniedrigter Blutdruck, kalte Extremitäten mit nur schwach tastbaren Pulsen und marmoriertes Hautkolorit über den Kniescheiben auf ein Schockgeschehen hin [187]. Das Auftreten dieses auch „Skin Mottling" genannten Phänomens als klinisches Korrelat einer schockbedingten Mikrozirkulationsstörung ist unabhängig mit der Sterblichkeit von auf der Intensivstation behandelten Patienten assoziiert [188].

Tab. 14.1 Empfehlungen des National Institute for Health and Care Excellence zur initialen Risikostratifizierung bei Vorliegen einer Infektion.

Kategorie	Hohes Risiko	Intermediäres bis hohes Risiko	Niedriges Risiko
Anamnese	neu diagnostizierte akute Bewusstseinsveränderung	• fremdanamnestisch Hinweis auf akute Bewusstseinsveränderung • fremdanamnestisch Hinweis auf akute körperliche Verschlechterung • immunkompromittierte Patienten (Chemotherapie, Kortikosteroide) • Trauma, Operation oder invasive Prozeduren in den letzten 6 Wochen	normale (unveränderte) Bewusstseinslage
pulmonale Funktion	• Atemfrequenz > 25/min • FiO_2 > 0,4 für SpO_2 > 92 % (> 88 % bei COPD)	Atemfrequenz 21–25/min	andere Kategorien nicht zutreffend
Blutdruck	systolischer Blutdruck < 90 mmHg (oder < 40 mmHg als patiententypische Werte)	systolischer Blutdruck 91–100 mmHg	andere Kategorien nicht zutreffend
Kreislauf und Hydratationsstatus	• Herzfrequenz > 130/min • keine Urinausscheidung in den letzten 18 h • < 0,5 ml/kg Körpergewicht Urinproduktion bei katheterisierten Patienten	• Herzfrequenz 91–130/min (Schwangere 100–130/min) oder neu aufgetretene Arrhythmie • keine Urinausscheidung in den letzten 12–18 h • 0,5–1,0 ml/kg Körpergewicht Urinproduktion bei katheterisierten Patienten	andere Kategorien nicht zutreffend
Temperatur		im Ohr gemessene Temperatur < 36 °C	
Haut	• „Mottling" der Haut, fahles Hautkolorit • Zyanose von Haut, Lippen oder Zunge • Purpura	• Infektionszeichen (Rötung, Schwellung, Ausfluss) an chirurgischen Wunden • Dehiszenz einer Operationswunde	keine Purpura

COPD = chronisch-obstruktive Lungenerkrankung
FiO_2 = inspiratorische Sauerstofffraktion
SpO_2 = pulsoxymetrisch gemessene Sauerstoffsättigung

14.11.2 Zu Frage 2

Frage 2

Welche therapeutischen und diagnostischen Maßnahmen sollten Sie unmittelbar einleiten (B, D, T)?

1. Antibiotikagabe; venöse BGA; körperliche Verlaufsuntersuchungen; abdominale Sonografie im Verlauf; 500 ml einer Vollelektrolytlösung, Noradrenalingabe; venöse BGA
2. Intubation und kontrollierte Beatmung; Antibiotikagabe; venöse BGA; Röntgenthoraxuntersuchung, 3 500 ml einer Vollelektrolytlösung; venöse BGA
3. Antibiotikagabe; Intubation und kontrollierte Beatmung; Entnahme von einem Paar Blutkulturen, venöse BGA; 500 ml Sterofundin i. v.; CT des Abdomens und chirurgisches Konsil am kommenden Tag, Noradrenalingabe; venöse BGA
4. Entnahme von mindestens 2 Paar Blutkulturen; Antibiotikagabe; Infusion von 20–30 ml/kg Körpergewicht einer Vollelektrolytlösung; Sauerstoffgabe über Nasensonde oder Gesichtsmaske; Noradrenalingabe; venöse BGA mit Messung von Laktat, chirurgisches Konsil und ggf. CT des Abdomens

▶ **Erläuterung.** Die Leitlinien der Surviving Sepsis Campaign empfehlen als Erstmaßnahmen bei Sepsis oder septischem Schock folgende Maßnahmen [202]:
- Sauerstoffgabe über Nasensonde oder Gesichtsmaske
- Entnahme von mindestens 2 Paar Blutkulturen
- Gabe eines Antibiotikums
- Infusion von 20–30 ml/kg Körpergewicht einer Vollelektrolytlösung
- Noradrenalingabe
- venöse BGA mit Messung der Laktatkonzentration

Die Gabe eines adäquaten Breitspektrumantibiotikums sollte so schnell wie möglich nach Abnahme von Blutkulturen erfolgen, jedoch mindestens innerhalb der ersten 60 min nach Diagnosestellung einer Sepsis. Eine schwache Empfehlung wird für die initiale Behandlung des septischen Schocks mittels einer Kombinationstherapie aus Vertretern unterschiedlicher Antibiotikaklassen mit dem Ziel der synergistischen Wirkung auf ein Pathogen ausgesprochen [204]. Die Flüssigkeitstherapie kann sich an seriellen Laktatbestimmungen orientieren [202].

14.11.3 Zu Frage 3 und 4

Frage 3

Welche der folgenden möglichen Ursachen einer Sepsis sind mittels bettseitiger Ultraschalldiagnostik nur schwer zu diagnostizieren (D)?
1. Pneumonie
2. Cholezystitis
3. obstruktive Uropathie
4. mesenteriale Ischämie
5. abszedierende Weichteilinfektionen (z. B. im Bereich des Oberschenkels)

Frage 4

Welche Differenzialdiagnose ist im vorliegenden Fall mit den vorliegenden Untersuchungsergebnissen und dem Befund der körperlichen Untersuchung am wenigsten wahrscheinlich (D)?
1. Myokardinfarkt
2. Alkoholintoxikation
3. bakterielle Meningitis
4. schwere, ambulant erworbene Pneumonie
5. Urosepsis

▶ **Erläuterung.** Die Sonografie ist eine bettseitige, strahlungsfreie und nicht invasive Untersuchungsmethode, die sich zur Diagnose einer Pneumonie bei Verdacht auf Sepsis eignet. Ye und Kollegen fanden in einer Metaanalyse mit insgesamt 742 Patienten mit ambulant erworbener Pneumonie für die Lungensonografie eine Sensitivität von 0,95 (Konfidenzintervall 0,93–0,97) mit einer Spezifität von 0,90 (Konfidenzintervall 0,86–0,94), gegenüber einer niedrigeren Sensitivität der konventionellen Thoraxröntgenaufnahme von 0,77 (Konfidenzintervall 0,73–0,80) mit einer Spezifität von 0,91 (Konfidenzintervall 0,87–0,94) [208]. Ein Nachteil der Lungensonografie ist die relativ hohe Untersucherabhängigkeit. Bei Verdacht auf Cholezystitis stellt die Sonografie die Methode der ersten Wahl dar. Mit der Sonografie können als sonografische Zeichen der Cholezystitis Konkremente, 3-Schichtigkeit und Verdickung der Gallenblasenwand, Hydrops und Gasbildung in der Gallenblasenwand mit hoher Sensitivität und Spezifität nachgewiesen werden [205]. Ebenfalls hervorragend geeignet ist die Sonografie zur Diagnose einer obstruktiven Uropathie. Der Ausschluss eines akuten postrenalen Nierenversagens sollte standardmäßig bei Erstevaluation eines Patienten mit Sepsis und noch unklarem Fokus erfolgen. Bei schweren Infektionen der Weichteile (z. B. nekrotisierende Fasziitis) sind sonografisch noch vor Veränderungen des Hautkolorits Flüssigkeitsansammlungen zwischen den Gewebeschichten nachweisbar. Der sonografische Nachweis eines Pneumoperitoneums (als Spätsymptom einer mesenterialen Ischämie nach Perforation des betroffenen Darmabschnitts) ist mit ausreichender Sensitivität und hoher Spezifität möglich. Die zugrunde liegende mesenteriale Ischämie jedoch lässt sich mittels Sonografie nicht sicher ausschließen oder diagnostizieren [198]. Proximale Verschlüsse z. B. im Bereich der A. mesenterica superior oder des Truncus coeliacus sind gelegentlich, distal gelegenere Verschlüsse dagegen aufgrund von Luftüberlagerungen oder des geringen Kalibers der okkludierten Gefäße nicht sicher darstellbar.

Die Intoxikation mit Alkohol stellte unter den genannten Antwortmöglichkeiten die am wenigsten wahrscheinliche Differenzialdiagnose dar. Zwar kommt es auch zu vorübergehenden Phasen der Desorientierung unter Alkoholeinfluss, Hinweise auf Organdysfunktionen finden sich jedoch in aller Regel nicht. Die übrigen genannten Krankheitsbilder können mit Zeichen des Schocks und der pulmonalen Funktionseinschränkung einhergehen. Daher mussten in diesem Fall auch der Ausschluss eines Myokardinfarkts durch ein 12-Kanal-EKG und eine serielle Troponinbestimmung erfolgen.

Merke

Zu beachten ist, dass sich bei Sepsis und septischem Schock aufgrund einer septischen Kardiomyopathie zwar auch häufig erhöhte Troponinwerte finden, jedoch eine infarkttypische Kinetik nicht nachweisbar ist [203].

14.11.4 Zu Frage 5 und 6

Frage 5

Welche weiterführende Diagnostik ist bei diesem Patienten indiziert (B)?
1. Keine weitere; die körperliche Untersuchung alleine ist ausreichend, die Indikation zur Notfalllaparotomie muss gestellt werden.
2. Röntgenthoraxuntersuchung und abdominale Ultraschalluntersuchung
3. abdominale Ultraschalluntersuchung
4. CT mit i. v. Kontrastmittelgabe

Frage 6

Welche Körperregionen sollten bei diesem Patienten im Rahmen der CT untersucht werden (B, D)?
1. nur das Abdomen (vermuteter abdominaler Fokus)
2. nur der Thorax (Dyspnoe, Oxygenierungsstörung)
3. Thorax und Abdomen
4. Ganzkörper-CT (z. B. monophasisches CT-Traumaprotokoll in portalvenöser Phase)

▶ **Erläuterung.** Anamnese und körperliche Untersuchung als unverzichtbare Elemente der Fokusidentifizierung sind alleine häufig nicht ausreichend: Bei bis zu 35% aller Patienten mit Verdacht auf eine intraabdominelle Infektion ist die initiale Diagnose nicht korrekt [195]. Mit ihrer Hilfe kann jedoch zwischen lebensbedrohlichen Notfällen und weniger bedrohlichen Erkrankungen differenziert werden. Zudem helfen sie, die Dringlichkeit der Diagnostik und der weiteren Behandlung zu planen. Bei dem Patienten aus dem Fallbeispiel war nach der nicht aussagekräftigen abdominalen Sonografie eine mit i. v. Kontrastmittel verstärkte CT-Untersuchung zur Fokussuche indiziert. Diese Untersuchung hat im Vergleich zu körperlicher Untersuchung und Sonografie die höchste Sensitivität und Spezifität [195]. In der gemeinsamen Leitlinie der Surgical Infection Society und der Infectious Disease Society of America aus dem Jahr 2010 heißt es dazu: „Die Computertomographie ist bei Erwachsenen, die nicht unmittelbar laparotomiert werden sollen, die Bildgebung der Wahl zur Diagnose einer intra-abdominellen Infektion und deren Fokus." (Starke Empfehlung, moderate bis gute Qualität der Evidenz) [205]. Abweichend von dieser Empfehlung kann allerdings erwogen werden, primär eine abdominale Sonografie vorzunehmen und nur bei unklarem oder negativem Ergebnis dieser Untersuchung eine CT-Untersuchung durchzuführen. Wichtig ist, dass es dabei zu keiner signifikanten zeitlichen Verzögerung kommt. Diese Strategie führte in einer großen Multizenterstudie zu einer Reduktion von CT-Untersuchungen bei gleichzeitig höherer Sensitivität und Spezifität mit weniger falsch-negativen Ergebnissen [202]. Eine Notfalllaparotomie ohne vorhergehende Diagnostik wird nur in Fällen empfohlen, in denen eine diffuse Peritonitis hochwahrscheinlich erscheint und ohnehin ein operatives Vorgehen geplant ist [206].

In der Notfallsituation „Sepsis mit unklarem Fokus" ist eine diagnostische Strategie zu wählen, mit der zeitnah in allen wichtigen Körperregionen (Kopf, Thorax, Abdomen, Becken und proximale Oberschenkel) infektiöse Foki nachgewiesen oder ausgeschlossen werden können. In solchen Fällen kann sogar eine Ganzkörper-CT-Untersuchung indiziert sein, z. B. ein monophasisches CT-Traumaprotokoll in der portalvenösen Phase. Ist dagegen wie im geschilderten Fall eine Verdachtsdiagnose mit ausreichender Wahrscheinlichkeit zu stellen („Sepsis mit abdominalem Fokus"), sollte eine gezieltere Untersuchung der betreffenden Körperregion mittels CT erfolgen. Dieses Vorgehen geht zudem mit einer geringeren Strahlenbelastung einher [191].

14.11.5 Zu Frage 7

Frage 7

Welche Strategie wählen Sie in diesem besonderen Fall in Hinblick auf Transport und Untersuchung?
1. periprozedurale i. v. Sedierung mit Midazolamboli unter Erhalt der Spontanatmung
2. periprozedurale i. v. Sedierung mit Propofol unter Erhalt der Spontanatmung
3. Einleitung einer Narkose, Intubation, kontrollierte Beatmung.
4. möglichst Verzicht auf Sedativa, Begleitperson mit in den Untersuchungsraum
5. Sedierung mit Melperon p. o.

▶ **Erläuterung.** Auch wenn der Erhalt der Spontanatmung gegenüber der Intubation und der invasiven Beatmung viele Vorteile hat, war bei diesem Patienten die Sauerstoffversorgung lebenswichtiger Organe gefährdet und die Untersuchung in Rückenlage aufgrund der pulmonalen Situation nicht möglich. Diese ist aber zur Diagnosestellung essenziell. Wann immer möglich, sollte der am wenigsten invasive Ansatz gewählt werden; eine periprozedurale Sedierung war bei dem Patienten jedoch nicht ratsam. Dagegen sprachen das Aspirationsrisiko und eine im Schockgeschehen nicht genau vorhersagbare Wirkung der Sedativa auf die Atmung und den Kreislauf. Orale Antipsychotika sind in der Akutsituation nicht indiziert. Die Anwesenheit von Begleitpersonen verbietet sich aus Strahlenschutzgründen.

14.11.6 Zu Frage 8

Frage 8

Welche Strategie zur Fokussanierung ist bei diesem Krankheitsbild indiziert (T)?
1. perkutane Einlage einer Drainage
2. konservative antibiotische Therapie
3. chirurgische Therapie (explorative Laparotomie)
4. chirurgische Therapie (laparoskopisches Verfahren)
5. primär Stabilisierung des Kreislaufs, chirurgische Therapie am folgenden Tag

▶ **Erläuterung.** Es werden 4 Formen der Fokussanierung unterschieden (▶ Abb. 14.4) [199]:
- Drainage (Entfernung infektiöser Flüssigkeit einer Abszesshöhle mittels Inzision oder Einlage eines Schlauches)
- Débridement (chirurgische Entfernung von infektiösem oder nekrotischem Gewebe)
- Entfernung von mit Mikroorganismen kolonisiertem Fremdmaterial (z. B. von intravaskulären Kathetern)
- chirurgische Wiederherstellung von anatomischer Funktion (Beseitigung des infektiösen Fokus als definitive Therapie)

Die Fokussanierung ist beim individuellen Patienten nicht auf eine einzelne Form beschränkt, sondern kann mehrere Elemente beinhalten. So ist es z. B. beim Herzklappenersatz aufgrund einer Kunstklappenendokarditis, die Débridement, Entfernung des kolonisierten Fremdmaterials und die chirurgische Herstellung der anatomischen Funktion der Klappe beinhaltet. Ebenso kommt auch eine sequenzielle Therapie mit Anwendung von 2 oder mehr Strategien in Abhängigkeit von der Krankheitsschwere zur Anwendung. Ein Beispiel ist die primäre perkutane Drainage einer superinfizierten Pankreatitis mit operativem Débridement von Gewebe im Intervall.

Die im Januar 2017 publizierten aktualisierten Leitlinien der Surviving Sepsis Campaign enthalten 2 Empfehlungen zur Fokussanierung [202]:

14.11 Lösungen zu Fall 14

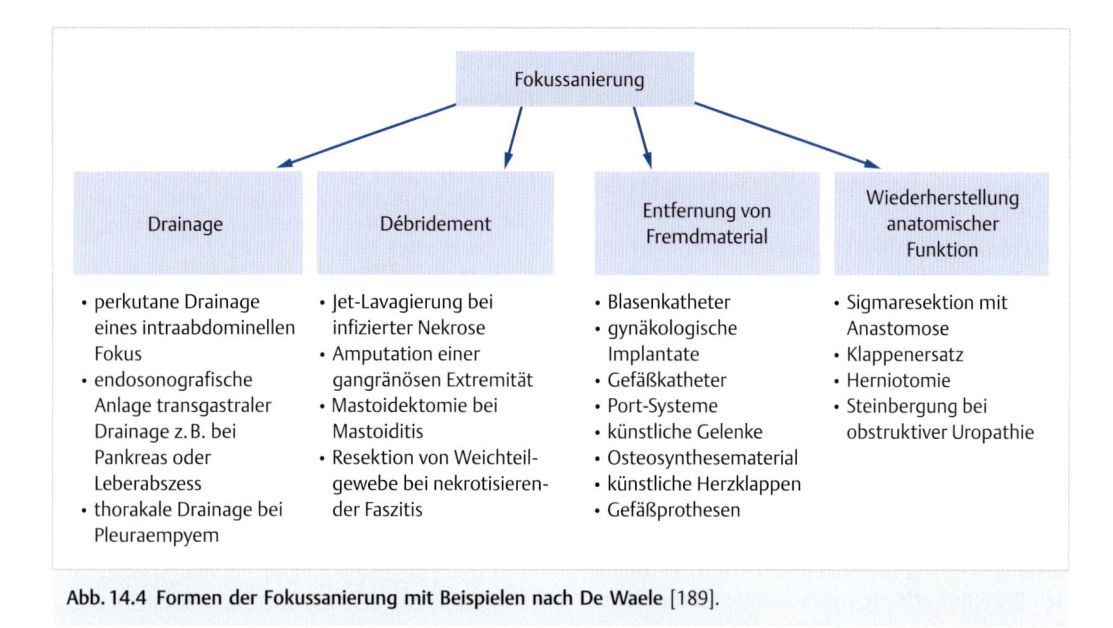

```
                            Fokussanierung
         ┌──────────────┬─────────────┬──────────────┐
    Drainage      Débridement    Entfernung von   Wiederherstellung
                                  Fremdmaterial   anatomischer
                                                  Funktion
```

Drainage	Débridement	Entfernung von Fremdmaterial	Wiederherstellung anatomischer Funktion
• perkutane Drainage eines intraabdominellen Fokus • endosonografische Anlage transgastraler Drainage z. B. bei Pankreas oder Leberabszess • thorakale Drainage bei Pleuraempyem	• Jet-Lavagierung bei infizierter Nekrose • Amputation einer gangränösen Extremität • Mastoidektomie bei Mastoiditis • Resektion von Weichteilgewebe bei nekrotisierender Faszitis	• Blasenkatheter • gynäkologische Implantate • Gefäßkatheter • Port-Systeme • künstliche Gelenke • Osteosynthesematerial • künstliche Herzklappen • Gefäßprothesen	• Sigmaresektion mit Anastomose • Klappenersatz • Herniotomie • Steinbergung bei obstruktiver Uropathie

Abb. 14.4 Formen der Fokussanierung mit Beispielen nach De Waele [189].

- „Wir empfehlen die schnellstmögliche Identifikation oder den Ausschluss einer spezifischen anatomischen Ursache von Sepsis oder Septischer Schock, die einer notfallmäßigen Fokussanierung zugänglich ist; sowie, dass jegliche Intervention zur Durchführung der Fokussanierung nach Diagnosestellung in Abhängigkeit von medizinischen und logistischen Umständen so schnell wie möglich durchgeführt wird." (Empfehlungsgrad: Best personal Practice)
- „Wir empfehlen nach Etablierung eines alternativen Zugangsweges die umgehende Entfernung intravaskulärer Zugänge, die eine mögliche Ursache von Sepsis oder Septischer Schock sein können." (Empfehlungsgrad: Best personal Practice)

In der vorherigen Version der Leitlinien aus dem Jahre 2012 wurde zwar ebenso eine schnellstmögliche Fokusidentifizierung vorgegeben, für die Fokussanierung aber noch ein Zeitraum von bis zu 12 h als ausreichend definiert. Dies wurde zugunsten der Formulierung „so schnell wie möglich" geändert. Grundlage dieser Empfehlung ist der Umstand, dass eine verzögerte oder unvollständige Fokussanierung mit einer Erhöhung der Mortalität bei Sepsis oder septischem Schock einhergeht [185][186][206]. Bezüglich eines Überlebensvorteils durch eine Fokussanierung innerhalb der ersten 6 h nach Diagnosestellung ist die Datenlage unklar [205]. Eine Sonderstellung nehmen dabei schwere nekrotisierende Weichteilinfektionen ein (z. B. nekrotisierende Fasziitis). Bei diesen ist die Mortalität stark mit der Zeit zwischen Diagnosestellung und chirurgischer Therapie assoziiert [193]. In der Leitlinie der Surviving Sepsis Campaign wird also für alle Patienten eine umgehende Fokussanierung empfohlen, wenn dies medizinisch und logistisch möglich ist [202].

Merke

Allgemein gilt: Der septische Patient mit hämodynamischer Instabilität oder Auftreten von Organdysfunktionen muss mit oberster Priorität behandelt und einer definitiven Behandlung zugeführt werden.

Jeder Patient muss zudem auf einliegendes Fremdmaterial hin evaluiert werden, das eine häufige Ursache einer Sepsis darstellt. Dazu gehören Blasenkatheter, Pessare, Gefäßkatheter oder Port-Systeme, chirurgische Implantate wie künstliche Gelenke oder Osteosynthesematerial, künstliche Herzklappen oder z. B. implantierte Schmerzpumpen.

> **Merke**
>
> Fremdmaterial, das als Ursache für eine Sepsis identifiziert wurde, sollte umgehend entfernt werden.

Auf Fremdmaterialien können Bakterien und Pilze sog. Biofilme bilden, eine die auf der Oberfläche anhaftenden Bakterien umgebende Matrix aus Polysacchariden, Lipiden, Proteinen und extrazellulärer DNA (Desoxyribonukleinsäure) [207]. Die sich in dieser Matrix aufhaltenden Mikroorganismen werden aufgrund verschiedener Mechanismen erst ab einer bis um den Faktor 1000 erhöhten Konzentration von Antibiotika abgetötet [192]. Daher stellt die einzig wirksame Therapie einer von Fremdmaterialien ausgehenden Sepsis oft die Entfernung dar. Die Invasivität der damit verbundenen Prozedur und die resultierende Morbidität variieren stark in Abhängigkeit vom zu entfernenden Fremdmaterial. Nach sorgfältiger Risiko-Nutzen-Abwägung kann auch eine prolongierte antibiotische Therapie erwogen werden. Dieses Vorgehen ist aufgrund der Problematik der Biofilmbildung jedoch nur in Ausnahmefällen bei sehr großem Risiko einer Fremdmaterialentfernung zu erwägen, z. B. beim Patienten mit extrakorporaler Zirkulation bei kardiogenem Schock und infizierter Einstichstelle der Kanülen.

14.12 Literatur

[185] Azuhata T, Kinoshita K, Kawano D et al. Time from admission to initiation of surgery for source control is a critical determinant of survival in patients with gastrointestinal perforation with associated septic shock. Crit Care 2014; 18 (3): R87
[186] Bloos F, Thomas-Ruddel D, Ruddel H et al. Impact of compliance with infection management guidelines on outcome in patients with severe sepsis: a prospective observational multi-center study. Crit Care 2014; 18 (2): R42
[187] Contou D, de Prost N. Skin Mottling. New Engl J Med 2016; 375 (22): 2187
[188] Coudroy R, Jamet A, Frat JP et al. Incidence and impact of skin mottling over the knee and its duration on outcome in critically ill patients. Intensive Care Med 2015; 41 (3): 452–459
[189] De Waele JJ. Early source control in sepsis. Langenbecks Arch Surg 2010; 395 (5): 489–494
[190] Excellence NIfC. Sepsis: recognition, diagnosis and early management; 2016. Im Internet: https://www.nice.org.uk/guidance/ng51 (Stand: 12.04.2018)
[191] Gans SL, Pols MA, Stoker J et al. Guideline for the diagnostic pathway in patients with acute abdominal pain. Dig Surg 2015; 32 (1): 23–31
[192] Gilbert P, Das J, Foley I. Biofilm susceptibility to antimicrobials. Adv Dent Res 1997; 11 (1): 160–167
[193] Hasham S, Matteucci P, Stanley PR et al. Necrotising fasciitis. BMJ 2005; 330 (7 495): 830–833
[194] Hudson LD, Milberg JA, Anardi D et al. Clinical risks for development of the acute respiratory distress syndrome. Am J Respir Crit Care Med 1995; 151 (2 Pt. 1): 293–301
[195] Lameris W, van Randen A, van Es HW et al. Imaging strategies for detection of urgent conditions in patients with acute abdominal pain: diagnostic accuracy study. BMJ 2009; 338: b2431
[196] Lapinsky SE. Endotracheal intubation in the ICU. Crit Care 2015; 19: 258
[197] Marshall JC, Al Naqbi A. Principles of source control in the management of sepsis. Crit Care Nurs Clin North Am 2011; 23 (1): 99–114
[198] Moriwaki Y, Sugiyama M, Toyoda H et al. Ultrasonography for the diagnosis of intraperitoneal free air in chest-abdominal-pelvic blunt trauma and critical acute abdominal pain. Arch Surg 2009; 144 (2): 137–141, discussion 142
[199] Oliver ZP, Perkins J. Source identification and source control. Emerg Med Clin North Am 2017; 35 (1): 43–58
[200] Ranieri VM, Rubenfeld GD, Thompson BT et al. Acute respiratory distress syndrome: the Berlin Definition. JAMA 2012; 307 (23): 2526–2533
[201] Reade MC, Finfer S. Sedation and delirium in the intensive care unit. New Engl J Med 2014; 370 (5): 444–454
[202] Rhodes A, Evans LE, Alhazzani W et al. Surviving Sepsis Campaign: International Guidelines for Management of Sepsis and Septic Shock: 2016. Intensive Care Med 2017; 43 (3): 304–377. Doi:10.1007/s00134-017-4683-6
[203] Sato R, Nasu M. A review of sepsis-induced cardiomyopathy. J Intensive Care 2015; 3: 48
[204] Sharma S, Kumar A. Antimicrobial management of sepsis and septic shock. Clin Chest Med 2008; 29 (4): 677–687
[205] Solomkin JS, Mazuski JE, Bradley JS et al. Diagnosis and management of complicated intra-abdominal infection in adults and children: guidelines by the Surgical Infection Society and the Infectious Diseases Society of America. Surg Infect (Larchmt) 2010; 11 (1): 79–109
[206] Tellor B, Skrupky LP, Symons W et al. Inadequate source control and inappropriate antibiotics are key determinants of mortality in patients with intra-abdominal sepsis and associated bacteremia. Surg Infect (Larchmt) 2015; 16 (6): 785–793
[207] Wilkins M, Hall-Stoodley L, Allan RN et al. New approaches to the treatment of biofilm-related infections. J Infection 2014; 69 (Suppl. 1): S 47–S 52
[208] Ye X, Xiao H, Chen B et al. Accuracy of lung ultrasonography versus chest radiography for the diagnosis of adult community-acquired pneumonia: review of the literature and meta-analysis. PloS one 2015; 10 (6): e013 0066

15 Fall 15: Hyponatriämie

Barbara Vogt, Thorsten Feldkamp

15.1 Fallbeschreibung

Im Schockraum wird eine 47-jährige Patientin vorgestellt, die als Radfahrerin ohne einen Helm mit einem anderen Fahrradfahrer frontal zusammengestoßen ist. Der Notarzt hatte vor Ort eine Analgosedierung mit S-Ketamin (25 mg) und Midazolam (5 mg) durchgeführt und 500 ml kristalloide Vollelektrolytlösung verabreicht.

Der Fall

Patientin
- 47 Jahre alt
- 167 cm groß, 70 kg schwer
- kardiopulmonal stabil
- schläfrig (GCS 11) ohne vorhergehende Bewusstlosigkeit
- Minderbewegung der Beine ab den Hüften abwärts, Kraftgrad I/V ohne sensible Defizite und ohne anogenitale Taubheit
- starke Schmerzen im linken Unterarm, an der Nase und am Sternum

Erste Befunde
Die körperliche Untersuchung weist keine weiteren pathologischen Befunde auf, ebenso wenig die Sonografie des Abdomens und des Herzens. Die arterielle BGA zeigt normwertige Parameter.

Bekannte Vorerkrankungen
- Trigeminusneuralgie, die seit einem Jahr mit Carbamazepin therapiert wird
- mäßige, multisegmentale Degeneration der Halswirbelsäule mit Verdacht auf beginnende zervikale Myelopathie

Befunde der nachfolgend durchgeführten Traumaspirale im CT
- Unterarmfraktur links
- Nasenbeinfraktur
- Sternumfraktur
- kleine zerebrale Kontusionsblutung rechtsfrontal

15.2 Aufnahme auf die Intensivstation und Operation

Die Patientin wird zur Überwachung auf die Intensivstation verlegt. Dort entwickelt sie innerhalb der nächsten 4 h eine zunehmende Tetraplegie. Ein sofort durchgeführtes sagittales MRT der spinalen Achse zeigt degenerative Veränderungen der Halswirbelsäule, die, aggraviert durch das Trauma, zu einer hochgradigen Spinalkanalstenose C5/C6 und C6/C7 mit ausgeprägtem Myelopathiesignal durch Bandscheibenzerreißung geführt haben. Es wird die Indikation zur Bandscheibenexstirpation C5/C6 und C6/C7 und zur ventralen Fusion gestellt. Die Operation erfolgt in problemloser Intubationsnarkose. Im Anschluss wird noch die Unterarmfraktur operativ versorgt und die Nasenbeinfraktur reponiert und mittels Gips ruhiggestellt. Postoperativ wird die Patientin extubiert und auf die Intensivstation zurückverlegt.

15.3 Weiterer Verlauf auf der Intensivstation

Auf der Intensivstation werden u. a. folgende Aufnahmebefunde erhoben:

Der Fall

Befunde bei Aufnahme auf der Intensivstation nach der Operation
- Paraplegie der Beine, begleitet von einer Hypästhesie
- Faustschlussschwäche beidseits, Kraftgrad II/V
- Deltoideusparese links und Trizepsparese links, jeweils Kraftgrad IV/V
- keine Spontandiurese
- Dyspnoe
- Schmerzen im Bereich der oberen Extremitäten
- Vigilanzminderung mit Verwirrtheit, Halluzinationen und Erbrechen, im Verlauf zunehmend

Frage 1

Welche Differenzialdiagnosen würden Sie bei dieser Symptomatik genauer in Erwägung ziehen (D)?
1. Hirnödem
2. Delir
3. Meningoenzephalitis
4. akute Porphyrie
5. Sepsis
6. medikamenteninduzierte Wesensveränderung
7. alle genannten Diagnosen

Die Lösungen (und Erläuterungen) dieses Falles finden Sie weiter hinten in diesem Kapitel (S. 163) oder über den folgenden QR-Code.

Abb. 15.1 QR-Code zu den Lösungen.

Zur Überprüfung der Differenzialdiagnosen werden folgende Maßnahmen durchgeführt bzw. Überlegungen angestellt:

Der Fall

Weitere Diagnostik
- Kraniale CT: ohne neuen pathologischen Befund
- Lumbalpunktion: kein Hinweis auf einen entzündlichen zerebrospinalen Prozess
- Entzündungsparameter: CRP leicht erhöht, Prokalzitonin normwertig
- körperliche Untersuchung: Tetraparese rückläufig
- Medikamente: keine Überdosierung, Neubeginn mit Pregabalin und Haloperidol, Piritramid zur Schmerzlinderung, Vormedikation: Carbamazepin
- Porphyrie: als Ursache eher unwahrscheinlich und nicht weiterverfolgt
- Delir: möglich, deshalb Beginn mit i. v. Haloperidolgabe
- Überprüfung aller Befunde

In den Laborwerten fällt im Verlauf eine schwere Hyponatriämie (108 mmol/l) auf, die sich in den ersten 2 postoperativen Tagen entwickelt hat und nicht beachtet wurde. Es wird die Diagnose der symptomatischen schweren Hyponatriämie unklarer Genese gestellt. Die Summe der Faktoren aus der Einnahme von Carbamazepin, Pregabalin und Opiaten sowie dem Schädel-Hirn-Trauma inklusive der intrazerebralen Blutung könnte die Hyponatriämie aggraviert haben. Außerdem treten Hyponatriämien auch narkoseassoziiert auf und können durch Erbrechen, Schmerz oder Stress ausgelöst werden [211].

15.4 Ursachenforschung für die symptomatische Hyponatriämie

Hyponatriämie tritt in einer Häufigkeit von 15–20 % aller Notfallaufnahmen auf und ist mit einer erhöhten Mortalitäts- und Morbiditätsrate sowie Krankenhausverweildauer assoziiert [209][211]. Das Natrium ist entscheidend bei der Volumen- und Osmoregulation. Dabei treten Störungen beider Regulationssysteme sehr häufig kombiniert auf. Für die Therapie der Störung ist es essenziell, die Veränderungen korrekt zu diagnostizieren, da die Therapieansätze entsprechend der Pathophysiologie unterschiedlich sind. Bereits eine sorgfältige Anamnese und die klinische Untersuchung des Patienten liefern erste Hinweise auf die zugrundeliegende Pathologie.

Frage 2

Welche Fragen müssen Sie sich bei der Abklärung einer Hyponatriämie stellen (B, D)?
1. Liegen eine Hyponatriämie und eine Hypoosmolalität vor?
2. Liegt eine Pseudohyponatriämie vor?
3. Wie ist der Volumenstatus?
4. Wie ist das intravasale Volumen?
5. Liegt ein Salzverlust vor?
6. alle genannten Fragen

Frage 3

Welche Laborparameter würden Sie daher überprüfen, um die Ursache einer symptomatischen Hyponatriämie zu finden (B)?

1. Plasmaosmolalität
2. Urinosmolalität
3. Urinnatriumkonzentration
4. Schilddrüsenhormonspiegel
5. Kortisol-, ACTH- (adrenokortikotropes Hormon), Aldosteronspiegel
6. alle genannten Parameter

Die Patientin weist im geschilderten Fall folgende Befunde auf:
- Sie ist euvoläm, normotensiv und normofrequent.
- Sie hat keine Ödeme.
- Sie hat eine Serumglukosekonzentration von 6 mmol/l, einen Harnstoffspiegel von 8 mmol/l, eine Urinosmolalität von 320 mOsm/kg und eine Natriumkonzentration im Urin von 60 mmol/l.
- Sie nimmt keine Diuretika ein und weist keine Nierenerkrankung auf.

Frage 4

Welche Erkrankungen könnten bei der Patientin ursächlich für die schwere symptomatische Hyponatriämie sein (D)? (Achtung: in diesem Falle sind mehrere Antworten richtig!)

1. primäre Polydipsie
2. zerebrales Salzverlustsyndrom
3. SIADH
4. schwere Herzinsuffizienz
5. renales Salzverlustsyndrom
6. Leberzirrhose
7. Hypothyreose
8. sekundäre Nebennierenininsuffizeinz

15.5 Diagnosestellung

Die Konstellation der oben dargestellten Befunde zeigt eine hypotone Hyponatriämie mit einer Urinosmolalität von über 100 mOsm/kg und einer Urinnatriumkonzentration von über 30 mmol/l bei Normovolämie. Nach dem Ausschluss einer Nierenerkrankung, einer Diuretikaeinnahme, einer Hypothyreose und einer sekundären Nebenniereninsuffizienz ergibt sich die Diagnose des SIADH.

Erfolgen die Synthese und die Ausschüttung von ADH aus dem Hypophysenhinterlappen unkoordiniert und unabhängig von der Serumosmolalität, so liegt ein SIADH vor. Die Antwort auf ADH kann ebenfalls unangemessen erfolgen. Daraus können sich folgende Funktionsstörungen entwickeln:
- Unfähigkeit, verdünnten Urin auszuscheiden
- Wasserretention
- Erhöhung des Extrazellulärvolumens
- Verdünnung der Natriumkonzentration

SIADH ist eine Ausschlussdiagnose, charakterisiert durch folgende essenzielle Diagnosekriterien:
- Hyponatriämie (Serumnatriumkonzentration unter 135 mmol/l)
- Plasmahypoosmolalität (unter 275 mOsm/kg)
- Urinosmolalität (mehr als 100 mOsm/kg)
- klinische Euvolämie
- gesteigerte Natriumausscheidung im Urin bei normaler Salz- und Wasseraufnahme von mindestens 30 mmol/l
- Ausschluss anderer Ursachen einer euvolämischen Hypoosmolalität

15.6 Therapie und weiterer Verlauf

Die wichtigsten Ziele beim Vorliegen einer Hyponatriämie sind, die unverzügliche diagnostische Abklärung einzuleiten und dem Fortschreiten der schweren Hyponatriämie entgegenzuwirken, um das Risiko für weitere Symptomverschlechterungen wie zerebrale Krämpfe, Hirnödem und Koma zu minimieren. Mithilfe der Therapie sollen Symptomfreiheit und Normalisierung der Serumnatriumkonzentration erreicht werden.

> **Merke**
>
> Die Ursache der Hyponatriämie muss beseitigt werden. Die Behandlung sollte sich an der Schwere der Symptomatik orientieren.

Bei der Patientin werden Carbamazepin und Haloperidol als mögliche medikamentöse Ursachen für SIADH abgesetzt. Pregabalin (wegen der neuropathischen Schmerzen eingesetzt) wird als Alternative wegen der Trigeminusneuralgie belassen. Die antiemetische Behandlung mit Ondansetron wird eingeleitet und die Volumenzufuhr wird eingeschränkt. Das Schädel-Hirn-Trauma kommt ebenfalls als eine

Fall 15

Tab. 15.1 Arterielle BGA und Verlauf der Hyponatriämieentstehung bis zum Beginn der Natriumsubstitution am 3. postoperativen Tag. Die Natriumkonzentrationen sind fett hervorgehoben.

Parameter	1. Tag post OP (6:00)	1. Tag post OP (12:00)	1. Tag post OP (18:00)	1. Tag post OP (24:00)	2. Tag post OP (6:00)	2. Tag post OP (12:00)	2. Tag post OP (18:00)	2. Tag post OP (24:00)	3. Tag post OP (6:00)	3. Tag post OP (12:00)	3. Tag post OP (18:00)	3. Tag post OP (24:00)
pH	7,48	7,52	7,51	7,48	7,44	7,49	7,51	7,51	7,46	7,44	7,41	7,40
pCO$_2$	31	29	26	28	27	23	22	21	29	30	33	34
pO$_2$	117	113	91	89	85	98	101	121	99	103	102	102
Na$^+$	**137**	**130**	**121**	**118**	**114**	**115**	**110**	**109**	**112**	**115**	**117**	**119**
K$^+$	4,1	4,3	4,3	4,5	4,1	4,2	4,0	3,6	4,4	4,5	4,7	4,6
Cl$^-$	111	103	97	95	90	92	87	85	90	95	96	97
Ca^{2+}	1,20	1,18	1,11	1,09	1,17	1,17	1,16	1,17	1,18	1,19	1,18	1,16
Glukose	96	96	122	132	98	98	106	116	121	129	118	96
Laktat	1,1	0,5	0,6	0,5	0,5	0,6	0,6	0,9	0,5	0,6	0,6	0,5
Hämoglobin	9,8	9,8	9,9	9,8	9,5	9,9	9,3	9,4	9,4	9,6	9,9	10,1
Hämatokrit	29	29	30	29	29	30	28	28	28	29	30	30
sO$_2$	99,6	99,0	98,5	98,4	97,5	98,5	99,0	99,3	99,1	99,4	99,2	99,2

Ca^{2+} = freies Kalzium
Cl$^-$ = Chlorid
K$^+$ = Kalium
Na$^+$ = Natrium
pCO$_2$ = Kohlendioxidpartialdruck
pO$_2$ = Sauerstoffpartialdruck
post OP = postoperativ
sO$_2$ = Sauerstoffsättigung

der Ursachen für SIADH infrage. Hier kann aber nichts zusätzlich optimiert werden. Endokrine, pulmonale und maligne Gründe für SIADH können zeitnah ausgeschlossen werden. Die Narkose und der postoperative Zustand haben auch einen Einfluss auf die Entstehung von SIADH. Insgesamt zeigt die Patientin mittelschwere Symptome der Hyponatriämie, die eine Natriumsubstitution erforderlich machen. Sie entwickelte die symptomatische Hyponatriämie innerhalb von 24 h (▶ Tab. 15.1).

Frage 5
Wie würden Sie bei der Patientin das Natrium substituieren (T)? (Achtung: in diesem Falle sind mehrere Antworten richtig!)
1. intravenös
2. oral
3. nasal
4. schnell
5. langsam
6. mittels 0,9 %iger Kochsalzlösung
7. mittels 3 %iger Kochsalzlösung

Es wird eine 3 %ige Kochsalzlösung mit 0,5 ml/kg Körpergewicht/h verabreicht, bis die Symptome verschwinden und die Serumnatriumkonzentration nach 72 h 130 mmol/l beträgt. Zusätzlich wird die Volumenzufuhr um 20 % reduziert. Der Zustand der Patientin bessert sich innerhalb der nächsten 36 h. Nach weiteren 12 Tagen kann die Patientin in eine stationäre Anschlussheilbehandlung verlegt werden.

Praxistipp
Die angestrebte Grenze für die Korrektur der Serumnatriumkonzentration liegt bei maximal 10–12 mmol/l in 24 h und bei maximal 18 mmol/l in 48 h. Das angestrebte Ziel bei aktiver Therapie sind 8 mmol/l in 24 h. Dabei soll bei schwerer Symptomatik das Ziel 4–6 mmol/l in den ersten 4 h betragen und bei milder Symptomatik 4–6 mmol/l in 10–24 h [212]. Regelmäßige Kontrollen der Serumnatriumkonzentration sind zwingend erforderlich. Unter adäquater Therapie sollte eine zügige Symptombesserung auftreten. Sollte dies nicht der Fall sein, so ist eine erneute diagnostische Abklärung indiziert.

15.7 Zusammenfassung des Falles

Fazit
Bei Patienten mit den Symptomen der Hyponatriämie vor Beginn einer Therapie gilt es, die Ursache und die Dynamik der Hyponatriämie zu bestimmen. Nur so lassen sich Fehlbehandlungen vermeiden. Wenn eine Natriumsubstitution erfolgt, dann sollte die Konzentration nicht um mehr als 10 mmol in 24 h erhöht werden.

15.8 Lösungen und Erläuterungen zu Fall 15

15.8.1 Zu Frage 1

Frage 1
Welche Differenzialdiagnosen würden Sie bei dieser Symptomatik genauer in Erwägung ziehen (D)?
1. Hirnödem
2. Delir
3. Meningoenzephalitis
4. akute Porphyrie
5. Sepsis
6. medikamenteninduzierte Wesensveränderung
7. alle genannten Diagnosen

▶ **Erläuterung.** Alle genannten Differenzialdiagnosen kommen bei der Patientin in Betracht und können zu einer signifikanten Minderung des Bewusstseins führen. Eine individuelle Abklärung mit weiteren Untersuchungen ist daher notwendig, um eine Diagnose zu finden und eine adäquate Therapie einleiten zu können:
- **Hirnödem:** kraniales CT veranlassen
- **Delir:** CAM-ICU (Confusion Assessment Method für Intensivstationen) erheben (sollte routinemäßig einmal pro Schicht erfolgen)
- **Meningoenzephalitis:** Liquorpunktion (nach kranialer CT) durchführen
- **akute Porphyrie:** selten, daher unwahrscheinlich; ggf. Metabolite messen (Gesamtporphyrine, d-ALA und PBG im Urin)

- **Sepsis:** Entzündungsparameter (CRP, Prokalzitonin, Leukozyten) berücksichtigen, Fokussuche betreiben und SOFA-Score im Verlauf beurteilen
- **medikamenteninduzierte Wesensveränderung:** unerwünschte Wirkungen der verordneten Medikamente in Betracht ziehen

2. Liegt eine Pseudohyponatriämie vor?
3. Wie ist der Volumenstatus?
4. Wie ist das intravasale Volumen?
5. Liegt ein Salzverlust vor?
6. alle genannten Fragen

15.8.2 Zu Frage 2

Frage 2
Welche Fragen müssen Sie sich bei der Abklärung einer Hyponatriämie stellen (B, D)?
1. Liegen eine Hyponatriämie und eine Hypoosmolalität vor?

▶ **Erläuterung.** Alle der o. g. Fragen sind für die Charakterisierung der Hyponatriämie und die konsekutive Behandlung der Störung entscheidend. Das diagnostische Vorgehen bei Hyponatriämie kann systematisch abgearbeitet werden, wie in ▶ Abb. 15.2 dargestellt.

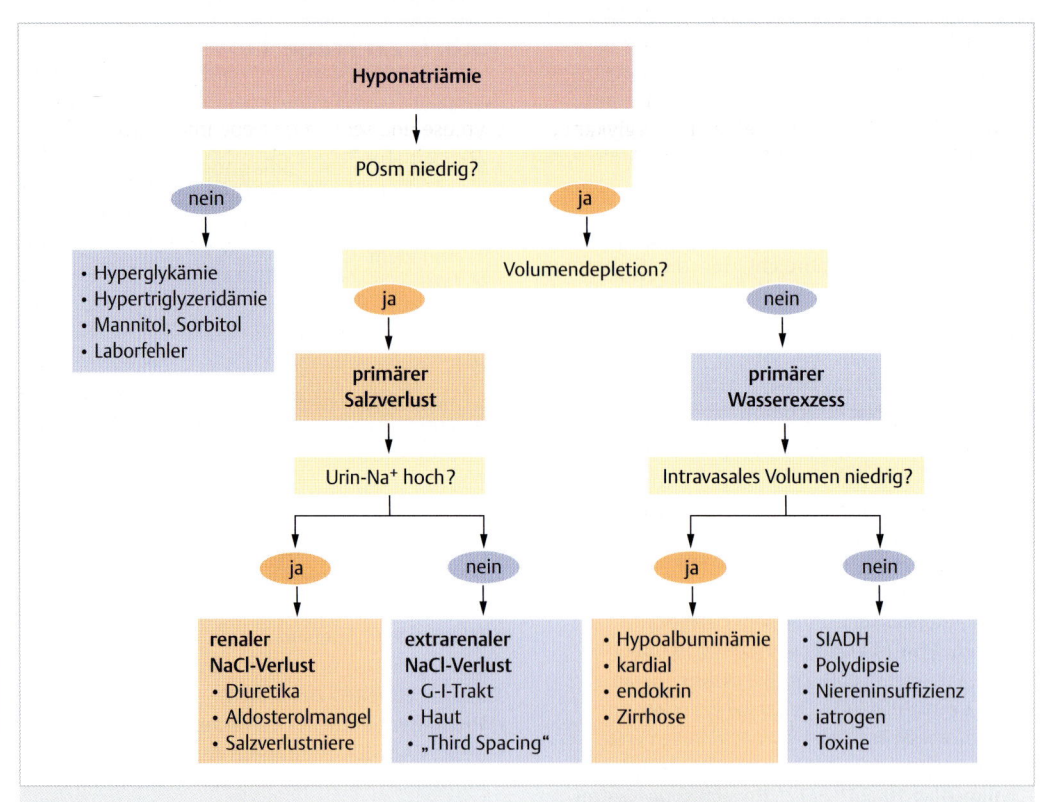

Abb. 15.2 Diagnostische Vorgehen bei Hyponatriämie nach Kettritz und Luft. Algorithmus.
G-I-Trakt = Gastrointestinaltrakt
Na^+ = Natrium
NaCl = Kochsalz
POsm = Plasmaosmolalität
SIADH = Syndrom der inadäquaten ADH-Sekretion
(Quelle: Kettritz R, Luft FC. Störungen der Natrium- und Wasserbilanz. In: Kuhlmann U, Böhler J, Luft FC et al., Hrsg. Nephrologie. 6. Aufl. Stuttgart: Thieme; 2015: 237–276)

15.8.3 Zu Frage 3

Frage 3

Welche Laborparameter würden Sie daher überprüfen, um die Ursache einer symptomatischen Hyponatriämie zu finden (B)?
1. Plasmaosmolalität
2. Urinosmolalität
3. Urinnatriumkonzentration
4. Schilddrüsenhormonspiegel
5. Kortisol-, ACTH- (adrenokortikotropes Hormon), Aldosteronspiegel
6. alle genannten Parameter

▶ **Erläuterung.** Die Bestimmung der Plasmaosmolalität erlaubt die Differenzierung zwischen der „echten" Hyponatriämie und der Pseudohyponatriämie bzw. isotonen Hyponatriämie. Eine Pseudohyponatriämie bzw. isotone Hyponatriämie ist unwahrscheinlich, wenn keine Hyperglykämie, Hypertriglyzeridämie und Hyperproteinämie vorliegen und der Patient nicht mit Mannitol behandelt wurde.

Mittels der Urinosmolalität ist es möglich, zwischen der primären Polydipsie (maximal 100 mOsm/kg) und den Wasserexkretionsstörungen zu unterscheiden.

Eine Urinnatriumkonzentration von weniger als 30 mmol/l beim verringerten intravasalen Volumen (wie z. B. bei der Hypoalbuminämie) führt aufgrund der Volumendepletion zu einer erhöhten Natriumrückresorption. Daraus resultiert die erniedrigte Urinnatriumkonzentration. Urinnatriumkonzentrationen von mehr als 30 mmol/l sind bei Diuretikaanwendung, Nierenerkrankungen, renalem und zerebralem Salzverlustsyndrom sowie SIADH zu finden.

Auch endokrinologische Störungen wie die Hypothyreose und die primäre und die sekundäre Nebenniereninsuffizienz zeichnen sich durch erhöhte Urinnatriumkonzentration aus. In diesem Zusammenhang ist die Bestimmung der Schilddrüsenhormonkonzentrationen sowie der Kortisol-, ACTH- und Aldosteronspiegel hilfreich.

15.8.4 Zu Frage 4

Frage 4

Welche Erkrankungen könnten bei der Patientin ursächlich für die schwere symptomatische Hyponatriämie sein (D)? (Achtung: in diesem Falle sind mehrere Antworten richtig!)
1. primäre Polydipsie
2. zerebrales Salzverlustsyndrom
3. SIADH
4. schwere Herzinsuffizienz
5. renales Salzverlustsyndrom
6. Leberzirrhose
7. Hypothyreose
8. sekundäre Nebenniereninsuffizienz

▶ **Erläuterung.** Die im geschilderten Fall infrage kommenden Erkrankungen waren SIADH, Hypothyreose und sekundäre Nebenniereninsuffizienz.

Die primäre Polydipsie zeichnet sich durch eine Urinosmolalität von maximal 100 mOsm/kg aus und kam bei der vorgestellten Patientin also nicht infrage. Das zerebrale und das renale Salzverlustsyndrom sind klinisch charakterisiert durch eine Hypovolämie. Die Patientin war aber euvoläm. Die schwere Herzinsuffizienz und die Leberzirrhose sind gekennzeichnet durch ein erniedrigtes intravasales Volumen (und Ödeme), begleitet von Urinnatriumkonzentrationen von weniger als 30 mmol/l.

15.8.5 Zu Frage 5

Frage 5

Wie würden Sie bei der Patientin das Natrium substituieren (T)? (Achtung: in diesem Falle sind mehrere Antworten richtig!)
1. intravenös
2. oral
3. nasal
4. schnell
5. langsam
6. mittels 0,9 %iger Kochsalzlösung
7. mittels 3 %iger Kochsalzlösung

Fall 15

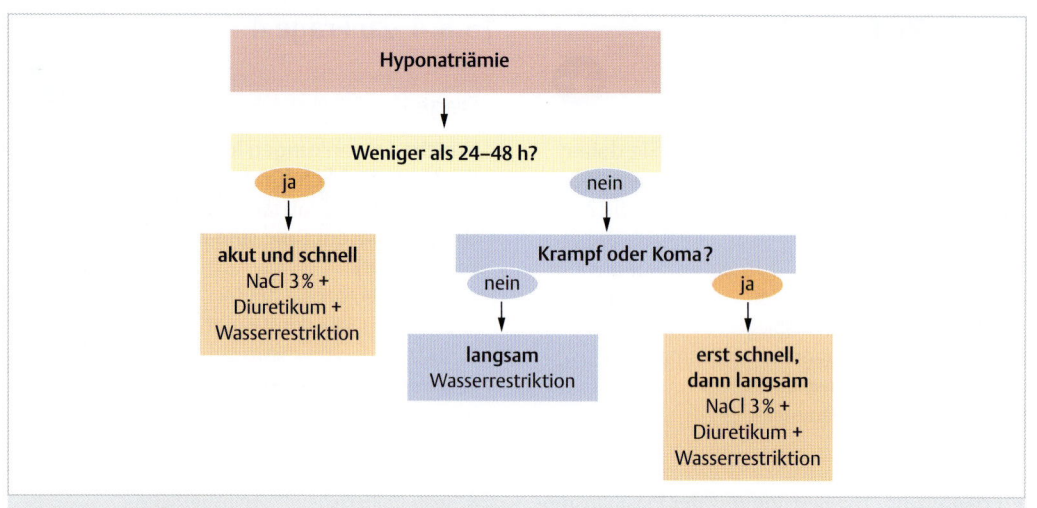

Abb. 15.3 Therapie der Hyponatriämie ohne Volumendepletion. Algorithmus. NaCl = Kochsalz

▶ **Erläuterung.** Entscheidend bei der Substitution von Natrium ist, die Dynamik der Hyponatriämieentwicklung richtig zu beurteilen, weil die Therapie davon abhängig ist. Es wird unterschieden zwischen einer akuten (innerhalb von weniger als 48 h) und einer chronischen Entwicklung (innerhalb von mehr als 48 h). Eine akute Form kann zu Hirnödem, Krampfanfällen und Tod durch Hirneinklemmung führen. Dagegen ist bei der chronischen Form das Zellödem durch die chronische Anpassung minimiert. Es führt aber zu reversiblen Einschränkungen der neurologischen Funktionen wie Erbrechen und Übelkeit, Verwirrung und Persönlichkeitsstörung sowie Krampfanfällen. Nur bei sehr niedrigen Serumnatriumwerten ist das Risiko eines Hirnödems mit konsekutiver Hernierung erhöht. In manchen Fällen ist die Unterscheidung zwischen der akuten und der chronischen Entwicklung erschwert. Eine zu rasche Überkorrektur kann zum osmotischen Demyelinisierungssyndrom führen und resultiert dann in permanenten neurologischen Defiziten bis hin zum Versterben des Patienten. Bei Hyponatriämie ohne Volumendepletion erfolgt die Behandlung wie in ▶ Abb. 15.3 dargestellt.

Die folgende Formel dient der Abschätzung der Auswirkung von 1 l Infusionslösung auf das Serumnatrium eines Patienten:

$$\Delta[Na^+]_s = \frac{[Na^+ + K^+]_{inf} - [Na^+]_s}{GKW + 1}$$

mit

$\Delta[Na^+]_s$ = Zunahme der Natriumkonzentration (mmol)

$[Na^+ + K^+]_{inf}$ = Natrium- und Kaliumgehalt der Infusion (mmol/l); bei 3 %iger Kochsalzlösungsinfusion: $[Na^+]$ = 513 mmol/l und $[K^+]$ = 0 mmol/l

$[Na^+]_s$ = Serumnatriumkonzentration (mmol/l)

GKW = Gesamtkörperwasser (l); beträgt etwa 60 % des Körpergewichts (GKW = ca. 0,6 · kg Körpergewicht)

Der Fall

Berechnung der Zunahme der Natriumkonzentration

Bei der 70 kg schweren Patientin würde die Infusion eines Liters einer 3%igen Kochsalzlösung zu folgendem Anstieg führen:

$$GKW = 0,6 \cdot 70 = 42\ l$$

$$\Delta[Na^+]_s = \frac{513\ mmol/l - 108\ mmol/l}{42\ l + 1} = 9,42\ mmol$$

Für das initiale Ziel einer Zunahme der Natriumkonzentration um 2 mmol werden also benötigt:

$$\frac{2\ mmol}{9,42\ mmol/l} = 0,21\ l$$

Es werden 0,21 l benötigt.

Der Anstieg soll über 2 Stunden erfolgen. Das entspricht einer Laufrate von:

$$\frac{210 \text{ ml}}{2 \text{ h}} = 105 \text{ ml/h}$$

Überprüfung nach 2 h
Nach Überprüfung erfolgt eine Anpassung der angestrebten Zunahme der Natriumkonzentration auf 2 mmol über 4 Stunden. Dafür wird dann folgende Laufrate eingestellt:

$$\frac{210 \text{ ml}}{4 \text{ h}} = 52,5 \text{ ml/h}$$

Danach wird alle 4 h eine weitere Überprüfung durchgeführt.

15.9 Literatur

[209] Anderson RJ, Chung HM, Kluge R et al. Hyponatremia: a prospective analysis of its epidemiology and the pathogenetic role of vasopressin. Ann Intern Med 1985; 102 (2): 164–168

[210] Kettritz R, Luft FC. Störungen der Natrium- und Wasserbilanz. In: Kuhlmann U, Böhler J, Luft FC et al., Hrsg. Nephrologie. 6. Aufl. Stuttgart: Thieme; 2015: 237–276

[211] Spasovski G, Vanholder R, Allolio B et al. Clinical practice guideline on diagnosis and treatment of hyponatraemia. Nephrol Dial Transplant 2014; 29 (Suppl. 2): 1–39

[212] Verbalis JG, Goldsmith SR, Greenberg A et al. Hyponatremia treatment guidelines 2007: expert panel recommendations. Am J Med 2007; 120 (11 Suppl. 1): 1–21

16 Fall 16: Ernährungstherapie bei Sepsis

Matthias Kott, Gunnar Elke

16.1 Fallbeschreibung

Eine Patientin mit schwerer, ambulant erworbener Pneumonie auf Ihrer Intensivstation musste soeben von Ihnen intubiert werden, nachdem ein Versuch mit nicht invasiver Beatmungstherapie aufgrund zunehmender respiratorischer Erschöpfung fehlgeschlagen war.

> **Der Fall** Ⓑ
>
> **Patientin**
> - Weibliche Patientin
> - 75 Jahre alt
> - schwere, ambulant erworbene Pneumonie
>
> **Anamnese**
> - Vor 4 Tagen erstmalige Vorstellung beim Hausarzt mit akut aufgetretenem Krankheitsgefühl, Fieber, purulentem Sputum
> - Wiedervorstellung vor 2 Tagen mit rechtsthorakalen atemabhängigen Schmerzen und Dyspnoe. Krankenhauseinweisung über den Hausarzt bei Verdacht auf schwere, ambulant erworbene Pneumonie
> - Vorerkrankungen: arterieller Hypertonus, paroxysmales Vorhofflimmern, Zustand nach Hysterektomie
> - Vormedikation: Furosemid, Metoprolol, Candesartan, Simvastatin, Marcumar
> - verwitwet, lebt mit Unterstützung durch Tochter und Pflegedienst selbstversorgend im eigenen Zuhause
>
> **Bisher erfolgte Maßnahmen**
> - Durch den Hausarzt Labordiagnostik (CRP 42,5 mg/dl, Leukozytenzahl 14 200/nl), Beginn einer antibiotischen Therapie mit Clarithromycin 2 × 0,5 g p. o.
> - auf der Aufnahmestation erneute Labordiagnostik (CRP jetzt bei 178,1 mg/dl, Leukozytenzahl 13 400/nl), Röntgenthoraxaufnahme (Bild einer Lobärpneumonie im rechten Oberlappen), Eskalation der antibiotischen Therapie mit Amoxicillin + Clavulansäure 3 × 2,2 g i. v.
> - Verlegung auf die internistische Normalstation, dort zunehmende Dyspnoe, Abfall der Hämoglobinsauerstoffsättigung unter Sauerstoffinsufflation mit 6 l/min über Nasensonde auf 86 %, Delir
> - Verlegung auf die Intensivstation bei Verdacht auf Sepsis mit Organdysfunktion; nicht invasive Beatmungstherapie, Indikation zur Intubation nach 6 h

Nach der weiteren Versorgung der hämodynamisch instabilen Patientin tritt die betreuende Pflegekraft auf Sie zu: „Ich habe noch eine Ernährungssonde gelegt, sollen wir die Patientin jetzt auch schon ernähren?" Sie überlegen: Profitiert die Patientin, die sich im septischen Schock befindet, von einer Ernährungstherapie? Und falls ja: Wie genau geht man vor?

> **Frage 1**
>
> **Welche Überlegung spielt bei der Indikationsstellung zur enteralen künstlichen Ernährungstherapie keine Rolle (Z)?**
> 1. Nutritionsstatus des Patienten
> 2. Funktionsfähigkeit des Gastrointestinaltrakts
> 3. Dauer der zu erwartenden Unfähigkeit zur vollen selbstständigen Nahrungsaufnahme
> 4. persönliche Präferenzen des Patienten (z. B. Ablehnung einer künstlichen Ernährungstherapie)
> 5. moderater vasopressorpflichtiger Schock (z. B. mit einer Noradrenalininfusion mit 11 µg/min wie im vorliegenden Fall)

16.3 Weitere Diagnostik

Die Lösungen (und Erläuterungen) dieses Falles finden Sie weiter hinten in diesem Kapitel (S. 174) oder über den folgenden QR-Code.

Abb. 16.1 QR-Code zu den Lösungen.

16.2 Befunde auf der Intensivstation

Die körperliche Untersuchung ergibt folgenden Befund:

> **Der Fall** ⓑ
>
> **Patientin**
> - Weibliche Patientin
> - 75 Jahre alt
> - 168 cm Körpergröße, 82 kg Körpergewicht
> - akut reduzierter Allgemeinzustand, leichte Adipositas, generalisierte altersbedingte Muskelatrophie
>
> **Neurologie**
> Analgosediert mit Sufentanil und Propofol. Keine fokalen Defizite.
>
> **Herz/Kreislauf**
> Tachykarder Sinusrhythmus, Blutdruck invasiv gemessen 119/64 mmHg unter Noradrenalininfusion mit 11 µg/min.
>
> **Lunge**
> Intubiert, kontrolliert beatmet, FiO_2 von 0,45, darunter ein paO_2 von 78 mmHg.
>
> **Abdomen**
> Adipöse Bauchdecken, keine Abwehrspannung, kein Druckschmerz, keine Resistenzen, keine Darmgeräusche auskultierbar.
>
> **Niere**
> Einliegender Blasendauerkatheter, Urin klar mit einer Urinproduktion von ca. 0,5 ml/kg Körpergewicht.
>
> **Gerinnung**
> Keine Hämatome, keine Petechien.
>
> **Infektion**
> Körpertemperatur im Ohr gemessen 37,6 °C.
>
> **Sonstiges**
> Keine weiteren körperlichen Auffälligkeiten.
>
> **Laborwerte**
> Prokalzitoninkonzentration 3,21 ng/ml.

16.3 Weiterführende Diagnostik (bezüglich der Ernährung)

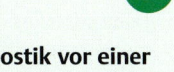

> **Frage 2** ➡
>
> **Welche Aussage zur Diagnostik vor einer Ernährungstherapie des kritisch kranken Patienten ist richtig (D)?**
> 1. Das ernährungsmedizinische Risiko (Ausmaß einer evtl. vorhandenen Mangelernährung, Zustände mit Malabsorption) sollte vor dem Start einer Ernährungstherapie evaluiert werden, z. B. mit dem NUTRIC-Score (Nutrition Risk in critically Ill Score) oder dem Nutritional Risk Scoring.
> 2. Die Evaluation des ernährungsmedizinischen Risikos eines Patienten vor dem Start einer Ernährungstherapie ist nicht notwendig und kann ggf. im weiteren Verlauf erfolgen.
> 3. Eine körperliche Untersuchung ist nicht notwendig, biometrische Daten wie Körpergröße und Gewicht sind als Informationen zur Ermittlung des ernährungsmedizinischen Risikos ausreichend.
> 4. Ein erniedrigter Albuminspiegel bei Aufnahme auf die Intensivstation ist ein spezifischer Marker für das Vorhandensein einer Mangelernährung und sollte bei jedem Patienten bestimmt werden.

Die körperliche Untersuchung ist eine unabdingbare Voraussetzung zur Abschätzung des ernährungsmedizinischen Risikos und muss vor dem Beginn einer jeden Ernährungstherapie erfolgen. Daneben stellt auch die Eigen- oder Fremdanamnese einen wichtigen Baustein dar. Ihr Kollege von der Normalstation hat diese schon erhoben: Die Ernährung der Patientin war nach Angaben der Tochter in Form einer abwechslungsreichen Mischkost qualitativ und quantitativ ausreichend.

Sie kalkulieren z.B. mithilfe der Internet-Seite Critical Care Nutrition (http://criticalcarenutrition.com) den NUTRIC-Score und erhalten eine Punktzahl von 4, die ein niedriges ernährungsmedizinisches Risiko anzeigt. Nun müssen Sie noch entscheiden, in welcher Form Sie die künstliche Ernährung verabreichen wollen. Grundsätzlich stehen die enterale und die parenterale Applikationsform zur Verfügung.

Frage 3

Welche Ernährungstherapie ist bei der Patientin aus dem vorliegenden Fall die Therapie der Wahl (T)?
1. frühe enterale Ernährungstherapie bei funktionierendem Gastrointestinaltrakt
2. frühe parenterale Ernährungstherapie
3. frühe, kombinierte parenterale und enterale Ernährungstherapie
4. gegen Ende der ersten Woche des Krankheitsverlaufs beginnende parenterale Ernährungstherapie (Delayed parenteral Nutrition Therapy)

Die enterale Ernährungstherapie kann primär kontinuierlich oder bolusweise appliziert werden.

Frage 4

Welche Empfehlung zur Applikationsform der enteralen Ernährungstherapie wird in den aktuellen Leitlinien der amerikanischen und kanadischen Fachgesellschaften getroffen (T)?
1. bolusweise Applikation
2. kontinuierliche schwerkraftgesteuerte Applikation
3. kontinuierliche pumpengesteuerte Applikation

Auf Ihrer Intensivstation kann bei beatmeten Patienten der tatsächliche Energiebedarf mit der indirekten Kalorimetrie gemessen werden. Sie veranlassen dies. Der aktuelle Wert bei Ihrer Patientin beträgt 1812 kcal/Tag bei einem respiratorischen Quotienten von 0,81. Jetzt müssen Sie sich noch Gedanken über die zu applizierende Dosis der Ernährungslösung machen.

Frage 5

Welches Kalorienziel streben Sie bei der enteralen Ernährungstherapie innerhalb der ersten 24 h an (Z)?
1. 100 % des gemessenen Energiebedarfs
2. 120 % des gemessenen Energiebedarfs
3. 75 % des gemessenen Energiebedarfs
4. 50 % des mittels indirekter Kalorimetrie gemessenen Energiebedarfs
5. innerhalb der ersten 24 h maximal 30 % des gemessenen Energiebedarfs bzw. enteral-trophische Ernährung (10–20 ml/h einer Standardsondenkost)

Sollten Sie für die Patientin noch i. v. Vitamine oder Spurenelemente verabreichen?

Frage 6

Bei welchen Erkrankungen oder Mangelzuständen ist eine Supplementierung mit Thiamin noch vor dem Beginn einer Ernährungstherapie obligat (T)?
1. Sepsis
2. ausgeprägte Kachexie, schwerer Alkoholabusus
3. nach großen abdominalchirurgischen Operationen
4. nach schwerem Trauma

Generell kann bei nicht bedarfsdeckender enteraler Ernährungstherapie eine parenterale Substitution von Vitaminen und Spurenelementen entsprechend dem empfohlenen Tagesbedarf Gesunder durchgeführt werden.

16.4 Endgültige Diagnosestellung (bezüglich der Ernährung)

Sie haben bei Ihrer Patientin, die sich in der Akutphase ihrer Erkrankung befindet, bisher
- das ernährungsmedizinische Risiko evaluiert,
- die Indikation zur Ernährungstherapie gestellt,
- die Applikationsform gewählt und
- die zu applizierende Dosis festgelegt.

Mithilfe eines solchen Vorgehens können alle Patienten identifiziert werden, die von einer Ernährungstherapie profitieren, und gleichzeitig unnötige Therapien und das Entstehen von Komplikationen bei Fehlen einer Indikation vermieden werden. Sie gelangen zu Ihrer endgültigen ernährungsmedizinischen Diagnose:

> **Der Fall** Ⓑ
>
> **Diagnose**
> Niedriges ernährungsmedizinisches Risiko, aber voraussichtlich länger als 3 Tage andauernde Unfähigkeit der vollen oralen Nahrungsaufnahme; Indikation zur künstlichen Ernährungstherapie besteht.

16.5 Therapie (bezüglich der Ernährung)

Im weiteren Krankheitsverlauf nimmt der Sauerstoffbedarf noch zu, die zur ausreichenden Oxygenierung notwendige FiO_2 beträgt mittlerweile schon 0,5. Hämodynamisch stabilisiert sich die Patientin jedoch unter der fortgesetzten antibiotischen Therapie und den supportiven Maßnahmen. Eine Noradrenalingabe ist mittlerweile nicht mehr notwendig. Die Prokalzitoninkonzentration steigt am 2. Tag zunächst weiter an auf ein Maximum von 4,87 ng/ml, fällt jetzt jedoch kontinuierlich ab und liegt am 3. Tag bei 1,86 ng/ml. Die Körpertemperatur ist weiter nur mäßig erhöht und beträgt 37,4 °C. Die enterale Ernährungstherapie wird bisher gut vertragen, die tägliche Menge an verabreichter Sondenkost beträgt 750 ml einer einkalorischen Lösung.

> **Frage 7**
>
> Wie steigern Sie die enterale Ernährungstherapie weiter (Z)?
> 1. Kalorienziel von 150 % des gemessenen Energieumsatzes nach 3 Tagen
> 2. Kalorienziel von 130 % des gemessenen Energieumsatzes nach 5 Tagen
> 3. Kalorienziel von bis zu 80 % des gemessenen Energieumsatzes am Ende der Akutphase unter Berücksichtigung der individuellen metabolischen Toleranz (Zeitraum 4–7 Tage)
> 4. Kalorienziel von 100 % des gemessenen Energieumsatzes nach 3 Tagen

> **Frage 8**
>
> Welche Beobachtungen liefern keine Hinweise auf ein „Zuviel" an künstlicher Ernährungstherapie (B)?
> 1. Hyperglykämie
> 2. steigender Insulinbedarf
> 3. Anstieg der Aktivität der γ-Glutamyltransferase
> 4. Hypertriglyzeridämie
> 5. Hypalbuminämie

Am 4. Tag werden Sie von der betreuenden Pflegekraft informiert, dass es unter der laufenden Applikation von Sondennahrung zu Erbrechen mit Regurgitation von Mageninhalt komme. Zudem habe die Patientin, die zur Erreichung der Tubustoleranz Sufentanil über einen Perfusor erhält (10 µg/h), noch nicht abgeführt. Über die einliegende Ernährungssonde wurde der Mageninhalt abgeleitet, die Menge beträgt rund 800 ml. Sie untersuchen die Patientin: Hinweise auf eine Aspiration (untersucht durch subglottische Aspiration und endotracheales Absaugen) finden Sie nicht, das Abdomen palpiert sich weich. Es sind keine Resistenzen tastbar und ein Druckschmerz ist nicht auslösbar. Sie können nur spärliche Darmgeräusche auskultieren, nachdem in den Tagen zuvor immer ein eher lebhafter Befund zu erheben war. Die Patientin wird korrekterweise mit einer Oberkörperhochlage von 45° gelagert und bis zu 3 × täglich auf die Bettkante mobilisiert.

Fall 16

Frage 9
Wie lautet die korrekte Diagnose dieses ernährungsmedizinischen Problems (D)?
1. kombinierte Gastroparese und paralytische Motilitätsstörung des Darmes
2. Ileus
3. Obstipation
4. Gastroparese
5. Subileus

Nach der korrekten Diagnose müssen Sie nun die weitere Therapie planen.

Frage 10
Welche Therapiemöglichkeiten bestehen nun (T)?
1. sofortiger Stopp der enteralen Ernährungstherapie, 4 × tägliches Messen des gastralen Residualvolumens, Beginn einer parenteralen Ernährungstherapie
2. Erythromycin in einer Dosierung von 3 × 200 mg i. v.; Methylnatrexon; abführende Maßnahmen durch ein Laxans z. B. in Form von Tropfen, Suppositorien, ggf. rektalem Einlauf; Macrogolpräparat zur Therapie und Prophylaxe der Obstipation; Fortführen der enteralen Ernährungstherapie in reduzierter Dosis
3. sofortiger Stopp der enteralen Ernährungstherapie, Hinzuziehen eines Abdominalchirurgen, CT-Diagnostik bei Verdacht auf Ileus
4. Metoclopramid und Neostigmin als Perfusor, unverändertes Fortführen der enteralen Ernährungstherapie

Die prokinetische Therapie führt zwar dazu, dass die Patientin am Folgetag erstmalig seit Beginn der Intensivtherapie abführt, die Gastroparese spricht jedoch nicht auf die medikamentösen Maßnahmen an. Die Patientin befindet sich nun am 8. Tag ihrer Erkrankung und seit 3 Tagen ist die enterale Ernährungstherapie kaum möglich: Im Mittel wurden nur ca. 600 kcal/Tag verabreicht. In der morgendlichen Visite besprechen Sie das Problem mit Ihrer Oberärztin.

Frage 11
Welche Lösungsmöglichkeit dieses Problems sollten Sie vorschlagen (T)?
1. Anlage einer postpylorischen jejunalen Ernährungssonde, dann Fortführen der enteralen Ernährungstherapie
2. Abbruch der enteralen Ernährungstherapie, Beginn einer rein parenteralen Ernährungstherapie aufgrund der therapierefraktären Gastroparese
3. Anlage einer postpylorischen jejunalen Ernährungssonde und/oder Beginn einer supplementierenden parenteralen Ernährungstherapie inklusive Vitaminen und Spurenelementen

Gemeinsam mit Ihrer Oberärztin stellen Sie die Indikation zur endoskopischen Anlage einer postpylorischen jejunalen Ernährungssonde. Da der heutige Tag aber ein Freitag ist, kann die Anlage wegen organisatorischer Gegebenheiten erst am kommenden Montag stattfinden. Aufgrund der weiteren respiratorischen Stabilisierung der Patientin nehmen Sie an, dass sich die Patientin nunmehr in der sog. anabolen Erholungsphase befindet: Um ein zunehmendes Energiedefizit zu vermeiden, beginnen Sie daher mit einer parenteralen Ernährung für den Zeitraum, in dem eine enterale Ernährung nicht möglich erscheint. Sie planen, die Patientin mit 60–80 % des Kalorienbedarfs zu ernähren. Zusätzlich verabreichen Sie i. v. Vitamin- und Mikronährstoffpräparate. Aufgrund einer technischen Störung ist die indirekte Kalorimetrie jedoch aktuell nicht verfügbar.

Frage 12
Wie schätzen Sie alternativ den Energiebedarf Ihrer Patientin am besten ab (B)?
1. vereinfachte Schätzformel mit 25–30 kcal/(kg Körpergewicht · Tag)
2. 2000 kcal/Tag für Männer, 1500 kcal/Tag für Frauen
3. Harris-Benedict-Formel
4. Faisy-Fagon-Formel

16.6 Weiterer Krankheitsverlauf

Über das kommende Wochenende wird die parenterale Ernährung fortgesetzt. Da ein Erbrechen mittlerweile nicht mehr auftritt, wird die enterale Ernährung ab dem Abend des 10. Behandlungstags mit einer Menge von 500 ml/Tag wiederaufgenommen. Die endoskopische Anlage der postpylorischen jejunalen Ernährungssonde gelingt am 11. Tag der Intensivtherapie problemlos. Die enterale Ernährung wird nun gut vertragen und kann über die nächsten 3 Tage auf eine Menge von 1750 ml/Tag gesteigert werden, ohne dass Hinweise auf ein Übersteigen der metabolischen Toleranz der Patientin auftreten. Parallel dazu wird die parenterale Ernährungstherapie entsprechend reduziert.

Frage 13

Welche Aussage zur parenteralen Ernährungstherapie ist richtig (Z)?
1. Intensivpatienten sollten eine Proteinzufuhr von 4 g/(kg Körpergewicht · Tag) in Form von Aminosäurelösungen erhalten.
2. Der Energiegehalt der Fettlösungen sollte ca. 50 % der applizierten Energiegesamtmenge betragen.
3. 1 g Glukose enthält 12 cal.
4. Aminosäuren dienen als Substrat für den Erhalt von Funktions- und Strukturproteinen. Sowohl bei Einsatz von enteralen als auch bei dem von parenteralen Produkten sollte die Gesamtkalorienzahl berechnet werden (inklusive Protein bzw. Aminosäuren).

Die Patientin kann am 12. Tag nach Aufnahme auf die Intensivstation komplikationslos extubiert werden. Bei allgemeiner körperlicher Schwäche ist eine vollständige selbstständige orale Nahrungsaufnahme jedoch immer noch nicht möglich. Daher wird die enterale Ernährungstherapie in reduzierter Form fortgeführt. Zweieinhalb Wochen nach Aufnahme können Sie die Patientin schließlich auf eine ICS verlegen.

16.7 Zusammenfassung des Falles

Fazit

- Das ernährungsmedizinische Risiko (Ausmaß einer evtl. vorhandenen Mangelernährung, Zustände mit Malabsorption) sollte bei Aufnahme auf die Intensivstation evaluiert werden.
- Die frühe enterale Ernährungstherapie sollte auch bei Patienten mit Sepsis ohne vorliegende Kontraindikationen eingesetzt werden.
- Die Ernährungstherapie soll bedarfsadaptiert an den tatsächlichen, in den verschiedenen Phasen einer Sepsis unterschiedlichen Energiebedarf des Patienten angepasst werden (sog. zielorientierte Ernährungstherapie). Goldstandard zur Messung des tatsächlichen Energiebedarfs ist die indirekte Kalorimetrie. Hinweise auf ein Versagen der metabolischen Toleranz liefern z. B. Hyperglykämie mit steigendem Insulinbedarf, Anstieg der Leberwerte, Hypertriglyzeridämie und Weaning-Versagen.
- Hyperalimentation sollte unbedingt vermieden werden. Eine Ernährung mit 80–100 % des ermittelten Energiebedarfs sollte innerhalb der ersten Woche nach Aufnahme auf die Intensivstation erreicht werden, bei hohem ernährungsmedizinischem Risiko ggf. auch früher.
- Die enterale Ernährungstherapie sollte primär kontinuierlich über eine nasogastrale Ernährungssonde appliziert werden.
- Bei Motilitätsstörungen des Gastrointestinaltrakts (Gastroparese, Darmmotilitätsstörungen, Defäkationsstörungen) sollte zunächst eine medikamentöse Therapie mit Prokinetika durchgeführt werden. Bei Versagen dieser Therapie sollte die Anlage einer postpylorischen jejunalen Ernährungssonde erwogen werden.
- Die Messung des gastralen Residualvolumens zur Steuerung der Ernährungstherapie sollte nur bei Patienten mit Zustand nach abdominalchirurgischen Eingriffen zum Einsatz kommen.
- Innerhalb der ersten Woche nach Erkrankungsbeginn ist die Indikation zur ergänzenden parenteralen Ernährungstherapie zurückhaltend zu stellen. Diese sollte aber bei Patienten mit hohem ernährungsmedizinischem Risiko eingesetzt werden.
- Bei Kontraindikationen für eine enterale Ernährung sollte eine parenterale Ernährungstherapie

> durchgeführt werden, die ebenfalls bedarfsadaptiert an den tatsächlichen Energiebedarf des Patienten erfolgen sollte.
> - Auf die leitliniengerechte Applikation von Vitaminen und Spurenelementen ist zu achten, vor allem bei Patienten mit chronischer Mangelernährung (Alkoholabusus, Kachexie, schwere Adipositas). Besonderes Augenmerk ist bei diesen Patientengruppen auf die Verabreichung von Thiamin vor einer Glukoseinfusion zu richten.

16.8 Lösungen und Erläuterungen zu Fall 16

Eine schwere Infektion geht mit früh im Krankheitsverlauf auftretenden adaptiven Veränderungen des Substratmetabolismus und des Energiehaushalts einher. Dabei kommt es zu einem Shift hin zu einer katabolen Stoffwechsellage als Ausdruck eines evolutionär hochkonservierten Anpassungsvorgangs. Dieser soll die ausreichende Versorgung von Organen und Zellen mit dem in der Stresssituation überlebensnotwendigen Substrat Glukose sicherstellen [219]. Bei der Sepsis mit ggf. prolongierter Intensivtherapie liegt eine maladaptive Reaktion des Organismus mit gestörten neuronal-humoralen Regulationsmechanismen und daraus resultierender überschießender Ausschüttung von Zytokinen, Mediatoren und Stresshormonen vor.

Der stark gesteigerte Glukoseumsatz vor allem der insulinunabhängigen Organe (Immunsystem, zentrales Nervensystem, Herz, Leber, Nieren) mit einer daraus resultierenden sog. Stresshyperglykämie wird vor allem aus der Substanz der insulinabhängigen Organe wie Muskulatur und Fettgewebe generiert [226]. Die gesteigerte Glukoseutilisation von Immunzellen und von Zellen, die an der Gewebereparatur beteiligt sind, macht einen Anteil von bis zu 90 % des gesteigerten Glukoseumsatzes aus [224]. Die erhöhten Blutglukosekonzentrationen entstehen besonders durch die Ausbildung einer peripheren Insulinresistenz und durch eine Erhöhung der endogenen hepatischen Glykogenolyse. Nach Erschöpfung der hepatischen Glukosespeicher werden überwiegend glukoplastische Aminosäuren zur Glukoneogenese genutzt. Der Mehrbedarf des Organismus an Aminosäuren ergibt sich aus der Verwendung zum Wiederaufbau von Strukturproteinen, als Substrat zur Energieversorgung von Zellen des angeborenen und adaptiven Immunsystems und als Baustoff für die Synthese von Akutphaseproteinen [220]. Als Quelle dient auch dabei hauptsächlich die Muskulatur. Erreicht wird die Bereitstellung durch eine gesteigerte Proteinkatabolie bei verminderter Proteinbiosynthese auf dem Boden der mit der Erkrankung einhergehenden Immobilisation [224]. Afferente neuronale Signale wie Schmerz mit Steigerung der Kortisolsekretion und Aktivierung der hypothalamisch-hypophysär-adrenalen Achse aggravieren den Proteinkatabolismus[227]. Die im Exzess ausgeschütteten Zytokine und Mediatoren tragen ebenfalls zur katabolen Stoffwechsellage bei: Sie haben eine antianabole Wirkung auf Hepatozyten, wirken synergistisch auf den Proteinkatabolismus im Muskelgewebe und stimulieren ihrerseits zusätzlich die hypothalamisch-hypophysär-adrenale Achse.

Proteinkatabolie mit negativer Stickstoffbilanz und Stresshyperglykämie gehen mit einer hohen inter-und intraindividuellen Varianz des Substratbedarfs über die verschiedenen Phasen des Krankheitsverlaufs einher (▶ Abb. 16.2). So kann sich auch bei zuvor ernährungsmedizinisch gesehen gesunden Patienten der Ernährungszustand über den Verlauf der kritischen Erkrankung verschlechtern. Die Folge ist ein signifikanter Verlust an Skelettmuskulatur. Dieses Muscle Waisting ist umso ausgeprägter, je schwerer die systemische Inflammation ist, je mehr Organsysteme betroffen sind und umso länger die Intensivtherapie notwendig ist [213][228]. Zudem treten eine schlechtere Wundheilung und eine gestörte Immunfunktion im Sinne einer Immunsuppression auf, die mit einer erhöhten Rate nosokomialer Infektionen einhergehen [217].

Die moderne Ernährungstherapie in der Behandlung der Sepsis stellt eine eigenständige therapeutische Maßnahme dar und zeichnet sich durch eine an die Krankheitsphasen angepasste („zielgerichtete") Zufuhr von Substraten (Makro- und Mikronährstoffen) aus. Eine falsch durchgeführte Ernährungstherapie (Über- oder Unterernährung) korreliert signifikant mit einem schlechteren Outcome [221]. Einen positiven Einfluss auf das Behandlungsergebnis des kritisch kranken Patienten versucht man mit folgenden Maßnahmen zu erreichen:
- Vermeidung der Entwicklung einer Malnutrition
- Therapie einer präexistenten Malnutrition

16.8 Lösungen zu Fall 16

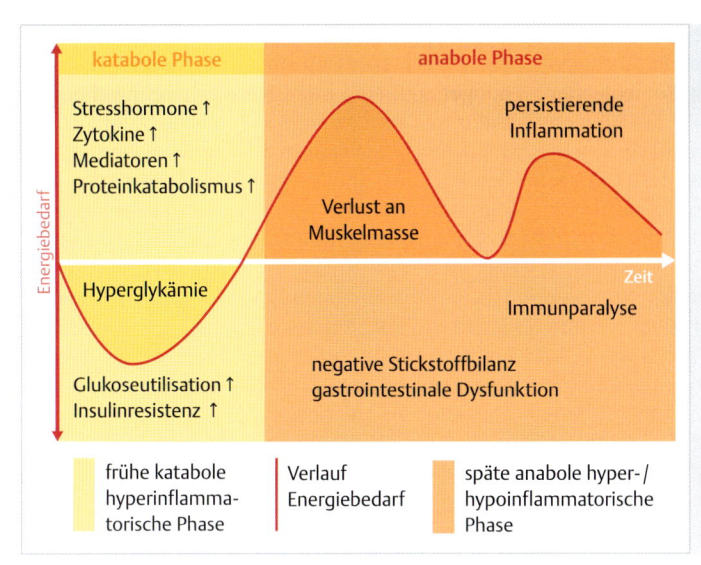

Abb. 16.2 Varianz des Substratbedarfs über den Krankheitsverlauf nach Mizock [225].

- Abschwächung der katabolen Stoffwechsellage
- Abschwächung oder Vermeidung eines krankheitsassoziierten Protein- und Energiedefizits
- Bereitstellung ausreichender Substratmengen in der sog. anabolen Krankheitsphase
- Vermeidung von Hyperalimentation
- ausreichende Versorgung des Organismus mit Vitaminen, Mineralstoffen und Spurenelementen
- Prophylaxe der sepsisbedingten Myopathie (Intensive Care Unite acquired Weakness Syndrome)

Bei der Planung und Durchführung der Ernährungstherapie sollte immer ein individualisierter Ansatz gewählt werden, der patientenspezifische Faktoren berücksichtigt und sich am Verlauf der Erkrankung orientiert. Dabei nehmen verschiedene Faktoren Einfluss auf die Reaktion des erkrankten Organismus auf die Ernährungstherapie:
- **Zeitpunkt der Erkrankung:** In welcher Phase der Sepsis befindet sich der Patient?
- **Schwere der Erkrankung:** Wie ausgeprägt sind die physiologischen und metabolischen Veränderungen durch die Sepsis?
- **Effektivität der Fokuskontrolle:** Ist die auslösende Ursache beseitigt oder besteht weiter ein infektiös-inflammatorischer Stimulus?
- **Individuelle Faktoren:** Wie ist die genetische Ausstattung des betroffenen Individuums? Wie ist die Zusammensetzung seines Mikrobioms? Welches ist das verursachende Pathogen?
- **Medizinische Faktoren:** Welches Organsystem, z. B. der Gastrointestinaltrakt, ist primär betroffen? Bestehen Kontraindikationen gegen eine enterale Ernährung?
- **Dynamischer Verlauf des Kalorienbedarfs:** Wie hoch ist der aktuelle, tatsächliche gemessene Kalorienbedarf? Welches Ziel bezüglich des Kalorienbedarfs soll erreicht werden?
- **Metabolische Toleranz:** Wie ist der Blutglukoseverlauf? Wie verhalten sich die Triglyzeridwerte? Besteht ein übermäßiger Insulinbedarf?
- **Gastrointestinale Toleranz:** Besteht ein erhöhtes gastrales Residualvolumen bei allgemeinchirurgischen Patienten? Kommt es zu Erbrechen? Besteht eine regelmäßige Defäkation?

16.8.1 Zu Frage 1

Frage 1

Welche Überlegung spielt bei der Indikationsstellung zur enteralen künstlichen Ernährungstherapie keine Rolle (Z)?
1. Nutritionsstatus des Patienten
2. Funktionsfähigkeit des Gastrointestinaltrakts
3. Dauer der zu erwartenden Unfähigkeit zur vollen selbstständigen Nahrungsaufnahme
4. persönliche Präferenzen des Patienten (z. B. Ablehnung einer künstlichen Ernährungstherapie)
5. moderater vasopressorpflichtiger Schock (z. B. mit einer Noradrenalininfusion mit 11 µg/min wie im vorliegenden Fall)

▶ **Erläuterung.** Wie bei der Patientin aus dem Fallbeispiel ist vor Beginn einer jeden Ernährungstherapie deren Indikation zu prüfen. Bei fehlender Ablehnung durch den Patienten, z. B. im Rahmen einer Patientenverfügung, ergibt sich im vorliegenden Fall bei einer erwarteten Dauer der Unfähigkeit zur vollständigen oralen Nahrungsaufnahme von mehr als 3 Tagen die Indikation zur Ernährungstherapie. Zudem muss auch die Dauer des Krankheitsverlaufs vor Aufnahme auf die Intensivstation bedacht werden. Bei der Patientin sollte zumindest ein Zeitraum von 2–3 Tagen mit entsprechend reduzierter Nahrungsaufnahme und resultierendem Energiedefizit angenommen werden. Der septische Schock mit Gabe von Noradrenalin stellt dabei ausdrücklich keine Kontraindikation dar.

16.8.2 Zu Frage 2

Frage 2

Welche Aussage zur Diagnostik vor einer Ernährungstherapie des kritisch kranken Patienten ist richtig (D)?

1. Das ernährungsmedizinische Risiko (Ausmaß einer evtl. vorhandenen Mangelernährung, Zustände mit Malabsorption) sollte vor dem Start einer Ernährungstherapie evaluiert werden, z. B. mit dem NUTRIC-Score (Nutrition Risk in critically Ill Score) oder dem Nutritional Risk Scoring.
2. Die Evaluation des ernährungsmedizinischen Risikos eines Patienten vor dem Start einer Ernährungstherapie ist nicht notwendig und kann ggf. im weiteren Verlauf erfolgen.
3. Eine körperliche Untersuchung ist nicht notwendig, biometrische Daten wie Körpergröße und Gewicht sind als Informationen zur Ermittlung des ernährungsmedizinischen Risikos ausreichend.
4. Ein erniedrigter Albuminspiegel bei Aufnahme auf die Intensivstation ist ein spezifischer Marker für das Vorhandensein einer Mangelernährung und sollte bei jedem Patienten bestimmt werden.

▶ **Erläuterung.** Das ernährungsmedizinische Risiko sollte vor dem Start einer Ernährungstherapie evaluiert werden. Insbesondere Hochrisikopatienten mit präexistenter Mangelernährung, die per se ein schlechteres Outcome aufweisen können, benötigen ggf. eine intensivere Ernährungstherapie. Dafür muss eine genaue körperliche Untersuchung auf Hinweise und Ausmaß einer Mangelernährung durchgeführt werden und es muss eine gezielte ernährungsmedizinische (Fremd-)Anamnese erhoben werden. Besonderes Augenmerk sollte auf Zustände gelegt werden, die mit einem Malabsorptionssyndrom einhergehen. Dazu gehören z. B. neben adipösen Patienten mit verkleinerter enteraler Resorptionsfläche durch resezierende bariatrische Operationen auch Patienten mit einem Alkoholabusus in der Anamnese.

Eine Stratifizierung mithilfe verschiedener intensivmedizinischer Scores zur Ermittlung des ernährungsmedizinischen Risikos (z. B. NUTRIC-Score oder Nutrition Risk Scoring) ist möglich und kann bei der initialen Evaluation hilfreich sein [223]. Diese Scores sind jedoch in der klinischen Routine noch nicht weit verbreitet und zudem teilweise sehr aufwendig zu erstellen. Sie scheinen jedoch Biomarkern in der Risikoabschätzung überlegen. Ein solcher Biomarker ist z. B. Albumin, dessen Konzentration in der akuten Krankheitsphase starken Schwankungen durch Flüssigkeitsverschiebungen und Infusionstherapie unterworfen ist. Dem Forschungsumfeld vorbehalten sind aktuell noch sonografische Untersuchungsverfahren von Muskeln zur Detektion von Mangelernährung. Diese liefern jedoch vielversprechende Ergebnisse.

16.8.3 Zu Frage 3 und 4

Frage 3

Welche Ernährungstherapie ist bei der Patientin aus dem vorliegenden Fall die Therapie der Wahl (T)?

1. frühe enterale Ernährungstherapie bei funktionierendem Gastrointestinaltrakt
2. frühe parenterale Ernährungstherapie
3. frühe, kombinierte parenterale und enterale Ernährungstherapie
4. gegen Ende der ersten Woche des Krankheitsverlaufs beginnende parenterale Ernährungstherapie (Delayed parenteral Nutrition Therapy)

Frage 4

Welche Empfehlung zur Applikationsform der enteralen Ernährungstherapie wird in den aktuellen Leitlinien der amerikanischen und kanadischen Fachgesellschaften getroffen (T)?
1. bolusweise Applikation
2. kontinuierliche schwerkraftgesteuerte Applikation
3. kontinuierliche pumpengesteuerte Applikation

▶ **Erläuterung.** Die frühe (Beginn innerhalb von 24–48 h nach Aufnahme auf die Intensivstation) enterale Ernährungstherapie ist die Therapie der Wahl bei Patienten mit Sepsis und funktionierendem Gastrointestinaltrakt. Bei Vorhandensein von Kontraindikationen gegen eine enterale Ernährungstherapie sollte die parenterale Applikation der Ernährungstherapie erwogen werden. Die enterale Ernährungstherapie bietet viele Vorteile: Die Integrität der Darmmukosa wird durch eine von luminal her erfolgende Versorgung der Darmzotten mit Substraten positiv beeinflusst (sog. trophische Ernährungstherapie). Dadurch bleibt die Barrierefunktion der Zottenstruktur erhalten und die Translokation von Pathogenen oder deren Bestandteilen reduziert. Gleichzeitig erfolgt durch die Applikation der Ernährungslösung eine Stimulation der Darmmotilität, die mit einer Steigerung der in der Sepsis reduzierten Perfusion des Gastrointestinaltrakts einhergeht. Nachgewiesen wurde zudem eine im Vergleich zur parenteralen Ernährungstherapie reduzierte Insulinresistenz bei Sepsis. Zudem gibt es Hinweise auf eine geringere Inzidenz von Stressulzerationen des oberen Gastrointestinaltrakts. Darüber hinaus entstehen bei rein enteraler Ernährung des Patienten mit Sepsis um bis zu 25 % geringere Kosten im Vergleich zur parenteralen Ernährung.

In vielen randomisiert-kontrollierten Studien gibt es Hinweise auf eine geringere Inzidenz von Infektionen und eine Reduktion der Mortalität. In der bisher größten Studie mit insgesamt 2388 Patienten zum Vergleich von enteraler und parenteraler Applikationsform der Ernährungstherapie waren diese Unterschiede jedoch nicht nachweisbar. Vielmehr traten in der mit rein parenteraler Ernährungstherapie behandelten Patientengruppe statistisch signifikant weniger Hypoglykämien und Erbrechen auf. Jedoch war die Behandlungsdauer im Studienprotokoll mit insgesamt 5 Tagen relativ kurz und die Rate an Patienten mit Sepsis nicht angegeben. Zudem nahmen nur wenige Patienten mit präexistenter Mangelernährung und wenige chirurgische Patienten an der Studie teil. Daher müssen die Ergebnisse dieser Studie mit Vorsicht interpretiert werden. In den aktuellen Guidelines der Surviving Sepsis Campaign aus dem Jahr 2016 wird eine starke Empfehlung für eine frühe enterale Ernährung gegeben, die bei nicht bedarfsdeckender Ernährung (innerhalb der ersten 7 Tage der Erkrankung) mit parenteraler Ernährungstherapie unterstützt werden sollte.

In den aktuellen Leitlinien der amerikanischen und kanadischen Fachgesellschaften wird bezüglich der Applikationsform ebenfalls der enteralen Ernährungstherapie der Vorzug gegeben. Diese sollte primär kontinuierlich über eine nasogastrale oder bei gastraler Motilitätsstörung über eine nasojejunale Ernährungssonde erfolgen.

16.8.4 Zu Frage 5 und 6

Frage 5

Welches Kalorienziel streben Sie bei der enteralen Ernährungstherapie innerhalb der ersten 24 h an (Z)?
1. 100 % des gemessenen Energiebedarfs
2. 120 % des gemessenen Energiebedarfs
3. 75 % des gemessenen Energiebedarfs
4. 50 % des mittels indirekter Kalorimetrie gemessenen Energiebedarfs
5. innerhalb der ersten 24 h maximal 30 % des gemessenen Energiebedarfs bzw. enteral-trophische Ernährung (10–20 ml/h einer Standardsondenkost)

Frage 6

Bei welchen Erkrankungen oder Mangelzuständen ist eine Supplementierung mit Thiamin noch vor dem Beginn einer Ernährungstherapie obligat (T)?
1. Sepsis
2. ausgeprägte Kachexie, schwerer Alkoholabusus
3. nach großen abdominalchirurgischen Operationen
4. nach schwerem Trauma

▶ **Erläuterung.** Die Ernährungstherapie soll bedarfsadaptiert an den tatsächlichen, in den verschiedenen Phasen einer Sepsis unterschiedlichen Energiebedarf des Patienten angepasst werden (zielorientierte Ernährungstherapie). Eine zu aggressive frühe (parenterale) Ernährungstherapie ist laut großen Beobachtungsstudien mit dem Auftreten von Komplikationen assoziiert (erhöhte Sterblichkeit, Infektionen). Das gilt aber ebenfalls für ein über den längeren Krankheitsverlauf entstandenes (schweres) Kalorien- und Proteindefizit (stärkerer Verlust an Muskelmasse, Infektionen, Verlängerung der Beatmungsdauer) [218]. Die Evidenz dazu ist noch unklar; es existieren nur wenige Studien mit geringer Fallzahl, die diese Frage explizit an Patienten mit Sepsis untersuchen. Daher wird allgemein empfohlen, in den ersten 7 Tagen der Erkrankung eine frühe enterale Ernährungstherapie durchzuführen, die im Verlauf dieser ersten Woche langsam gesteigert werden kann. Im Mittelpunkt steht dabei in den ersten 24–48 h nicht die Kalorienzufuhr, sondern die Erhaltung der Darmzottenintegrität („trophische" enterale Ernährungstherapie).

Eine Supplementierung mit Thiamin noch vor dem Beginn einer Ernährungstherapie ist bei allen Erkrankungen obligat, bei denen mit Vitamin-B_1-Mangelzuständen gerechnet werden muss. Dazu zählen z. B. schwerer fortgesetzter Alkoholabusus, eine ausgeprägte Kachexie oder Adipositas.

16.8.5 Zu Frage 7

> **Frage 7**
>
> **Wie steigern Sie die enterale Ernährungstherapie weiter (Z)?**
> 1. Kalorienziel von 150 % des gemessenen Energieumsatzes nach 3 Tagen
> 2. Kalorienziel von 130 % des gemessenen Energieumsatzes nach 5 Tagen
> 3. Kalorienziel von bis zu 80 % des gemessenen Energieumsatzes am Ende der Akutphase unter Berücksichtigung der individuellen metabolischen Toleranz (Zeitraum 4–7 Tage)
> 4. Kalorienziel von 100 % des gemessenen Energieumsatzes nach 3 Tagen

▶ **Erläuterung.** Für die gesamte Behandlungsdauer gilt: Hyperalimentation sollte unbedingt vermieden werden. Eine Ernährung mit 80–100 % des ermittelten Energiebedarfs sollte gegen Ende der Akutphase (Zeitraum ca. 3–7 Tage) nach Aufnahme auf die Intensivstation erreicht werden, bei guter Verträglichkeit einer enteralen Ernährungstherapie ggf. auch früher [229]. Die Surviving Sepsis Campaign Guidelines verweisen ausdrücklich darauf, dass eine solche „hypokalorische" Strategie innerhalb der ersten Woche angemessen erscheint und die Datenlage bisher keine Hinweise auf Nachteile gegenüber einer aggressiveren Strategie liefert. Dabei sollten auch die Kalorien berücksichtigt werden, die „außerhalb" der Ernährungstherapie z. B. in Form von Propofol oder bei Verwendung einer Zitratdialyse verabreicht werden.

> **Cave**
>
> Beachtet werden muss bei der Beurteilung der Kalorien- und Proteinzufuhr zudem, dass durch die häufigen Unterbrechungen der Ernährungstherapie in der klinischen Routine (Transporte, Operationen, geplante Ernährungspausen) das angestrebte Ziel häufig nicht erreicht werden kann.

Dieses Problem trat auch im Umfeld vieler Studien auf. Einen Sonderfall stellen der mangelernährte Patient bzw. der Patient mit hohem ernährungsmedizinischem Risiko dar. Für diese Patientengruppen ist die gegenwärtige Datenlage als unzureichend zu beurteilen und es wird empfohlen, in Form einer Einzelfallbeurteilung möglicherweise eine aggressivere Strategie in Hinsicht auf das Kalorienziel der ersten Woche in Betracht zu ziehen. Bei diesen Patienten sollte eine schnellere Steigerung der enteralen Ernährung, ggf. auch mit parenteraler Supplementierung, geprüft werden. Für den Patienten mit niedrigem ernährungsmedizinischem Risiko bleiben jedoch die aktuellsten Empfehlungen der amerikanischen ernährungsmedizinischen Gesellschaft gültig, die eine supplementierende parenterale Ernährung erst nach der ersten Woche des Intensivaufenthalts empfehlen.

16.8.6 Zu Frage 8

> **Frage 8**
>
> **Welche Beobachtungen liefern keine Hinweise auf ein „Zuviel" an künstlicher Ernährungstherapie (B)?**
> 1. Hyperglykämie
> 2. steigender Insulinbedarf
> 3. Anstieg der Aktivität der γ-Glutamyltransferase
> 4. Hypertriglyzeridämie
> 5. Hypalbuminämie

▶ **Erläuterung.** Das kontinuierliche Monitoring einer enteralen oder parenteralen Ernährungstherapie soll ein Überschreiten der gastrointestinalen und metabolischen Toleranz des Patienten verhindern und so eine Hyperalimentation vermeiden. Ein Überschreiten der gastrointestinalen Toleranz äußert sich klinisch in Völlegefühl, erhöhtem gastralem Residualvolumen, Erbrechen oder Regurgitation von Mageninhalt, abdominaler Distension und Schmerzen sowie Abnahme der Darmgeräusche im Auskultationsbefund. Neben der klinischen Untersuchung des Abdomens wird die Messung des gastralen Residualvolumens zur Beurteilung der gastrointestinalen Toleranz herangezogen. Eine routinemäßige Messung des gastralen Residualvolumens wird jedoch in den Leitlinien der Surviving Sepsis Campaign nicht mehr empfohlen. Eine Ausnahme stellen dabei Patienten dar, die die enterale Ernährungstherapie wie die Patientin im geschilderten Fall nicht vertragen und mit Übelkeit oder Erbrechen reagieren, und Patienten mit einem höheren Aspirationsrisiko. Speziell für viszeralchirurgische Intensivpatienten wird weiterhin eine Messung des gastralen Residualvolumens empfohlen. Dazu lauten die Empfehlungen der Deutschen Gesellschaft für Ernährungsmedizin, ab einem gastralen Residualvolumen von 200 ml eine Reduktion der täglichen enteralen Ernährungsdosis zu erwägen. Grundlage für diese Empfehlungen ist eine Studie an kritisch kranken Patienten mit internistischem Krankheitsbild (wie bei der Patientin aus dem vorliegenden Fall). In dieser Studie führte der Verzicht auf eine routinemäßige Messung des gastralen Residualvolumens nicht zu einer Erhöhung der Rate an Aspirationspneumonien. Erbrechen trat jedoch signifikant häufiger auf. Eine (mehrfache) tägliche Untersuchung des Abdomens ist obligat, um eine Unverträglichkeit einer enteralen Ernährungstherapie diagnostizieren zu können. Die Stuhlfrequenz sollte ebenfalls überwacht werden, um ggf. frühzeitig mit abführenden Maßnahmen beginnen zu können.

Unter „metabolischer Toleranz" versteht man ein Überschreiten der metabolischen Kapazität des Organismus nach exogenem Substratangebot [215]. Diskutiert wird derzeit u. a. eine zugrundeliegende Störung zellulärer Reparaturmechanismen, die sog. Autophagie, die durch eine übermäßige Zufuhr exogener Substrate supprimiert werden kann. Klinisch äußert sich ein Überschreiten der Utilisationskapazität z. B. in steigendem Insulinbedarf. Dieser geht beim normalgewichtigen, nicht diabetischen Intensivpatienten nicht über eine Dosis von ca. 50–100 IE/Tag hinaus. Weitere Hinweise können ein Anstieg der Leberwerte (wie z. B. der γ-Glutamyltransferaseaktivität) oder eine Hypertriglyzeridämie sein. Daher ist – neben der körperlichen Untersuchung – auch ein tägliches Monitoring der entsprechenden Laborparameter durchzuführen. Albumin eignet sich aufgrund der weiter oben angesprochenen Limitierungen nicht als Parameter der metabolischen Toleranz oder zur Kontrolle des Erfolgs einer intensivmedizinischen Ernährungstherapie.

16.8.7 Zu Frage 9 und 10

> **Frage 9**
>
> **Wie lautet die korrekte Diagnose dieses ernährungsmedizinischen Problems (D)?**
> 1. kombinierte Gastroparese und paralytische Motilitätsstörung des Darmes
> 2. Ileus
> 3. Obstipation
> 4. Gastroparese
> 5. Subileus

Frage 10
Welche Therapiemöglichkeiten bestehen nun (T)?
1. sofortiger Stopp der enteralen Ernährungstherapie, 4 × tägliches Messen des gastralen Residualvolumens, Beginn einer parenteralen Ernährungstherapie
2. Erythromycin in einer Dosierung von 3 × 200 mg i. v.; Methylnatrexon; abführende Maßnahmen durch ein Laxans z. B. in Form von Tropfen, Suppositorien, ggf. rektalem Einlauf; Macrogolpräparat zur Therapie und Prophylaxe der Obstipation; Fortführen der enteralen Ernährungstherapie in reduzierter Dosis
3. sofortiger Stopp der enteralen Ernährungstherapie, Hinzuziehen eines Abdominalchirurgen, CT-Diagnostik bei Verdacht auf Ileus
4. Metoclopramid und Neostigmin als Perfusor, unverändertes Fortführen der enteralen Ernährungstherapie

▶ **Erläuterung.** Bei der Patientin lag eine kombinierte Motilitätsstörung des Gastrointestinaltrakts vor. Dabei wird je nach betroffenem anatomischem Abschnitt die Gastroparese (Erbrechen, erhöhtes gastrales Residualvolumen von 800 ml der Patientin) von weiteren Darmmotilitätsstörungen unterschieden. Letztere können noch in Dünn- und Dickdarmmotilitätsstörungen (spärliche und im Verlauf in der Intensität abnehmende Darmgeräusche bei der Patientin) sowie Defäkationsstörungen (letzter Stuhlgang im vorliegenden Fall vor 4 Tagen) unterteilt werden. Motilitätsstörungen des Gastrointestinaltrakts sind ein häufiges Problem beim immobilisierten Intensivpatienten: Nahezu jeder 2. Patient weist Störungen in der Magenentleerung auf [216]. Risikofaktoren sind vorstehende Gastroparese, Diabetes mellitus, Hyperglykämie, Verwendung von Muskelrelaxanzien, Opioiden und Sedativa, Immobilisation und die Gabe von Vasopressoren. Neben der notwendigen Unterbrechung der Ernährungstherapie mit konsekutiver Vergrößerung des Kalorien- und Proteindefizits kann es zu Erbrechen und Aspirationspneumonie kommen. In dieser Situation sollten zunächst die Rahmenbedingungen optimiert werden, wie durch Maßnahmen der Frühmobilisation, Oberkörperhochlagerung, Verwendung subglottischer Absaugung oder Überprüfen auf Möglichkeiten zur Reduktion motilitätshemmender Medikamente wie des Opioids Sufentanil. Danach sollte eine symptomorientierte medikamentöse Therapie unter Verwendung sog. Prokinetika durchgeführt werden. Dabei werden zur Therapie der Gastroparese andere Medikamente eingesetzt als zur Therapie der paralytischen Motilitätsstörung des Darmes. Eine genaue Befunderhebung und Zuordnung zum betroffenen Abschnitt des Gastrointestinaltrakts ist also Voraussetzung zur Planung einer wirksamen Therapie.

Zur Behandlung der Gastroparese werden Erythromycin oder Metoclopramid empfohlen [222]. Beide Substanzen haben einen positiven Einfluss auf die Unverträglichkeit einer enteralen Ernährungstherapie, ohne die Rate an Erbrechen und Pneumonien zu erhöhen oder mortalitätssteigernd zu wirken. Als wichtige Nebenwirkung ist die Verlängerung des QT-Zeitintervalls im EKG zu nennen, besonders in Kombination mit Medikamenten, die als CYP3-A-Inhibitor fungieren oder selbst zu einer QT-Zeitintervallverlängerung führen. Die Bestimmung des QT-Zeitintervalls und serielle Verlaufskontrollen sind daher bei Verwendung von Erythromycin und Metoclopramid durchzuführen. Außerdem sind als Nebenwirkung von Metoclopramid extrapyramidal-motorische Nebenwirkungen beschrieben, die eine Anwendung auf maximal 5 Tage limitieren. Methylnatrexon kann die motilitätshemmende Wirkung von systemisch verabreichten Opioiden verringern. Sympatholytisch wirksame Substanzen wie z. B. Neostigmin wirken motilitätssteigernd auf betroffene Dünn- und Dickdarmabschnitte. Macrogolhaltige Präparate können vorbeugend auf die Entstehung einer Dickdarmmotilitätsstörung wirken. Um eine Defäkation zu erreichen, können neben physikalischen Maßnahmen wie Einläufen auch Suppositorien verabreicht werden. Natriumpicosulfathaltige Lösungen wirken ebenfalls defäkationsfördernd.

16.8.8 Zu Frage 11

Frage 11
Welche Lösungsmöglichkeit dieses Problems sollten Sie vorschlagen (T)?
1. Anlage einer postpylorischen jejunalen Ernährungssonde, dann Fortführen der enteralen Ernährungstherapie
2. Abbruch der enteralen Ernährungstherapie, Beginn einer rein parenteralen Ernährungstherapie aufgrund der therapierefraktären Gastroparese
3. Anlage einer postpylorischen jejunalen Ernährungssonde und/oder Beginn einer supplementierenden parenteralen Ernährungstherapie inklusive Vitaminen und Spurenelementen

▶ **Erläuterung.** Bei Versagen der medikamentösen und physikalischen Therapieansätze im Sinne einer therapierefraktären Gastroparese kann die Anlage einer postpylorischen jejunalen Ernährungssonde erwogen werden. Die nasojejunale Sonde besteht zumeist aus 3 Lumina, die die Möglichkeit zur gastralen Ableitung von Magensekret, zur gastralen Applikation von Medikamenten und zur gleichzeitigen jejunalen Gabe von Ernährungslösungen bieten. So kann bei Erbrechen und Völlegefühl des Patienten eine Entlastung über das gastrale Lumen und zugleich die enterale Ernährungstherapie über den jejunalen Schenkel erfolgen. Für diese Sonden sind neben der im Fallbeispiel dargestellten endoskopischen Methode weitere, zum Teil bettseitig durchführbare Anlagetechniken beschrieben. Eine primäre Anlage oder die Verwendung bei Patienten mit niedrigem Risiko für eine Aspiration wird nicht empfohlen. Bei Patienten mit hohem Aspirationsrisiko, Unverträglichkeit der enteralen Ernährung und nicht wirksamer medikamentöser und nicht medikamentöser Behandlung der Gastroparese ist in Metaanalysen eine Reduktion des Aspirationsrisikos nachgewiesen, allerdings mit geringer Effektstärke und ohne Einfluss auf die Mortalität [214]. Eine individuelle Risiko-Nutzen-Abwägung ist also in jedem Fall vor Anlage einer solchen Ernährungssonde durchzuführen.

16.8.9 Zu Frage 12

Frage 12
Wie schätzen Sie alternativ den Energiebedarf Ihrer Patientin am besten ab (B)?
1. vereinfachte Schätzformel mit 25–30 kcal/(kg Körpergewicht · Tag)
2. 2000 kcal/Tag für Männer, 1500 kcal/Tag für Frauen
3. Harris-Benedict-Formel
4. Faisy-Fagon-Formel

▶ **Erläuterung.** Goldstandard zur Messung des tatsächlichen Ruheenergieverbrauchs ist die indirekte Kalorimetrie. Mit ihrer Hilfe kann der aktuelle Energieumsatz sicher und reproduzierbar ermittelt werden. Diese Technik ist jedoch nur bei beatmeten Patienten anwendbar, die einen Sauerstoffbedarf FiO_2 von maximal 0,6 aufweisen. Zudem existieren aktuell keine Studien, die einen Vorteil der mittels indirekter Kalorimetrie gesteuerten Ernährungstherapie nachweisen können.

Alternativ besteht die Möglichkeit, den Energieumsatz mithilfe von Schätzformeln zu berechnen, die jedoch häufig inakkurat sind und den tatsächlichen Umsatz regelhaft unter- oder überschätzen. Diese Ungenauigkeiten sind bei Patienten mit stark von der Norm abweichender Körperzusammensetzung und bei dynamischen Veränderungen des Energieumsatzes wie Agitation oder erhöhter Körpertemperatur noch ausgeprägter. So kann die Verwendung dieser Schätzformeln über die Behandlungszeit zu einer signifikanten Unter- oder Überschätzung des Energieumsatzes mit konsekutiver Hypo- oder Hyperalimentation führen. Trotz dieser methodenimmanenten Limitationen wird von der American Society for Parenteral and Enteral Nutrition bei Nichtverfügbarkeit der indirekten Kalorimetrie die vereinfachte Schätzformel mit 20–25 kcal/(kg Körpergewicht · Tag) in der frühen akuten Krankheitsphase und mit 25–30 kcal/(kg Körpergewicht · Tag) in der Stabilisierungsphase empfohlen. Bei Patienten mit Anasarka wird empfohlen, das Gewicht des Patienten vor Entwicklung der Ödeme als Grundlage zur Berechnung zu verwenden.

> **Merke**
>
> Sowohl der gemessene als auch der mit Schätzformeln errechnete Energieumsatz entsprechen nicht zwangsläufig dem tatsächlichen Bedarf an exogenem Substrat. Dies sollte Beachtung bei der Verwendung beider Methoden finden.

16.8.10 Zu Frage 13

Frage 13

Welche Aussage zur parenteralen Ernährungstherapie ist richtig (Z)?
1. Intensivpatienten sollten eine Proteinzufuhr von 4 g/(kg Körpergewicht · Tag) in Form von Aminosäurelösungen erhalten.
2. Der Energiegehalt der Fettlösungen sollte ca. 50 % der applizierten Energiegesamtmenge betragen.
3. 1 g Glukose enthält 12 cal.
4. *Aminosäuren dienen als Substrat für den Erhalt von Funktions- und Strukturproteinen. Sowohl bei Einsatz von enteralen als auch bei dem von parenteralen Produkten sollte die Gesamtkalorienzahl berechnet werden (inklusive Protein bzw. Aminosäuren).*

▶ **Erläuterung.** Bei Kontraindikationen für eine enterale Ernährung (u. a. Darmischämie, mechanischer Ileus, schwere gastrointestinale Blutung) sollte eine parenterale Ernährungstherapie durchgeführt werden, die ebenfalls bedarfsadaptiert an den tatsächlichen Energiebedarf des Patienten erfolgen sollte. Innerhalb der ersten Woche nach Erkrankungsbeginn ist die Indikation zur ergänzenden parenteralen Ernährungstherapie zurückhaltend zu stellen, sollte aber bei Patienten mit hohem ernährungsmedizinischem Risiko bereits innerhalb dieses Zeitraumes erfolgen. Die parenterale Ernährungstherapie setzt sich aus verschiedenen Bausteinen zusammen:
- Glukose
- Aminosäuren
- Fette
- Wasser
- Elektrolyte
- Vitamine
- Spurenelemente

Über Glukose (3,74 kcal/g) sollten ca. 60 % der angestrebten Energiemenge gedeckt werden. Die infundierte Menge an Aminosäuren sollte 1,2–2,0 g/(kg Körpergewicht · Tag) betragen; die erhöhte Dosis an Aminosäuren soll dem Muscle Waisting (S. 174) vorbeugen. Fette sollten 20–40 % der Energiemenge liefern. Bei Infusion von Fettlösungen muss der Triglyzeridspiegel täglich kontrolliert werden und bei Überschreiten von 400 mg/dl muss die Infusionsmenge ggf. reduziert werden. Vitamine und Spurenelemente sind bei parenteraler Ernährung immer dem empfohlenen Tagesbedarf Gesunder entsprechend zu substituieren. Eine Supplementierung der Aminosäure Glutamin, die in kommerziell verfügbaren parenteralen Aminosäurelösungen aus galenischen Gründen nicht enthalten ist, wird aufgrund nachteiliger Effekte auf das Outcome kritisch Kranker mit Multiorgandysfunktion nicht mehr generell empfohlen.

Auf die mit einer parenteralen Ernährungstherapie assoziierten Risiken weist die American Society for Parenteral and Enteral Nutrition in ihren Leitlinien hin:
- Hyperglykämie
- Elektrolytstörungen
- Immunsuppression
- erhöhter oxidativer Stress
- möglicherweise Entstehung infektiöser Komplikationen

Bei Patienten mit hohem ernährungsmedizinischem Risiko wird in der akuten Krankheitsphase ein mit 80 % des gemessenen oder berechneten Energiebedarfs hypokalorisches Ernährungsregime empfohlen, entsprechend 20 kcal/(kg Körpergewicht · Tag). Bei allen Patienten ist ein Monitoring der Elektrolytwerte obligat. Besonderes Augenmerk erfordern Patienten mit Mangelernährungszuständen oder nach längerem Fasten: Bei ihnen kann es nach Initiierung der Ernährungstherapie zum sog. Re-Feeding-Syndrom mit schwerwiegenden Elektrolytverschiebungen und neurologischen oder kardialen Symptomen kommen. Eine geringere Inzidenz an nosokomialen Infektionen oder einer verkürzten Liegedauer ist in Metaanalysen zwar nicht mehr nachweisbar. Dieses Vorgehen ist jedoch mit einer geringeren Rate an Hyperglykämien und einer weniger stark ausgeprägten Insulinresistenz verbunden. Nach Stabilisierung des Patienten sollte die zugeführte Substratdosis zum Ende der Akutphase auf 100 % des Energiebedarfs erhöht werden. Die Verwendung vorgefertigter 1-Kammer-Beutelsysteme hat keinen Einfluss auf Outcome-Parameter und wird in den aktuellen Leitlinien der American Society for Parenteral and Enteral Nutrition nicht empfohlen. Bei Verwendung einzelner Infusionsflaschen- und -beutelsysteme sollten die Hygienevorgaben strikt eingehalten werden, um eine Kontamination der Infusionssysteme zu vermeiden.

> **Merke**
>
> Ein liegender ZVK ist bei Verwendung von Infusionslösungen mit einer Osmolarität von mehr als 800 mOsmol/l obligat.

16.9 Literatur

[213] Batt J, dos Santos CC, Cameron JI et al. Intensive care unit-acquired weakness: clinical phenotypes and molecular mechanisms. Am J Respir Crit Care Med 2013; 187 (3): 238–246

[214] Deane AM, Dhaliwal R, Day AG et al. Comparisons between intragastric and small intestinal delivery of enteral nutrition in the critically ill: a systematic review and meta-analysis. Crit Care 2013; 17 (3): R125

[215] Elke G, Kott M, Weiler N. When and how should sepsis patients be fed? Curr Opin Clin Nutr Metab Care 2015; 18 (2): 169–178

[216] Fruhwald S, Kainz J. Effect of ICU interventions on gastrointestinal motility. Curr Opin Crit Care 2010; 16 (2): 159–164

[217] Gentile LF, Cuenca AG, Efron PA et al. Persistent inflammation and immunosuppression: a common syndrome and new horizon for surgical intensive care. J Trauma Acute Care Surg 2012; 72 (6): 1491–1501

[218] Grau T, Bonet A, Rubio M et al. Liver dysfunction associated with artificial nutrition in critically ill patients. Crit Care 2007; 11 (1): R10

[219] Hartl WH, Jauch KW. Metabolic self-destruction in critically ill patients: origins, mechanisms and therapeutic principles. Nutrition 2014; 30 (3): 261–267

[220] Hohn A, Stolecki D, Schroder S. Enteral nutrition therapy in critical care: current knowledge, controversies, and practical implementation. Med Klin Intensivmed Notfmed. 2016; 111 (4): 330–340

[221] Ingels C, Vanhorebeek I, Van den Berghe G. Glucose homeostasis, nutrition and infections during critical illness. Clin Microbiol Infect 2018; 24 (1): 10–15. doi:10.1016/j.cmi.2016.12.033

[222] Lewis K, Alqahtani Z, McIntyre L et al. The efficacy and safety of prokinetic agents in critically ill patients receiving enteral nutrition: a systematic review and meta-analysis of randomized trials. Crit Care 2016; 20 (1): 259

[223] Mendes R, Policarpo S, Fortuna P et al. Nutritional risk assessment and cultural validation of the modified NUTRIC score in critically ill patients – a multicenter prospective cohort study. J Crit Care 2017; 37: 249

[224] Meszaros K, Lang CH, Bagby GJ et al. In vivo glucose utilization by individual tissues during nonlethal hypermetabolic sepsis. FASEB J 1988; 2 (15): 3083–3086

[225] Mizock BA. Metabolic derangements in sepsis and septic shock. Crit Care Clin 2000; 16 (2): 319–336

[226] Preiser JC, Ichai C, Orban JC et al. Metabolic response to the stress of critical illness. Br J Anaesth 2014; 113 (6): 945–954

[227] Puthucheary Z, Harridge S, Hart N. Skeletal muscle dysfunction in critical care: wasting, weakness, and rehabilitation strategies. Crit Care Med 2010; 38 (10 Suppl.): S676–S682

[228] Puthucheary ZA, Rawal J, McPhail M et al. Acute skeletal muscle wasting in critical illness. JAMA 2013; 310 (15): 1591–1600

[229] Rhodes A, Evans LE, Alhazzani W et al. Surviving Sepsis Campaign: International Guidelines for Management of Sepsis and Septic Shock: 2016. Crit Care Med 2017; 45 (3): 486–552

17 Fall 17: Schwere Hirnschädigung

Norbert Weiler, Gunnar Elke, Stefanie Wailke

17.1 Fallbeschreibung

Über den Schockraum kommt ein 46-jähriger Patient als Sekundärverlegung aus einem Haus der Regelversorgung zur Aufnahme. Der Patient hatte am Morgen bemerkt, dass er seinen Arm nicht mehr bewegen konnte, seine Frau hatte daraufhin den Notarzt alarmiert, der den Patienten in das nächste Krankenhaus verbrachte. Dort erfolgte bei einem GCS von 3 die endotracheale Intubation. Der erste gemessene Blutdruck war 270/130 mmHg. Ein Urapidilperfusor wurde gestartet. Die sofort durchgeführte CT-Diagnostik ergab eine Blutung in den Pons. Daraufhin erfolgte die sofortige Verlegung in die neurochirurgische Abteilung über den Schockraum. In einer dort nochmalig durchgeführten CT-Untersuchung zeigte sich eine deutliche Zunahme der Blutung ohne Interventionsmöglichkeit. Die Prognose wurde von der neurochirurgischen Fachklinik als infaust eingestuft.

Der Fall

Patient
- Männlicher Patient
- 46 Jahre alt
- GCS 3
- Blutdruck 270/130 mmHg

Erste Maßnahmen
- Urapidilperfusor
- CT-Diagnostik
- Verlegung in die neurochirurgische Abteilung

Prognose
Infaust.

Frage 1

Wie gehen Sie jetzt vor (D, T)?
1. Extubation des Patienten im Schockraum, keine weitere Therapie, Tod abwarten
2. Zurückverlegung in das zuweisende Krankenhaus
3. Aufnahme auf die Intensivstation, maximale Therapie, Anstreben einer neurologischen Frührehabilitation
4. Aufnahme auf die Intensivstation zum Abwarten des Hirntods
5. Aufnahme auf die Intensivstation, organerhaltende Therapie, Abklärung einer möglichen Organspende

Die Lösungen (und Erläuterungen) dieses Falles finden Sie weiter hinten in diesem Kapitel (S. 187) oder über den folgenden QR-Code.

Abb. 17.1 QR-Code zu den Lösungen.

17.2 Aufnahme auf die Intensivstation

Der Patient wird aus dem Schockraum auf die interdisziplinäre operative Intensivstation übernommen. Eine organerhaltende Therapie wird eingeleitet. Die Beatmung erfolgt im CPAP + ASB-Modus. Der Patient hat eine Atemfrequenz von 14, der Sauerstoffbedarf ist bei einer inspiratorischen Sauerstoffkonzentration von 50 % leicht erhöht. Entsprechend wird der PEEP auf 10 cmH$_2$O eingestellt, die Druckunterstützung ist mit 15 cmH$_2$O relativ hoch. Die Analgosedierung wird mit einem Sufentanilperfusor und Midazolamboli bei Bedarf gestartet. Der Blutdruck kann mit einem hochdosierten Urapidilperfusor bei 160/90 mmHg eingestellt werden. Der Patient bekommt eine Magensonde, eine enterale Ernährung wird gestartet.

Der Fall

Befunde auf der Intensivstation
- Atemfrequenz 14
- inspiratorische Sauerstoffkonzentration 50 %

Maßnahmen
- PEEP 10 cmH$_2$O, Druckunterstützung 15 cmH$_2$O
- Sufentanilperfusor und Midazolamboli bei Bedarf
- hochdosierter Urapidilperfusor bei 160/90 mmHg
- Magensonde, enterale Ernährung

Frage 2

Welche Therapieziele rechtfertigen die beschriebene Therapie (Z)?
1. Jeder Patient auf einer Intensivstation wird organerhaltend therapiert.
2. Eine Prognose bei einer intrazerebralen Blutung kann erst nach 6 Monaten gestellt werden.
3. Den Angehörigen soll Zeit gegeben werden, um sich zu verabschieden.
4. Nur eine vom Patienten bevollmächtigte Person kann eine Therapieeinstellung veranlassen.
5. Ziel ist es, den Wunsch des Patienten bezüglich einer Organspende zu eruieren und die Organe solange in einem möglichst guten transplantablen Zustand zu erhalten.

17.3 Gespräch mit den Angehörigen

Die Ehefrau des Patienten kommt mit der Schwester des Patienten auf die Intensivstation. Der Oberarzt der Intensivstation in Begleitung des Stationsarztes spricht mit den Angehörigen über den Zustand des Patienten. Sie fragen nach gesundheitlichen Problemen in der letzten Zeit und versuchen, den Angehörigen schrittweise das Ausmaß der Blutung und die damit verbundene infauste Prognose mitzuteilen. Ein neurochirurgischer Kollege kommt dazu und erläutert ebenfalls den Befund.

Es wird kommuniziert, dass eine Weiterführung der Therapie nicht sinnvoll sei. Im Laufe des Gesprächs wird Hilfe z. B. von einem Seelsorger angeboten. Dies wird jedoch abgelehnt, die Ehefrau fühlt sich in ihrer Familie und der des Ehemanns aufgehoben. Die Ehefrau wird dann gefragt, ob jemals über das Thema „Organspende" gesprochen worden sei. Es stellt sich heraus, dass der Patient prinzipiell einer Organspende positiv gegenübergestanden hatte, aber durch die Skandale um die manipulierte Vergabe von Organen abgeschreckt worden sei. Die Familie hat das Bedürfnis, das Thema unter sich zu besprechen. Das Gespräch wird beendet. Die Ehefrau verbringt noch einige Zeit alleine beim Patienten und verlässt dann mit der Schwester die Station.

17.4 Weitere Therapie auf der Intensivstation

In der Konzeptvisite wird mit den Stationsärzten und den Pflegekräften eine organprotektive Therapie besprochen. Die Analgosedierung wird beendet.

Frage 3

Was steht bei der organprotektiven Therapie im Vordergrund (T)?
1. Analgosedierung
2. Lagerung
3. Herz-Kreislauf-System und Lunge
4. antimikrobielle Therapie

17.5 Fortsetzung des Gesprächs mit den Angehörigen

Am nächsten Tag kommen Ehefrau, Schwester und Ehemann der Schwester wieder zum Gespräch. Sie fragen nach dem Ablauf einer möglichen Organspende. Es wird besprochen, dass zunächst eine irreversible Schädigung des Gehirns (irreversibler Hirnfunktionsausfall) festgestellt werden muss. Nur dann kommt eine Spende infrage. Es wird auch besprochen, dass es für eine Entscheidung wichtig ist, nicht die eigenen Empfindungen und Vorstellungen in den Vordergrund zu stellen, sondern möglichst das zu tun, was der Patient vermutlich gewollt hätte. Auf die Frage, was passiert, wenn die Organspende abgelehnt wird, wird mit den Angehörigen die

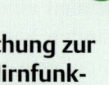

Einstellung der Therapie wegen nicht vorhandener Prognose besprochen. Die Ehefrau stimmt einer uneingeschränkten Organspende für den Fall des Eintretens einer irreversiblen Hirnschädigung zu. Sie ist sich sicher, dass das letztlich im Sinne ihres Ehemanns gewesen wäre.

> **Frage 4**
>
> **Wer darf die klinische Untersuchung zur Feststellung des irreversiblen Hirnfunktionsausfalls nicht durchführen (B, D)?**
> 1. Intensivmediziner mit Zusatzbezeichnung
> 2. Facharzt Neurochirurg
> 3. Facharzt Neurologe
> 4. Facharzt auf der Intensivstation
> 5. jeder Transplantationschirurg (Facharzt)

> **Frage 5**
>
> **Wessen Zustimmung zu einer Organspende ist ungültig?**
> 1. die des Betreuers
> 2. die des Amtsgerichts oder Staatsanwalts
> 3. die der Ehefrau
> 4. die jedes Verwandten

17.6 Feststellung der irreversiblen Schädigung des Gehirns und Organentnahme

Mit dem Vorliegen einer akuten primären supratentoriellen Hirnschädigung und dem Ausschluss reversibler Ursachen der klinischen Symptome des Hirnfunktionsausfalls findet am Nachmittag durch einen Oberarzt der Neurologie und einen Oberarzt der Klinik für Anästhesiologie die erste Untersuchung zur Prüfung der klinischen Symptome des Ausfalls der Hirnfunktion statt:
- Bewusstlosigkeit (Koma)
- Lichtstarre beider ohne Mydriatikum mittel- bis maximal weiten Pupillen
- beidseitiges Fehlen des okulozephalen bzw. des vestibulookulären Reflexes
- beidseitiges Fehlen des Kornealreflexes
- Fehlen von Reaktionen auf Schmerzreize beidseits im Trigeminusbereich und von zerebralen Reaktionen auf Schmerzreize außerhalb des Trigeminusbereichs
- Fehlen des Pharyngeal- und Trachealreflexes
- Ausfall der Spontanatmung

Der Transplantationskoordinator der Klinik und die Deutsche Stiftung Organtransplantation werden über einen potenziellen Organspender informiert. Alle klinischen Symptome für den zerebralen Funktionsverlust werden erfüllt. Im Anschluss wird die Irreversibilität des Hirnfunktionsausfalls (ohne notwendige Wartezeit und ohne klinische Verlaufsuntersuchungen) mittels CTA bestätigt. In dieser zeigt sich ein zerebraler Zirkulationsstillstand. Dies wird der Ehefrau mitgeteilt. Es wird mit der Ehefrau verabredet, dass sie sich mit der Familie auf der Intensivstation von dem Patienten verabschiedet. Dies kann erst am nächsten Morgen geschehen, da ein Familienmitglied von weiter auswärts anreisen möchte. Mit der Deutschen Stiftung Organtransplantation wird der Zeitplan besprochen. Der Patient wird am Abend des nächsten Tages explantiert.

17.7 Zusammenfassung des Falles

> **Fazit**
>
> Bei infauster Prognose einer primären oder sekundären Hirnschädigung muss in einem Gespräch mit den Angehörigen bzw. mit dem Patienten nahestehenden Personen der Wunsch des Patienten bezüglich einer Organspende eruiert werden. Die erteilte Zustimmung des Patienten vor Erkrankung oder seiner Angehörigen oder einer diesen gleichgestellten Person ist eine unabdingbare rechtliche Voraussetzung zur Organ- und/oder Gewebeentnahme. Wenn die Bereitschaft zur Organspende im Sinne des Patienten durch Aussage der Angehörigen vorliegt, müssen gemäß Protokoll der irreversible Hirnfunktionsausfall festgestellt und eine organprotektive Therapie in den Vordergrund gestellt werden. In der 4. Fortschreibung der Richtlinie zur Feststellung des irreversiblen Hirnfunktionsausfalls gemäß § 16 des Transplantationsgesetzes haben sich die Grundlagen der strikt einzuhaltenden 3-stufigen Feststellung des irreversiblen Hirnfunktionsausfalls nicht geändert [235]. Neu ist jedoch, dass zusätzliche apparative Verfahren zum Nachweis der Irreversibilität des Hirnfunktionsausfalls eingesetzt werden können (Angiografie, Perfusionsszintigrafie,

CTA). Die Feststellung des irreversiblen Hirnfunktionsausfalls muss durch 2 Ärzte unabhängig voneinander erfolgen. Diese dürfen weder an der Entnahme noch an der Übertragung der Organe des Organspenders beteiligt sein und dürfen nicht der Weisung eines beteiligten Arztes unterstehen. Dabei sind auch die Qualifikationsanforderungen an die die Diagnostik ausführenden Ärzte aktualisiert worden. Diese müssen über eine mehrjährige Erfahrung in der Intensivbehandlung von Patienten mit akuten schweren Hirnschädigungen und über eine Facharztanerkennung verfügen. Einer der beiden Ärzte muss Facharzt für Neurologie oder Neurochirurgie sein.

Wesentlich ist auch, dass eine adäquate Begleitung der Angehörigen realisiert wird. Diese beinhaltet insbesondere die ausreichende Möglichkeit der Angehörigen, Abschied zu nehmen.

und Übelkeit sowie das Stillen von Hunger und Durst. Häufig wird das im Schockraum nicht gewährleistet werden können. Des Weiteren ist die Einbeziehung und Betreuung der Angehörigen zu gewährleisten. In vielen Krankenhäusern wird der Patient daher auf eine Intensivstation verlegt. Dort sind in der Regel die Bedingungen gegeben, die ein würdevolles Abschiednehmen der Angehörigen ermöglichen und die Basisbetreuung sicherstellen.

In jedem Falle ist zu prüfen, ob ein Patient mit infauster Prognose, bei dem die Therapie wegen Sinnlosigkeit eingestellt werden soll, als Organspender infrage kommt. Als Organspender kommen prinzipiell in Deutschland nur Patienten infrage, die einen irreversiblen Hirnfunktionsausfall erlitten haben, der nachgewiesen wurde. Besteht bei einem Patienten der Verdacht, dass ein irreversibler Hirnfunktionsausfall eingetreten ist oder in Kürze eintreten könnte, soll die Therapie solange fortgeführt werden, bis geklärt ist, ob der Patient einer Organspende zugestimmt oder diese abgelehnt hätte.

Ist eine Organspende nicht gewünscht, kann die Therapie unter Beachtung der bereits genannten Maßgaben beendet werden. Es muss keine Diagnostik zum Nachweis eines irreversiblen Hirnfunktionsausfalls durchgeführt oder abgewartet werden. Umgekehrt gilt, dass diese Diagnostik nur sinnvoll ist, wenn auch der Wunsch nach Organspende besteht.

17.8 Lösungen und Erläuterungen zu Fall 17

17.8.1 Zu Frage 1

Frage 1

Wie gehen Sie jetzt vor (D, T)?
1. Extubation des Patienten im Schockraum, keine weitere Therapie, Tod abwarten
2. Zurückverlegung in das zuweisende Krankenhaus
3. Aufnahme auf die Intensivstation, maximale Therapie, Anstreben einer neurologischen Frührehabilitation
4. Aufnahme auf die Intensivstation zum Abwarten des Hirntods
5. ==Aufnahme auf die Intensivstation, organerhaltende Therapie, Abklärung einer möglichen Organspende==

▶ **Erläuterung.** Eine Extubation im Schockraum ist eine radikale Maßnahme, die vertretbar ist, wenn die Prognose eindeutig infaust ist. Unabhängig von dem Ziel der medizinischen Behandlung hat der Arzt aber in jedem Fall für eine Basisbetreuung zu sorgen. Dazu gehören u. a. eine menschenwürdige Unterbringung, Zuwendung, Körperpflege, das Lindern von Schmerzen, Atemnot

17.8.2 Zu Frage 2

Frage 2

Welche Therapieziele rechtfertigen die beschriebene Therapie (Z)?
1. Jeder Patient auf einer Intensivstation wird organerhaltend therapiert.
2. Eine Prognose bei einer intrazerebralen Blutung kann erst nach 6 Monaten gestellt werden.
3. Den Angehörigen soll Zeit gegeben werden, um sich zu verabschieden.
4. Nur eine vom Patienten bevollmächtigte Person kann eine Therapieeinstellung veranlassen.
5. ==Ziel ist es, den Wunsch des Patienten bezüglich einer Organspende zu eruieren und die Organe solange in einem möglichst guten transplantablen Zustand zu erhalten.==

▶ **Erläuterung.** In der modernen Intensivmedizin mit ihren vielfältigen Organersatzverfahren ist es wichtig, die Indikation zur Therapie regelmäßig – mindestens einmal täglich – zu überprüfen. Die Indikation ist an ein erreichbares therapeutisches Ziel gebunden. Ist absehbar, dass mit den Maßnahmen der Intensivmedizin ein solches Ziel nicht mehr erreichbar ist, dürfen die entsprechenden Maßnahmen auch nicht angeboten werden.

Nach Überprüfung der Indikation muss der Wille des Patienten beachtet werden. Es dürfen nur Maßnahmen durchgeführt werden, in die der Patient oder sein Vertreter nach ergebnisoffener Aufklärung eingewilligt hat.

Die Prognose versucht, die Eintrittswahrscheinlichkeit möglicher Krankheitsverläufe abzuschätzen. Sie beruht auf klinischen Befunden und ärztlicher Erfahrung. Je nach Ausprägungsgrad und Ort einer intrazerebralen Blutung kann die Prognose auch frühzeitig bzw. unmittelbar nach der ersten Bildgebung gestellt werden.

Wird die Prognose als infaust eingestuft, gibt es keine Rechtfertigung für eine intensivmedizinische Behandlung außer zur Aufrechterhaltung der Organfunktion bis zur Klärung einer möglichen Organspende. Zur Sicherstellung der Basisversorgung kann aus pflegerischen Gründen eine Aufnahme auf die Intensivstation notwendig sein.

17.8.3 Zu Frage 3

> **Frage 3**
>
> **Was steht bei der organprotektiven Therapie im Vordergrund (T)?**
> 1. Analgosedierung
> 2. Lagerung
> 3. Herz-Kreislauf-System und Lunge
> 4. antimikrobielle Therapie

▶ **Erläuterung.** Der Ausfall zentraler Regulationsmechanismen führt zu massiven pathophysiologischen Veränderungen der Hämodynamik, des Hormonhaushalts, der Körpertemperatur und der Lungenfunktion. Die organprotektive Therapie dient dazu, die intensivmedizinischen Maßnahmen auf eine optimale Funktion der zu spendenden Organe auszurichten. Derzeit gibt es dazu in Deutschland keine konsentierten Empfehlungen. Im Wesentlichen konzentriert sich die Therapie auf die Vermeidung funktioneller und struktureller Organschäden durch folgende Bausteine:
- differenzierter Volumenersatz im Wesentlichen mit Vollelektrolytlösungen
- Aufrechterhaltung eines arteriellen Mitteldrucks von mehr als 70 mmHg, ggf. mit Noradrenalin
- lungenprotektive Beatmung mit PEEP-Werten von bis zu 15 cmH$_2$O
- Versuch, normwertige arterielle Blutgase einzustellen
- engmaschige Kontrolle des Blutzuckers mit Zielwerten zwischen 100 und 150 mg/dl
- Kontrolle der Urinausscheidung, ggf. Desmopressingabe zur Therapie eines Diabetes insipidus
- Versuch, Elektrolyte und Laktat zu normalisieren
- Halten der Körpertemperatur auf über 35 °C
- antimikrobielle Therapie nur bei Zeichen einer Infektion entsprechend dem nachgewiesenen oder vermuteten Fokus
- weitere Maßnahmen (s. Literatur)

17.8.4 Zu Frage 4

> **Frage 4**
>
> **Wer darf die klinische Untersuchung zur Feststellung des irreversiblen Hirnfunktionsausfalls nicht durchführen (B, D)?**
> 1. Intensivmediziner mit Zusatzbezeichnung
> 2. Facharzt Neurochirurg
> 3. Facharzt Neurologe
> 4. Facharzt auf der Intensivstation
> 5. jeder Transplantationschirurg (Facharzt)

▶ **Erläuterung.** Die Regeln zur Feststellung des irreversiblen Hirnfunktionsausfalls sind in der Richtlinie der Bundesärztekammer genau festgelegt [230]. Die Diagnose des irreversiblen Ausfalls der Hirnfunktion erfordert zwingend
- das Erfüllen der Voraussetzungen (Vorliegen einer akuten, schweren primären oder sekundären Hirnschädigung und Ausschluss reversibler Ursachen der klinischen Symptome des Hirnfunktionsausfalls),
- das Vorliegen aller geforderten klinischen Ausfallsymptome sowie
- den Nachweis der Irreversibilität
  - durch die klinischen Verlaufsuntersuchungen (nach den vorgesehenen Wartezeiten) oder

- alternativ (ohne Wartezeit und ohne klinische Verlaufsuntersuchungen) durch ergänzende apparative Untersuchungen (isoelektrisches EEG, Erlöschen oder Ausfall evozierter Potenziale, Nachweis des zerebralen Zirkulationsstillstands bei ausreichendem Systemblutdruck mittels Doppler- bzw. Duplexsonografie, zerebraler Perfusionsszintigrafie oder CTA.

An das 3-stufige Schema zur Feststellung des irreversiblen Hirnfunktionsausfalls muss sich strikt gehalten werden. Sie darf nur von Fachärzten vorgenommen werden. Diese dürfen weder an der Entnahme noch an der Übertragung der Organe des Organspenders beteiligt sein und dürfen nicht der Weisung eines beteiligten Arztes unterstehen. Sie müssen eine mehrjährige Erfahrung in der Intensivbehandlung von Patienten mit schweren Hirnschädigungen haben. Sie müssen zudem die entsprechenden Kenntnisse und Fertigkeiten besitzen; einer von ihnen muss Facharzt für Neurologie oder Neurochirurgie sein.

17.8.5 Zu Frage 5

Frage 5

Wessen Zustimmung zu einer Organspende ist ungültig?
1. die des Betreuers
2. die des Amtsgerichts oder Staatsanwalts
3. die der Ehefrau
4. die jedes Verwandten

▶ **Erläuterung.** Zu Lebzeiten entscheidet laut Betreuungsrecht der Bevollmächtigte oder Betreuer über alle Behandlungsmaßnahmen. Für die Organspende hingegen ist laut Transplantationsgesetz der nächste Angehörige zuständig. Dieser muss allerdings innerhalb der letzten 2 Jahre Kontakt zum potenziellen Organspender gehabt haben. Er muss den Willen des potenziellen Organspenders beachten.

Liegt ein Organspendeausweis vor, in dem sich der Verstorbene zu Lebzeiten für eine Spende entschieden hat, sind die Angehörigen ebenso wie Ärzte an diese zu Lebzeiten getroffene Entscheidung des Verstorbenen gebunden.

Nächste Angehörige im Sinne dieses Gesetzes in der Rangfolge ihrer Aufzählung:
- Ehegatte oder eingetragener Lebenspartner
- volljährige Kinder
- Eltern oder, sofern der mögliche Organspender zur Todeszeit minderjährig war und die Sorge für seine Person zu dieser Zeit nur einem Elternteil, einem Vormund oder einem Pfleger zustand, dieser Sorgerechtsinhaber
- volljährige Geschwister
- Großeltern

17.9 Literatur

[230] Bundesärztekammer. Grundsätze der Bundesärztekammer zur ärztlichen Sterbebegleitung. Dtsch Arztebl 2011; 108 (7): A-346 / B-278 / C-278

[231] Deutsche Stiftung Organtransplantation (DSO). Leitfaden für die Organspende, 2016. Im Internet: https://www.dso.de/uploads/tx_dsodl/Leitfaden.pdf (Stand: 12.04.2018)

[232] Hahnenkamp K, Böhler K, Wolters H et al. Organ-protective intensive care in organ donors. Dtsch Arztebl Int 2016; 113: 552–558. doi:10.3 238/arztebl.2016.0552

[233] Janssens U, Burchardi H, Duttge G et al. Therapiezieländerung und Therapiebegrenzung in der Intensivmedizin. Positionspapier der Sektion Ethik der Deutschen Interdisziplinären Vereinigung für Intensiv- und Notfallmedizin. Anaesthesist 2013; 62 (1): 47–52

[234] Neitzke G, Burchardi H, Duttge G et al. Grenzen der Sinnhaftigkeit von Intensivmedizin. Positionspapier der Sektion Ethik der Deutschen Interdisziplinären Vereinigung für Intensiv- und Notfallmedizin. Med Klin Intensivmed Notfmed 2016; 111 (6): 486–492

[235] Richtlinie gemäß §16 Abs. 1 S.1 Nr. 1 TPG für die Regeln zur Feststellung des Todes nach §3 Abs. 1 S.1 Nr. 2 TPG und die Verfahrensregeln zur Feststellung des endgültigen, nicht behebbaren Ausfalls der Gesamtfunktion des Großhirns, des Kleinhirns und des Hirnstamms nach §3 Abs. 2 Nr. 2 TPG, Vierte Fortschreibung. Dtsch Arztebl 2015. doi: 10.3 238/arztebl.2015.rl_hirnfunktionsausfall_01

[236] Sektion Ethik und Sektion Organspende und -transplantation der Deutschen Interdisziplinären Vereinigung für Intensiv- und Notfallmedizin (DIVI). Entscheidungen bei potentiellen Organspendern. Gemeinsames Positionspapier der Sektion Ethik und der Sektion Organspende und -transplantation der DIVI; 2015. Im Internet: https://www.divi.de, Suchbegriffe „Empfehlungen", „Stellungnahmen" (Stand: 12.04.2018)

18 Fall 18: Palliativmedizinischer Fall

Markus Kaufmann

18.1 Fallbeschreibung

Die stationäre Aufnahme des ca. 70-jährigen Patienten erfolgt zur elektiven Exploration und Entfernung eines Tumors. Bei dem Patienten ist im Rahmen einer CT-Diagnostik des Abdomens bei einer Sigmadivertikulitis ein hochgradiger Verdacht auf eine retroperitoneale Raumforderung im Bereich des Pankreas sowie auf einen Zweittumor der rechten Niere gestellt worden. Vor ca. 10 Jahren war eine Nephrektomie der Gegenseite bei einem Nierenzellkarzinom erfolgt. Im Rahmen der Aufklärung und Evaluation zur Operation ist die Ehefrau des Patienten eng miteingebunden.

Die Lösungen (und Erläuterungen) dieses Falles finden Sie weiter hinten in diesem Kapitel (S. 195) oder über den folgenden QR-Code.

Abb. 18.1 QR-Code zu den Lösungen.

Der Fall

Patient
- Etwa 70-jähriger Patient
- Körpergröße 180 cm, Körpergewicht 90 kg
- im Alltag gut belastbar
- lebt eigenständig mit der Ehefrau im häuslichen Umfeld
- keine Vormedikation

Vorerkrankungen und Voroperationen
- Fundoplikatio vor Jahrzehnten
- Zustand nach Splenektomie vor ca. 10 Jahren
- Zustand nach Nephrektomie links bei Nierenzellkarzinom vor ca. 10 Jahren
- Zustand nach gedeckt perforierter Sigmadivertikulitis vor wenigen Wochen
- aktuell hochgradiger Verdacht auf Zweittumor der rechten Niere und retroperitoneale Raumforderung im Bereich des Pankreas

Frage 1

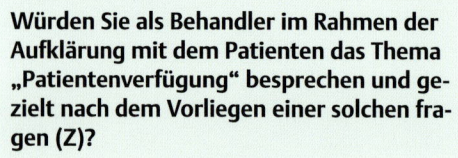

Würden Sie als Behandler im Rahmen der Aufklärung mit dem Patienten das Thema „Patientenverfügung" besprechen und gezielt nach dem Vorliegen einer solchen fragen (Z)?
1. ja
2. nein

18.2 Operativer Verlauf

In komplikationsloser Vollnarkose erfolgt die operative Resektion der tumorsuspekten Raumforderung des rechten Nierenoberpols, die sich in der Schnellschnittdiagnostik als klarzelliges Nierenzellkarzinom darstellt. Intraoperativ zeigt sich zudem eine suspekte Raumforderung im Bereich des Pankreas, die ebenfalls operativ entfernt wird. Die abschließenden Befunde der histologischen Untersuchung ergeben eine große Pankreasmetastase eines klarzelligen Nierenzellkarzinoms mit Hämangiosis carcinomatosa. Ebenfalls zeigt sich eine suspekte Raumforderung im Bereich des Kolons, sodass eine Colon-transversum-Resektion erfolgt.

18.3 Postoperativer Zustand bei Übernahme auf die Intensivstation

Postoperativ besteht ein zunächst stabiler Verlauf aller Organfunktionen. Der Patient kann bereits nach kurzer Zeit extubiert und die Katecholamintherapie kann ausgeschlichen werden.

Am ersten postoperativen Tag kommt es zu einem kontinuierlichen Abfall der Hämoglobinkonzentration. In der daraufhin durchgeführten CT-Diagnostik zeigt sich ein großes Hämatom des linken Oberbauchs mit Ausbreitung in die Pankreas- und Nierenloge sowie die parakolische Rinne.

Zudem stellt sich eine unklare Raumforderung im Bereich des Pankreaskopfs dar. Es erfolgt die operative Hämatomausräumung mit Exploration des Pankreaskopfs und Tumorenukleation. In der anschließend fortgeführten intensivmedizinischen Behandlung zeigt sich der Patient von seinen Organfunktionen her weiterhin stabil. Unter Extubation ist er suffizient spontan atmend und bedarf keiner kreislaufunterstützenden Therapie.

18.4 Erste postoperative Woche: weitere Operationen notwendig

Bei bis dahin unauffälligen Drainageverlusten zeigen sich am 4. postoperativen Tag trübe Verluste über die Drainagen. In der anschließend durchgeführten Relaparotomie findet sich eine Anastomoseninsuffizienz. Es erfolgt die Anlage eines endständigen Aszendostomas.

Am 5. postoperativen Tag werden die operative Nekrosektomie im Bereich des Pankreas sowie der definitive Bauchdeckenverschluss durchgeführt.

18.5 Zweite postoperative Woche: Verschlechterung der Vitalfunktionen und Ausweitung der Intensivtherapie

Bezüglich der pulmonalen Situation wird der Patient bei respiratorischer Erschöpfung wiederholt intubationspflichtig. Klinisch und radiologisch zeigt sich das Bild einer Bronchopneumonie. Am 14. postoperativen Tag erfolgt die dilatative Tracheotomie. Die bereits intraoperativ begonnene Antibiotikatherapie wird bei steigenden Infektwerten und dem klinischen Bild einer Sepsis schrittweise eskaliert. Zudem wird im Verlauf ein vancomycinresistenter Enterokokkus in den abdominalen Abstrichen nachgewiesen. Die Nierenfunktion ist zunehmend eingeschränkt. Bei dem Bild eines akuten Nierenversagens wird ein kontinuierliches Nierenersatzverfahren etabliert. Die zunächst begonnene enterale Ernährung über eine endoskopisch eingelegte Trilumensonde wird bei anhaltend hohem Reflux und ausgeprägter Passagestörung auf ein total parenterales Ernährungskonzept umgestellt. Zudem zeigt sich eine obere gastrointestinale Blutung. In der Gastroskopie lässt sich eine ausgedehnte erosive Gastritis nachweisen.

In dieser Phase des Behandlungsverlaufs werden wiederholt strukturierte Gespräche mit der Familie des Patienten über den kritischen Behandlungsverlauf geführt. Eine Vorsorgevollmacht ist im Vorwege auf die Ehefrau und Ersatzvollmachten sind auf die Söhne ausgestellt worden. Wie bereits zuvor erfolgt, wird noch einmal ausführlich über die bisherige Behandlung berichtet, auch die kritische Prognose wird kommuniziert. Bereits zu diesem Zeitpunkt wird hinterfragt, ob die derzeit durchgeführte Therapie dem mutmaßlichen Willen des Patienten entspricht. Von der Familie wird deutlich kommuniziert, dass dies der Fall sei. Eine ebenfalls im Vorwege verfasste Patientenverfügung ist in ihrer Ausführung sehr allgemein formuliert und auf den derzeitigen Behandlungsverlauf bezogen wenig aussagekräftig. Es wird der Konsens zwischen den Behandlern und der Familie getroffen, dass der mutmaßliche Wille des Patienten bezogen auf die derzeitige Behandlungsphase eine Fortführung der Maximaltherapie ist. Man einigt sich darauf, durch regelmäßige Gespräche mit den Angehörigen diese in der Krisensituation zu betreuen und zu beraten. Zudem wird vereinbart, die weiteren Behandlungsphasen regelmäßig zu evaluieren und bei anhaltender Therapieverschlechterung einen erneuten kritischen Abgleich des mutmaßlichen Patientenwillens mit der Therapie und den Therapiezielen vorzunehmen.

18.6 Dritte bis vierte postoperative Woche: erneute Komplikationen unter maximaler Intensivtherapie

Bei neu auftretenden blutigen Drainageverlusten sowie weiter steigenden Infektwerten und anhaltendem Katecholaminbedarf wird eine erneute CT-Diagnostik durchgeführt. Neben der bekannten Bronchopneumonie sind intraabdominelle Nekrosestraßen und ein Verhalt im Bereich des Pankreas mit Verdacht auf Arrosion der V. mesenterica superior darzustellen. Zudem wird der Verdacht zweier bisher nicht nachgewiesener Metastasen im linken Unterlappen sowie im linken Oberbauch geäußert.

Bei transfusionspflichtigen Abfällen der Hämoglobinkonzentration erfolgt eine erneute operative Blutstillung einer diffusen Blutung des Pankreasabsetzungsrands mit anschließendem Bauchdeckenverschluss. Intraoperativ wird der Befund einer schweren Pankreatitis und Peritonitis erhoben.

18.6.1 Kriterien der Entscheidungsfindung

Frage 2

Welche Aussage ist nach kritischer Würdigung des bisherigen Verlaufs zutreffend (Z)?
1. Die Behandlung muss umgehend abgebrochen werden, da aus medizinischer Sicht keine Indikation mehr besteht.
2. Die Therapie muss fortgeführt werden, da dies der von der Familie kommunizierte mutmaßliche Patientenwille ist.
3. Es sollte eine ethische Fallberatung einberufen werden, da das therapeutische Ziel zunehmend fraglich erscheint und sich ein mutmaßlicher Patientenwille nicht sicher eruieren lässt.

18.6.2 Ethische Fallberatung

Frage 3

Von wem kann eine ethische Fallberatung angefordert werden?
1. vom Behandlungsteam
2. von dem Patienten
3. vom Betreuer
4. von den Angehörigen
5. von allen Genannten

Der Fall

Ethische Fallberatung zur Klärung des Therapieziels

Aktueller Patientenzustand
Der Patient ist analgosediert, aber erweckbar, einfache Fragen werden über einen vereinbarten Ja/Nein-Code beantwortet. Er ist tracheotomiert zur Aspirationsprophylaxe bei starkem Reflux und erschwertem Weaning, darunter aktuell spontan atmend. Eine Sprechkanüle löst starken Hustenreiz aus und kann derzeit nicht genutzt werden. Die Kommunikation ist in der Zusammenfassung erheblich erschwert. Fragen zu Therapiewünschen können von dem Patienten nicht beantwortet werden. Derzeit total parenterale Ernährung, die Anlage einer PEG-Sonde (einer Sonde zur perkutanen endoskopischen Gastrostomie) ist zum Ablauf des hohen Refluxes erfolgt. Dialysepflichtigkeit seit der ersten postoperativen Woche.

Entscheidungskompetenz
Derzeit lässt sich der aktuelle Patientenwille nicht sicher eruieren. Es bestehen eine Vorsorgevollmacht für die Ehefrau und Ersatzvollmachten für die Söhne.

Fragestellung/Dissens
Es erfolgt eine ethische Fallberatung zur Klärung des Therapieziels, da aufgrund des langen Behandlungsverlaufs Zweifel entstanden sind, ob die aktuelle Behandlung dem Willen des Patienten entspricht und in der Abwägung von Nutzen bzw. nicht Schaden zu vertreten ist.

Ethische Fallkonferenz
Vertreten sind die Ehefrau des Patienten, ärztliche und pflegerische Vertreter der Intensivstation, ärztliche Vertreter der behandelnden chirurgischen Abteilung, ärztliche und pflegerische Vertreter der Palliativmedizin und Vertreter des klinischen Ethikkomitees. Nach Darlegung der prognostischen chirurgischen Einschätzung liegt der Schwerpunkt auf der Einschätzung der Patientenautonomie. Der aktuelle Patientenwille lässt sich derzeit nicht eruieren. Eine Patientenverfügung ist kurz vor der Operation verfasst worden, die dort beschriebenen Geltungssituationen treffen auf die derzeitigen prognostischen Einschätzungen nicht zu. Auch im Vorwege seien seitens des Patienten keine direkten Willensäußerungen hinsichtlich möglicher Therapiebegrenzungen erfolgt. Die Angehörigen äußern, dass es in der aktuellen Situation Wille des Patienten sei, die derzeitige Therapie ohne Einschränkung mit kurativem Ansatz fortzuführen. Es wird der Konsens gefunden, die Maximaltherapie auf der Intensivstation mit dem Ziel der Stabilisierung und langfristig der Verlegung in eine Rehabilitationseinrichtung durchzuführen. Abhängig von dem weiteren Verlauf, insbesondere bei anhaltender weiterer Verschlechterung, sprechen sich alle Beteiligten für eine erneute Einberufung einer ethischen Fallbesprechung aus. Von den palliativmedizinischen Vertretern werden eine Beratung sowie eine psychologische Betreuung der Angehörigen angeboten.

18.7 Fünfte bis sechste postoperative Woche: Fortführung der Maximaltherapie

Unter Fortführung der maximalen Intensivtherapie kommt es zu erheblichen blutigen Drainageverlusten. In der anschließenden CT-gesteuerten Angiografie kann eine Blutung der A. pancreatica dorsalis dargestellt und erfolgreich durch ein Coiling versorgt werden.

18.8 Siebte bis achte postoperative Woche: Therapiezieländerung und Therapiebegrenzung

Des Weiteren lassen sich transfusionspflichtige Abfälle der Hämoglobinkonzentration beobachten. In den durchgeführten Gastro- und Koloskopien lassen sich keine aktiven Blutungen nachweisen. Nebenbefundlich wird eine Sickerblutung im Bereich des Bulbus duodeni mittels Metall-Clip versorgt.

In einer Kontrollgastroskopie stellt sich von einem Tag auf den nächsten eine ausgeprägte Ischämie des Magens im Bereich der großen Kurvatur dar. Es erfolgt die angiografische Implantation eines Stent in den Truncus coeliacus bei mittelgradiger Stenose. Die Verlaufskontrolle zeigt am nächsten Tag großflächige Perforationen des Magens mit fuchsbauartiger Struktur.

In Zusammenschau des bisherigen Verlaufs und des neu aufgetretenen erheblichen Befunds des Magens wird im Konsens aller Behandler keine weitere Option eines kurativen Behandlungsansatzes aus medizinischen Gesichtspunkten gesehen.

> **Der Fall** **B**
>
> **Zusammenfassung aller Diagnosen**
> - Klarzelliges Nierenzellkarzinom rechts
> - Pankreasmetastase eines klarzelligen Nierenzellkarzinoms mit Hämangiosis carcinomatosa
> - Bronchopneumonie
> - Peritonitis
> - Pankreatitis
> - Anastomoseninsuffizienz der Transversosigmoidostomie
> - dialysepflichtiges akutes Nierenversagen
> - Sepsis mit septischer Kardiomyopathie
> - metastasensuspekte Raumforderung im Unterlappen links und im Oberbauch links
> - Ischämie des Magens mit großflächigen Perforationen

Ethische Fallberatung zur Therapiezieländerung

Aktueller Patientenzustand
Der Patient ist weiterhin analgosediert, aber nicht mehr erweckbar, auch einfache Fragen können nicht mehr über den vereinbarten Ja/Nein-Code beantwortet werden. Der Patient ist nach einer kurzen Phase der Dekanülierung erneut zur Aspirationsprophylaxe bei stärkstem Reflux und respiratorischer Dekompensation intubiert. Eine Kommunikation ist in der Zusammenfassung nicht mehr möglich. Derzeit total parenterale Ernährung, Anlage einer PEG-Sonde ist erfolgt zum Ablauf des hohen Refluxes. Dialysepflichtigkeit seit der ersten postoperativen Woche. Derzeit besteht wieder Katecholaminpflichtigkeit bei septischer Kreislaufdepression; schwere Ischämie des Magens.

Entscheidungskompetenz
Derzeit lässt sich der aktuelle Patientenwille nicht mehr eruieren. Es bestehen weiterhin eine Vorsorgevollmacht für die Ehefrau und Ersatzvollmachten für die Söhne.

Fragestellung/Dissens
Es erfolgt eine ethische Fallberatung, um den Wechsel von kurativer zu palliativer Therapie allen Beteiligten transparent darzustellen.

Ethische Fallberatung
Vertreten sind die Angehörigen des Patienten, ärztliche und pflegerische Vertreter der Intensivstation, ärztliche Vertreter der behandelnden chirurgischen Abteilung, ärztliche und pflegerische Vertreter der Palliativmedizin und Vertreter der klinisch-ethischen Beratung. Durch alle an der Behandlung Beteiligten erfolgt die Einschätzung der aktuellen medizinischen Situation unter besonderer Berücksichtigung des Nichtschaden- und Fürsorgeprinzips. Einstimmig wird von allen ein kurativer Handlungsansatz nicht mehr gesehen. Dies wird den Angehörigen einfühlsam, aber auch klar verständlich kommuniziert. Aus ethischer Sicht wird hervorgehoben, dass der Sterbeprozess bereits eingesetzt hat und die derzeitige intensivmedizinische Therapie zu einer Verlängerung des

Sterbeprozesses führt. Aus ethischer Sicht gilt es, diese Maßnahmen nun einzustellen. Gleichzeitig wird den Angehörigen vermittelt, dass die Änderung des Therapieziels eine Optimierung der palliativen Therapie und damit die Behandlung belastender Symptome in den Vordergrund rückt. Unter diesem supportiven Ansatz sind die Angehörigen mit einer Extubation einverstanden. Es wird verbindlich vereinbart, dass der Patient und die Angehörigen während der gesamten Palliation eng vom ärztlichen und pflegerischen Personal der Intensivstation begleitet werden.

Frage 4
Für welche Form der Therapiebegrenzung würden Sie sich entscheiden (Z)?
1. schrittweise Therapiebegrenzung
2. sofortige Therapiebegrenzung

18.9 Palliation: Kontrolle der Symptome

Im Anschluss an die ethische Fallkonferenz wird der Familie die Möglichkeit gegeben, sich in einem würdigen Rahmen und ungestört durch äußere Einflüsse von ihrem Angehörigen ohne Zeitdruck zu verabschieden. Parallel dazu wird die palliative Analgosedierung schrittweise bis zur suffizienten Symptomkontrolle gesteigert. Innerhalb der nächsten Stunden werden die intensivmedizinischen Maßnahmen schrittweise reduziert. Zunächst wird das kontinuierliche Nierenersatzverfahren beendet. Parallel werden Antibiose, Antikoagulation, Ernährung und Flüssigkeitszufuhr beendet. Eine konsequente Mundpflege erfolgt. Belastende Lagerungsmaßnahmen werden nicht mehr durchgeführt. Patient und Familie werden eng vom pflegerischen und ärztlichen Personal der Intensivstation betreut. Alle durchgeführten Maßnahmen werden erläutert und auf Fragen der Angehörigen wird unmittelbar eingegangen. Nach Beenden der Katecholamintherapie und unter zielgerichteter Symptomkontrolle verstirbt der Patient in Anwesenheit seiner Familie auf der Intensivstation.

Frage 5
Welche Form der palliativen medikamentösen Therapie würden Sie auf einer Intensivstation wählen (Z)?
1. Fentanylpflaster in niedriger Dosierung
2. Morphinperfusor in Kombination mit Midazolamperfusor
3. Morphinperfusor und Diazepam als Bolusgabe
4. Fentanyllolli und bukkale Gabe von Lorazepam

18.10 Zusammenfassung des Falles

Fazit
- Insbesondere bei schweren Erkrankungen und/oder Operationen sollte an eine schriftlich dokumentierte Willensäußerung in Form einer Patientenverfügung gedacht werden.
- Angehörige sollten bei komplizierten Behandlungsverläufen frühzeitig in die Kommunikation eingebunden werden.
- Im Zweifel sollte zur Therapiezielfindung bzw. -änderung eine ethische Fallberatung geleitet durch das klinische Ethikkomitee stattfinden.
- Maßnahmen, die ausschließlich zur Verlängerung des Sterbeprozesses führen, sind unzulässig.
- Eine Leidensverkürzung durch Zulassen des Sterbeprozesses ist ethisch und juristisch legitim.
- Bei Anzeichen von belastenden Symptomen ist eine zielgerichtete Symptomkontrolle durchzuführen.
- Eine zielgerichtete Symptomkontrolle darf nicht aus Angst vor einer möglichen Lebensverkürzung unterbleiben.
- Gerade auch im Bereich der Intensivmedizin bzw. auf der Intensivstation muss die Palliativmedizin als eine Form der Therapie wahrgenommen werden.

18.11 Lösungen und Erläuterungen zu Fall 18

18.11.1 Zu Frage 1

> **Frage 1**
>
> Würden Sie als Behandler im Rahmen der Aufklärung mit dem Patienten das Thema „Patientenverfügung" besprechen und gezielt nach dem Vorliegen einer solchen fragen (Z)?
> 1. ja
> 2. nein

▶ **Erläuterung.** Die Aufgabe des Arztes ist es, unter der Beachtung des Selbstbestimmungsrechts des Patienten Leben zu erhalten, Gesundheit zu schützen und wiederherzustellen sowie Leid zu lindern und Sterbenden bis zum Tode beizustehen. Der Medizin stehen dazu immer mehr und differenziertere Möglichkeiten zur Verfügung. Der Arzt hat im Rahmen seiner professionellen Verantwortung zu entscheiden, welche der vorhandenen Behandlungsmöglichkeiten indiziert sind [237].

Das Selbstbestimmungsrecht des Patienten ist ein hohes ethisches Gut und gesetzlich garantiert. Der Patientenwille muss respektiert werden. Die Autonomie des Patienten kann nur wirksam werden, wenn sie unterstützt und begleitet wird. Dazu zählen eine patientenorientierte, ergebnisoffene Aufklärung und die Bereitschaft, Therapieziele und Prognosen im Rahmen einer vertrauensvollen Arzt-Patient-Beziehung zu erläutern [238].

Der Patientenwille ist nicht immer eindeutig und kann sich im Verlauf einer Behandlung auch verändern [238]. Im vorliegenden Fall handelt es sich um einen älteren Patienten mit einer Tumorerkrankung mit Indikation zur onkologischen Operation. Schon aus dieser Konstellation lassen sich ein erhöhtes perioperatives und ein erhöhtes intensivmedizinisches Risiko ableiten. Der Patient sollte, wenn nicht bereits geschehen, motiviert werden, sich über seine Werthaltung in Bezug auf seine Erkrankung und den möglichen perioperativen Verlauf umfassend Gedanken zu machen. Diese Willensäußerung sollte in Form einer Patientenverfügung möglichst schriftlich abgefasst und unterschrieben werden. Eine bereits bestehende Patientenverfügung sollte nach Möglichkeit nochmals bestätigt und nach erfolgter Aufklärung über Art der Erkrankung und Umfang der Operation ggf. präzisiert werden.

18.11.2 Zu Frage 2

> **Frage 2**
>
> Welche Aussage ist nach kritischer Würdigung des bisherigen Verlaufs zutreffend (Z)?
> 1. Die Behandlung muss umgehend abgebrochen werden, da aus medizinischer Sicht keine Indikation mehr besteht.
> 2. Die Therapie muss fortgeführt werden, da dies der von der Familie kommunizierte mutmaßliche Patientenwille ist.
> 3. Es sollte eine ethische Fallberatung einberufen werden, da das therapeutische Ziel zunehmend fraglich erscheint und sich ein mutmaßlicher Patientenwille nicht sicher eruieren lässt.

▶ **Erläuterung.** Der Entscheidungsprozess zur Aufnahme und Fortführung einer intensivmedizinischen Therapie erfolgt unter 2 Voraussetzungen: Die medizinische Indikation muss gegeben sein und die Durchführung entspricht dem (mutmaßlichen) Patientenwillen. Sind beide Voraussetzungen erfüllt, muss eine (Intensiv-)Therapie aufgenommen oder fortgeführt werden. Ist eine der Voraussetzungen nicht gegeben, sind eine Therapiezieländerung und eine Begrenzung der Therapie nicht nur erlaubt, sondern sogar geboten [237].

In der aktuellen Phase des geschilderten Falles befindet sich der Behandlungsverlauf nach ethischen Gesichtspunkten in einer zunehmend konträren Situation: Die medizinische Indikation ist nach kritischer Kommunikation im ärztlichen Team noch gegeben, allerdings wird die Prognose mit jeder Komplikation als kritischer eingeschätzt. Aus rein medizinischer Sicht besteht demnach derzeit keine Indikation, die Therapie zu begrenzen. Der mutmaßliche Patientenwille ist in der derzeitigen Situation nicht mit letzter Sicherheit zu eruieren. Die vorliegende Patientenverfügung ist zu allgemein gehalten, als dass sie auf die derzeitige Situation anwendbar wäre. Der von der Familie kommunizierte mutmaßliche Patientenwille entspräche am ehesten der Fortführung der intensivmedizinischen Behandlung.

Da weder die Voraussetzungen für noch die gegen eine Therapiefortführung eindeutig gegeben sind, sollte zur Konsensfindung einer tragfähigen Lösung eine ethische Fallberatung einberufen werden.

18.11.3 Zu Frage 3

> **Frage 3**
> Von wem kann eine ethische Fallberatung angefordert werden?
> 1. vom Behandlungsteam
> 2. von dem Patienten
> 3. vom Betreuer
> 4. von den Angehörigen
> 5. von allen Genannten

▶ **Erläuterung.** Eine ethische Fallberatung kann durch das Behandlungsteam, den Patienten, den Betreuer sowie auch die Angehörigen angefordert werden.

Empfehlenswerterweise liegt die professionelle Durchführung und Moderation einer ethischen Fallbesprechung in der Verantwortung eines klinischen Ethikkomitees. Alle Genannten können an einer ethischen Fallbesprechung teilnehmen. Von Seiten des Behandlungsteams sollte aus jeder beteiligten Disziplin mindestens ein Vertreter anwesend sein. Die Kommunikation innerhalb einer ethischen Fallbesprechung unterliegt keiner hierarchischen Struktur. Zu Beginn einer Fallberatung sollte allen Beteiligten der Ablauf erläutert werden. Grundlage einer solchen Besprechung ist, dass unterschiedliche Positionen offen kommuniziert und begründet werden. Ziel der Beratung ist das Formulieren eines Konsenses, der von allen Beteiligten getragen werden kann. Der Beratungsschwerpunkt liegt nicht auf dem medizinisch Machbaren, sondern auf der Bewertung von Heilungschancen, Therapiezielen, Lebensqualität und Belastungen, die sich an den individuellen Behandlungspräferenzen, Lebensplänen und Wertvorstellungen des Patienten orientieren [237].

> **Merke**
> Eine ethische Fallkonferenz erfüllt eine rein beratende Funktion, sie darf keine Entscheidungen treffen.

18.11.4 Zu Frage 4

> **Frage 4**
> Für welche Form der Therapiebegrenzung würden Sie sich entscheiden (Z)?
> 1. schrittweise Therapiebegrenzung
> 2. sofortige Therapiebegrenzung

▶ **Erläuterung.** Nach dem Positionspapier der Sektion Ethik der Deutschen Interdisziplinären Vereinigung für Intensiv- und Notfallmedizin führt das Verlassen der kurativen Zielsetzung zwingend zu einer Überprüfung aller diagnostischen und therapeutischen pflegerischen Maßnahmen. Unter „Therapiebegrenzung" können folgende Vorgehensweisen fallen:
- Verzicht auf zusätzliche kurative Maßnahmen
- Verzicht auf Ausweitung bereits bestehender kurativer Maßnahmen
- Reduktion bestehender kurativer Maßnahmen
- aktives Absetzen bestehender kurativer Maßnahmen

Im Zuge der Therapiebegrenzung treten Maßnahmen zur Symptomkontrolle (Palliation) in den Vordergrund. Maßnahmen, die ausschließlich zur Verlängerung des Sterbeprozesses führen, sind unzulässig. Eine zusätzliche Belastung kann durch bewussten Verzicht auf Maßnahmen vermieden werden wie z. B. Folgende [237]:
- Diagnostik
- Medikation (beispielsweise Katecholamintherapie)
- Ernährung und Flüssigkeitszufuhr
- prophylaktische Maßnahmen (beispielsweise Antikoagulation)
- Reanimation
- technische Organ- und Kreislaufunterstützung
- operative Eingriffe
- pflegerische Maßnahmen (beispielsweise belastende Lagerungen)

Eine Therapiebegrenzung kann schrittweise oder sofort umgesetzt werden. Für beide Arten der Therapiebegrenzung gilt grundsätzlich, dass eine Optimierung der Symptomkontrolle (palliative Therapie) erfolgen muss. Die schrittweise Therapiebegrenzung kann für alle Beteiligten weniger eingreifend und belastend wirken, da ein unmittelbarer zeitlicher Zusammenhang zwischen dem Handeln und der Reaktion des Patienten bis zum Eintritt des Todes weniger wahrscheinlich gesehen wird. Dies kann in einigen Fällen aber eine nicht zu rechtfertigende Verlängerung des Sterbeprozesses bedeuten [237]. In dem vorgestellten Fall blieb nur die sofortige Therapiebegrenzung, da zu dem Zeitpunkt verschiedene Maßnahmen durchgeführt wurden, die zu einer Verlängerung des Sterbeprozesses führten und eine zusätzliche Belastung für den Sterbenden darstellten. Das aktive Beenden kurativer Maßnahmen (wie in diesem Fall das Beenden der Katecholamintherapie und die Reduktion der Invasivität der Beatmung) können eine deutliche Verkürzung des Sterbeprozesses zur Folge haben. Unmittelbare körperliche Reaktionen können bei unzureichender Palliation zu belastenden Symptomen führen.

> **Cave**
>
> Auch wenn die Belange von Angehörigen und des Behandlungsteams grundsätzlich hinter denen des Patienten stehen, ist eine unzureichende Symptomkontrolle auch eine große Belastung für Personen, die den Sterbenden begleiten.

18.11.5 Zu Frage 5

Frage 5

Welche Form der palliativen medikamentösen Therapie würden Sie auf einer Intensivstation wählen (Z)?
1. Fentanylpflaster in niedriger Dosierung
2. Morphinperfusor in Kombination mit Midazolamperfusor
3. Morphinperfusor und Diazepam als Bolusgabe
4. Fentanyllolli und bukkale Gabe von Lorazepam

▶ **Erläuterung.** Als sedierende Komponente werden üblicherweise schnell- und kurzwirksame Benzodiazepine verwendet. Sie wirken stark anxiolytisch und bewirken in entsprechender Dosierung einen Bewusstseinsverlust. Als Substanz bietet sich dafür Midazolam als Basissedativum an. Aufgrund seiner schnellen Anflutung und der kurzen Wirkdauer sollte es als Dauerinfusion (Perfusor) gegeben werden. Die Gabe ist sowohl i. v. als auch subkutan möglich. Unter den Bedingungen einer Palliation im Krankenhaus ist die i. v. Gabe gut umsetzbar. Insbesondere in Hospizen ist aber die subkutane Gabe nicht selten. Die empfohlene Dosierung ist anfangs 0,5–1,0 mg/h; später ist eine deutliche Steigerung auf bis zu 20 mg/h möglich.

Wenn bei Patienten ein deliranter Verwirrtheitszustand überwiegt, können in Einzelfällen auch Neuroleptika eingesetzt werden. Dabei darf ein ausgeprägter Angstzustand allerdings nicht als Delir fehlgedeutet werden, sodass als Basistherapie immer Opioide und Benzodiazepine zum Einsatz kommen sollten.

Als potente analgetische Komponente mit gutem Effekt auf die terminale Dyspnoe gelten Opioide, insbesondere das Morphin. Zudem weisen sie einen guten synergistischen Effekt mit Benzodiazepinen auf. Insbesondere bei Palliation auf der Intensivstation sollte auch ihre Gabe i. v. erfolgen, da so eine deutlich bessere Steuerung der Wirkung möglich ist. Der synergistische Effekt von Benzodiazepinen und Opioiden sollte genutzt werden. Die Dosisempfehlung für Morphin entspricht anfangs 0,5–1,0 mg/h; später ist eine deutliche Steigerung nach klinischer Notwendigkeit möglich. Gerade bei Patienten mit vorausgegangener Intensivtherapie sind nicht selten deutlich höhere Dosierungen notwendig.

Die subkutane und bukkale Applikation oder auch die Anwendung von Fentanyllollis ist insbesondere im Bereich der häuslichen Palliation ein probates Mittel. Auf der Intensivstation ist ihre Anwendung schwierig, da sie in der Wirkung schwierig zu steuern sind. Gleiches gilt für die Anwendung von Opioidpflastern.

> **Merke**
>
> Auf die Bolusgabe von stark zentral wirksamen Medikamenten sollte in der Terminalphase, wenn möglich, verzichtet werden, wegen der möglichen überstarken Nebenwirkung auf Bewusstsein und Atemzentrum.

18.12 Literatur

[237] Jannsens U, Burchardi H, Duttge G et al. Therapiezieländerung und Therapiebegrenzung in der Intensivmedizin. Positionspapier der Sektion Ethik der DIVI, 2012. Im Internet: https://www.divi.de/empfehlungen/publikationen/ethik/357-therapiezielaenderung-und-therapiebegrenzung/file (Stand: 12.04.2018)

[238] Neitzke G, Burchardi H, Duttge G et al. Grenzen der Sinnhaftigkeit von Intensivmedizin. Positionspapier der Sektion Ethik der DIVI, 2016. Im Internet: http://www.divi.de/images/Sektionen/09_Ethik/Grenzen_der_Sinnhaftigkeit.pdf (Stand: 12.04.2018)

19 Fall 19: Pneumothorax

Ingmar Lautenschläger, Charlotte Flüh

19.1 Fallbeschreibung

Sie arbeiten im Nachtdienst. Als Stationsarzt einer 10 Betten umfassenden interdisziplinären Intensivstation haben Sie gegen Ende Ihrer Schicht gerade noch die letzten invasiven Prozeduren durchgeführt und sich nun der Dokumentation und Arztbriefschreibung zugewandt. Da kommt eine Krankenschwester zu Ihnen und berichtet, dass sich eine Patientin zunehmend über Luftnot beklage und die periphere Messung der Sauerstoffsättigung nur noch 92 % anzeige. Die übrigen Vitalwerte seien bis auf eine leicht beschleunigte Atmung unauffällig.

> **Der Fall**
>
> **Patientin**
> - 36-jährige Patientin
> - langsam progrediente Luftnot

Sie ordnen zunächst als symptomatische Therapie eine Insufflation von Sauerstoff über eine Nasenbrille an und erfahren von der Pflegekraft, dass die Patientin bereits 2 l/min Sauerstoff erhalte. So ordnen Sie eine Erhöhung der Sauerstoffgabe von 2 auf 4 l/min an und fragen sich dabei, warum die Patientin plötzlich Sauerstoff benötigt. Der Verlauf bei der Patientin war bisher völlig unproblematisch gewesen.

Frage 1

Welche Einteilung der respiratorischen Insuffizienz nach dem Ausmaß kennen Sie (B)?
1. leichte Insuffizienz – mittelgradige Insuffizienz – schwere Insuffizienz
2. respiratorische Partialinsuffizienz – respiratorische Globalinsuffizienz
3. Insufficiencia parvus – Insufficiencia altus – Insufficiencia summa
4. Schweregradeinteilung der respiratorischen Insuffizienz in Grad I–IV

Die Lösungen (und Erläuterungen) dieses Falles finden Sie weiter hinten in diesem Kapitel (S. 204) oder über den folgenden QR-Code.

Abb. 19.1 QR-Code zu den Lösungen.

Frage 2

Welcher Systematik folgen Sie bei der Ermittlung der Ursache einer respiratorischen Insuffizienz (D)?
1. Differenzierung nach Ventilationsstörung – Perfusionsstörung – Diffusionsstörung – Störung des Ventilations- zu Perfusionsverhältnisses
2. Differenzierung nach durch eine erhöhte Shunt-Fraktion bedingt – nicht Shunt-bedingt
3. Differenzierung nach perakut – akut – subakut – chronisch – latent
4. Differenzierung nach zentrale Zyanose – periphere Zyanose – Dyspnoe – Orthopnoe

Bevor Sie mit einer Therapie beginnen, wollen Sie eine Diagnose stellen und erinnern sich zunächst noch einmal genau an die Informationen aus der Dienstübergabe. Gibt es Hinweise, die die aktuelle Verschlechterung des Gaswechsels bei Ihrer Patientin erklären könnten?

19.2 Vorgeschichte

Bei der Dienstübergabe war berichtet worden, die Patientin habe in der vorausgegangenen Nacht im häuslichen Umfeld extreme Kopfschmerzen geäußert, sei aus dem Bett aufgestanden und dann aus dem Stand plötzlich bewusstlos hingestürzt. Diese

Bewusstlosigkeit mit Einnässen und fraglichem Krampfanfall habe sich im Beisein ihres Partners ereignet. Wenige Minuten später sei sie wieder zögerlich erwacht. Sie habe weiterhin extreme Kopfschmerzen am Hinterkopf und Nacken geäußert und sich einmalig übergeben müssen. Ihr Partner habe den Rettungsdienst alarmiert. Die Patientin sei dann umgehend in die Klinik transportiert worden.

Unter dem Verdacht einer stattgehabten Subarachnoidalblutung habe der Notarzt die Patientin auf dem Transport in die Klinik mit einem Basis-Monitoring überwacht und ihr 2 periphere Venenverweilkanülen gelegt. Zur Schmerztherapie habe die Patientin zunächst 2,5 g Metamizol i. v. und bei unzureichender Wirkung in der Folge zusätzlich 0,1 mg Fentanyl sowie 31 mg Dimenhydrinat zur Antiemese i. v. erhalten. Der unkomplizierte Transport in die zentrale Notaufnahme einer Klinik der Maximalversorgung sei bei zeitgleicher Information der neurologisch-neurochirurgischen Notaufnahme und des Schockraumteams erfolgt. Zur Stabilisierung der Kreislaufsituation und um einen mittleren arteriellen Blutdruck von 60–90 mmHg zu erzielen, habe die Patientin auf dem Transport 500 ml kristalloide Infusionslösung i. v. erhalten.

19.3 Erste Maßnahmen in der Klinik

Bei der Aufnahme in die Klinik habe sich die Patientin zunehmend wechselhaft somnolent und unruhig bei nun ausgeprägtem Meningismus gezeigt. Die Pupillomotorik sei regelhaft erhalten gewesen, Fieber konnte nicht festgestellt werden. Die Fremdanamnese sei bis auf einen Nikotinabusus mit 20 Zigaretten pro Tag leer geblieben. In der kranialen CT mit Gefäßdarstellung sei eine Subarachnoidalblutung Fisher-Grad II (klinisch Hunt&Hess-Grad III) aus einem intraduralen Aneurysma der A. carotis interna links am Abgang der A. choroidea anterior diagnostiziert worden.

Es sei die Indikation zur Behandlung mittels Coiling mit anschließender intensivmedizinischer Therapie und Überwachung gestellt worden. Diese Notfallbehandlung sei bei der zunehmend unkooperativen Patientin an einem neuroangiografischen Arbeitsplatz in Intubationsnarkose geplant worden. Da die CT-Diagnostik Anzeichen eines beginnenden Hydrozephalus geboten habe, sei vor der definitiven Versorgung der Subarachnoidalblu-

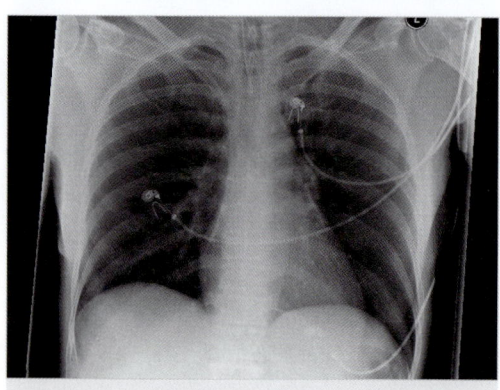

Abb. 19.2 Röntgenthorax nach ZVK-Anlage auf der Intensivstation. Liegende Aufnahme.

tung eine externe Ventrikeldrainage mittels Duisburger-Nadel rechtsfrontal angelegt worden. Der weitere neuroangiografische Eingriff sei über einen linksfemoralen arteriellen Zugangsweg erfolgt und sei ebenfalls unproblematisch verlaufen. Zum invasiven Monitoring des Blutdrucks sei periinterventionell eine arterielle Kanülierung der linken A. radialis durchgeführt worden. Die i. v. Narkoseführung, die Flüssigkeitssubstitution sowie die Katecholamintherapie mittels Vasopressor (Noradrenalin) seien über mehrere periphere Venenverweilkanülen an den Extremitäten erfolgt. Eine Katheterisierung der hochstehenden und prall zu tastenden Harnblase sei im direkten Anschluss an die Notfallbehandlung noch in der Angiografie durchgeführt worden. Der Katheterurin erschien unauffällig.

Im Anschluss sei die Patientin am heutigen Morgen Ihren Kollegen im Frühdienst auf der Intensivstation übergeben worden. Da die Katecholamintherapie trotz Reduktion der Analgosedierung nicht zeitnah beendet werden konnte, sei bei der Patientin mittags ein ZVK in die rechte V. subclavia gelegt worden. Die Anlage des ZVK sei problemlos verlaufen und es sei im direkten Anschluss um die Mittagszeit ein Röntgenbild des Thorax angefertigt worden (▶ Abb. 19.2).

19.3 Erste Maßnahmen

Frage 3

Welche Differenzialdiagnosen kommen für die Ursache der respiratorischen Insuffizienz bei Ihrer Patientin in Betracht (D)? Beachten Sie die Sortierung nach Wahrscheinlichkeit.

1. Pneumothorax – Hämatothorax – Lungenödem – Aspirationspneumonie
2. Hämatothorax – Pneumothorax – Lungenarterienembolie
3. Lungenarterienembolie – Pneumothorax – Lungenödem – Aspirationspneumonie
4. Pneumothorax – Hämatothorax – Lungenödem – Aspirationspneumonie – Lungenarterienembolie
5. Aspirationspneumonie – Pneumothorax

Frage 4

Wie beurteilen Sie das Röntgenbild des Thorax (s. ▶ Abb. 19.2) (B)?

1. Der Befund zeigt ein pulmonales Infiltrat bei Aspirationspneumonie rechtsbasal.
2. Der Befund zeigt einen invasiv instrumentierten Patienten mit linkslateralem Thoraxwandhämatom und beginnendem Hämatothorax.
3. Der Befund entspricht dem Normalbefund einer intubierten Patientin mit einliegender Magensonde, aufgeklebtem EKG und tief einliegendem ZVK.
4. Der Befund ist gut vereinbar mit einem Lungenödem.

Frage 5

Wie können Sie sicher beurteilen, ob ein ZVK tatsächlich venös einliegt (B)?

1. anhand der BGA einer Blutprobe aus diesem Katheter
2. anhand der Farbe einer Blutprobe aus diesem Katheter
3. anhand eines Vergleichs der Farbe einer Blutprobe aus diesem Katheter mit der Farbe einer Blutprobe aus einem arteriellen Katheter
4. anhand der Druckmessung mit Darstellung der Druckkurve an einem Schenkel dieses Katheters

Unmittelbar nach der Anlage des ZVK und der Anfertigung des Röntgenbilds habe die Patientin von den Kollegen im Spätdienst am frühen Nachmittag bei gutem Gaswechsel und vorhandenen Schutzreflexen extubiert werden können. Die Befunde der BGA vor Extubation seien normwertig gewesen.

Der Fall

BGA vor Extubation

- Inspiratorische Sauerstoffkonzentration 30 %
- pH 7,41
- paO_2 122 mmHg
- $paCO_2$ 37 mmHg
- Natrium 137 mmol/l
- Kalium 4,2 mmol/l
- Kalzium (ionisiert) 1,08 mmol/l
- Chlorid 109 mmol/l
- Hydrogenkarbonat 23,5 mmol/l
- Basenexzess -0,9 mmol/l
- Hämoglobin 10 g/dl
- Laktat 0,9 mmol/l

Bis vor Kurzem habe die Patientin auch suffizient spontan geatmet. Auf der Grundlage des Verlaufs und der bisher erhobenen Befunde können Sie noch keine eindeutige Diagnose stellen.

Frage 6

Was sind jetzt Ihre nächsten Schritte (B, T)?

1. Sie reintubieren die Patientin umgehend, beatmen erneut kontrolliert und bronchoskopieren die Patientin.
2. Sie lassen sofort ein weiteres Röntgenbild des Thorax anfertigen und nehmen Blutkulturen ab.
3. Sie untersuchen die Patientin unverzüglich klinisch und führen eine Lungensonografie zum Ausschluss eines Pneumothorax durch.
4. Sie fordern beim diensthabenden Radiologen eine CT vom Thorax mit Kontrastmittel an und bestimmen die D-Dimere im Blut.

19.4 Visite und Reevaluation auf der Intensivstation

In der klinischen Untersuchung erheben Sie folgenden Befund: Die Patientin ist wach und adäquat kontaktierbar. Sie gibt auf Nachfrage nur noch geringe Kopfschmerzen an (NRS [Wert auf der numerischen Rating-Skala] ca. 3). Sie beklagt etwas Luftnot, wirkt aber nicht schwer gestresst oder beunruhigt. Sie freut sich darüber, dass Sie jetzt bei ihr sind und sich um sie kümmern. Die Herzfrequenz ist mit 90/min etwas erhöht. Da der Blutdruck in den letzten Stunden langsam angestiegen war und jetzt mit 144/77 mmHg erhöht ist, hatte die Krankenschwester zu ihrer eigenen Freude das von Ihnen vorgegebene Ziel für die Schicht erreicht und die Noradrenalingabe kürzlich beendet. Die Rekapillarisierungszeit an den Fingern der Patientin scheint Ihnen allenfalls geringgradig verzögert. Die Haut fühlt sich warm an und ist weder übermäßig trocken noch schweißig. Die Halsvenen sind nicht gestaut. Die Herzaktion auskultiert sich rhythmisch und regelhaft (leicht beschleunigt). Nebengeräusche hören Sie nicht, allerdings sind die Herztöne nur sehr leise zu hören. Das vesikuläre Atemgeräusch ist rechts im Vergleich zu links leicht abgeschwächt. Der Klopfschall scheint linksthorakal sonor und rechtsthorakal hypersonor. Sie sind sich bei Ihrem Perkussionsbefund jedoch nicht ganz sicher.

Sie untersuchen die Thoraxorgane mittels Ultraschall. Beim orientierenden Herzechobefund finden Sie keine Auffälligkeiten. In der Sonografie der Lungen können Sie auf der linken Seite in allen untersuchten Abschnitten (6 Abschnitte insgesamt, davon 2 ventrale, 2 laterale und 2 dorsale) im B-Bild Pleuragleiten und im M-Mode ein positives sog. Seashore-Phänomen darstellen (▶ Abb. 19.3a). Auf der rechten Seite gelingt Ihnen dies nur in den streng dorsolateralen Abschnitten, in den übrigen Abschnitten sehen Sie den Befund wie in ▶ Abb. 19.3b gezeigt.

Frage 7

Wie interpretieren Sie Ihre Befunde in der Zusammenschau (D, T)?
1. großer Hämatothorax links mit dringlicher Indikation zur Anlage einer Thoraxdrainage
2. periphere Lungenarterienembolie ohne Zeichen einer Rechtsherzbelastung, Indikation zur Antikoagulation
3. Pneumothorax rechts mit dringlicher Indikation zur Anlage einer Thoraxdrainage
4. Die Befunde lassen auf ein neurogenes Lungenödem schließen; eine Therapie mit Schleifendiuretika und Flüssigkeitsrestriktion sollte umgehend begonnen werden.

Frage 8

Würden Sie ergänzend eine erneute Röntgenaufnahme des Thorax anfertigen lassen (B)?
1. ja
2. nein

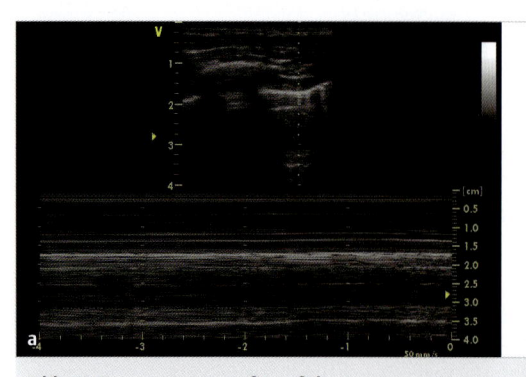

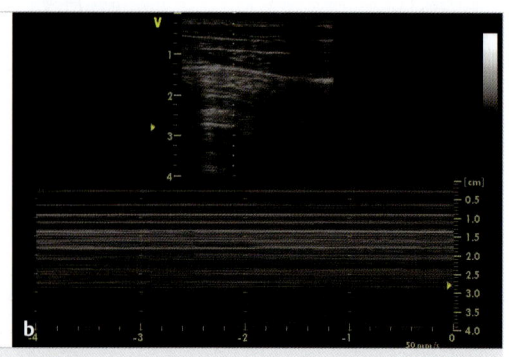

Abb. 19.3 Lungensonografie auf der Intensivstation.
a Linke Seite. Oben B-Bild, unten Seashore-Phänomen im M-Mode.
b Rechte Seite. Oben B-Bild, unten Barcode-Phänomen im M-Mode.

Da die Patientin Ihnen klinisch stabil erscheint, lassen Sie erneut ein Röntgenbild des Thorax anfertigen. Den eindeutigen Befund sehen Sie in ▶ Abb. 19.4: Pneumothorax rechts mit Totalatelektase der rechten Lunge.

Ohne nun noch weiter zu zögern, führen Sie bei der Patientin die Anlage einer Thoraxdrainage in Bülau-Position rechts in Lokalanästhesie durch. Bei der Penetration der parietalen Pleura entleert sich sofort und gut hörbar eine mutmaßlich größere Menge Luft. In der Folge können Sie noch während der Drainageanlage einen Anstieg der peripher gemessenen Sauerstoffsättigung auf 95 % beobachten. Die Patientin muss dabei mehrfach husten, toleriert die Anlage jedoch sehr gut. Nach Anschluss eines Wasserschlosses mit einem Sog von 20 cmH$_2$O an die eingebrachte Thoraxdrainage ist im selbigen eine atemsynchrone Blasenbildung (in Exspiration) erkennbar. Flüssigkeit oder Blut läuft in einem nicht nennenswerten Umfang über die Drainage ab.

Frage 9
Wie interpretieren Sie diesen Befund (B)?
1. Eine atemsynchrone Blasenbildung im Wasserschloss ist insbesondere unter Spontanatmung und in Exspiration normal. Diese Situation wird im Klinikjargon auch als „spielende Drainage" bezeichnet und hat keine weitere Konsequenz für die Patientenversorgung.
2. Es handelt sich um einen Befund, der im kurzfristigen Verlauf möglichst zügig vollständig regredient sein sollte. Sobald die Pleurablätter nach der Drainage der Luft wieder einander anliegen und keine weitere Luft in den Pleuraspalt gelangt, sollte dieses sog. Fisteln sistieren.
3. Es könnte sein, dass die Drainage nicht vollständig einliegt und Luft von extrathorakal in den Drainageschlauch und von dort in das Wasserschloss gelangt. Die Thoraxdrainage sollte daher möglichst zügig einige Zentimeter tiefer eingelegt werden.
4. Das durch dieses sog. Fisteln aus dem Thorax abfließende Luftvolumen fehlt Ihrer Patientin beim Atmen. Die Drainage ist umgehend abzuklemmen, damit die Patientin nicht erstickt.

Frage 10
Welche Diagnostik würden Sie zur Therapiekontrolle in dieser Situation durchführen (D)?
1. Sonografie der Lunge
2. Röntgenthorax
3. CT des Thorax
4. MRT des Thorax

In der Sonografie können Sie nun auf beiden Seiten unter einem moderaten Sog von 10 cmH$_2$O ein Pleuragleiten bis in die ventrale Lunge nachweisen. Das Fisteln sistiert nicht.

Frage 11
Wie würden Sie nun weiter verfahren (T)?
1. Pleurodese rechts initiieren
2. Lungenteilresektion (Wedge-Resektion) rechts durchführen lassen
3. ZVK schnellstmöglich entfernen
4. Wechsel auf eine Thoraxdrainage mit einem größeren Innendurchmesser anstreben

19.5 Weiterer Verlauf

Und so geht der klinische Verlauf der Patientin weiter: Die täglich durchgeführten transkraniellen Doppler-sonografischen Untersuchungen der Hirngefäße zeigen keinen Hinweis auf Flussbeschleunigungen, sodass relevante Vasospasmen ausgeschlossen wurden. Nach Entfernung des ZVK am 5. Tag des Intensivstationaufenthalts kann an Tag 7 bei nicht mehr nachweisbarem Pneumothorax, auch ohne Sog am Wasserschloss, die Thoraxdrainage problemlos entfernt werden. Ein abschließendes Röntgenbild an Tag 14 zeigt einen Normalbefund der Thoraxorgane der Patientin. Eine kraniale MRT-Kontrolle stellt ein vollständig gecoiltes Aneurysma ohne Hinweise auf einen Resteinstrom dar, sodass die Patientin bei gutem Wohlbefinden, voll orientiert und ohne Anzeichen auf fokal-neurologische Einschränkungen von der Intensivstation über die Normalstation in die Rehabilitationsklinik verlegt werden kann. In der darauffolgenden ambulanten Nachsorge gibt die Patientin noch verbliebene Konzentrations- und Merkstörungen sowie ein Druckgefühl im Kopf an.

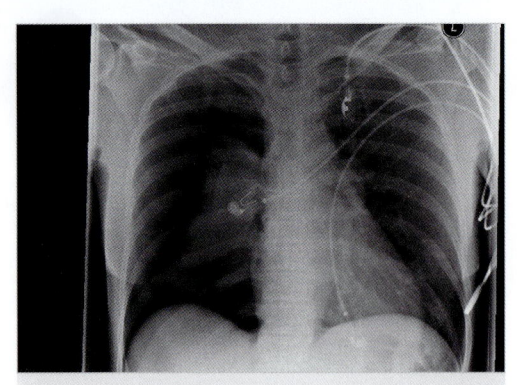

Abb. 19.4 Röntgenthorax auf der Intensivstation. Liegende Aufnahme.

Eine kraniale MRT-Untersuchung nach einem halben Jahr zeigt weder Hinweise auf einen Hydrozephalus noch einen erneuten Einstrom, ein Rest- oder ein erneutes Aneurysma, sodass ergotherapeutische rehabilitative Maßnahmen empfohlen werden.

19.6 Zusammenfassung des Falles

Fazit

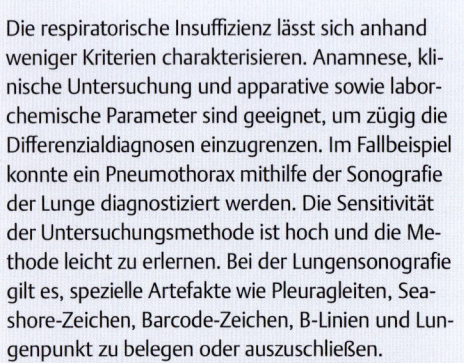

Die respiratorische Insuffizienz lässt sich anhand weniger Kriterien charakterisieren. Anamnese, klinische Untersuchung und apparative sowie laborchemische Parameter sind geeignet, um zügig die Differenzialdiagnosen einzugrenzen. Im Fallbeispiel konnte ein Pneumothorax mithilfe der Sonografie der Lunge diagnostiziert werden. Die Sensitivität der Untersuchungsmethode ist hoch und die Methode leicht zu erlernen. Bei der Lungensonografie gilt es, spezielle Artefakte wie Pleuragleiten, Seashore-Zeichen, Barcode-Zeichen, B-Linien und Lungenpunkt zu belegen oder auszuschließen.

Die dringliche Anlage einer Thoraxdrainage sollte nach der klinischen Untersuchung und der Lungensonografie nicht durch weitere diagnostische Maßnahmen verzögert werden. Die klinische Untersuchung unter Zuhilfenahme der Lungensonografie ist geeignet, um die Indikation zur Anlage einer Thoraxdrainage zu stellen. Das Spielen einer Thoraxdrainage ist ein Indiz für die Durchgängigkeit des Drainageschlauchs und seine korrekte intrathorakale Lage. Ist ein Spielen nicht (mehr) vorhanden, muss umgehend die Ursache gefunden und behoben und im Zweifel eine neue Drainage angelegt werden. Fistelt eine Drainage, so ist dies der Hinweis auf eine Pleuraverletzung der Lunge. Der Sog sollte so adjustiert werden, dass auf der einen Seite eine Atelektase vermieden, auf der anderen Seite das Fistelvolumen jedoch begrenzt bleibt, damit die Pleuraverletzung einheilen kann.

19.7 Lösungen und Erläuterungen zu Fall 19

19.7.1 Zu Frage 1

Frage 1

Welche Einteilung der respiratorischen Insuffizienz nach dem Ausmaß kennen Sie (B)?
1. leichte Insuffizienz – mittelgradige Insuffizienz – schwere Insuffizienz
2. respiratorische Partialinsuffizienz – respiratorische Globalinsuffizienz
3. Insufficiencia parvus – Insufficiencia altus – Insufficiencia summa
4. Schweregradeinteilung der respiratorischen Insuffizienz in Grad I–IV

▶ **Erläuterung.** Wichtig ist die Unterscheidung zwischen respiratorischer Partialinsuffizienz (solitäre Oxygenierungsstörung) und respiratorischer Globalinsuffizienz (kombinierte Oxygenierungs- und Dekarboxylierungsstörung). Damit kann zunächst grob beurteilt werden, ob nur der Gasaustausch oder auch die (alveoläre) Ventilation betroffen ist. Bei der respiratorischen Partialinsuffizienz ist der paO_2 erniedrigt, der $paCO_2$ kann normal oder erniedrigt sein. Bei der respiratorischen Globalinsuffizienz ist dagegen sowohl der paO_2 erniedrigt als auch der $paCO_2$ erhöht.

19.7.2 Zu Frage 2

Frage 2

Welcher Systematik folgen Sie bei der Ermittlung der Ursache einer respiratorischen Insuffizienz (D)?

1. Differenzierung nach Ventilationsstörung – Perfusionsstörung – Diffusionsstörung – Störung des Ventilations- zu Perfusionsverhältnisses
2. Differenzierung nach durch eine erhöhte Shunt-Fraktion bedingt – nicht Shunt-bedingt
3. Differenzierung nach perakut – akut – subakut – chronisch – latent
4. Differenzierung nach zentrale Zyanose – periphere Zyanose – Dyspnoe – Orthopnoe

▶ **Erläuterung.** Um die Genese einer respiratorischen Insuffizienz zu eruieren, kann es helfen, die einzelnen Teilprozesse des Gasaustauschs zunächst getrennt voneinander zu betrachten. Die zu beantwortenden Fragen lauten:
- Welcher dieser Teilprozesse ist primär gestört?
- Wodurch ist dieser Teilprozess gestört?
- Wie kann ich die Störung therapieren?

Ein typisches Beispiel für eine Ventilationsstörung ist die COPD, für eine Perfusionsstörung ist es die Lungenembolie, für eine Diffusionsstörung das Lungenödem und für eine Störung des Ventilations- zu Perfusionsverhältnisses die Atelektase.

19.7.3 Zu Frage 3

Frage 3

Welche Differenzialdiagnosen kommen für die Ursache der respiratorischen Insuffizienz bei Ihrer Patientin in Betracht (D)? Beachten Sie die Sortierung nach Wahrscheinlichkeit.

1. Pneumothorax – Hämatothorax – Lungenödem – Aspirationspneumonie
2. Hämatothorax – Pneumothorax – Lungenarterienembolie
3. Lungenarterienembolie – Pneumothorax – Lungenödem – Aspirationspneumonie
4. Pneumothorax – Hämatothorax – Lungenödem – Aspirationspneumonie – Lungenarterienembolie
5. Aspirationspneumonie – Pneumothorax

▶ **Erläuterung.** Prozedural oder krankheitsbedingt kommen sowohl ein Pneumothorax (nach Anlage eines ZVK) oder ein Hämatothorax (durch ZVK-Anlage oder Sturz vor mehreren Stunden) in Betracht. Eine Lungenarterienembolie könnte aufgrund der Anamnese (junge Patientin, Raucherin, Immobilisation, möglicherweise Einnahme von Kontrazeptivum) ebenfalls infrage kommen. Krankheitsbezogen sind neurogene Lungenödeme beschrieben. Ein neurogenes Lungenödem entsteht typischerweise früh nach stattgehabter Subarachnoidalblutung. Pathophysiologisch wird eine Sympathikusaktivierung mit erhöhtem hydrostatischem Druck und/oder erhöhter Gefäßpermeabilität in der Lungenstrombahn diskutiert [239]. Die Genese ist jedoch noch nicht geklärt. Eine Aspirationspneumonie ist ebenfalls prozedural mit einer Notfallsituation und -intubationsnarkose assoziiert und kommt damit als Differenzialdiagnose für die respiratorische Insuffizienz der Patientin in Betracht. Es ist auch nicht ausgeschlossen, dass diese bereits im Rahmen der initialen Bewusstlosigkeit unbemerkt aspirierte. Alle infrage kommenden Diagnosen sollten bestätigt oder ausgeschlossen werden.

19.7.4 Zu Frage 4

Frage 4

Wie beurteilen Sie das Röntgenbild des Thorax (s. ▶ Abb. 19.2) (B)?

1. Der Befund zeigt ein pulmonales Infiltrat bei Aspirationspneumonie rechtsbasal.
2. Der Befund zeigt einen invasiv instrumentierten Patienten mit linkslateralem Thoraxwandhämatom und beginnendem Hämatothorax.
3. Der Befund entspricht dem Normalbefund einer intubierten Patientin mit einliegender Magensonde, aufgeklebtem EKG und tief einliegendem ZVK.
4. Der Befund ist gut vereinbar mit einem Lungenödem.

▶ **Erläuterung.** Das Bild zeigt den Normalbefund einer intubierten Patientin mit einliegender Magensonde, aufgeklebtem EKG und tief einliegendem ZVK.

19.7.5 Zu Frage 5

Frage 5

Wie können Sie sicher beurteilen, ob ein ZVK tatsächlich venös einliegt (B)?
1. anhand der BGA einer Blutprobe aus diesem Katheter
2. anhand der Farbe einer Blutprobe aus diesem Katheter
3. anhand eines Vergleichs der Farbe einer Blutprobe aus diesem Katheter mit der Farbe einer Blutprobe aus einem arteriellen Katheter
4. anhand der Druckmessung mit Darstellung der Druckkurve an einem Schenkel dieses Katheters

▶ **Erläuterung.** Die zentralvenöse Lage lässt sich sicher anhand der Druckmessung mit Darstellung einer Druckkurve an einem frei durchgängigen Schenkel des einliegenden ZVK bestätigen. Alle anderen genannten Zeichen sind mit erheblicher Unsicherheit behaftet und werden nicht empfohlen. Weitere Möglichkeit zur sicheren Lagekontrolle sind Ultraschall (Katheter im rechten Vorhof), ein Röntgenthorax mit Kontrastmittel und eine CT des Thorax.

19.7.6 Zu Frage 6

Frage 6

Was sind jetzt Ihre nächsten Schritte (B, T)?
1. Sie reintubieren die Patientin umgehend, beatmen erneut kontrolliert und bronchoskopieren die Patientin.
2. Sie lassen sofort ein weiteres Röntgenbild des Thorax anfertigen und nehmen Blutkulturen ab.
3. Sie untersuchen die Patientin unverzüglich klinisch und führen eine Lungensonografie zum Ausschluss eines Pneumothorax durch.
4. Sie fordern beim diensthabenden Radiologen eine CT vom Thorax mit Kontrastmittel an und bestimmen die D-Dimere im Blut.

▶ **Erläuterung.** Ihr Verdacht ist, dass die Patientin einen Pneumothorax hat. Die Sonografie des Thorax in Ergänzung zur klinischen Untersuchung ist eine einfache, bettseitig durchführbare Untersuchung. Sie ist daher für die Notfalldiagnostik auf der Intensivstation bei Schocksymptomatik und/oder respiratorischer Insuffizienz zur sicheren Diagnosestellung oder zügigen Eingrenzung schwerwiegender Differenzialdiagnosen ideal geeignet und gehört heute zum Standard. Ein Pneumothorax kann mit Hilfe der Sonografie der Lunge mit hoher Sensitivität diagnostiziert werden. Das Ausmaß des Pneumothorax ist mit der Lungensonografie jedoch nicht zu beurteilen.

19.7.7 Zu Frage 7

Frage 7

Wie interpretieren Sie Ihre Befunde in der Zusammenschau (D, T)?
1. großer Hämatothorax links mit dringlicher Indikation zur Anlage einer Thoraxdrainage
2. periphere Lungenarterienembolie ohne Zeichen einer Rechtsherzbelastung, Indikation zur Antikoagulation
3. Pneumothorax rechts mit dringlicher Indikation zur Anlage einer Thoraxdrainage
4. Die Befunde lassen auf ein neurogenes Lungenödem schließen; eine Therapie mit Schleifendiuretika und Flüssigkeitsrestriktion sollte umgehend begonnen werden.

▶ **Erläuterung.** Es handelt sich um einen 2-zeitig entstandenen Pneumothorax. Das zunächst unauffällige Röntgenbild spricht nicht dagegen, da sich nach Anlage eines ZVK ein Pneumothorax über Stunden entwickeln kann. Die Lungensonografie kann einen Pneumothorax mit hoher Sensitivität erkennen. Folgende Artefakte werden zur Diagnostik hinzugezogen:
- kein Pleuragleiten sichtbar
- im M-Mode kein Seashore-Zeichen, sondern ein Barcode-Zeichen
- keine B-Linien sichtbar
- Lungenpunkt identifizierbar (kann auch zur Abschätzung der Ausdehnung verwendet werden)

19.7.8 Zu Frage 8

Frage 8

Würden Sie ergänzend eine erneute Röntgenaufnahme des Thorax anfertigen lassen (B)?
1. ja
2. nein

▶ **Erläuterung.** Die Lungensonografie erkennt einen Pneumothorax wie gesagt mit hoher Sensitivität. Zusammen mit der klinischen Untersuchung (Luftnot, gestaute Halsvenen, Blutdruckabfall, Tachykardie) kann damit die Indikation zur Anlage einer Thoraxdrainage gestellt werden. Die dringliche Anlage einer Thoraxdrainage sollte auf keinen Fall durch weitere diagnostische Maßnahmen verzögert werden. Das Röntgenbild oder die CT helfen bei der Beurteilung der Ausdehnung eines Pneumothorax.

19.7.9 Zu Frage 9

Frage 9

Wie interpretieren Sie diesen Befund (B)?
1. Eine atemsynchrone Blasenbildung im Wasserschloss ist insbesondere unter Spontanatmung und in Exspiration normal. Diese Situation wird im Klinikjargon auch als „spielende Drainage" bezeichnet und hat keine weitere Konsequenz für die Patientenversorgung.
2. Es handelt sich um einen Befund, der im kurzfristigen Verlauf möglichst zügig vollständig regredient sein sollte. Sobald die Pleurablätter nach der Drainage der Luft wieder einander anliegen und keine weitere Luft in den Pleuraspalt gelangt, sollte dieses sog. Fisteln sistieren.
3. Es könnte sein, dass die Drainage nicht vollständig einliegt und Luft von extrathorakal in den Drainageschlauch und von dort in das Wasserschloss gelangt. Die Thoraxdrainage sollte daher möglichst zügig einige Zentimeter tiefer eingelegt werden.
4. Das durch dieses sog. Fisteln aus dem Thorax abfließende Luftvolumen fehlt Ihrer Patientin beim Atmen. Die Drainage ist umgehend abzuklemmen, damit die Patientin nicht erstickt.

▶ **Erläuterung.** Als „spielende Drainage" wird die atemsynchrone Bewegung der Wasser- oder Sekretsäule im Drainageschlauch zwischen Patient und Wasserschloss bezeichnet. Diese Bewegung sollte stets und unabhängig vom Atemmodus vorhanden sein. Das Spielen der Drainage ist ein Indiz für die Durchgängigkeit des Drainageschlauchs und für die korrekte intrathorakale Lage, da die atemsynchron wechselnden intrathorakalen Drücke nach außen innerhalb der Begrenzung des Drainageschlauchs weitergeleitet werden. Sobald eine Drainage nicht mehr spielt, muss umgehend die Ursache gefunden und behoben werden. Gelingt dies nicht, muss die Drainage entfernt werden und bei persistenter Indikation zur Drainage muss eine Neuanlage erfolgen.

Eine fistelnde Drainage liegt dann vor, wenn atemsynchron oder kontinuierlich Luft über das Wasserschloss entweicht. Dies kann wie bei der Patientin im geschilderten Fall bei der initialen Drainage des Pneumothorax der Fall sein. Sobald die akzessorische Luft aus dem Pleuraraum entfernt ist, sollte das Fisteln sistieren. Fistelt die Drainage weiterhin atemsynchron, so ist dies ein Hinweis auf eine Pleuraverletzung mit Leckage von Luft in den Pleuraraum. In dieser Situation ist der Sog so zu adjustieren, dass auf der einen Seite eine Atelektase vermieden wird und dass auf der anderen Seite das Fistelvolumen begrenzt bleibt (durch Reduktion des Soges), damit die Pleuraverletzung einheilen kann.

Es kann sein, dass eine Thoraxdrainage nicht weit genug eingelegt ist oder wieder zurückrutscht, sodass über die Drainagelöcher Luft in den Pleuraraum eindringen kann. Ist das der Fall, muss die Drainage, wenn sie noch notwendig ist, gewechselt werden. Aus hygienischen Gründen sollte sie nicht vorgeschoben werden.

Eine abgeklemmte Thoraxdrainage nach einem Pneumothorax birgt immer das Risiko der Entwicklung eines Spannungspneumothorax. Wird eine Thoraxdrainage tatsächlich abgeklemmt, muss der Patient äußerst sorgfältig überwacht werden. Bei den ersten Anzeichen für die Entwicklung eines Spannungspneumothorax muss die Klemme entfernt werden.

19.7.10 Zu Frage 10

Frage 10
Welche Diagnostik würden Sie zur Therapiekontrolle in dieser Situation durchführen (D)?
1. Sonografie der Lunge
2. Röntgenthorax
3. CT des Thorax
4. MRT des Thorax

▶ **Erläuterung.** Zur Erfolgskontrolle einer neu angelegten Thoraxdrainage kann die Sonografie mit dem Nachweis von zurückgekehrtem Pleuragleiten und der Identifikation von B-Linien genutzt werden. Die klinische Untersuchung und die Bestimmung des Lungenpunkts mittels Sonografie sind nach Einschätzung der Autoren für die Verlaufskontrolle des Pneumothorax in vielen Fällen ausreichend.

19.7.11 Zu Frage 11

Frage 11
Wie würden Sie nun weiter verfahren (T)?
1. Pleurodese rechts initiieren
2. Lungenteilresektion (Wedge-Resektion) rechts durchführen lassen
3. ZVK schnellstmöglich entfernen
4. Wechsel auf eine Thoraxdrainage mit einem größeren Innendurchmesser anstreben

▶ **Erläuterung.** Ein ZVK sollte generell nur so lange einliegen, wie auch eine Indikation für den Katheter besteht. Dies ist täglich zu prüfen. Ein richtig einliegender ZVK muss nicht entfernt werden, wenn bei der Anlage ein Pneumothorax entstanden ist. Die übrigen Therapievorschläge sind in der beschriebenen Situation nicht indiziert.

19.8 Literatur

[239] Rabinstein AA, Lanzino G, Wijdicks EF. Multidisciplinary management and emerging therapeutic strategies in aneurysmal subarachnoid haemorrhage. Lancet Neurol 2010; 9 (5): 504–519. doi:10.1016/S1474-4422(10)70087-9

20 Fall 20: Kardiopulmonale Dekompensation postoperativ

Günther Zick

20.1 Fallbeschreibung

Eine 60-jährige Patientin erhält eine elektive Thorakotomie und Bullaresektion wegen rezidivierendem Spontanpneumothorax. In der Vorgeschichte sind eine periphere arterielle Verschlusskrankheit mit mehreren operativen Eingriffen zur Revaskularisierung (u. a. Y-Prothese) und ein arterieller Hypertonus bekannt.

Der intraoperative Verlauf ist unauffällig, die Patientin wird postoperativ extubiert und in den Aufwachraum verlegt. Dort kommt es nach kurzer Zeit zur Ateminsuffizienz mit Sättigungsabfall und zum Blutdruckabfall. Die Patientin wird auf die Intensivstation aufgenommen.

Die Lösungen (und Erläuterungen) dieses Falles finden Sie weiter hinten in diesem Kapitel (S. 213) oder über den folgenden QR-Code.

Abb. 20.1 QR-Code zu den Lösungen.

Der Fall

Befunde (Auszug) bei Aufnahme
- SaO_2 88 %
- paO_2 55 mmHg
- $paCO_2$ 65 mmHg
- Atemfrequenz 26/min
- Auskultationsbefund: feuchte Rasselgeräusche über der gesamten Lunge
- Herzfrequenz 128/min
- Blutdruck (arteriell) 75/45 mmHg
- Drainagen spielen, kein Entweichen von Luft

Frage 1

Welche (Verdachts-)Diagnose kommt infrage (D)?
1. Pneumothorax
2. Herzinfarkt/Lungenödem
3. Lungenembolie
4. Atemwegsobstruktion
5. Nachblutung
6. Alle Diagnosen sind zunächst möglich.

Frage 2

Welche zusätzliche diagnostische Maßnahme sollte zuerst durchgeführt werden, um eine Diagnose zu bestätigen (B)?
1. Röntgenthorax
2. Sonografie
3. Bronchoskopie
4. CT-Thorax
5. TNT-Bestimmung (Troponin-T-Bestimmung)
6. BNP-Bestimmung

20.2 Weiteres Vorgehen auf der Intensivstation

Die Patientin wird intubiert und beatmet. Eine arterielle Blutdruckmessung wird angelegt. Endobronchial wird schaumiges Sekret abgesaugt. Die Beatmung erfolgt mit einem PEEP von 10 cmH$_2$O. Unter einer FiO$_2$ von 100 % wird ein paO$_2$ von 120 mmHg gemessen. Zur Stabilisierung des Blutdrucks ist die Gabe von Noradrenalin in einer Dosierung von 0,3 µg/(kg Körpergewicht · min) notwendig. Im rasch angefertigten Röntgenthorax wird ein Lungenödem diagnostiziert. Der Ultraschall der Lunge zeigt beidseits vermehrt B-Linien (5–6 pro Interkostalraum, kein Erguss oder Hämatothorax. Eine ebenfalls notfallmäßig durchgeführte CT ergibt keinen Hinweis auf eine Lungenembolie. Sie bestätigt das zentrale Lungenödem und das Fehlen eines Ergusses und Hämatothorax.

> **Frage 3**
>
> **Welche Therapie erscheint zu diesem Zeitpunkt sinnvoll (T)?**
> 1. Gabe von α-Mimetika (Noradrenalin)
> 2. Gabe von β-Mimetika (Dobutamin)
> 3. Gabe eines Phosphodiesterasehemmers (Milrinon)
> 4. Volumengabe
> 5. Gabe eines β-Blockers
> 6. Gabe von Diuretika
> 7. Die Therapie muss vorläufig symptomatisch bleiben.

20.3 Diagnosestellung

Da aus den bis dahin erhobenen Befunden noch keine Diagnose abgeleitet werden kann und somit ein unklares Versagen des Herz-Kreislauf-Systems besteht, wird eine TTE begonnen. Sowohl parasternal als auch apikal sind die Schallbedingungen eingeschränkt. Erkennbar sind eine gute linksventrikuläre Pumpfunktion und im apikalen Langachsenblick ein schneller Fluss im LVOT (im linksventrikulären Ausflusstrakt) und über die Mitralklappe in der Systole.

Zur weiteren Klärung und besseren Darstellung wird eine TEE durchgeführt.

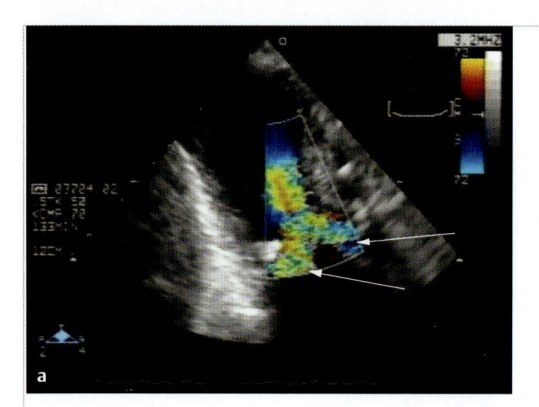

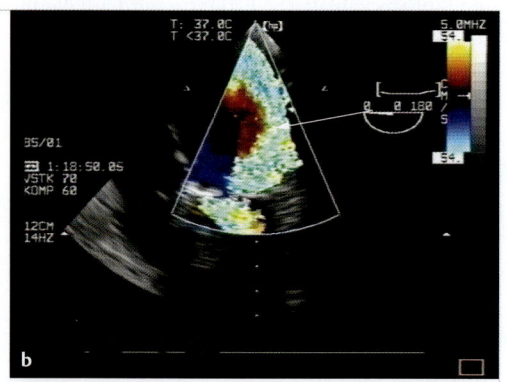

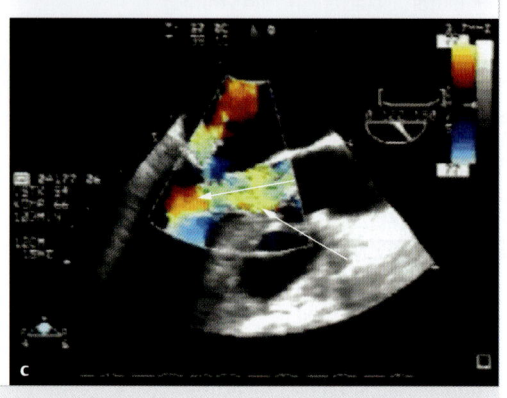

Abb. 20.2 Echokardiografische Untersuchung der Patientin. In der TTE ist bei Tachykardie ein schneller Fluss im LVOT (**a**, oberer Pfeil) und über die Mitralklappe (**a**, unterer Pfeil) in der Systole erkennbar. Im TEE ist deutlich eine schwere exzentrische Mitralklappeninsuffizienz zu erkennen (**b**, Pfeil). Gleichzeitig besteht ein schneller Fluss im LVOT, daran zu erkennen, dass das Aliasing im LVOT (**c**, oberer Pfeil) bereits deutlich vor der Aortenklappe (**c**, unterer Pfeil) beginnt (bei ausreichend hoch eingestellter Pulsrepetitionsfrequenz mit einer Nyquist-Grenze von 77 cm/s).
a Echokardiografie von transthorakal, apikaler Langachsenblick.
b Echokardiografie von transösophageal; mittösophageal, 4-Kammer-Blick.
c Echokardiografie von transösophageal; mittösophageal, Langachsenblick.

20.3 Diagnosestellung

> **Merke**
>
> Bei einer nicht aussagekräftigen TTE ermöglicht die TEE eine weiterreichende Aussage insbesondere bei der Beurteilung der Aorten- und der Mitralklappe.

In der TEE-Untersuchung zeigen sich bei der Patientin eine Flussbeschleunigung im LVOT, die deutlich vor der Aortenklappe erkennbar ist, und gleichzeitig eine schwere Mitralklappeninsuffizienz (▶ Abb. 20.2, ▶ Abb. 20.3 und ▶ Abb. 20.4). Die Flussbeschleunigung im LVOT wird durch eine subvalvuläre Enge hervorgerufen und entspricht im Ausmaß einer schweren Aortenklappenstenose. Die gleichzeitig bestehende schwere exzentrische Mitralklappeninsuffizienz wird durch denselben Pathomechanismus hervorgerufen. Beides führt zu der kardiopulmonalen Dekompensation mit Lungenödem.

Eine Ausflussbahnobstruktion tritt komplizierend bei einer hypertrophen Kardiomyopathie auf, kann aber auch als funktionelles Problem in Situationen mit hohem Volumenumsatz, Stress und Katecholamintherapie in Erscheinung treten. Dabei führen Volumenmangel, Stress und Katecholamine zu einer Verengung des LVOT. Diese verursacht eine Flussbeschleunigung und einen Gradienten im LVOT, die vom Ausmaß her einer schweren Aortenklappenstenose gleichkommen können. Eine Verlagerung des anterioren Mitralsegels in den LVOT (sog. Systolic-anterior-Motion-Phänomen) verhindert die regelrechte Koaptation der Mitralklappe und hat eine in der Regel schwere exzentrische Mitralklappeninsuffizienz zur Folge. Diese ist typischerweise nach inferolateral gerichtet und kann ein Lungenödem verursachen. Die Therapie besteht dann im Vermeiden der o. g. Risikofaktoren Volumenmangel, Stress und Katecholamintherapie.

Ausreichende Volumensubstitution, das Beenden einer Katecholamintherapie (ggf. Verwendung von Noradrenalin, wenn nötig) und die Gabe von β-Blockern oder Kalziumantagonisten erfordern eine sichere Diagnosestellung, die nur mit der Echokardiografie gelingt. Befunde aus invasivem hämodynamischem Monitoring mit erniedrigtem HZV und der Nachweis eines Lungenödems (mit hohem pulmonal-kapillärem Wedge-Druck im PAK und hohem extravasalem Lungenwasserindex im PiCCO) führen nämlich alle nahezu zwangsläufig dazu, dass Therapiemaßnahmen ergriffen werden, die die Symptomatik verstärken. Man würde Inotropika zur Behandlung des Kreislaufschocks einsetzen und Diuretika zur Behandlung des Lungenödems und so den Pathomechanismus unterhalten [240].

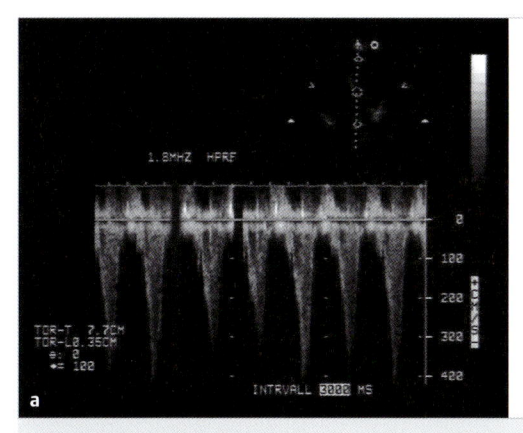

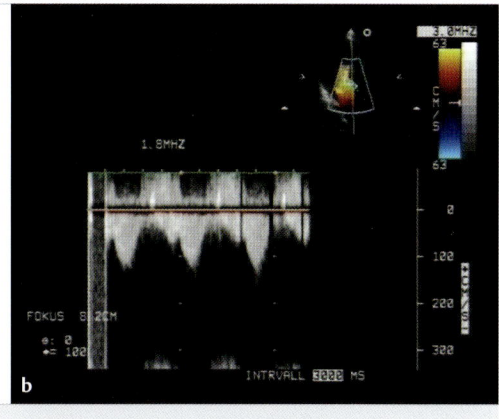

Abb. 20.3 Echokardiografische Untersuchung einer anderen Patientin mit derselben Symptomatik.
a Doppler im LVOT mit asymmetrischem (säbelscheidenförmigem, engl. „Dagger shaped") Flussprofil mit einer Geschwindigkeit von 4 m/s.
b Rechts maximale Flussgeschwindigkeit ca. 1 m/s über LVOT und Aortenklappe im Continuous-Wave-Doppler nach Gabe eines β-Blockers (Esmolol).

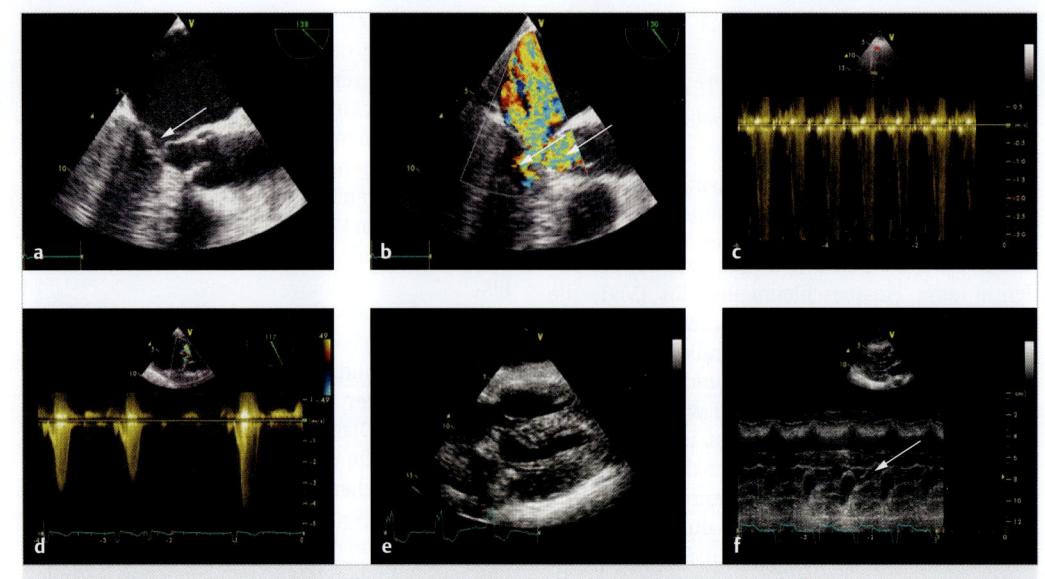

Abb. 20.4 Zusammenschau der typischen echokardiografischen Befunde bei funktioneller Ausflussbahnobstruktion bei hypertropher Kardiomyopathie.
a Schallebene und Zeitpunkt endsystolisch wie **b**. Das anteriore Mitralsegel (Pfeil) verlegt den LVOT in der Systole.
b Schallebene und Zeitpunkt endsystolisch wie **a**. Infolge der Verlegung des LVOT in der Systole Verengung und Flussbeschleunigung im LVOT vor der Aortenklappe. Gleichzeitig Störung des Klappenschlusses der Mitralklappe und schwere exzentrische Mitralklappeninsuffizienz. Der linke Pfeil kennzeichnet die Flussbeschleunigung im LVOT, die von der Flussbeschleunigung der MItralklappeninsuffizienz nicht zu trennen ist und die deutlich vor der Aortenklappe (rechter Pfeil) auftritt.
c Pulsed-Wave-Doppler. LVOT mit einer Flussgeschwindigkeit von über 3 m/s, die mit dem Pulsed-Wave-Doppler nicht vollständig zu erfassen ist.
d Continuous-Wave-Doppler. Maximale Flussgeschwindigkeit von über 4 m/s mit typischem asymmetrischem Flussprofil.
e Vom Aspekt verdicktes Myokard. Exakte Messung wegen Schallebene und Herzzyklus nicht möglich.
f M-Mode. Systolic-anterior-Motion-Phänomen (Pfeil) des vorderen Mitralsegels.

20.4 Therapie und weiterer Verlauf

Die vorliegende Symptomatik mit Lungenödem und Kreislaufschock verleitet zur symptomatischen Therapie mit Diuretika und positiv-inotropen Substanzen. Diese Therapie führt aber zu einer Zunahme der Ausflussbahnobstruktion und damit zu einer Verschlechterung der klinischen Situation. Erst die korrekte Diagnose ermöglicht die geeignete Therapie mit Volumengabe und Verabreichung von β-Blockern (trotz Lungenödem und Hypotonie!). Damit wird der Gradient im LVOT reduziert und die Mitralklappeninsuffizienz wird beseitigt. Im vorliegenden Fall kann die Patientin nach Stabilisierung des Kreislaufs extubiert werden. Nach Rücksprache mit den Kardiologen und nach Abwägen der Therapieoptionen wird die Patientin mit einer hochdosierten Therapie mit Verapamil aus der Klinik entlassen [240].

20.5 Zusammenfassung des Falles

Fazit

Nach der Erstversorgung der Patientin mit Intubation und Anheben des Blutdrucks ist eine zügige Diagnosestellung entscheidend, um die richtige Therapie einzuleiten. Dabei sind die Sonografie von Lunge und Pleura und die TTE von zentraler Bedeutung und sollten heutzutage auf jeder Intensivstation sofort verfügbar sein. Damit gelingt in der Regel die Diagnose oder der Ausschluss von Pneumothorax, Nachblutung und Pleuraerguss. Auch die Verdichtung des Lungenparenchyms (Atelektase, Infiltration, Ödem) ist prinzipiell erkennbar. Falls diese Befunde ungünstig lokalisiert sind, kann dafür aber ergänzend eine Röntgendiagnostik notwendig werden. Dabei ist die Aussage des CT der a.-p. Röntgenaufnahme des Thorax deutlich überlegen.

Jedes unklare Kreislaufproblem stellt eine Indikation für eine Echokardiografie dar. Damit kann in der Regel zuverlässig erkannt werden, ob ein Problem kardial bedingt ist und ob das kardiale Problem durch ein Pumpversagen des linken Ventrikels (z. B. Herzinfarkt, Herzinsuffizienz) oder durch eine Rechtsherzbelastung (z. B. Lungenembolie) oder aber durch ein Vitium cordis oder ein funktionelles Problem wie im vorliegenden Fall verursacht wird. Falls die transthorakale Untersuchung keine ausreichend interpretierbaren Bilder liefert oder bei besonderen Fragestellung ist die transösophageale Untersuchung indiziert. Im vorliegenden Fall wäre die korrekte Diagnosestellung und damit die richtige Therapie ohne Echokardiografie nicht möglich gewesen.

20.6 Lösungen und Erläuterungen zu Fall 20

20.6.1 Zu Frage 1

Frage 1

Welche (Verdachts-)Diagnose kommt infrage (D)?
1. Pneumothorax
2. Herzinfarkt/Lungenödem
3. Lungenembolie
4. Atemwegsobstruktion
5. Nachblutung
6. Alle Diagnosen sind zunächst möglich.

▶ **Erläuterung.** Alle Diagnosen sind zunächst möglich. Allen gemeinsam ist, dass sie direkt oder indirekt zu einem Blutdruckabfall und einer Ateminsuffizienz führen können. Sie müssen deshalb alle systematisch in einer sinnvollen Reihenfolge abgearbeitet werden.

20.6.2 Zu Frage 2

Frage 2

Welche zusätzliche diagnostische Maßnahme sollte zuerst durchgeführt werden, um eine Diagnose zu bestätigen (B)?
1. Röntgenthorax
2. Sonografie
3. Bronchoskopie
4. CT-Thorax
5. TNT-Bestimmung (Troponin-T-Bestimmung)
6. BNP-Bestimmung

▶ **Erläuterung.** Die erste zusätzliche diagnostische Maßnahme ist die Sonografie der Lunge, gefolgt von einer TTE des Herzes. Lässt sich die Diagnose damit nicht klären, sollte notfallmäßig eine CT des Thorax erfolgen. Die Anfertigung eines konventionellen Röntgenthoraxbilds hat eine geringere Priorität. Parallel zu den apparativen Maßnahmen sollte der aktuelle TNT-Wert bestimmt werden. In der akuten Situation ist der BNP-Wert nicht von so großer Bedeutung. Erkennbar wird im vorliegenden Fall das beschriebene sinnvolle diagnostische Vorgehen nicht konsequent eingehalten.

In der a.-p. Röntgenthoraxaufnahme im Liegen wäre prinzipiell ein Pneumothorax, ein Lungenödem oder eine Nachblutung erkennbar. Dabei ist die Aussagekraft dem CT jedoch deutlich unterlegen, ebenso dem Ultraschall bei einem ventralen Pneumothorax oder Erguss. Eine Atelektase würde primär einen Sättigungsabfall ohne Kreislaufdepression verursachen. Die Ultraschalluntersuchung ist geeignet für die Diagnose eines Pneumothorax [241], eines Lungenödems, einer Nachblutung und insbesondere auch eines kardialen Problems [242]. Die CT-Untersuchung erlaubt bezüglich der Diagnose von Pneumothorax, Lungenarterienembolie und Nachblutung die beste Aussage. Die Bronchoskopie ist dringlich indiziert bei Verdacht auf ein Atemwegsproblem (z. B. Atelektase). Diese würde aber nicht typischerweise mit einer Kreislauftherapie wie im vorliegenden Fall einhergehen. Die Bestimmung des Troponinwerts ist unverzichtbar bezüglich einer kardialen Ischämie. Der zeitliche Verlauf des Anstiegs ist dabei zu berücksichtigen. Das BNP ist zur Diagnostik der Herzinsuffizienz sinnvoll. Diese Untersuchung ist der Meinung des Autors nach in dieser akuten Situation aber nicht hilfreich.

20.6.3 Zu Frage 3

> **Frage 3**
>
> **Welche Therapie erscheint zu diesem Zeitpunkt sinnvoll (T)?**
> 1. Gabe von α-Mimetika (Noradrenalin)
> 2. Gabe von β-Mimetika (Dobutamin)
> 3. Gabe eines Phosphodiesterasehemmers (Milrinon)
> 4. Volumengabe
> 5. Gabe eines β-Blockers
> 6. Gabe von Diuretika
> 7. Die Therapie muss vorläufig symptomatisch bleiben.

▶ **Erläuterung.** Da die Ursachen des Herz-Kreislauf-Versagens und des eingeschränkten Gasaustauschs unklar sind, muss die Therapie vorläufig symptomatisch bleiben. Ein Therapieziel kann erst nach Stellen einer oder mehrere Diagnosen formuliert werden. Der Blutdruck wurde im vorliegenden Fall mit Noradrenalin gestützt und die Patientin wurde mit hohem PEEP und einer FiO_2 von 100 % beatmet. Weitere diagnostische Maßnahmen waren dringend erforderlich.

20.7 Literatur

[240] Elliott PM, Anastasakis A, Borger MA et al. 2014 ESC Guidelines on diagnosis and management of hypertrophic cardiomyopathy: the Task Force for the Diagnosis and Management of Hypertrophic Cardiomyopathy of the European Society of Cardiology (ESC). Eur Heart J 2014; 35: 2733–2779

[241] Lichtenstein DA, Meziere G, Lascols N et al. Ultrasound diagnosis of occult pneumothorax. Crit Care Med 2005; 33: 1231–1238

[242] Lichtenstein DA. Lung ultrasound in the critically ill. Ann Intensive Care 2014; 4: 1

Teil III

Notfallmedizin

21	Fall 21: Ungewöhnliche Reanimation	216
22	Fall 22: Intoxikation in Sozialunterkunft	224
23	Fall 23: Lungenarterienembolie bei Schwangerer	233
24	Fall 24: Polytrauma nach Verkehrsunfall	247
25	Fall 25: Komplexe Herzrhythmusstörung	258
26	Fall 26: Verbrennung und Inhalationstrauma	268
27	Fall 27: Kindernotfall	279
28	Fall 28: Anaphylaktischer Schock nach Hornissenstich	290
29	Fall 29: Ungewöhnlicher Fall des akuten Koronarsyndroms	297
30	Fall 30: Eingeklemmter Patient auf Hafengelände	306

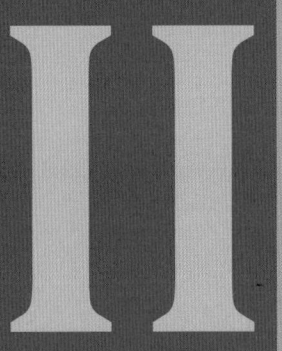

21 Fall 21: Ungewöhnliche Reanimation

Jan Wnent

21.1 Einsatzbeschreibung

In einer größeren Stadt im Norden Deutschlands werden gegen den späten Vormittag ein NEF und ein RTW mit dem Einsatzstichwort „bewusstlose Person" alarmiert. Der Einsatzort befindet sich in der 7. Etage eines Hochhauses. Dort ist in einer Wohnung ein ca. 35-jähriger Mann arabischer Herkunft im Beisein seiner beiden Töchter (ca. 12 und 16 Jahre alt) im Flur bewusstlos zusammengebrochen. Der alarmierte RTW trifft nur wenige Minuten vor dem NEF an der Einsatzstelle ein.

> **Der Fall**
>
> **Lagebild bei Eintreffen des RTW**
> - Etwa 35-jähriger Patient
> - bewusstlos
> - Apnoe
> - keine Kreislaufzeichen
> - beobachteter Herz-Kreislauf-Stillstand
> - offensichtlich keine Laienreanimation

21.2 Initialer Einsatzverlauf

Die Besatzung des RTW beginnt unverzüglich mit den Reanimationsmaßnahmen. Bei Eintreffen des NEF ist der Atemweg des Patienten mittels eines Larynxtubus gesichert. Die erste Rhythmusanalyse ist erfolgt. Diese zeigt ein primäres Kammerflimmern. Die erste Defibrillation wird von der RTW-Besatzung durchgeführt. Nach einer kurzen Übergabe durch die RTW-Besatzung an den eintreffenden Notarzt erfolgt der Versuch der Anlage eines venösen Zugangs. Dies gelingt zunächst nicht.

> **Frage 1**
>
> **Welche Möglichkeit bleibt, falls ein venöser Zugang nicht sofort etabliert werden kann?**
> 1. weiter versuchen, bis es klappt
> 2. nach 2 missglückten Versuchen die Medikamente endobronchial applizieren
> 3. nach 2 missglückten Versuchen intraossären Zugang anlegen
> 4. Reanimation abbrechen
>
> Die Lösungen (und Erläuterungen) dieses Falles finden Sie weiter hinten in diesem Kapitel (S. 219) oder über den folgenden QR-Code.

Abb. 21.1 QR-Code zu den Lösungen.

Nach 2 frustranen Versuchen, einen i.v. Zugang zu etablieren, entscheidet sich der Notarzt zur Anlage eines intraossären Zugangs.

> **Frage 2**
>
> **Welche Medikamente können über einen intraossären Zugang appliziert werden?**
> 1. nur Adrenalin
> 2. nur Amiodaron
> 3. nur kristalloide Infusionslösungen
> 4. alle Notfallmedikamente

Es wird neben dem EKG noch eine Kapnografie angeschlossen. Der $etCO_2$ beträgt initial 10 mmHg. Der Kurvenverlauf der Kapnografie ist normal (▶ Abb. 21.2).

21.2 Initialer Einsatzverlauf

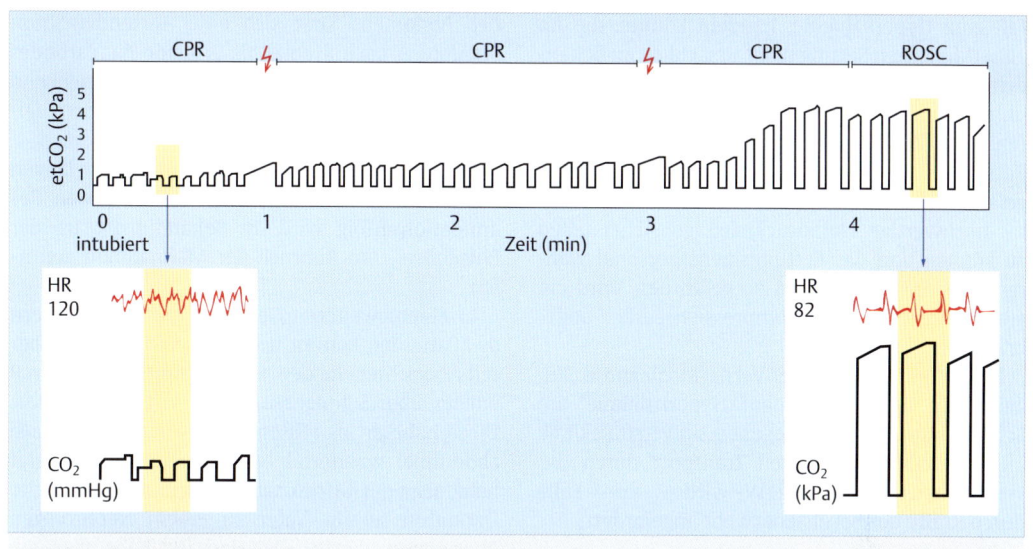

Abb. 21.2 Kapnografie während der Reanimation des Patienten.
CO_2 = Kohlendioxiddruck
CPR = kardiopulmonale Reanimation
HR = Herzfrequenz
ROSC = Return of spontaneous Circulation
RR = nicht invasiv gemessener Blutdruck

Frage 3

Wozu dient die Kapnografie im Rahmen der Reanimation?
1. Lagekontrolle des endotrachealen Tubus bzw. eines supraglottischen Atemwegshilfmittels
2. Detektion eines Spontankreislaufs
3. Monitoring der Qualität der Herzdruckmassagen
4. Prognoseerstellung während der Reanimation
5. Alle Antworten sind richtig.

Die Lage des Larynxtubus ist somit verifiziert. Die Herzdruckmassagen scheinen suffizient zu sein. Bei der 3. Rhythmusanalyse zeigt sich ein Wechsel des EKG-Bildes hin zu einer Asystolie. Es erfolgt die Applikation von 1 mg Adrenalin über den intraossären Zugang.

Während der laufenden Reanimationsmaßnahmen beginnt der Notarzt, Informationen im Sinne einer Fremdanamnese zu sammeln. Dazu befragt er zunächst die beiden Töchter des Patienten. Diese berichten, dass ihr Vater in den letzten Tagen immer mal wieder über Schmerzen im Rücken geklagt habe. Daraufhin sei er 3 Tage zuvor zum Hausarzt gegangen. Dieser habe Blutuntersuchungen und ein Ultraschall vom Bauchraum gemacht. Die Ergebnisse der Blutuntersuchung seien ihnen nicht genau bekannt. Bei der Ultraschalluntersuchung sei aber irgendetwas mit den Nieren nicht in Ordnung gewesen.

Frage 4

Was sind die reversiblen Ursachen eines Herz-Kreislauf-Stillstands? Anhand welches Akronyms sind diese zu erarbeiten?
1. Hs und HITS^4 Hs und HITS
2. 3 Ts und 5 Hs
3. HITS und 3 Ts
4. 4 Hs und 3 Ts

Ihr Vater solle auch am nächsten Tag zu einem Nierenspezialisten gehen. Bei weiterer Nachfrage händigt die Tochter dem Notarzt eine Überweisung des Hausarztes zum Nephrologen aus. Auf der Überweisung wird als Diagnose ein akutes Nierenversagen angegeben.

Da es sich bei der Ursache des Herz-Kreislauf-Stillstands um eine reversible Ursache, in diesem

Fall eine Hyperkaliämie, handeln könnte, die im außerklinischen Setting nicht ursächlich zu behandeln ist, wird im Team diskutiert, den Patienten unter Reanimation in eine Klinik zu transportieren. Nach Zusammenschau der Befunde wird der Entschluss zu einem Transport unter Reanimation gefasst. Um eine unterbrechungsfreie und qualitativ hochwertige Herzdruckmassage sicherstellen zu können und das Rettungsdienstpersonal während des Transports nicht zu gefährden, wird ein automatisches Thoraxkompressionsgerät angebracht.

Der Patient wird mit der Verdachtsdiagnose „Reanimation bei Verdacht auf Hyperkaliämie" im Schockraum der nahegelegenen Universitätsklinik angemeldet. Zum sicheren Transport durch das Treppenhaus bis zum RTW wird weitere Hilfe durch Kräfte der Berufsfeuerwehr angefordert.

Frage 5

Welches ist das geeignetste Transportmittel zum Transport des Patienten durch den Treppenraum?
1. Bergetuch
2. Schaufeltrage oder Spineboard
3. DIN-Trage

Zum Transport bis zum RTW wird der Patient auf eine Schaufeltrage gelagert und darauf gesichert. Mithilfe der Kollegen der Feuerwehr wird er durch das Treppenhaus bis zur bereitstehenden Trage vor dem Eingang des Hauses transportiert. Die Herzdruckmassagen werden währenddessen durch das mechanische Kompressionsgerät ohne Unterbrechung fortgesetzt. Die Beatmung erfolgt manuell mittels Beatmungsbeutel.

21.3 Verlauf in der Klinik

Nach einer ca. 12-minütigen Transportzeit wird der Patient in der Universitätsklinik an das Schockraumteam übergeben. Im Schockraum werden die Reanimationsmaßnahmen fortgesetzt. Der Versuch einer arteriellen Punktion in der A. femoralis misslingt beidseits. Zu keinem Zeitpunkt konnte bis dahin ein ROSC (Return of spontaneous Circulation) erreicht werden. Im weiteren Verlauf der Reanimationsbemühungen wird eine TTE durchgeführt. Diese zeigt Anzeichen eines Perikardergusses. In der anschließenden CT des Thorax und des Abdomens lässt sich eine Aortendissektion Stanford A nach kranial bis in beide Aa. carotides und nach kaudal in beide Aa. femorales reichend darstellen. Die Aa. renales werden aus dem falschen Lumen gespeist.

Nach der Sicherung dieser Befunde, der langen Reanimationsdauer und dem ausbleibenden Reanimationserfolg wird im Behandlungsteam der Entschluss zum Abbruch der Maßnahmen getroffen.

In einem weiteren Gespräch mit den Töchtern des Patienten kommt heraus, dass dieser, wie bereits berichtet, in den letzten Tagen immer mal wieder über Schmerzen im Rücken geklagt habe. Diese habe er als reißend und von thorakal nach abdominal wandernd beschrieben. Der Hausarzt habe aber ein Ultraschall des Bauraums gemacht. Daraufhin sei ihr Vater zu einem Nephrologen überwiesen worden. Der Hausarzt habe aber von einer Veränderung in der Hauptschlagader nichts berichtet. Solche Erkrankungen seien auch in der Familie bisher nicht aufgetreten.

21.4 Zusammenfassung des Einsatzes

Fazit
- Junger Patient mit einem beobachteten Herz-Kreislauf-Stillstand
- Annahme einer potenziell reversiblen Ursache
- Entschluss zum Transport unter Reanimation bei fehlender ursächlicher Behandlungsmöglichkeit
- Abbruch der Therapie nach Zusammenschau der weiteren Befunde in der Klinik

21.5 Lösungen und Erläuterungen zu Fall 21

21.5.1 Zu Frage 1

Frage 1

Welche Möglichkeit bleibt, falls ein venöser Zugang nicht sofort etablierbar ist?
1. weiter versuchen, bis es klappt
2. nach 2 missglückten Versuchen die Medikamente endobronchial applizieren
3. nach 2 missglückten Versuchen intraossären Zugang anlegen
4. Reanimation abbrechen

▶ **Erläuterung.** In den aktuellen, im Jahr 2015 publizierten Leitlinien zur kardiopulmonalen Reanimation wird ein besonderer Fokus auf die Durchführung der evidenzbasierten Maßnahmen gelegt. Die wesentlichen Maßnahmen während der Reanimation sind die möglichst unterbrechungsfreien, qualitativ hochwertigen Herzdruckmassagen und, wenn indiziert, die Defibrillation [243].

Im Rahmen der erweiterten Maßnahmen zur Reanimation ist auch die Applikation von Medikamenten, Adrenalin und Amiodaron indiziert. Den Goldstandard stellt weiterhin die i.v. Applikation dar. Zur Etablierung eines i.v. Zugangs sollte die Herzdruckmassage aber nicht unterbrochen werden. Stellt sich die Anlage eines venösen Zugangs als schwierig heraus und gelingt er nicht innerhalb von 2 Versuchen oder 120 s, so soll über Alternativen nachgedacht werden. In diesem Fall ist der intraossäre Zugang das Mittel der Wahl; die endobronchiale Gabe ist obsolet [244]. Auch der Abbruch der Reanimationsmaßnahmen steht zu diesem Zeitpunkt nicht zur Diskussion. Adrenalin soll bei einer primären Asystolie oder pulslosen elektrischen Aktivität so schnell wie möglich verabreicht werden, d.h. sobald ein entsprechender Zugangsweg etabliert ist. Bei einem primären Kammerflimmern oder einer pulslosen ventrikulären Tachykardie soll 1 mg Adrenalin unmittelbar nach dem 3. Schock appliziert werden, gefolgt von 300 mg Amiodaron (▶ Abb. 21.3).

21.5.2 Zu Frage 2

Frage 2

Welche Medikamente können über einen intraossären Zugang appliziert werden?
1. nur Adrenalin
2. nur Amiodaron
3. nur kristalloide Infusionslösungen
4. alle Notfallmedikamente

▶ **Erläuterung.** Im Notfall ist der intraossäre im Vergleich zu einem i.v. Zugang gleichwertig. Es können alle Notfallmedikamente darüber verabreicht werden. Dabei ist zu beachten, dass bei Infusionen in der Regel eine Druckinfusionsmanschette verwendet werden muss, da eine reine Schwerkraftinfusion in der Regel keine ausreichende Laufrate erreicht. In der Klinik sollte der intraossäre Zugang zeitnah durch einen anderen Zugang zum Gefäßsystem ersetzt werden, z.B. einen ZVK. Die Liegedauer eines intraossären Zugangs sollte 24 h nicht überschreiten. Bei längerer Liegedauer ist die Gefahr der Infektion deutlich erhöht.

21.5.3 Zu Frage 3

Frage 3

Wozu dient die Kapnografie im Rahmen der Reanimation?
1. Lagekontrolle des endotrachealen Tubus bzw. eines supraglottischen Atemwegshilfmittels
2. Detektion eines Spontankreislaufs
3. Monitoring der Qualität der Herzdruckmassagen
4. Prognoseerstellung während der Reanimation
5. Alle Antworten sind richtig.

▶ **Erläuterung.** Die Kapnografie ist im Rahmen der Reanimation aus verschiedenen Gründen indiziert:

Zum einen dient sie der sicheren Verifizierung der Tubuslage bei der endotrachealen Intubation sowie der Lagekontrolle von supraglottischen Atemwegshilfsmitteln. Dafür sollte der Einsatz der Kapnografie sowohl im Rettungsdienst als auch in der Klinik selbstverständlich sein.

Fall 21

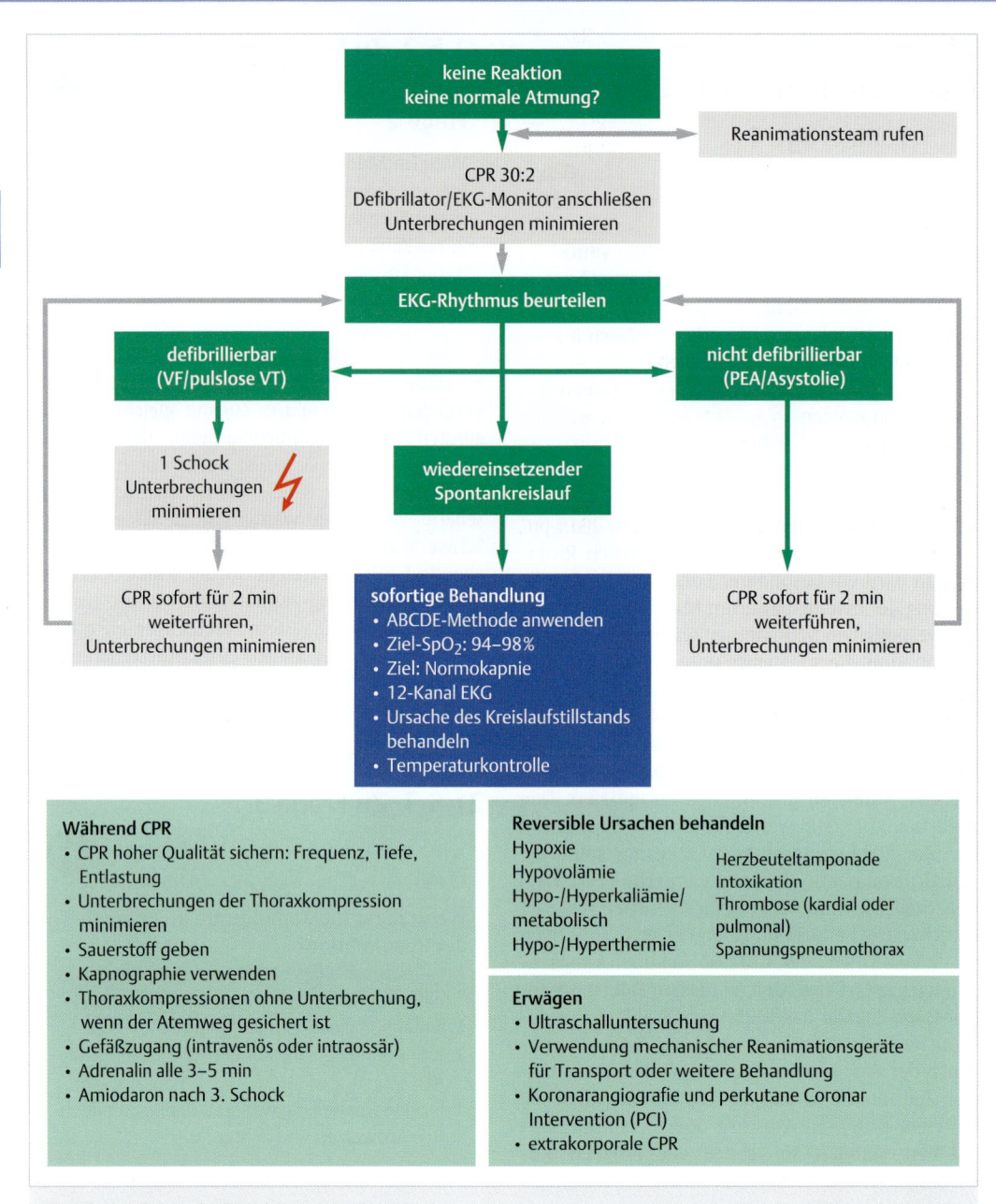

```
                    keine Reaktion
                    keine normale Atmung?  ←→  Reanimationsteam rufen
                              ↓
                    CPR 30:2
                    Defibrillator/EKG-Monitor anschließen
                    Unterbrechungen minimieren
                              ↓
                    EKG-Rhythmus beurteilen
              ↙                                    ↘
    defibrillierbar        ←→           nicht defibrillierbar
    (VF/pulslose VT)                     (PEA/Asystolie)
         ↓                                          ↓
    1 Schock              wiedereinsetzender
    Unterbrechungen       Spontankreislauf
    minimieren  ⚡
         ↓                       ↓                  ↓
    CPR sofort für 2 min    sofortige Behandlung    CPR sofort für 2 min
    weiterführen,           • ABCDE-Methode         weiterführen,
    Unterbrechungen           anwenden              Unterbrechungen
    minimieren              • Ziel-SpO₂: 94–98%     minimieren
                            • Ziel: Normokapnie
                            • 12-Kanal EKG
                            • Ursache des Kreislaufstillstands
                              behandeln
                            • Temperaturkontrolle
```

Während CPR
- CPR hoher Qualität sichern: Frequenz, Tiefe, Entlastung
- Unterbrechungen der Thoraxkompression minimieren
- Sauerstoff geben
- Kapnographie verwenden
- Thoraxkompressionen ohne Unterbrechung, wenn der Atemweg gesichert ist
- Gefäßzugang (intravenös oder intraossär)
- Adrenalin alle 3–5 min
- Amiodaron nach 3. Schock

Reversible Ursachen behandeln
Hypoxie
Hypovolämie
Hypo-/Hyperkaliämie/metabolisch
Hypo-/Hyperthermie
Herzbeuteltamponade
Intoxikation
Thrombose (kardial oder pulmonal)
Spannungspneumothorax

Erwägen
- Ultraschalluntersuchung
- Verwendung mechanischer Reanimationsgeräte für Transport oder weitere Behandlung
- Koronarangiografie und perkutane Coronar Intervention (PCI)
- extrakorporale CPR

Abb. 21.3 Advanced Life Support. ALS-Algorithmus.
CPR = kardiopulmonale Reanimation
EKG = Elektrokardiografie
PCI = perkutane koronare Intervention
VF = ventrikuläre Fibrillation
VT = ventrikuläre Tachykardie
(Quelle: ® German Resuscitation Council (GRC) und Austrian Resuscitation Council (ARC) 2015. Soar, J., Nolan, J., Böttiger, B. et al. Erweiterte Reanimationsmaßnahmen für Erwachsene („adult advanced life support"). Kapitel 3 der Leitlinien zur Reanimation 2015 des ERC. Notfall Rettungsmed (2015) 18: 770. doi:10.1007/s10049-015-0085-x)

Zum anderen hat die Kapnografie im Rahmen der Reanimation noch weitere wesentliche Vorteile. Sie dient der Kontrolle der Effektivität der Herzdruckmassagen, der Vermeidung der Hyperventilation und dem Monitoring der Beatmung, der Prognoseerstellung während der laufenden Reanimation und der Detektion des ROSC. Durch das Monitoring des etCO$_2$ können Rückschlüsse auf das Cardiac Output und den pulmonalen Blutfluss gezogen werden. Der etCO$_2$ spiegelt dabei die Pumpleistung des rechten Ventrikels Richtung Pulmonalstrombahn wider. Dies gilt natürlich nur bei gleichbleibenden Atemminutenvolumina. Es können aber auch bei gleichbleibenden Kreislaufverhältnissen Rückschlüsse auf die Beatmung gezogen werden. Eine Hyperventilation sollte während einer Reanimation und in der Postreanimationsphase unbedingt vermieden werden. Des Weiteren gibt es Hinweise, dass ein persistierend niedriger etCO$_2$ von weniger als 10 mmHg nach mehr als 20 min dauernden Reanimationsmaßnahmen eher ein Marker für eine schlechte Prognose der Reanimationsbemühungen ist. Dies ist aber abhängig von den individuellen Umständen wie Ursache des Herz-Kreislauf-Stillstands, Liegedauer, Laienreanimation usw. Steigt während der laufenden Reanimation der etCO$_2$ bei gleichbleibender Qualität der Herzdruckmassagen an, so ist dies ein Hinweis für einen ROSC. Die Reanimation sollte aber nicht unterbrochen, sondern bis zur nächsten Rhythmusanalyse fortgeführt werden. Einzig die evtl. anstehende nächste Applikation von Adrenalin sollte bis nach der nächsten Rhythmusanalyse aufgeschoben werden [244].

21.5.4 Zu Frage 4

Frage 4

Was sind die reversiblen Ursachen eines Herz-Kreislauf-Stillstands? Anhand welches Akronyms sind diese zu erarbeiten?
1. 4 Hs und HITS
2. 3 Ts und 5 Hs
3. HITS und 3 Ts
4. 4 Hs und 3 Ts

▶ **Erläuterung.** Die häufigste Ursache für einen Herz-Kreislauf-Stillstand außerhalb der Klinik im Erwachsenenalter ist eine akute kardiologische Erkrankung. Trotz dieser Tatsache sollte man während einer Reanimation aktiv über die reversiblen Ursachen eines Herz-Kreislauf-Stillstands nachdenken und diese im Team kommunizieren. Wird eine dieser Ursachen als hochwahrscheinlicher Auslöser des Herz-Kreislauf-Stillstands identifiziert, sollte diese Ursache aggressiv therapiert und die Reanimation bis zur Behandlung der reversiblen Ursache fortgesetzt werden. Im Detail sollten folgende reversiblen Ursachen in Betracht gezogen werden:
- **H**: Hypoxie
- **H**: Hypovolämie
- **H**: Hyper- bzw. Hypokaliämie bzw. metabolische Ursache
- **H**: Hypo- bzw. Hyperthermie
- **H**: Herzbeuteltamponade
- **I**: Intoxikation
- **T**: thromboembolisches Ereignis kardial bzw. pulmonal
- **S**: Spannungspneumothorax

Aus den Anfangsbuchstaben dieser reversiblen Ursachen leiten sich die Akronyme „4 Hs und HITS" ab. Viele diese reversiblen Ursachen sind selten, manche sind häufigere Ursachen eines Herz-Kreislauf-Stillstands.

Einige der reversiblen Ursachen können außerhalb der Klinik nur schwer oder gar nicht therapiert werden. In dieser Situation kann sich unter Umständen der Transport unter Reanimation in eine Klinik anbieten. Jedoch müssen dabei neben der Ursache auch immer noch andere Faktoren wie Reanimationsdauer, Alter des Patienten, Vorerkrankungen und Weitere mit in die Entscheidungsfindung einbezogen werden. Der Transport unter Reanimation sollte daher auch eher der Ausnahmefall bleiben.

In dem geschilderten Fall wurde eine Hyperkaliämie aufgrund eines akuten Nierenversagens als Ursache des Herz-Kreislauf-Stillstands vermutet. Eine ursächliche Therapie ist außerhalb der Klinik aber nicht möglich. In der Periarrest-Situation gibt es jedoch verschiedene Behandlungsansätze, die evtl. auch während der Reanimation eingesetzt werden können. Diese Behandlungsansätze sind in ▶ Abb. 21.4 dargestellt [245].

Fall 21

- Untersuchung nach dem ABCDE-Schema
- 12-Kanal-EKG und Rhythmusüberwachung bei einem Serum-Kaliumspiegel von >6,5 mmol/l
- Pseudohyperkaliämie ausschließen
- empirische Therapie von Arrhythmien bei Verdacht auf Hyperkaliämie

leicht
K^+ 5,5–5,9 mmol/l
Ursache und Behandlungsnotwendigkeit bedenken

mittel
K^+ 6,0–6,4 mmol/l
Behandlung je nach klinischem Bild, EKG und Geschwindigkeit des K^+-Anstiegs

schwer
K^+ > 6,5 mmol/l
Notfallbehandlung angezeigt

Expertenhilfe anfordern!

EKG-Veränderungen?
- spitze T-Wellen
- flache oder fehlende P-Welle
- breiter QRS-Komplex
- Sinuswelle
- Bradykardie
- ventrikuläre Tachykardie

nein / ja

kardiale Protektion

i.V. Kalzium
10 ml Kalziumchlorid 10 %
oder 30 ml Kalziumglukonat 10 % i.v.
- großlumiger i.v. Zugang, Gabe über 5–10 min
- EKG wiederholen
- erwäge erneute Gabe nach 5 min bei fortbestehenden EKG-Veränderungen

Kaliumverschiebung nach intrazellulär

Insulin-Glukose-Infusion
25 g Glukose mit 10 Einheiten Altinsulin über 15 min i.v.
25 g Glukose = 50 ml Glukoselösung 50 % oder 125 ml Glukoselösung 20 %

Cave Hypoglykämie

Salbutamol-Vernebelung 10–20 mg

Kaliumelimination aus dem Körper

erwäge **Kalzium-Resonium**
4 x 15 g/d oral oder 2 x 30 g/d p.r.

erwäge **Dialyse**

Expertenhilfe!

Kaliumspiegel und Blutglukose überwachen

Serumkalium und Blutglukose überwachen

K^+ > 6,5 mmol/l trotz medikamentöser Therapie

Vorbeugung

bedenke die Ursachen der Hyperkaliämie und verhindere Wiederauftreten

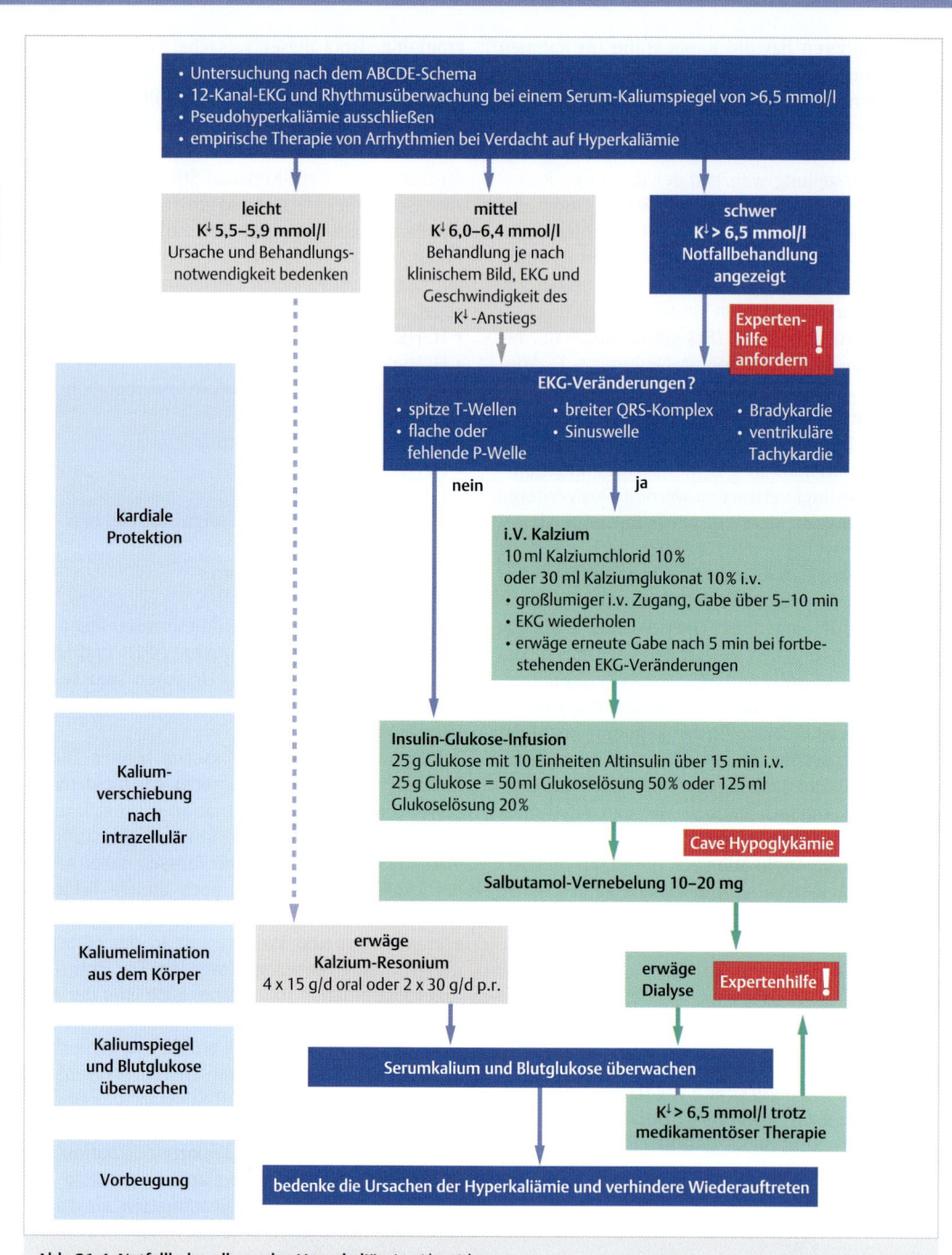

Abb. 21.4 Notfallbehandlung der Hyperkaliämie. Algorithmus.
EKG = Elektrokardiografie
i. v. = intravenös
K^+ = Kaliumkonzentration
p. r. = per rectum
(Quelle: ® German Resuscitation Council (GRC) und Austrian Resuscitation Council (ARC) 2015. Truhlář, A., Deakin, C., Soar, J. et al. Kreislaufstillstand in besonderen Situationen. Kapitel 4 der Leitlinien zur Reanimation 2015 des ERC. Notfall Rettungsmed (2015) 18: 833. doi:10.1007/s10049-015-0096-7)

21.5.5 Zu Frage 5

Frage 5

Welches ist das geeignetste Transportmittel zum Transport des Patienten durch den Treppenraum?
1. Bergetuch
2. Schaufeltrage oder Spineboard
3. DIN-Trage

▶ **Erläuterung.** Diese Frage ist sicherlich nicht pauschal zu beantworten und hängt sehr von den lokalen Gegebenheiten ab. Idealerweise sollte der Patient auf einer Fahrtrage in Richtung RTW transportiert werden. Dies funktioniert aber nur, wenn ein entsprechend geräumiger Fahrstuhl vorhanden ist. Falls dieser Weg nicht möglich sein sollte, muss der Transport auf einem anderen Weg geplant werden. Dabei sind eine genaue Planung und die Kommunikation im Team besonders wichtig.

Bei dem im obigen Fall geschilderten Patienten und Prozedere bot sich der Transport auf einem Bergetuch nicht an, da damit eine ausreichende Stabilität für den Transport eines beatmeten und mittels automatischen Thoraxkompressionssystems reanimierten Patienten nicht ausreichend schien. Für einen suffizienten Einsatz des Thoraxkompressionssystems und einen sicheren Transport des Patienten ist die Abwägung der verschiedenen Transportmittel erforderlich. Häufig bietet sich in einem solchen Fall das Spineboard oder die Schaufeltrage an. Bei der Entscheidung für ein Transportmittel sind auch die vorhandenen Personalreserven und die zu überwindende Strecke mit in Betracht zu ziehen.

Merke

Auf jeden Fall ist für den Transport durch das Treppenhaus ein erhöhter Personalbedarf mitzubedenken. Entsprechend sind weitere Rettungsmittel rechtzeitig nachzualarmieren.

21.6 Literatur

[243] Perkins GD, Handley AJ, Koster RW et al. Basismaßnahmen zur Wiederbelebung Erwachsener und Verwendung automatisierter externer Defibrillatoren – Kapitel 2 der Leitlinien zur Reanimation 2015 des European Resuscitation Council. Notfall Rettungsmed 2015; 18: 748–769

[244] Soar J, Nolan JP, Böttiger BW et al. Erweiterte Reanimationsmaßnahmen für Erwachsene („adult advanced life support") – Kapitel 3 der Leitlinien zur Reanimation 2015 des European Resuscitation Council. Notfall Rettungsmed 2015; 18: 770–832

[245] Truhlář A, Deakin CD, Soar J et al. Kreislaufstillstand in besonderen Situationen – Kapitel 4 der Leitlinien zur Reanimation 2015 des European Resuscitation Council. Notfall Rettungsmed 2015; 18: 833–903

22 Fall 22: Intoxikation in Sozialunterkunft

Holger Maurer, Stephan Seewald

22.1 Einsatzbeschreibung

In vielen Städten werden Personen ohne festen Wohnsitz Schlafplätze von karitativen Organisationen oder den Kommunen zur Verfügung gestellt, um eine beheizte Unterkunft anzubieten sowie vor Kriminalität zu schützen. Dieser Fall ereignet sich in einem Wohnheim mit Schlafplätzen für 33 wohnungslose Männer mit insgesamt 9 Räumen. Das Wohnheim ist rund um die Uhr geöffnet und steht ohne Voranmeldung oder Registrierung zur Verfügung. Die Betreuung übernimmt nachts ein Mitarbeiter im freiwilligen sozialen Jahr bzw. im Bundesfreiwilligendienst. Wiederholt kam es in dieser Einrichtung zu Zwischenfällen mit Alkohol und Drogen.

Bei einem Rundgang fällt dem genannten Mitarbeiter auf, dass mehrere Männer nicht mehr ansprechbar sind. Es erfolgt unmittelbar der Notruf.

Der Fall

Einsatzstichwort
Unklarer Notfall, bewusstlose Person.

Einsatzdaten
- Uhrzeit: 21:46 Uhr
- Einsatzort: Wohnheim für wohnungslose Männer
- alarmierte Fahrzeuge: RTW und NEF

Frage 1

Welche weiteren Einsatzkräfte würden Sie alarmieren?
1. keine weiteren, da vorerst die Sichtung durch den Notarzt abgewartet werden sollte
2. den leitenden Notarzt
3. einen weiteren RTW
4. mehrere RTW, ein NEF sowie den leitenden Notarzt

Die Lösungen (und Erläuterungen) dieses Falles finden Sie weiter hinten in diesem Kapitel (S. 228) oder über den folgenden QR-Code.

Abb. 22.1 QR-Code zu den Lösungen.

22.2 Lagemeldung des ersteintreffenden Rettungswagens

Der RTW ist nach kurzer Zeit vor Ort (Alarm 21:46 Uhr; Eintreffen 21:50 Uhr). Die Besatzung wird von dem sehr aufgeregten Mitarbeiter eingewiesen. Dieser berichtet, dass das Wohnheim aktuell deutlich überbelegt sei und bei seinem letzten Rundgang einige Personen in verschiedenen Räumen nicht mehr ansprechbar gewesen seien. Insgesamt berichtet er von mindestens 5 betroffenen Personen.

Der Notfallsanitäter des RTW gibt unmittelbar eine Rückmeldung an die Leitstelle.

22.3 Erste Maßnahmen am Unfallort

Bei Ankunft des Notarztes (Alarm 21:46 Uhr; Eintreffen 21:54 Uhr) zeigt sich eine chaotische Situation in einem völlig überfüllten Wohnheim. In einem Raum wird eine Person vom Rettungsdienst beatmet, im Flur und in den anderen Räumen liegen weitere Personen. Es ist nicht unmittelbar zu erkennen, welche dieser Personen einer medizinischen Versorgung bedürfen. Mehrere Bewohner sind zudem sehr agitiert und aggressiv, es kommt vereinzelt zu Auseinandersetzungen mit der ebenfalls mitalarmierten Polizei.

22.3 Erste Maßnahmen

Frage 2

Welche Vergiftungen sollten Sie in dieser Situation besonders bedenken, da sie auch für die Helfer eine Gefährdung darstellen können?

1. Alkoholintoxikation
2. Drogenintoxikation
3. Kohlenmonoxidvergiftung
4. Intoxikation mit Insektiziden
5. Es gibt bisher keinen Anhalt für bestimmte Vergiftungen.

Frage 3

Welche Maßnahme würden Sie zuerst durchführen?

1. Unterstützung der Behandlung des beatmeten Patienten
2. ausführliche Anamnese mit dem anwesenden Mitarbeiter
3. Sichtung aller Patienten und Rückmeldung an die Leitstelle
4. Abstimmung mit dem auf der Anfahrt befindlichen leitenden Notarzt zum weiteren Vorgehen
5. Information der Giftnotrufzentrale

Unverzüglich erfolgt eine Sichtung der betroffenen Patienten mit kurzer klinischer Untersuchung nach dem ABCDE-Schema durch den ersteintreffenden Notarzt:

- **Patient 1:** Spontanatmung, keine Zyanose, peripherer Puls gut tastbar, somnolent; Sichtungskategorie Gelb
- **Patient 2:** Spontanatmung, keine Zyanose, peripherer Puls gut tastbar, somnolent; Sichtungskategorie Gelb
- **Patient 3:** einliegender Larynxtubus, assistierte Beatmung durch den Notfallsanitäter des ersteintreffenden RTW, peripherer Puls tastbar, komatös; Sichtungskategorie Rot
- **Patient 4:** Spontanatmung, keine Zyanose, peripherer Puls gut tastbar, soporös; Sichtungskategorie Gelb
- **Patient 5:** Spontanatmung, keine Zyanose, desorientiert, sehr agitiert und aggressiv; Sichtungskategorie Gelb

Etliche weitere Personen werden ebenfalls gesichtet und als Nichtbetroffene erkannt. Eine entsprechende Rückmeldung erfolgt an die Leitstelle.

Bei begrenzten Ressourcen fokussiert der Notarzt seine weitere Behandlung auf Patient 3 und delegiert die Betreuung der anderen Patienten an das nach und nach eintreffende Rettungsfachpersonal. Er macht dem alsbald eintreffenden leitenden Notarzt eine Übergabe.

Es handelt sich bei Patient 3 um einen jungen Mann in ungepflegtem Allgemeinzustand, der in der Küche neben einigen leeren Bierflaschen liegt. Erbrochenes ist zu erkennen. Bei unregelmäßiger Bradypnoe sowie dem Verdacht auf massive Aspiration und initiale Hypoxie (SpO_2 74 %) ist der Patient bereits von dem Notfallsanitäter des ersteintreffenden RTW mit einem Larynxtubus versorgt worden und wird jetzt assistiert mit einer FiO_2 von 1,0 mittels Demand-Ventil beatmet.

Der Fall

Erstbefunde
- Person männlich, ca. 30 Jahre alt
- A: einliegender Larynxtubus mit deutlicher Leckage
- B: assistierte Beatmung (FiO_2 1,0, SpO_2 87 %, Zyanose, beidseits grobblasige Rasselgeräusche, hohe Beatmungsdrücke notwendig, seitengleiche Thoraxexkursionen)
- C: RR 125/90 mmHg, Herzfrequenz 86/min, Rekapillarisierungszeit weniger als 2 s; Etablieren eines peripheren Zugangs bisher nicht möglich
- D: Patient komatös, Pupillen isokor und weit, keine Lichtreaktion, Blutzuckerspiegel 114 mg/dl
- E: grob orientierend keine äußeren Verletzungen, Patient ist schweißnass und warm, hat erbrochen und eingestuhlt

Sowohl oral als auch durch den Larynxtubus ist massiv Mageninhalt abzusaugen. Die Kreislaufsituation ist stabil.

Frage 4

Wie würden Sie mit dem einliegenden Larynxtubus umgehen?
1. Belassen
2. entfernen und eine endotracheale Intubation durchführen
3. entfernen und replatzieren
4. entfernen und Larynxmaske einlegen
5. entfernen und Beutel-Masken-Beatmung durchführen

Es wird entschieden, den Patienten bei insuffizienter Atmung, fehlenden Schutzreflexen und Aspiration zu intubieren. Um ihn mit einer Infusion und den für die Intubation notwendigen Medikamenten versorgen zu können, muss ein Zugangsweg geschaffen werden. Die Anlage eines periphervenösen Zugangs gestaltet sich auch für den Notarzt frustran, sodass dieser die Etablierung eines intraossären Zugangs anstrebt.

Frage 5

In welchen Zielstrukturen kann die Etablierung eines intraossären Zugangs erfolgen?
1. proximale Tibia
2. distale Tibia
3. proximaler Humerus
4. Sternum
5. alle genannten

Frage 6

Wie gehen Sie vor, wenn Sie einen intraossären Zugang etablieren möchten?
1. Einleitung einer Narkose, sterile Abdeckung der Punktionsstelle nach ausreichender Desinfektion, Punktion unter streng sterilen Kautelen
2. Hautdesinfektion, Punktion
3. bei frustranem Punktionsversuch wiederholte Punktion am selben Knochen
4. niemals Verwendung von Lokalanästhesie, um eine allergische Reaktion zu vermeiden

Der Notarzt etabliert einen intraossären Zugang in der Tibia rechts. Ein Notfallsanitäter bereitet die endotracheale Intubation vor.

22.4 Atemwegssicherung und Notfallnarkose

Frage 7

Welche Maßnahmen würden Sie in diesem Fall vor der endotrachealen Intubation durchführen?
1. keine weiteren Maßnahmen erforderlich
2. Entfernung des Larynxtubus, Präoxygenierung mit dichtsitzender Maske für 3–5 min, dann endotracheale Intubation
3. Herstellen einer Absaugbereitschaft, Einleitung einer Narkose, Entfernung des Larynxtubus und endotracheale Intubation
4. Entfernung des Larynxtubus, Beutel-Masken-Beatmung für 3–5 min, dann endotracheale Intubation

Der Notarzt leitet mit Fentanyl, Propofol und Succinylcholin eine Narkose ein. Die endotracheale Intubation gestaltet sich bei ausgeprägter Schwellung des Pharynx und der Epiglottis schwierig. Sie gelingt allerdings im 3. Versuch (nach verbesserter Lagerung und Wahl eines kleineren Tubus; eine Videolaryngoskopie steht nicht zur Verfügung) mit intermittierender Beutel-Masken-Beatmung. Die Tubuslage wird auskultatorisch und kapnografisch verifiziert. Die Narkose wird mit Propofolboli aufrechterhalten.

Frage 8

Welche alternativen Atemwegsverfahren stehen Ihnen zur Verfügung, wenn die endotracheale Intubation nicht erfolgreich ist?
1. erneute Einlage des Larynxtubus
2. Beutel-Masken-Beatmung
3. chirurgischer Atemweg, Koniotomie
4. Einlage einer Larynxmaske
5. alle genannten

Der Notarzt interpretiert die Mydriasis sowie die erhöhte Schweißproduktion im Sinne einer sympathoadrenergen Stimulation. Auf Befragen der anderen Bewohner des Männerwohnheims stellt sich heraus, dass diese gemeinsam eine flüssige Designerdroge, die sie als „Gülle" bezeichnen, „ausprobiert" haben. Über deren Zusammensetzung ist zunächst nichts bekannt. In der Brieftasche des Patienten findet sich eine stationäre Einweisung vom Vortag bei eitriger Pneumonie.

Frage 9
Wie lautet Ihre Verdachtsdiagnose?
1. akute Alkoholintoxikation
2. Zustand nach generalisiertem Krampfanfall mit postiktaler Bewusstlosigkeit
3. Drogenintoxikation
4. allergischer Schock
5. Sepsis, Pneumonie bzw. Aspirationspneumonie

Die Polizei teilt dem Notarzt Erkenntnisse mit, wonach im betroffenen Männerwohnheim in den letzten Wochen verstärkt metamphetaminhaltige Drogen konsumiert worden seien (▶ Abb. 22.2).

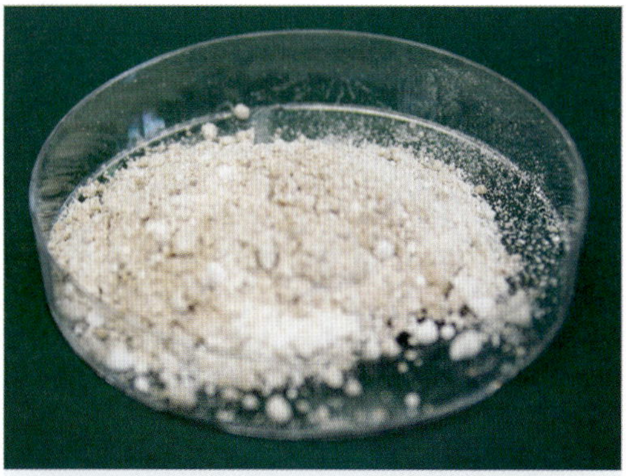

Abb. 22.2 Reines Amphetamin mit kleinen Klümpchen. Amphetamine werden meist in Pulverform gehandelt. (Quelle: Scherbaum N, Das Drogentaschenbuch. 5. Aufl. Stuttgart: Thieme; 2016)

Frage 10
Angenommen, es handele sich um eine Metamphetaminintoxikation – welche Symptome halten Sie für untypisch?
1. Herzrhythmusstörungen
2. initialer Blutdruckanstieg
3. Hypothermie mit Kältezittern
4. epileptischer Anfall
5. paranoide Wahnvorstellungen

Der leitende Notarzt hat inzwischen alle behandlungsbedürftigen Patienten allokiert und Versorgung sowie Transport veranlasst. Nach Rücksprache mit dem leitenden Notarzt wird für den Patienten 3 die Voranmeldung auf einer Intensivstation der nahegelegenen Klinik der Maximalversorgung getätigt.

Während das Rettungsfachpersonal den Transport vorbereitet, informiert sich der Notarzt telefonisch bei der Giftnotrufzentrale über Intoxikationen mit flüssigen Metamphetaminen sowie das weitere therapeutische Vorgehen. Die Giftnotrufzentrale gibt an, dass in der Regel keine spezifische Therapie erforderlich sei und dass sich die Vigilanz in den nächsten Stunden bessern werde.

Merke
Die Giftnotrufzentralen sind rund um die Uhr erreichbar und sollten bei jeder relevanten Vergiftung (außer Alkohol) direkt oder über die Leitstelle kontaktiert werden. Diese Informationen entbinden den Notarzt aber nicht von seiner Gesamtverantwortung gegenüber dem Patienten.

22.5 Transport und Übergabe

Nach Narkoseeinleitung und auf dem Transport wird der Patient unter wiederholten Propofolgaben hypotensiv. Unter Applikation von Noradrenalin (mehrere Boli zu je 10 µg) stabilisiert sich die kardiopulmonale Situation des Patienten und es erfolgt die Übergabe im Eingriffsraum der internistischen Intensivstation.

Der Fall

Übergabebefund
- **A:** einliegender endotrachealer Tubus (6,5 mm)
- **B:** kontrollierte Beatmung (FiO$_2$ 1,0), SpO$_2$ 93 %, etCO$_2$ 38 mmHg, seitengleiches Atemgeräusch mit leichten feuchtblasigen Rasselgeräuschen, seitengleiche Thoraxexkursionen
- **C:** RR 95/60 mmHg, Herzfrequenz 97/min, Rekapillarisierungszeit weniger als 2 s
- **D:** narkotisiert, Pupillen isokor und weit, keine Lichtreaktion
- **E:** kein Anhalt für äußere Verletzungen

22.6 Innerklinischer Verlauf

Bei Aufnahme auf die Intensivstation ist der Patient intubiert, kontrolliert beatmet, kreislaufstabil und sediert. Es werden ein arterieller Katheter sowie ein zentralvenöser Zugang etabliert. Die intraossäre Nadel wird entfernt. Bei stattgehabter Aspiration wird eine Bronchoskopie mit Gewinnung mikrobiologischer Proben durchgeführt und es wird eine kalkulierte Antibiotikatherapie begonnen. Der Patient entwickelt in den Folgetagen ein dialysepflichtiges Nierenversagen und ein akutes Leberversagen. Erst nach langwierigem Intensiv- und Krankenhausaufenthalt kann er ohne wesentliche Beeinträchtigung und ohne neurologische Schäden wieder entlassen werden.

22.7 Zusammenfassung des Einsatzes

Fazit

Retrospektiv handelt es sich um eine Intoxikation mit einem erheblich verunreinigten Metamphetaminderivat, das in einem illegalen Kleinlabor aus frei verkäuflichen Medikamenten gegen allergische Rhinitis (die Pseudoephedrin als Bestandteil umfassen) „selbstgebraut" worden war. Der komplikative Verlauf ist dabei nicht nur auf die Droge an sich, sondern auch auf die erheblichen Verunreinigungen zurückzuführen. In den meisten Fällen liegt das Metamphetamin kristallisiert (als Crystal Meth) in fester Form vor; die im geschilderten Fall genutzte flüssige Form ist eher untypisch. Die regionale Verteilung des Metamphetaminabusus ist in Deutschland sehr heterogen.

22.8 Lösungen und Erläuterungen zu Fall 22

22.8.1 Zu Frage 1

Frage 1

Welche weiteren Einsatzkräfte würden Sie alarmieren?
1. keine weiteren, da vorerst die Sichtung durch den Notarzt abgewartet werden sollte
2. den leitenden Notarzt
3. einen weiteren RTW
4. mehrere RTW, ein NEF sowie den leitenden Notarzt

▶ **Erläuterung.** Aus der Schilderung des Mitarbeiters wird deutlich, dass es sich um ein Ereignis mit mehreren erkrankten Personen handelt (vermutlich mindestens 5). Bereits an dieser Stelle sollte eine Rückmeldung an die Leitstelle erfolgen, damit diese entsprechend den lokalen Vorgaben (Alarm- und Ausrückeordnung bzw. MANV-Plan [Plan bei Massenanfall von Verletzten]) weitere Kräfte alarmieren kann. Bei mehreren kritisch kranken Patienten ist neben der Alarmierung weiterer RTW auch ein 2. Notarzt erforderlich. Je nach örtlichen Strukturen sollten auch ein leitender Notarzt sowie ein organisatorischer Leiter alarmiert werden, um die medizinischen Maßnahmen sowie den Transport der Patienten zu koordinieren.

22.8.2 Zu Frage 2

Frage 2

Welche Vergiftungen sollten Sie in dieser Situation besonders bedenken, da sie auch für die Helfer eine Gefährdung darstellen können?
1. Alkoholintoxikation
2. Drogenintoxikation
3. Kohlenmonoxidvergiftung
4. Intoxikation mit Insektiziden
5. Es gibt bisher keinen Anhalt für bestimmte Vergiftungen.

▶ **Erläuterung.** Zwar sollte beim Betreten einer Einsatzstelle immer strukturiert nach möglichen Gefahren gesucht werden. Die notwendige Abarbeitung des Einsatzgeschehens erfordert aber auch, nicht plausible Gefahren zügig auszuschließen. Für eine Intoxikation mit Insektiziden oder Kohlenmonoxid gibt es im vorliegenden Fall keinen Anhalt.

Das Auftreten mehrerer Erkrankter (5 Personen) in einer Gruppe (mehr als 30 Personen), von der jedoch nicht alle betroffen sind, spricht für eine Intoxikation, in diesem Fall mit Drogen (und ggf. Alkohol). Allerdings können auch vermeintlich „harmlose" Vergiftungen mit Alkohol oder Drogen durch die veränderte Sinneswahrnehmung und Stimmung der Patienten zu einer Gefährdung für die Helfer werden. Es kann zu gewalttätigen Übergriffen durch Patienten und insbesondere auch durch meist ebenfalls alkoholisierte Dritte kommen. Aus diesem Grunde wird bei Einsätzen an besonderen Einsatzorten, wie in diesem Fall, die Polizei regelhaft zur Unterstützung und zum Schutz des eingesetzten Rettungsdienstpersonals mitalarmiert. Sollte dies nicht der Fall sein, muss rasch über eine Nachforderung entschieden werden.

Merke
Vor dem Betreten jedes Einsatzorts immer eine Eigengefährdung ausschließen.

22.8.3 Zu Frage 3

Frage 3
Welche Maßnahme würden Sie zuerst durchführen?
1. Unterstützung der Behandlung des beatmeten Patienten
2. ausführliche Anamnese mit dem anwesenden Mitarbeiter
3. Sichtung aller Patienten und Rückmeldung an die Leitstelle
4. Abstimmung mit dem auf der Anfahrt befindlichen leitenden Notarzt zum weiteren Vorgehen
5. Information der Giftnotrufzentrale

▶ **Erläuterung.** Bei einem MANV übernimmt der ersteintreffende Notarzt bis zum Eintreffen des leitenden Notarztes die Funktion des leitenden Notarztes. Für die weitere Struktur des Einsatzes und die Priorisierung der medizinischen Hilfe bei anfangs nicht ausreichenden Ressourcen ist es elementar, dass der ersteintreffende Notarzt (nach erfolgter Lagemeldung an die Leitstelle) unverzüglich mit einer Sichtung aller Patienten beginnt. Erst nach einer qualifizierten Rückmeldung des Sichtungsergebnisses sind eine bedarfsgerechte Nachalarmierung der benötigten Kräfte sowie der Beginn der individualmedizinischen Versorgung möglich. Mit Ankunft des bestellten leitenden Notarztes am Einsatzort übergibt der ersteintreffende Notarzt die Einsatzstelle und untersteht ab sofort den Weisungen des leitenden Notarztes.

22.8.4 Zu Frage 4

Frage 4
Wie würden Sie mit dem einliegenden Larynxtubus umgehen?
1. Belassen
2. entfernen und eine endotracheale Intubation durchführen
3. entfernen und replatzieren
4. entfernen und Larynxmaske einlegen
5. entfernen und Beutel-Masken-Beatmung durchführen

▶ **Erläuterung.** Offensichtlich war der Patient mit dem Larynxtubus nicht effektiv zu beatmen. Mithin musste der Atemweg anders gesichert werden. Da der Patient erbrach und weiter aspirierte, war eine Beutel-Masken-Beatmung sicherlich nicht die Lösung (allenfalls kurzfristig während der Vorbereitung der Intubation). Ob das Replatzieren (z. B. mit Wahl des nächstgrößeren Larynxtubus) oder die Wahl einer Larynxmaske oder einer anderen supraglottischen Atemwegshilfe erfolgreich sein würde, darüber lässt sich nur spekulieren. Es kommt aber in jedem Fall zu einer weiteren Manipulation der Atemwege und der Aspirationsschutz ist weiterhin mäßig.

Die Frage nach der optimalen Atemwegslösung lässt sich nur nach Kenntnis der Ausstattung des NEF und der Erfahrung des Notarztes beantworten. Es ist aber davon auszugehen, dass ein Patient, der massiv aspiriert hat, von der Intubation als dem Goldstandard der Atemwegssicherung profitiert.

Grundsätzlich wird das längerfristige Belassen eines gut einliegenden Larynxtubus (Transport? Schockraum? Initial auf der Intensivstation?) durchaus kritisch diskutiert. So kann der Larynxtubus wie auch andere extraglottische Atemwegshilfen zunehmende Schleimhautschwellungen oral, an der Zunge und z. B. im Pharynx bedingen. Diese können eine spätere endotracheale Intubation zu einer Herausforderung werden lassen. Wenn aber der in der Intubation weniger erfahrene Notarzt den gut funktionierenden Larynxtubus gegen eine nicht funktionierende Intubation eintauscht, ist er in die klassische Falle getappt, nach der Patienten nicht an der fehlenden Intubation, sondern an der fehlenden Beatmung versterben können.

22.8.5 Zu Frage 5

> **Frage 5**
>
> In welchen Zielstrukturen kann die Etablierung eines intraossären Zugangs erfolgen?
> 1. Proximale Tibia
> 2. distale Tibia
> 3. proximaler Humerus
> 4. Sternum
> 5. alle genannten

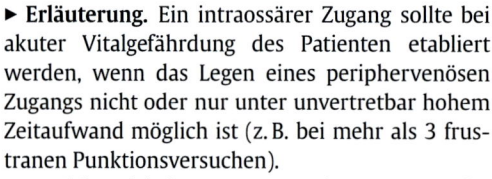

▶ **Erläuterung.** Ein intraossärer Zugang sollte bei akuter Vitalgefährdung des Patienten etabliert werden, wenn das Legen eines periphervenösen Zugangs nicht oder nur unter unvertretbar hohem Zeitaufwand möglich ist (z. B. bei mehr als 3 frustranen Punktionsversuchen).

In Abhängigkeit vom verwendeten System für die Etablierung des intraossären Zugangs werden unterschiedliche Punktionsstellen empfohlen (▶ Abb. 22.3). Für die am meisten verbreitete EZ-IO werden beispielsweise ein Punktionsort 1–2 cm medial und kaudal der Tuberositas tibiae sowie das Tuberculum majus des Humerus beim innenrotierten Arm empfohlen. Als alternativer Zugangsort steht der Malleolus medialis (distale Tibia) zur Verfügung. Für Kinder kann auch das distale Femur verwendet werden. Mit dem F.A.S.T.-System kann eine Punktion des Sternums erfolgen.

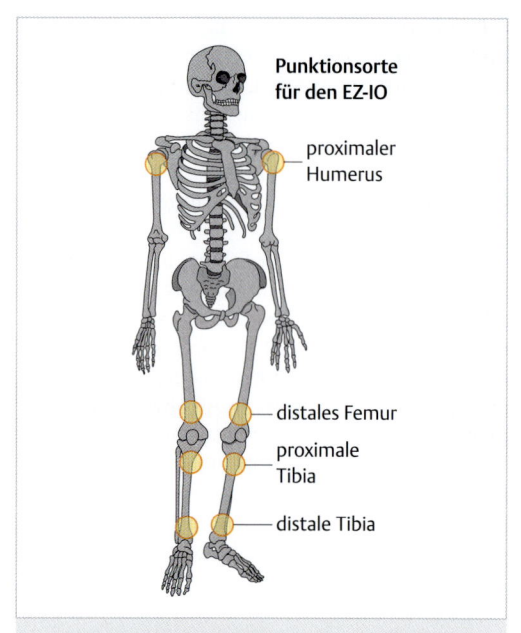

Abb. 22.3 Mögliche Punktionsstellen für einen intraossären Zugang. Übersicht. (Quelle: Müller S, Memorix Notfallmedizin. 10. Aufl. Stuttgart: Thieme; 2017)

> **Cave**
>
> Es ist dabei zu bedenken, dass bei Patienten mit drohendem oder manifestem Kreislaufstillstand die sternale Punktion mit den Herzdruckmassagen interferiert.

22.8.6 Zu Frage 6

> **Frage 6**
>
> Wie gehen Sie vor, wenn Sie einen intraossären Zugang etablieren möchten?
> 1. Einleitung einer Narkose, sterile Abdeckung der Punktionsstelle nach ausreichender Desinfektion, Punktion unter streng sterilen Kautelen
> 2. Hautdesinfektion, Punktion
> 3. bei frustranem Punktionsversuch wiederholte Punktion am selben Knochen
> 4. niemals Verwendung von Lokalanästhesie, um eine allergische Reaktion zu vermeiden

▶ **Erläuterung.** Der intraossäre Zugang ist eine Notfallmaßnahme, die nur dann durchgeführt werden sollte, wenn ein periphervenöser Zugang nicht oder nur mit einem unvertretbar hohen Zeitaufwand etabliert werden kann. Daher erfolgt die Punktion hygienisch (ausreichende Hautdesinfektion unter Beachtung der Einwirkzeit), aber nicht steril (mehrfaches Abwaschen, Abdecktuch, sterile Handschuhe). Die Punktion selbst wird von wachen Patienten meist nur als wenig schmerzhaft erlebt. Es kann eine Lokalanästhesie der Haut und des Periosts erfolgen. Schmerzhaft ist insbesondere die erste Injektion mit Aufdehnung des Markraums. Daher sollte beim bewusstseinsklaren Patienten vor dem Freispülen des Markraums die Injektion von Lokalanästhetika erfolgen (z. B. 1–2 ml Lidocain 1 %).

> ⚠ **Cave**
> Nach einem frustranen Punktionsversuch sollte nicht wiederholt am selben Knochen punktiert werden, um ein Paravasat zu vermeiden.

22.8.7 Zu Frage 7

Frage 7
Welche Maßnahmen würden Sie in diesem Fall vor der endotrachealen Intubation durchführen?
1. keine weiteren Maßnahmen erforderlich
2. Entfernung des Larynxtubus, Präoxygenierung mit dichtsitzender Maske für 3–5 min, dann endotracheale Intubation
3. Herstellen einer Absaugbereitschaft, Einleitung einer Narkose, Entfernung des Larynxtubus und endotracheale Intubation
4. Entfernung des Larynxtubus, Beutel-Masken-Beatmung für 3–5 min, dann endotracheale Intubation

▶ **Erläuterung.** Absaugbereitschaft ist zwingend herzustellen; sie sollte bereits bei der vorherigen Einlage des Larynxtubus etabliert gewesen sein. Der Patient sollte vor der Intubation möglichst gut präoxygeniert gewesen sein. Da er insuffizient atmete, musste er dabei auch zumindest assistiert beatmet werden. Nun schien einerseits der Larynxtubus nicht ausreichend dicht abzuschließen und der Patient hatte erbrochen und wohl aspiriert. Es war aber andererseits damit zu rechnen, dass vor Intubation eine Beutel-Masken-Beatmung in der vorliegenden Situation noch wesentlich schlechter gewesen wäre. In diesem Fall wird es kein Patentrezept geben; in der Regel wird aber die Beatmung über einen liegenden Larynxtubus mit FiO_2 1,0 – auch wenn sie nicht optimal funktioniert – der Weg der Wahl sein, bis die Narkose eingeleitet ist und die fertig vorbereitete Intubation durchgeführt werden kann.

22.8.8 Zu Frage 8

Frage 8
Welche alternativen Atemwegsverfahren stehen Ihnen zur Verfügung, wenn die endotracheale Intubation nicht erfolgreich ist?
1. erneute Einlage des Larynxtubus
2. Beutel-Masken-Beatmung
3. chirurgischer Atemweg, Koniotomie
4. Einlage einer Larynxmaske
5. alle genannten

▶ **Erläuterung.** Material zur Beutel-Masken-Beatmung sowie ein konventionelles Intubationsbesteck werden sicher regelhaft auf dem NEF vorgehalten. Auch die Endstrecke des erfolglosen Atemwegsmanagements (also die Möglichkeit für eine Koniotomie bzw. einen chirurgischen Atemweg) sollte verfügbar sein. Welches alternative Atemwegsverfahren zur Verfügung steht, wird regional und von NEF zu NEF sehr verschieden sein. Das Mitführen eines ganzen Sortiments an Atemwegsmaterialien auf dem NEF ist aber sicher nicht zielführend und effektiv.

Die supra- oder extraglottischen Atemwegshilfen sind vielfältig und haben teilweise schlecht miteinander vergleichbare Vor- und Nachteile. Eine Larynxmaske ist vielen klinisch tätigen Anästhesisten aus der täglichen Routine bekannt, hat aber nahezu keinen Aspirationsschutz. Sie wird präklinisch als Alternative insbesondere bei Kindern empfohlen. Larynxtubus, i-gel und Combitubus sind präklinisch gängige Atemwegshilfen, die dem Rettungsfachpersonal an die Hand gegeben werden. Mit ihnen können normale Atemwegsprobleme behoben werden, für sie besteht aber häufig mangels innerklinischer Anwendung keine Routine in schwierigen Fällen.

> **Merke**
>
> Bei der Frage nach dem Wechsel der Strategie zur Atemwegssicherung ist es die Kunst zu erkennen, ob beispielsweise das erneute Einlegen des Larynxtubus erfolgreich sein könnte oder aber ob das Device für den Patienten grundsätzlich ungeeignet scheint.

Die Videolaryngoskopie findet auch in der außerklinischen Notfallmedizin zunehmende Verbreitung. In diesem Zusammenhang sei dringend angemerkt, dass auch die Nutzung eines Videolaryngoskops des regelmäßigen Trainings bedarf, insbesondere beim schwierigen Atemweg.

22.8.9 Zu Frage 9

> **Frage 9**
>
> Wie lautet Ihre Verdachtsdiagnose?
> 1. akute Alkoholintoxikation
> 2. Zustand nach generalisiertem Krampfanfall mit postiktaler Bewusstlosigkeit
> 3. Drogenintoxikation
> 4. allergischer Schock
> 5. Sepsis, Pneumonie bzw. Aspirationspneumonie

▶ **Erläuterung.** Die Konstellation, dass mehrere Personen zeitgleich ähnliche Symptome in unterschiedlicher Ausprägung zeigten, sprach für eine Intoxikation. Natürlich kann auch eine Alkoholintoxikation alle bezeichneten Symptome der betroffenen Patienten erklären. Das plötzliche zeitgleiche Auftreten sprach aber für „etwas Härteres", also eine Drogenintoxikation. Auch die Fremdanamnese passte dazu. Zu klären wäre nun, welche Drogen genau eingenommen wurden.

Ein Krampfanfall ist bei einer Intoxikation durchaus denkbar; allerdings wäre das eher ein Symptom als die zugrundeliegende Diagnose. Die Pneumonie, die den Patienten offensichtlich schon im Vorhinein deutlich beeinträchtigt hatte (eine stationäre Einweisung lag vor), verschlechterte sicherlich die respiratorische Situation, war aber im vorliegenden Fall eine Nebendiagnose. Für einen allergischen Schock gab es keinen Anhalt; insbesondere lag kein Schock vor, da der Patient kreislaufstabil war.

22.8.10 Zu Frage 10

> **Frage 10**
>
> Angenommen, es handele sich um eine Metamphetaminintoxikation – welche Symptome halten Sie für untypisch?
> 1. Herzrhythmusstörungen
> 2. initialer Blutdruckanstieg
> 3. Hypothermie mit Kältezittern
> 4. epileptischer Anfall
> 5. paranoide Wahnvorstellungen

▶ **Erläuterung.** Unter anderem abhängig von der Dosis kommt es zur Unterdrückung der Müdigkeit, zu Nervosität, zwanghaftem Verhalten, Wahnvorstellungen usw. Es treten häufig ein initialer Blutdruckanstieg, Herzrhythmusstörungen und Hyperthermie auf. Im Verlauf können auch hypotone Phasen vorkommen sowie epileptische Anfälle. Nierenversagen und Rhabdomyolyse sind schwerwiegende Komplikationen.

Die bei dem Patienten aus dem geschilderten Fall vorliegende ausgeprägte Schleimhautschwellung und -rötung kann durch Verunreinigungen und aggressive Streckmittel der Droge, auch im Zusammenwirken mit der Magensäure im Rahmen des Erbrechens, erklärt werden.

22.9 Literatur

[246] Müller S, Hrsg. Memorix Notfallmedizin. 10. Aufl. Stuttgart: Thieme; 2017
[247] Scherbaum N, Hrsg. Das Drogentaschenbuch. 5. Aufl. Stuttgart: Thieme; 2016

23 Fall 23: Lungenarterienembolie bei Schwangerer

Alexander Strauss

23.1 Fallbeschreibung

Samstagnachmittag, 18:10 Uhr: Es klingelt an der Kreißsaaltür. „Nicht jetzt!", zuckt es dem Assistenzarzt durch den Kopf, „Die Sportschau beginnt doch gleich!". Kurz darauf meldet sich die Hebamme am Telefon: „Wir haben einen Zugang. Die Patientin ist 33 Jahre alt, 37. SSW mit ‚Kreislauf' und Schmerzen, eingewiesen vom Frauenarzt zur Abklärung." „Das hätte doch auch bis Montag Zeit gehabt, bestimmt eine Kavakompression", grummelt der Assistenzarzt in sich hinein, während er sich auf den Weg zur Patientin macht. In der geburtshilflichen Aufnahme findet er auf der Untersuchungsliege eine halbsitzende Schwangere mit mächtig ausladendem Abdomen linksseitig gelagert vor.

Der Fall

Fallstichwort
Zwillingsschwangerschaft, Schmerzen.

Anamnese
- Familienanamnese: unauffällig
- Eigenanamnese: 10–15 Zigaretten pro Tag
- geburtshilfliche Anamnese: Zustand nach vaginaler Geburt ohne Komplikationen vor 2 Jahren, 5 Aborte jeweils im 1. Trimenon mit Kürettagen innerhalb der letzten 7 Jahre

Während die Hebamme das CTG (Kardiotokografiegerät) anlegt, informiert sie den Assistenzarzt: „Patientin mit aus vollständigem Wohlbefinden heraus aufgetretenen Schmerzen beidseits im Bereich des Rippenbogens." Während der Anamneseerhebung und der unmittelbar vorgenommenen Übersichtssonografie bestätigen sich die im Mutterpass dokumentierten unauffälligen Befunde aus der Frauenarztpraxis.

Der Fall

Patientin
- 33 Jahre alt
- VII gravida, 1 para
- 36 + 5 SSW, 2-eiige Zwillingsschwangerschaft

Mutterpass
- Körperhöhe 162 cm, Gewicht 84 kg
- Gewichtszunahme 18 kg
- ausgeprägte Varikosis beidseits
- RR im Mittel 130/85 mmHg
- Hämoglobin 10,9–12,1 mg/dl, serologisch unauffällige Befunde
- oraler Glukosetoleranztest ohne Nachweis einer gestörten Glukosetoleranz (29. SSW)
- im Schwangerschaftsverlauf vaginale Blutung in der 27. SSW, seither eingeschränkte Bettruhe zuhause

Aufnahmebefunde
- Sonografie: 2 Hinterwandplazenten, beide Fruchtwassermengen normal, 1. Zwilling in Schädellage, 2. Zwilling in Querlage, normwertige Biometriewerte bei den Feten
- CTG: kindliche Herzfrequenzen im Mittel bei 145 bzw. 150/min, keine Wehentätigkeit

Geburtshilfliche Befunde
Unreifer Muttermundsbefund, kein Fruchtwasserabgang, keine vaginale Blutung.

RR
115/75 mmHg, Puls 105/min.

Klinik
Geringe Druckschmerzen im Bereich der unteren Thoraxapertur (2/10 auf der Schmerzanalogskala).

Es sei ihr vorwiegend schwindelig gewesen, berichtet die Patientin: „Nein, nicht im Liegen oder nach dem Aufstehen, sondern in der Küche am Herd stehend. Wissen Sie, ich wollte das Abendessen schon mal vorbereiten. Heiß war mir und irgendwie bekam ich weniger gut Luft und alles drehte sich. Die Muskelkaterschmerzen hier", sie zeigt auf den Rippenbogen, „habe ich erst im Krankenwagen bemerkt." Um die Patientin nicht zu beunruhigen, spricht der Assistenzarzt mit leiser Stimme: „Hatten Sie denn schon mal solche oder so ähnliche Beschwerden?" „Na ja, schwindelig war mir abends auf der Couch in den letzten Wochen schon häufiger, aber nie so stark wie heute."

Frage 1

Sind Risikofaktoren für die erlebte Schmerzsymptomatik zu erkennen, die Ihre differenzialdiagnostischen Erwägungen beeinflussen?
1. nein
2. ja, die körperliche Betätigung der Schwangeren
3. ja, die Aufweitung der unteren Thoraxapertur durch spätschwangerschaftsbedingte Verdrängungserscheinungen
4. ja, ein V.-cava-Kompressionssyndrom

Die Lösungen (und Erläuterungen) dieses Falles finden Sie weiter hinten in diesem Kapitel (S. 238) oder über den folgenden QR-Code.

Abb. 23.1 QR-Code zu den Lösungen.

Frage 2

Welche der hier genannten Differenzialdiagnosen ist als hochgradig unwahrscheinlich anzusehen?
1. schwangerschaftsbedingte Wadenkrämpfe
2. oberflächliche Venenentzündung
3. schwangerschaftshormonbedingter Ermüdungsbruch des Unterschenkels
4. posttraumatische Muskeleinblutung

Frage 3

Welche Untersuchung gehört nicht zu den diagnostischen Erstmaßnahmen, die zu ergreifen sind?
1. Pulsoxymetrie
2. klinische Untersuchung des Lokalbefunds
3. metrischer Ausschluss einer venösen Stauung
4. Gefäß-Doppler-Sonografie

Der Fall

Untersuchungsbefunde auf der Station
- Venendruckpunkte (Unter- und Oberschenkel) schmerzhaft (4/10 auf der Schmerzanalogskala, Punctum maximum in der Kniekehle)
- Beindickendifferenz links > rechts 5 cm
- Duplexsonografie: langstreckiger venöser Gefäßthrombus von der Fossa poplitea bis zur V. iliaca communis sinistra (sonografisch nach kranial nicht abgrenzbar) verfolgbar

23.2 Verlauf nach Verlegung auf die Station

Nach sukzessiver Abnahme der Symptomatik und Beruhigung der Patientin wird diese auf die Station verlegt. Von dort erreicht den Assistenzarzt um 4:30 Uhr der Anruf: „Frau Schulze hat nun seit 2 h zunehmende Schmerzen in der Leiste sowie Muskelkrämpfe im Oberschenkel. Das linke Bein ist gerötet, aber nicht warm. Es fühlt sich eher kalt an. Die Patientin kann auf dem Bein allerdings nicht stehen und auch nicht gehen."

23.3 Verlauf nach Rückverlegung in den Kreißsaal

Die Hebamme legt in Eile ein CTG an. „Ihren Kindern geht es gut. Es zeigen sich nur vereinzelte Kontraktionen. Aber die diensthabenden Ärzte werde ich dennoch benachrichtigen", ruft sie und läuft zum Telefon. Die Augen der Patientin sind so groß wie Wagenräder. Die innere Unruhe, die sie seit Klinikaufnahme nicht verlassen hat, erreicht einen Höhepunkt: „Lass nur den Kleinen nichts passieren!" Durchzuatmen fällt ihr schwerer. Drei Minuten später ist dann auch der Assistenzarzt wieder bei ihr.

Frage 4
Welche Faktoren üben bei Schwangeren keinen Einfluss auf die Atmung aus?
1. hormonale Funktionskreise
2. Fundushochstand
3. schwangerschaftsbedingte Veränderungen der mütterlichen Rheologie
4. fetale Hypoxiezustände

Die Patientin spürt mit einem Mal einen beträchtlichen schmerzhaften Druck auf der Brust. Was aber am schlimmsten sei, seien ihr zunehmender Hustenreiz und die Kurzatmigkeit, sagt sie. „Hören Sie mich?", ruft der Assistenzarzt mit lauter Stimme und rüttelt an ihrer Schulter. Die Patientin nimmt die Stimmen um sich herum zunehmend undeutlicher wahr. Der Herz-Kreislauf-Monitor gibt ein anhaltendes Warnsignal von sich: „Was ist nur passiert?"

Der Fall
Untersuchungsbefunde nach Rückverlegung in den Kreißsaal
- Blutdruckabfall innerhalb weniger Minuten auf 70/50 mmHg
- Herzfrequenzanstieg auf 130/min
- Atemfrequenz 35/min
- Sauerstoffsättigung 83 %
- zunehmende Zyanose
- phasenweise arrhythmische Herzfrequenz

Frage 5
Welche der folgenden Interpretationen ergibt sich aus der Befundkonstellation nicht?
1. zentrale Lungenarterienembolie
2. koronare Herzkrankheit
3. drohendes bzw. beginnendes ARDS
4. kardiovaskuläres Schockgeschehen

Frage 6
Welches Risiko ist der aktuellen Situation der Patientin zuzuordnen?
1. niedriges Risiko
2. mittelgradiges Risiko
3. hohes Risiko

Frage 7
Welche der folgenden Maßnahmen gehört nicht zu Ihren vordringlichsten Akutinterventionen?
1. mütterliche Schockbekämpfung
2. Notfallkaiserschnitt
3. orale Langzeitantikoagulation
4. i. v. Heparinisierung (unfraktioniertes Heparin)

23.4 Entscheidung zur Entbindung

Der Fall
Laborbefunde (4:30 Uhr)
- Erythrozyten 4,6 Mio./µl
- Hämoglobin 10,8 g/dl
- Hämatokrit 29 %
- Leukozyten 5 600/µl
- Thrombozyten 80 000/µl
- CRP 0,5 mg/dl
- Quick 70 %
- PTT 28 s
- Fibrinogen 1,2 g/dl
- D-Dimere 1089 µg/l
- Glukose 95 mg/dl
- Troponin T < 0,1 µg/l

„Auch noch erhöhte D-Dimere! Wir müssen eine Sectio machen, und zwar jetzt sofort!", entscheidet der in diesem Moment hinzukommende Oberarzt. „Noch geht es Ihren Kindern gut und das soll auch so bleiben.", richtete er sich an die Patientin. „Verstehen Sie mich?", fragt er bei fehlender Reaktion nach. Der schon anwesende Anästhesiepfleger notiert: „Blutdruck 70/40 mmHg, Herzfrequenz 135/min, Sauerstoffsättigung 77 %". „Also los, rüber in den OP – Notsectio!", lautet das Kommando des Oberarztes.

„Einen Augenblick!", mengt sich der hinzugerufene leitende Oberarzt der Klinik für Anästhesiologie in die bereits beginnende Umlagerung der Patientin ein.

Frage 8
Welche Bedenken im Zusammenhang mit der indizierten Notsectio bewegen den erfahrenen Anästhesisten?
1. Risiko weiterer Lungenarterienembolien
2. Gefahr der kindlichen Kompromittierung durch mütterliche Gerinnungsaktivierung (Plazentainfarkte)
3. Entwicklung von Appositionsthromben
4. Risiko eines postthrombotischen Syndroms

„Was ist denn hier los? Ich verstehe die ganze Situation gar nicht! Sie offensichtlich ja auch nicht, da Sie nicht einmal untereinander einig zu sein scheinen, was mit meiner Frau los ist!", drängt der Ehemann der Patientin sich höchst erregt zwischen die diskutierenden Oberärzte.

Frage 9
Die Patientin und ihr Mann hatten sich die Entbindung vollständig anders vorgestellt. Welche ihrer Vorstellungen sind aktuell noch umzusetzen?
a) Sie wünschen sich eine natürliche Geburt.
b) Wenn ein Kaiserschnitt unausweichlich würde, dann unbedingt in Spinalanästhesie, da dies laut ihrer Hebamme viel sicherer für die Mutter und die Zwillinge sei.
c) Der Kindsvater will unbedingt bei der Geburt im Kreißsaal bzw. im Sectiooperationssaal unterstützen und anwesend sein.
d) Medikamente sollen möglichst vermieden werden, da Schwangerschaft und Geburt ja schließlich keine Krankheit darstellen.
1. a + d
2. b + c
3. d
4. keine

23.5 Notsectio

Die Patientin verliert das Bewusstsein und zeigt nur noch eine flache Atmung. Der Puls liegt bei 133/min, der RR bei 60 mmHg systolisch; diastolisch ist er nicht messbar. Die Sauerstoffsättigung beträgt 78 %. Es erfolgt die Intubation und die kontrollierte Beatmung wird begonnen.

Der Fall

Patientin
- Kardiogener Schock
- Narkose- und damit Beatmungserfordernis

Bericht aus dem Operationssaal und von der Sectio
Notsectio in Intubationsnarkose unter therapeutisch dosierter Antikoagulation mit unfraktioniertem Heparin (Bolus 80 U/kg Körpergewicht = 6 700 U i. v., Erhaltungsdosis [Perfusor] 18 U/(kg Körpergewicht · h) = 1500 U/h). Trotz medikamentöser Intervention dauerhafte Hypotension (unter 90/60 mmHg). EKG mit Zeichen der Rechtsherzbelastung.

Um 5:25 Uhr sind die kleinen Töchter der Patientin geboren:
- 1. Zwilling: Apgar-Score 8/9/9, arterieller Nabelschnur-pH 7,31, Base Excess –4,9
- 2. Zwilling: Apgar-Score 7/8/9, arterieller Nabelschnur-pH 7,28, Base Excess –5,7

Die Lösung der an der Hinterwand sitzenden Plazenten gelingt ohne Probleme. Zur Atonieprophylaxe werden 5 IE Oxytozin als Bolus verabreicht. Der Uterus ist daraufhin gut tonisiert, keine nennenswerten Blutungen.

Sauerstoffgabe und Beatmung mit geringem PEEP sowie niedrigem Beatmungsdruck während der Einatmungsphase. Die Vermeidung hoher Druckwerte wirkt sich dabei günstig auf die bestehende Rechtsherzbelastung wie auch auf die Wiederherstellung einer adäquaten Oxygenierung aus. Sauerstoffsättigung intraoperativ 98 %.

Endotracheal kann reichlich Flüssigkeit aus dem Bronchialsystem abgesaugt werden.

Frage 10

Welchen Befund wird die noch intraoperativ durchgeführte TEE ergeben?
1. Ultraschallhinweise des Linksherzversagens
2. Rechtsherzbelastung
3. myokardiale Wandbewegungsstörungen an der Hinterwand
4. aortale Herzklappeninsuffizienz

23.6 Postpartaler Verlauf

Die diensthabende Anästhesieschwester auf der Intensivstation übernimmt die Betreuung der Patientin. Die Patientin ist postoperativ nicht zu extubieren und wird daher beatmet zuverlegt. Dobutamin läuft über Perfusor. Der Blutdruck liegt bei 110/70 mmHg, die Herzfrequenz bei 100/min und die Sauerstoffsättigung bei 96 %. Nach weiterer Stabilisierung der klinischen Parameter kann die Beatmung mittelfristig reduziert werden. Nach 30 h wird die Patientin extubiert.

Am 3. postoperativen Tag erfolgt die Verlegung auf die Normalstation. Eine langfristig angelegte Antikoagulation mit niedermolekularem Heparin in prophylaktischer Dosierung und Umstellung auf Phenprocoumon (PTT-wirksam) wird am 7. postoperativen Tag begonnen. Es wird eine physiotherapeutische Behandlung des linken Beines aufgenommen. Neun Tage nach der Geburt kann die Patientin das Krankenhaus verlassen. Der weitere Verlauf bleibt komplikationsfrei (keine Rezidive, Unversehrtheit neurologischer Funktionen).

Praxistipp

Dosierung niedermolekularer Heparine

Therapeutische Dosierung („Vollheparinisierung")
- Enoxaparin (Clexane) 1 mg/kg Körpergewicht 2 × täglich oder 1,5 mg/kg Körpergewicht 1 × täglich
- Dalteparin (Fragmin) 100 U/kg Körpergewicht 2 × täglich oder 200 U/kg Körpergewicht 1 × täglich
- Tinzaparin (Innohep) 175 U/kg Körpergewicht 1 × täglich

Prophylaktische Dosierung
- Dalteparin 5 000 U 1 × täglich
- Enoxaparin 40 mg 1 × täglich
- Tinzaparin 4 500 U (50–100 U/kg Körpergewicht) 1 × täglich

Intermediäre Dosierung
- Dalteparin 5 000 U 2 × täglich
- Enoxaparin 40 mg 2 × täglich
- Tinzaparin 100 U/kg Körpergewicht 1 × täglich

Frage 11

Mit welchen potenziellen mittel- oder langfristigen Beschwerden bzw. Komplikationen hat die Patientin nach glücklichem Überstehen ihrer Geburt nicht zu rechnen?
1. pulmonaler Lungenhochdruck
2. peripartale Kardiomyopathie
3. Schmerzen, Schwellung, trophische Störungen des betroffenen Beines
4. Lungenembolierezidiv

23.7 Zusammenfassung des Falles

Fazit

Zwei Wochen nach dem Notkaiserschnitt und kurz nach der Klinikentlassung der Familie treffen sich die an der Behandlung der Patientin beteiligten Geburtshelfer und Anästhesisten nochmals zur Fallnachbesprechung:
- Thrombose und Lungenembolie sind eine der führenden Todesursachen in graviditate: 1,2–4,7 Todesfälle pro 100 000 Geburten.
- Bis zu 90 % aller Todesfälle ereignen sich innerhalb der ersten beiden Stunden nach Symptombeginn.
- Häufigkeit symptomatischer Thromboembolien:
  - antepartal 5–12 pro 10 000 Schwangerschaften;
  - postpartal (innerhalb von maximal 6 Wochen) 3–7 von 10 000 Geburten.
- Risikoerhöhung einer venösen Thromboembolie (im Vergleich zu Nichtschwangeren):
  - antepartal 7- bis 10-fach;

- postpartal 15- bis 35-fach (nach 3 Wochen post partum wird das antepartale Niveau, nach 6 Wochen der Ausgangswert vor der Schwangerschaft wieder erreicht).
- Diagnosekriterien:
  - Kreislaufparameter (EKG, BGA);
  - Bildgebung (Sonografie, CT, MRT, Thoraxröntgen);
  - laborchemische Untersuchungen (u. a. Blutbild, Herzenzyme, Blutgerinnungsparameter).
- Klinik:
  - ARDS;
  - Herzstillstand und/oder Multiorganversagen;
  - Verbrauchskoagulopathie (profuse Blutungen) infolge der fulminanten Entwicklung einer disseminierten intravasalen Gerinnung.
- Differenzialdiagnosen (u. a. durch Kardinalsymptome):
  - peripartale Kardiomyopathie (1 von 1300–4000 Geburten);
  - akuter Myokardinfarkt (1 von 10 000–33 000 Geburten);
  - Fruchtwasserembolie (1 von 20 000–80 000 Geburten).
- Therapie:
  - Schockbekämpfung;
  - Beatmung;
  - Vorlastsenkung (Nitroglyzerin bzw. Morphin);
  - Antikoagulation mit unfraktioniertem und mit niedermolekularem Heparin (Ziel: 1,5- bis 2,0-fache Verlängerung der PTT);
  - Intensivbehandlung, Bettruhe, Sedierung;
  - Thrombolyse (ggf. bei lebensbedrohlicher massiver Lungenembolie; die Lysebehandlung ist während der Schwangerschaft bzw. Schnittentbindung zwar wegen der Gefahr von Blutungen und fetaler Hypoxie nicht ohne Bedenken, muss im indizierten Bedarfsfall allerdings trotz eines therapiebedingten mütterlichen Mortalitätsrisikos von 1 % als potenziell lebensrettend erwogen und bedarfsadaptiert konsequent eingesetzt werden);
  - Embolektomie (nur in vital kritischen Situationen anzuwenden);
  - Sekundärprophylaxe (langfristig);
  - Antikoagulation mit unfraktioniertem Heparin, niedermolekularem Heparin und Phenprocoumon (nur postpartal).

Frage 12

Ist der Fallverlauf durch medizinische bzw. organisatorische Unsicherheiten („Substandard Care") beeinflusst?
1. ja, durch Befunderhebungsmangel
2. ja, durch Diagnosefehler
3. ja, durch Behandlungsfehler
4. ja, durch alle Fehlerentitäten
5. nein

23.8 Lösungen und Erläuterungen zu Fall 23

23.8.1 Zu Frage 1

Frage 1

Sind Risikofaktoren für die erlebte Schmerzsymptomatik zu erkennen, die Ihre differenzialdiagnostischen Erwägungen beeinflussen?
1. nein
2. ja, die körperliche Betätigung der Schwangeren
3. ja, die Aufweitung der unteren Thoraxapertur durch spätschwangerschaftsbedingte Verdrängungserscheinungen
4. ja, ein V.-cava-Kompressionssyndrom

▶ **Erläuterung.** Die schmerzhafte mechanische Belastung der unteren Thoraxapertur war für eine schwangerschaftsbedingte abdominale Verdrängungssymptomatik nach kranial nicht untypisch. Risikofaktoren dafür im beschriebenen Fall:
- Adipositas bei Körperhöhe 162 cm und Gewicht 84 kg (BMI 32,0)
- übermäßige Gewichtszunahme während der Schwangerschaft (18 kg)
- Zwillingsschwangerschaft (Größe, Lage)
- fortgeschrittenes Gestationsalter
- längerfristige Immobilisation bzw. Bettruhe

23.8.2 Zu Frage 2 und 3

Frage 2
Welche der hier genannten Differenzialdiagnosen ist als hochgradig unwahrscheinlich anzusehen?
1. schwangerschaftsbedingte Wadenkrämpfe
2. oberflächliche Venenentzündung
3. ==schwangerschaftshormonbedingter Ermüdungsbruch des Unterschenkels==
4. posttraumatische Muskeleinblutung

Frage 3
Welche Untersuchung gehört nicht zu den diagnostischen Erstmaßnahmen, die zu ergreifen sind?
1. ==Pulsoxymetrie==
2. klinische Untersuchung des Lokalbefunds
3. metrischer Ausschluss einer venösen Stauung
4. Gefäß-Doppler-Sonografie

▶ **Erläuterung.** Die Verdachtsdiagnose bezüglich des Lokalbefunds lautete „akute tiefe Bein- bzw. Beckenvenenthrombose". Differenzialdiagnosen:
- Muskelzerrung bzw. -riss
- Wadenkrampf
- Thrombophlebitis
- Lumbalgie und Ischialgie, Leistenbruch
- Hämatom
- Erysipel, Vaskulitis, Lymphangitis
- Lymphödem

Um diagnostisch weiter voranzuschreiten, waren primär folgende Untersuchungen geeignet:
- klinische Inspektion und Palpation (Schmerzen, Schmerzhaftigkeit der Venendruckpunkte, Überwärmung)
- Beinumfangsbestimmung (Umfangsdifferenz zur Gegenseite)
- Duplexsonografie der Bein- und Beckenvenen

23.8.3 Zu Frage 4

Frage 4
Welche Faktoren üben bei Schwangeren keinen Einfluss auf die Atmung aus?
1. hormonale Funktionskreise
2. Fundushochstand
3. schwangerschaftsbedingte Veränderungen der mütterlichen Rheologie
4. ==fetale Hypoxiezustände==

▶ **Erläuterung.** Etwa 50 % aller Schwangeren (in der 28.–31. SSW) empfinden subjektiv Beschwernisse der Atmung. Einflussfaktoren:
- **Progesteron:**
  - Zunahme der Kohlendioxidempfindlichkeit des Atemzentrums
  - Zunahme des Sauerstoffkonsums (ab der 10. SSW)
  - Zunahme der alveolären Ventilation (70 %)
- **Östrogen:** Ödem der Trachealschleimhaut (Wasserretention, Hyperämie, venöse Stauung)
- **mechanische (Verdrängungs-)Erscheinungen (ab dem 2. Trimenon):**
  - Zwerchfellhochstand, bis zu 4 cm (Mehrlinge, Polyhydramnion)
  - Kyphoskoliose in graviditate
- **Hämodynamik:** Hypervolämie + 25–30 % (Zwillinge + 50–60 %)

23.8.4 Zu Frage 5

Frage 5
Welche der folgenden Interpretationen ergibt sich aus der Befundkonstellation nicht?
1. zentrale Lungenarterienembolie
2. ==koronare Herzkrankheit==
3. drohendes bzw. beginnendes ARDS
4. kardiovaskuläres Schockgeschehen

▶ **Erläuterung.** Unter dem aktuellen Nachweis einer tiefen Bein- bzw. Beckenvenenthrombose war aufgrund der Befunde einer akuten respiratorischen Verschlechterung (ARDS) wie auch eines kardiovaskulären Schockgeschehens die Ver-

dachtsdiagnose „zentrale Lungenarterienembolie" zu stellen. Klinische Zeichen:
- Dyspnoe mit plötzlichem Beginn (80% der Fälle)
- Tachypnoe (70% der Fälle)
- pleuritische oder (seltener) retrosternale Thoraxschmerzen (52% der Fälle)
- Tachykardie (26% der Fälle)
- Husten (20% der Fälle)
- Synkope (19% der Fälle)
- Zyanose (11% der Fälle)
- Hämoptysen (11% der Fälle)
- Fieber über 38,5 °C (7% der Fälle)
- Rechtsherzbelastungszeichen im EKG (affirmativ, aber nicht beweisend)
- Todesangst
- Schock

Praxistipp

Diagnostik von Dyspnoe bzw. Thoraxschmerz in graviditate
- Anamnese
- klinische Untersuchung
- Pulsoxymetrie
- EKG
- Echokardiografie
- Labordiagnostik
- Spiral-CT + MRT (deutliche diagnostische Überlegenheit verglichen mit konventionellem Thoraxröntgen), Perfusionsdarstellung (Cave: keine Kontrastmittel in graviditate!)
- Blutgase (invasiv)
- Lungenfunktionsprüfung

Differenzialdiagnosen:
- peripartale Kardiomyopathie
- koronare Herzerkrankung bzw. akuter Myokardinfarkt
- Pneumonie
- Pleuritis
- Lungenödem (ggf. durch geburtshilfliche Medikation, Hyperhydration mitbedingt)
- Fruchtwasserembolie
- Pneumothorax
- Luftembolie
- Aortendissektion
- Reflux
- septischer Schock
- anaphylaktischer Schock
- anästhesiologische Komplikationen, u. a. hoher spinaler bzw. epiduraler Block, Reaktion auf Lokalanästhetika, Aspiration
- geburtshilfliche Komplikationen, u. a. vorzeitige Plazentalösung, Uterusruptur, (Prä-)Eklampsie

Die klinischen Unterscheidungskriterien zeigt ▶ Tab. 23.1.

Merke

Bei akuter Dyspnoe bzw. Zyanose, akuter mütterlicher Hypotension und akuter Herz-Kreislauf-Dekompensation (Herz-Kreislauf-Stillstand) während der Schwangerschaft und Geburt ist stets auch an eine Lungenarterienembolie zu denken.

Tab. 23.1 Klinische Unterscheidungskriterien.

Kriterien	Lungenembolie	Fruchtwasserembolie	Peripartale Kardiomyopathie	Myokardinfarkt
Manifestation	2–15 Mal häufiger im Wochenbett als während der Schwangerschaft (selten: unter der Geburt bzw. unter den Wehen)	unter der Geburt bzw. den Wehen bis Stunden post partum	• ca. 9% im 3. Trimenon • 80% bis 4 Monate post partum	• 21% peripartal • 34% postpartal
Risikofaktoren	spezifisch (tiefe Venenthrombose)	unspezifisch	+/unspezifisch	+++/spezifisch
Thoraxschmerz	+++ (ca. 70%)	–	++	+++
Husten	++ (ca. 50%)	+	–	–
Herzstillstand (initial)	selten	++	+	+(+)

Tab. 23.1 Fortsetzung

Kriterien	Lungenembolie	Fruchtwasser-embolie	Peripartale Kardiomyopathie	Myokardinfarkt
kardiale Arrhythmien	+/-	-(+/-)	++	+++
Dyspnoe	+++ (90 %) + Tachypnoe	+++	++	+ bis ++
Hypotension	selten bis sekundär	+++ initial	+/-	+ bis ++
neurologische Symptome	–	++	(+) sekundär	(+) sekundär
Koagulopathie	–	++	–	–
akute fetale Hypoxie	(+) sekundär	+ bis ++	(-) sekundär	(+) sekundär
Diagnose	spezifisch z. B. CTA/MRA	Ausschlussdiagnostik	spezifisch z. B. EKG, Echokardiografie, Laborwertbestimmung	spezifisch z. B. EKG, Laborwertbestimmung, Angiografie

CTA = computertomografische Angiografie
EKG = Elektrokardiografie
MRA = Magnetresonanzangiografie

23.8.5 Zu Frage 6

Frage 6

Welches Risiko ist der aktuellen Situation der Patientin zuzuordnen?
1. niedriges Risiko
2. mittelgradiges Risiko
3. hohes Risiko

▶ **Erläuterung.** Es handelte sich um eine Hochrisiko-Lungenarterienembolie (▶ Abb. 23.2).

23.8.6 Zu Frage 7

Frage 7

Welche der folgenden Maßnahmen gehört nicht zu Ihren vordringlichsten Akutinterventionen?
1. mütterliche Schockbekämpfung
2. Notfallkaiserschnitt
3. orale Langzeitantikoagulation
4. i. v. Heparinisierung (unfraktioniertes Heparin)

▶ **Erläuterung.** Die Hochrisiko-Lungenarterienembolie mit persistierender mütterlicher Hypotension, einem Blutdruckabfall um 40 mmHg und mehr über mehr als 15 min und massiv erniedrig-

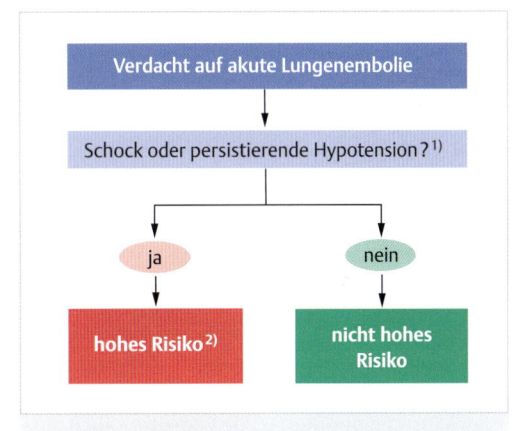

Abb. 23.2 **Vorgehen bei Verdacht auf akute Lungenembolie.** Algorithmus.
1) Persistierende Hypotension ist definiert als systolischer Blutdruck unter 90 mmHg oder Blutdruckabfall um 40 mmHg oder mehr über mehr als 15 min, sofern nicht durch eine neu aufgetretene Arrhythmie, Hypovolämie oder Sepsis bedingt.
2) Hohes Risiko bezieht sich auf die lungenemboliebedingte frühe Letalität, d. h. während des Krankenhausaufenthalts oder innerhalb der ersten 30 Tage. (Quelle: mit freundlicher Genehmigung der Deutschen Gesellschaft für Kardiologie (DGK). Deutsche Gesellschaft für Kardiologie – Herz- und Kreislaufforschung e.V. Pocket-Leitlinien: Diagnose und Therapie der akuten Lungenembolie, 2009)

LE-bedingtes frühes Todesrisiko	Risikomarker			empfohlene Therapie
	Klinisch: Schock, Hypotension	Echo, CT: RV-Dysfunktion	Troponin: myokardiale Schädigung	
hoch (>15%)	+	(+)¹⁾	(+)¹⁾	UFH + Thrombolyse oder Embolektomie
nicht hoch — mittel (3–15%)	-	+	+	NMH, in der Regel keine Thrombolyse; stationäre Behandlung Monitorüberwachung
nicht hoch — mittel (3–15%)	-	+	-	
nicht hoch — mittel (3–15%)	-	-	+	
niedrig (<1%)	-	-	-	NMH, ambulante Therapie bzw. frühe Entlassung erwägen

Abb. 23.3 Risikostratifizierung und risikoadaptiertes Management der akuten Lungenembolie. 1) Bei klinischer Instabilität, d. h. bei Vorliegen eines kardiogenen Schocks oder einer persistierenden arteriellen Hypotension ist eine weitere Bestätigung der RV-Dysfunktion oder myokardialen Schädigung mittels laborchemischer Biomarker nicht mehr erforderlich. Dies gilt auch für die Echokardiografie, sofern diese nicht bereits zur Diagnose der Hochrisiko-LE eingesetzt wurde.
CT = Computertomografie
LE = Lungenembolie
NMH = niedermolekulares Heparin
RV = rechtsventrikulär
UFH = unfraktioniertes Heparin
(Quelle: mit freundlicher Genehmigung der Deutschen Gesellschaft für Kardiologie (DGK). Deutsche Gesellschaft für Kardiologie – Herz- und Kreislaufforschung e.V. Pocket-Leitlinien: Diagnose und Therapie der akuten Lungenembolie, 2009)

ten Sauerstoffsättigungswerten während der 37. SSW bedingte nicht nur den kardiogenen Schockzustand der Mutter. Sie bedeutete auch eine substanzielle kindliche Gefährdung durch drohende fetale (transplazentar vermittelte) Hypoxie. Deshalb war die mütterliche Schockbekämpfung vordringlich, ebenso ein Notfallkaiserschnitt, u. a. auch aus dem prophylaktischen Blickwinkel des Kindeswohls. Eine zusätzliche mütterliche Gefährdung durch die abrupte Druckentlastung der Thrombosesituation der Beckenvenen war dabei in die Abwägungsentscheidungen des Gesamttherapiekonzepts von Mutter und Kind(-ern) mitaufzunehmen. Weitere risikostratifizierte Therapieansätze bei Lungenarterienembolie außerhalb, aber auch während einer Schwangerschaft bzw. peripartal zeigt ▶ Abb. 23.3. Darüber hinaus sind Empfehlungen für die Akutbehandlung den ESC Pocket-Guidelines zum Management der akuten Lungenembolie (2014) der Deutschen Gesellschaft für Kardiologie, Herz- und Kreislaufforschung e.V. zu entnehmen.

23.8.7 Zu Frage 8

Frage 8

Welche Bedenken im Zusammenhang mit der indizierten Notsectio bewegen den erfahrenen Anästhesisten?
1. Risiko weiterer Lungenarterienembolien
2. Gefahr der kindlichen Kompromittierung durch mütterliche Gerinnungsaktivierung (Plazentainfarkte)
3. Entwicklung von Appositionsthromben
4. Risiko eines postthrombotischen Syndroms

▶ **Erläuterung.** Das kraniale Ende des Thrombus wurde bildgebend nicht dargestellt und die Etagenhöhe der Spitze des Thrombus war unbekannt. Deshalb bestand eine unberechenbare Risikokonstellation. Eine dem Risikoprofil der klinischen Verdachtsdiagnose „Lungenarterienembolie" entsprechende Bildgebung (Spiral-CT) fehlte. Das Alter des Bein- bzw. Beckenvenenthrombus betrug weniger als 12 h. Damit war keine ausreichende Organisation des thrombotischen Materials gesichert. Es bestand also das Risiko weiterer Lungenarterienembolien. Zu klären waren auch folgende Fragen:
- Stellt die plötzliche Entlastung des Uterus eine für beide Kinder hilfreiche Maßnahme dar oder bedingt sie eine nicht zu vertretende Risikosteigerung für die Mutter? Wird weiteres Emboliegeschehen durch die Sectio nicht nur nicht verhindert, sondern vielmehr verursacht?
- Sind Maßnahmen zur Verhinderung weiterer Embolien durch das präoperative Einbringen eines V.-cava-Filters (Schirm) präoperativ noch möglich bzw. sinnvoll?
- Sind nicht vielmehr die Fortsetzung der Schwangerschaft und der Versuch einer medikamentösen Thrombolyse oder zumindest das Erreichen einer Konsolidierung des Thrombus vor einer Entbindung anzustreben?

Empfehlungen zum Einsatz eines V.-cava-Filters während der Schwangerschaft und peripartal sind ▶ Tab. 23.2 zu entnehmen. Möglichen Komplikationen eines V.-cava-Filters:
- Migration
- Insuffizienz
- Obstruktion
- Embolisation der Pulmonalarterie
- Perforation der V. cava
- Ureterobstruktion bzw. -verletzung
- erhöhte Rezidivrate einer tiefen Beinvenenthrombose

Die Kontraindikationen einer thrombolytischen Therapie in graviditate sind in ▶ Tab. 23.3 zusammengefasst.

Tab. 23.2 Empfehlungen zum Einsatz von V.-cava-inferior-Filtern (Quelle: mit freundlicher Genehmigung der Deutschen Gesellschaft für Kardiologie. Quelle: Deutsche Gesellschaft für Kardiologie, Herz- und Kreislaufforschung e. V. ESC-Pocket Guidelines. Management der akuten Lungenembolie, 2014. Eur Heart J 2014; 35: 3 033–3 080).

Empfehlungen für Filter in der V. cava inferior (Kavafilter)[1)]	Empfehlungsgrad	Evidenzgrad
Kavafilter sollten bei Patienten mit akuter LE und absoluter Kontraindikation gegen eine Antikoagulation in Erwägung gezogen werden.	IIa	C
Kavafilter sollten in Erwägung gezogen werden, wenn ein LE-Rezidiv trotz therapeutischer Antikoagulation aufgetreten ist.	IIa	C
Die routinemäßige Anwendung von Kavafiltern wird bei Patienten mit LE nicht empfohlen.	III	A

1) Die zeitliche Begrenzung der Filterimplantation (Einsatz wiederentfernbarer Filter) ist anzustreben, um sekundäre V.-cava-inferior-Thrombosen und Thromboembolien zu vermeiden.
LE = Lungenembolie
V. = Vena

Tab. 23.3 Kontraindikationen gegen eine thrombolytische Therapie (Quelle: mit freundlicher Genehmigung der Deutschen Gesellschaft für Kardiologie. Quelle: Deutsche Gesellschaft für Kardiologie, Herz- und Kreislaufforschung e. V. ESC-Pocket Guidelines. Management der akuten Lungenembolie, 2014. Eur Heart J 2014; 35: 3 033–3 080).

Absolute Kontraindikationen[1)]	Relative Kontraindikationen
- hämorrhagischer Schlaganfall oder Schlaganfall unbekannter Ursache zu irgendeinem Zeitpunkt - ischämischer Schlaganfall in den vergangenen 6 Monaten - Schädigung oder Neoplasie des zentralen Nervensystems - schweres Trauma/Operation/Kopfverletzung in den vergangenen 3 Wochen - gastrointestinale Blutung innerhalb des vergangenen Monats - bekanntes Blutungsrisiko	- transiente ischämische Attacke in den vergangenen 6 Monaten - Therapie mit oralen Antikoagulanzien - Schwangerschaft und erste postpartale Woche - nicht komprimierbare Punktionsstelle - traumatische Reanimation - therapierefraktäre arterielle Hypertonie (systolischer Blutdruck > 180 mmHg) - fortgeschrittene Lebererkrankung - infektiöse Endokarditis - aktives Magenulkus

1) Absolute Kontraindikationen gegen eine Thrombolyse können bei einem Patienten mit einer lebensbedrohlichen akuten Lungenembolie (hohes Risiko) relativ werden.

23.8.8 Zu Frage 9

Frage 9

Die Patientin und ihr Mann hatten sich die Entbindung vollständig anders vorgestellt. Welche ihrer Vorstellungen sind aktuell noch umzusetzen?
a) Sie wünschen sich eine natürliche Geburt.
b) Wenn ein Kaiserschnitt unausweichlich würde, dann unbedingt in Spinalanästhesie, da dies laut ihrer Hebamme viel sicherer für die Mutter und die Zwillinge sei.
c) Der Kindsvater will unbedingt bei der Geburt im Kreißsaal bzw. im Sectiooperationssaal unterstützen und anwesend sein.
d) Medikamente sollen möglichst vermieden werden, da Schwangerschaft und Geburt ja schließlich keine Krankheit darstellen.
1. a + d
2. b + c
3. d
4. keine

▶ **Erläuterung.** Das sich rasch entwickelnde ARDS und die damit verbundenen kindlichen Gefährdungen erforderten die möglichst rasche Entbindung unter begonnener bzw. beginnender, therapeutisch dosierter Antikoagulation. Die Kontraindikation für anästhesiologische Regionalverfahren wie auch das Erfordernis der Intubation und Beatmung entzogen dem väterlichen Anwesenheitswunsch während des (Not-)Kaiserschnitts jegliche (auch rechtliche) Grundlage. Medikamentöse Interventionen (Antikoagulation) sind als therapeutischer (prophylaktischer) Behandlungsansatz bei venöser Thromboembolie bzw. Lungenarterienembolie unabhängig von einer bestehenden Schwangerschaft unverzichtbar.

23.8.9 Zu Frage 10

Frage 10

Welchen Befund wird die noch intraoperativ durchgeführte TEE ergeben?
1. Ultraschallhinweise des Linksherzversagens
2. Rechtsherzbelastung
3. myokardiale Wandbewegungsstörungen an der Hinterwand
4. aortale Herzklappeninsuffizienz

▶ **Erläuterung.** Typische Zeichen einer hämodynamisch relevanten Lungenembolie:
- dilatierter, hypokinetischer rechter Ventrikel
- Vorwölbung des interventrikulären Septums in Richtung der linken Herzkammer
- Dilatation der proximalen Pulmonalarterien
- Trikuspidalinsuffizienz
- Dilatation der V. cava inferior mit fehlendem inspiratorischem Kollaps

Merke

Akute respiratorische bzw. kardiovaskuläre Symptome und/oder ein Herz-Kreislauf-Stillstand einer werdenden Mutter können ätiologisch u. a. auf ein thromboembolisches Geschehen hinweisen.

23.8.10 Zu Frage 11

Frage 11

Mit welchen potenziellen mittel- bzw. langfristigen Beschwerden bzw. Komplikationen hat die Patientin nach glücklichem Überstehen ihrer Geburt nicht zu rechnen?
1. pulmonaler Lungenhochdruck
2. peripartale Kardiomyopathie
3. Schmerzen, Schwellung, trophische Störungen des betroffenen Beines
4. Lungenembolierezidiv

▶ **Erläuterung.** Folgende Komplikationen können auftreten:
- postthrombotisches Syndrom (Schmerzen, Schwellung, trophische Störungen)

- weitere Schübe der Lungenarterienembolie (Rezidive)
- progrediente Rechtsherzbelastung bzw. -insuffizienz
- chronische pulmonale Hypertonie
- erhöhtes Lebenszeitrisiko weiterer venöser Thromboembolien bzw. Lungenarterienembolien (einschließlich deren Folgezuständen)

In allen Fällen ist eine Antikoagulation mit unfraktioniertem und niedermolekularem Heparin bzw. mit Phenprocoumon (nur postpartal) für einige Monate, in manchen Fällen (bei bestimmten Thrombophilieformen sowie bei rezidivierenden Lungenembolien) lebenslang erforderlich.

23.8.11 Zu Frage 12

Frage 12

Ist der Fallverlauf durch medizinische bzw. organisatorische Unsicherheiten („Substandard Care") beeinflusst?
1. ja, durch Befunderhebungsmangel
2. ja, durch Diagnosefehler
3. ja, durch Behandlungsfehler
4. ja, durch alle Fehlerentitäten
5. nein

▶ **Erläuterung.** Anamnestische Risikofaktoren für eine venöse Thromboembolie bzw. Lungenarterienembolie in graviditate:
- Adipositas (BMI)
- Tabakkonsum
- Varikosis bzw. Thrombophlebitis
- Zustand nach Thrombose
- Immobilisierung bzw. Hospitalisierung
- Mehrlingsschwangerschaft
- Präeklampsie
- Dehydratation bzw. Hyperemesis
- Thrombophilie (Antithrombin-III-, Protein-C-, Protein-S-Mangel, Aktiviertes-Protein-C-Resistenz)

Das Vorliegen einer Mehrzahl dieser Gefährdungszeichen (Adipositas, Mehrlingsschwangerschaft, Tabakkonsum, Varikosis, Immobilisierung, fragliche Thrombophilie [Abortanamnese]) hatte im vorliegenden Fall keine Beachtung gefunden.

Die Interpretation des Befunds „erhöhte D-Dimere" bei einem Serumspiegel von 1089 µg/l durch den Oberarzt verkannte die veränderten Normwerte in graviditate (▶ Tab. 23.4). Eine D-Dimer-Bestimmung ist bei einer schwangeren Patientin nicht (bzw. nur bedingt) geeignet als Screening-Methode auf thrombotisches oder embolisches Geschehen als Ursache klinischer Symptome.

Im vorliegenden Fall hatte zudem eine inkonsequent vorgenommene bildgebende Abklärung des Verdachts auf Lungenarterienembolie stattgefunden: Neben der klinischen und sonografischen Untersuchung wurden die bildgebenden Diagnoseoptionen (CT, MRT) gar nicht bzw. zögerlich in das diagnostische Fallmanagement eingeführt. Eine CT-Untersuchung des Thorax wäre bei der Patientin jederzeit möglich gewesen. Die mit einer derartigen Schnittbildgebung verbundene abdominale bzw. pelvine Strahlenbelastung unterschreitet den untersten Grenzwert der kindlichen Schädigungsdosis um 99,7 %. Möglichkeiten und Gefahren der radiologischen Bildgebung (Cave: ionisierende Strahlung!) in graviditate zeigen ▶ Tab. 23.5 und ▶ Tab. 23.6.

Die Durchführung der Schnittentbindung wurde durch interdisziplinäre Diskussion unmittelbar vor der Sectio aufgrund fehlender prospektiv festgelegter und multidisziplinär bzw. multiprofessionell kommunizierter Handlungsalgorithmen für geburtshilfliche Notfallsituationen verzögert.

Fehlerhaft war auch die Verabreichung von 5 IE Oxytozin als i.v. Bolus zur Atonieprophylaxe: Bei Notfallkaiserschnitt und Zwillingsschwangerschaft ist eine Atonieprophylaxe indiziert. Die Oxytozinbolusapplikation stellt bei vorbestehender maternaler Rechtsherzbelastung allerdings insofern einen Standardverstoß dar, als bei alternativer Applikationsform als Dauerinfusion die medikamentös induzierte Erhöhung des HZV um 30 % vermieden würde.

Tab. 23.4 D-Dimer-Konzentrationen bei gesunden Schwangeren (µg/l).

Anzahl der Schwangeren	Alle Schwangeren	1. Trimenon	2. Trimenon	3. Trimenon	1. Hälfte des 3. Trimenons	2. Hälfte des 3. Trimenons
5. Perzentile	222	141	289	589	438	685
Median	735	317	554	1147	931	1270
95. Perzentile	1970	701	1205	2313	1672	2584

Tab. 23.5 Intrauterine Strahlendosis durch radiologische Diagnostik.

Dosis	Intrauterine Strahlendosis im Expositionszeitraum (mGy)
Thoraxröntgen (2 Ebenen)	< 0,010
Abdomenröntgen (1 Ebene)	1,000
Röntgen Lendenwirbelsäule (1 Ebene)	1,000
Mammografie	< 0,050
CT Schädel	< 0,005
CT Thorax	0,020–0,130
CT Abdomen	8,000
CT Becken	25,000
Skelettszintigrafie	5,000

Tab. 23.6 Intrauterine Strahlendosis und fetales Schädigungsmuster.

Intrauterine Strahlendosis (mGy)	SSW	Fetales Schädigungsmuster
≤ 100	≤ 8	Mikrozephalus
120–200	8–15	Reduktion um 20 IQ-Punkte
100	16–25	Reduktion um 13 IQ-Punkte
50–100	≤ 25	Fehlbildung, Abort
500–2000 mGy	gesamte Schwangerschaft	intrauterine Wachstumsverzögerung

IQ = Intelligenzquotient
SSW = Schwangerschaftswoche

Merke

Thrombosen und Thromboembolien gehören mit 20 % neben peripartalen Blutungen zu den häufigsten Ursachen direkter Müttersterbefälle (Letalitätsrisiko der Fruchtwasserembolie im Vergleich dazu nur 0,5–1,0 %). Frühzeitiger zielführender Diagnostik und konsequenter Therapie sind somit Gesundheit und Überleben von Mutter und Kind anheimgestellt.

23.9 Literatur

[248] Deutsche Gesellschaft für Kardiologie – Herz- und Kreislaufforschung e. V. Pocket-Leitlinien: Diagnose und Therapie der akuten Lungenembolie, 2009. Im Internet: http://leitlinien.dgk.org/files/2009_Pocket-Leitlinien_Akute_Lungenembolie.pdf (Stand: 25.04.2018)

[249] Deutsche Gesellschaft für Kardiologie – Herz- und Kreislaufforschung e. V. ESC-Pocket Guidelines. Management der akuten Lungenembolie, 2014. Eur Heart J 2014; 35: 3033–3080. doi:10.1093/eurheartj/ehu283

[250] Greer IA. Thrombosis in pregnancy: maternal and fetal issues. Lancet 1999; 353: 1258–1265

[251] Hannemann-Pohl K, Stöckemann M, Kunstmann P et al. D-Dimer-Konzentration: Wann ist sie pathologisch? Frauenarzt 2005; 46 (3): 198–201

[252] Jeejeebhoy FM, Zelop CM, Lipman S et al. Cardiac arrest in pregnancy: a scientific statement from the American Heart Association. Circulation 2015; 132 (18): 1747–73. doi:10.1161/CIR.0000000000000300

[253] Konstantinides S, Torbicki A, Agnelli G et al. ESC Guidelines on the diagnosis and management of acute pulmonary embolism. Eur Heart J 2014; 35: 3033–3080

[254] Kundra P, Khanna S, Habeebullah S et al. Manual displacement of the uterus during caesarean section. Anaesthesia 2007; 62 (5): 460–465

[255] Ponikowski P, Voors AA, Anker SD et al. ESC Guidelines for the diagnosis and treatment of acute and chronic heart failure. Eur Heart J 2016; 37: 2129–2200

[256] Rath W, Gembruch U, Schmidt S. Geburtshilfe und Perinatologie. 2. Aufl. Stuttgart: Thieme; 2010

[257] Rath W. Fruchtwasserembolie, Lungenembolie. In: Feige A, Rath W, Schmidt S, Hrsg. Kreißsaal-Kompendium. Stuttgart: Thieme; 2013: 142–148

[258] Strauss A, Heer IM, Schulze A et al. Geburtshilfe Basics. Heidelberg: Springer; 2006

[259] Walther A, Böttiger BW. Die akute Lungenarterienembolie. Anästhesist 2002; 51: 427–445

24 Fall 24: Polytrauma nach Verkehrsunfall

Florian Reifferscheid

24.1 Einsatzbeschreibung

An einem frühen Samstagmorgen fällt ein junger Mann am Steuer seines Pkw auf dem Rückweg von einer Diskothek nach Hause in einen Sekundenschlaf. Sein Fahrzeug kommt nach links von der Fahrbahn ab und gerät in einen Graben. An einer Feldeinfahrt wird das Fahrzeug an einem Erdwall gebremst und bleibt in einer 135°-Schräglage auf dem Dach liegen. Der Einsatzort liegt in einer ländlichen Region, etwa 25 km entfernt von einem Krankenhaus der Grund- und Regelversorgung. Das nächstgelegene überregionale Traumazentrum ist etwa 60 km entfernt.

Der Fall

Einsatzstichwort
Verkehrsunfall mit Überschlag, eine Person eingeklemmt.

Einsatzdaten
- Monat: Juli
- Uhrzeit: 5:30 Uhr
- Wetterlage: 13 °C Außentemperatur, sonnig, wolkenloser Himmel, wenig Wind

Unfallmechanismus
- Fahrzeug mit hoher Geschwindigkeit (ca. 100 km/h) von der Fahrbahn abgekommen und überschlagen
- starke Deformierungen im Bereich von Dach und Heck
- eine männliche Person auf dem Fahrersitz, eingeklemmt

24.2 Alarmierung der Rettungskräfte

Bei der Leitstelle geht der Notruf eines kurze Zeit später vorbeifahrenden Autofahrers ein. Er berichtet von einem im Graben liegenden Pkw nach Überschlag, im Fahrzeuginneren sei eine Person, die verzögert auf Ansprache reagiere. Die Türen seien so stark deformiert, dass eine Befreiung des Patienten nicht möglich sei.

Frage 1
Welche Einsatzkräfte würden Sie als Einsatzsachbearbeiter alarmieren?
1. RTW, NEF
2. RTW, NEF, Feuerwehr zur technischen Rettung
3. RTW, NEF, Feuerwehr zur technischen Rettung, RTH

Die Lösungen (und Erläuterungen) dieses Falles finden Sie weiter hinten in diesem Kapitel (S. 253) oder über den folgenden QR-Code.

Abb. 24.1 QR-Code zu den Lösungen.

24.3 Erste Maßnahmen am Einsatzort

Entsprechend der ländlichen Region trifft der RTW 12 min nach der Alarmierung um 5:42 Uhr an der Einsatzstelle ein. Vor Ort ist ebenfalls das Fahrzeug des Anrufers, der jedoch mangels Zugang zum Patienten noch keine Hilfe leisten konnte. Die RTW-Besatzung meldet der Leitstelle als Lage auf Sicht, dass es sich um einen Verkehrsunfall mit einem Pkw handele und dass dieser auf dem Dach liege. Danach wird der RTW etwa 30 m vor der Unfallstelle abgestellt, Warnblinker und Blaulichter laufen. Gerade die eingeschalteten Kennleuchten dienen zum einen der Eigensicherung an der Einsatzstelle als Warnung an den übrigen Straßenverkehr. Zum anderen sind sie auch tagsüber eine gute Orientierungshilfe für Luftrettungsmittel, um ein schnelles Auffinden der Einsatzstelle zu ermöglichen. Die Notfallsanitäter verlassen ihr Rettungsmittel und vervollständigen ihre Schutzausrüstung durch Helm und Visier.

Frage 2

Welche Maßnahme muss nun als Erstes erfolgen?
1. Erkundung der Einsatzstelle: Was ist passiert, welche Gefahren gibt es, um wie viele Verletzte handelt es sich?
2. Sichtung: Welcher Patient ist wie stark lebensbedroht, gibt es Transportprioritäten?
3. Untersuchung und Behandlung: Welche Verletzungszeichen hat der Patient, Welche individuellen Therapiemaßnahmen sind einzuleiten?

In Absprache mit den inzwischen eingetroffenen Besatzungen von NEF und Feuerwehr (5:45 Uhr) wird die Seitenscheibe in der Fahrertür als Versorgungsöffnung von der Feuerwehr entfernt. Die Fahrzeugtüren lassen sich mit Ausnahme des Kofferraums nicht öffnen, daher ist eine vollständige körperliche Untersuchung des ansprechbaren Patienten nicht möglich. Zur schnellen Ersteinschätzung erfolgt durch den Notarzt soweit möglich die Einschätzung des Patienten nach dem ABCDE-Schema (▶ Abb. 24.2).

Der Fall

Erstbefunde
- Männliche Person, 23 Jahre alt, allein im Fahrzeug
- 175 cm groß, ca. 80 kg Körpergewicht
- ansprechbar
- A: Atemwege frei
- B: Atmung leicht beschleunigt, Atemfrequenz 16/min, SpO₂ 92 %, Thorax stabil
- C: Rekapillarisierungszeit unter 2 s, Abdomen weich, Becken und Oberschenkel nicht erreichbar
- D: leicht verzögerte, aber adäquate Reaktion auf Ansprache, in den Armen keine neurologischen Defizite
- E: Patient angeschnallt, im Fußraum eingeklemmt, Kopftieflage, da sich das Fahrzeug weiterhin in 135°-Lage befindet

Erstversorgung
- Etablieren eines Venenwegs (16 G) auf dem linken Handrücken
- Sauerstoffapplikation über Maske (15 l/min)
- Pulsoxymetrie
- Infusionstherapie mit Vollelektrolytlösung

Die Feuerwehr sichert das Fahrzeug gegen unkontrollierte Bewegungen mit Pallhölzern ab. In Absprache mit dem Notarzt wird die Rettung des Patienten aus dem Fahrzeug vorbereitet.

Frage 3

Welche Form der Rettung aus dem Fahrzeug halten Sie für indiziert?
1. patientengerechte Rettung durch Abnehmen des Fahrzeugdachs
2. patientengerechte Rettung durch Entfernen der Fahrertür
3. Crash-Rettung ohne Rücksichtnahme auf eventuelle Wirbelsäulenverletzungen, da der Patient vital bedroht (kritisch) ist
4. Fahrzeug auf die Straße ziehen, auf die Räder stellen und anschließende patientengerechte Rettung

Frage 4

Mittlerweile ist das Geräusch des nahenden RTH zu hören, der kurz darauf eine Hocherkundung über der Einsatzstelle fliegt und zur Landung ansetzt. Wo sollte der RTH Ihrer Meinung nach zur Landung gehen?
1. auf einem an die Straße angrenzenden Feld
2. auf der Straße

Durch die Versorgungsöffnung wird die Halswirbelsäule des Patienten mittels Halswirbelsäulenorthese immobilisiert. Es wird ein venöser Zugang gelegt, Sauerstoff via Maske insuffliert und ein SpO₂-Sensor angebracht. Der Patient wird über das weitere Vorgehen informiert, sein Kopf wird mittels eines Helmes der Feuerwehr für die nachfolgende technische Rettung geschützt. Zur Analgesie wird der Patient mit 20 mg Esketamin und 2 mg Midazolam versorgt.

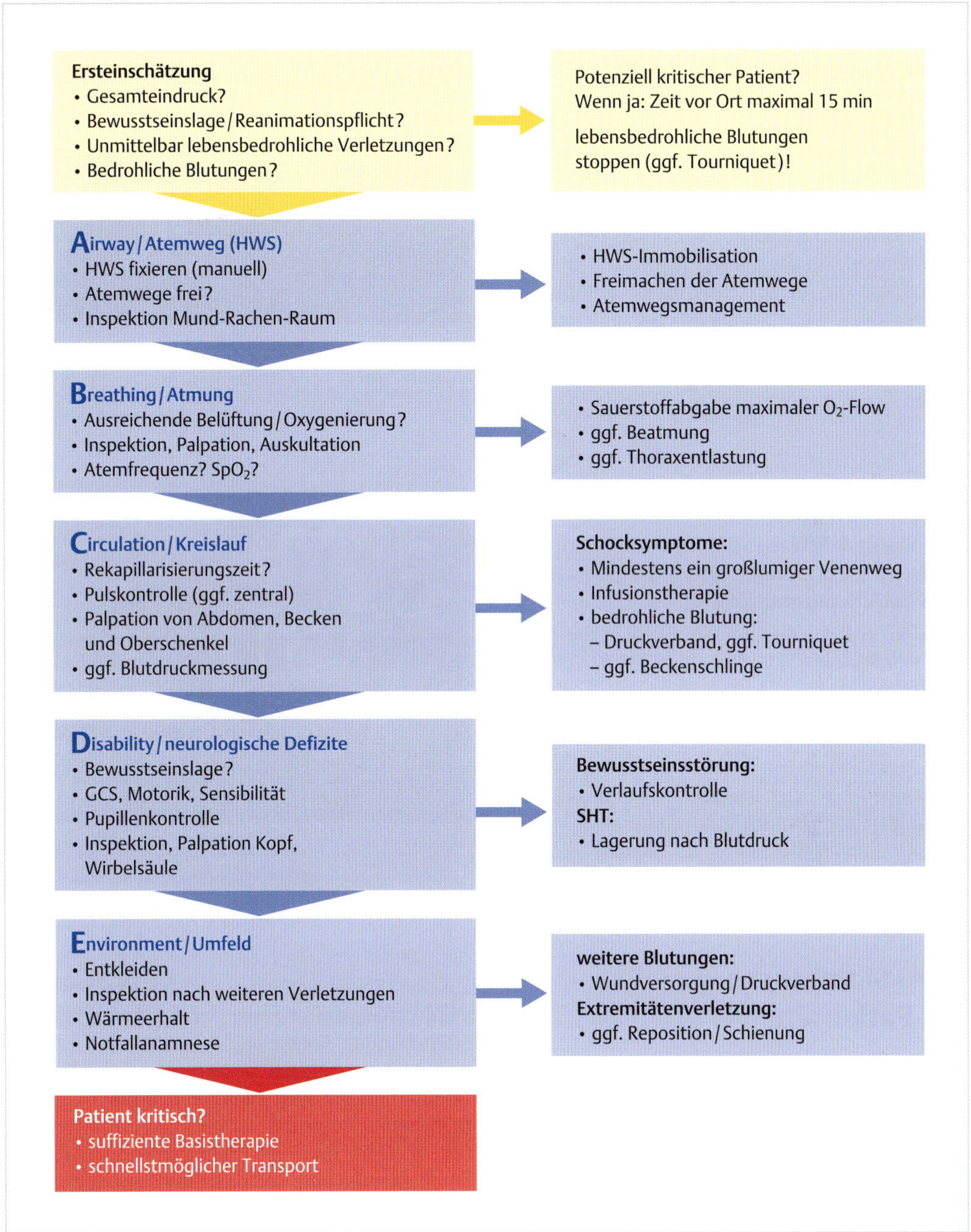

24.3 Erste Maßnahmen

Ersteinschätzung
- Gesamteindruck?
- Bewusstseinslage / Reanimationspflicht?
- Unmittelbar lebensbedrohliche Verletzungen?
- Bedrohliche Blutungen?

→ Potenziell kritischer Patient?
Wenn ja: Zeit vor Ort maximal 15 min

lebensbedrohliche Blutungen stoppen (ggf. Tourniquet)!

Airway / Atemweg (HWS)
- HWS fixieren (manuell)
- Atemwege frei?
- Inspektion Mund-Rachen-Raum

→
- HWS-Immobilisation
- Freimachen der Atemwege
- Atemwegsmanagement

Breathing / Atmung
- Ausreichende Belüftung / Oxygenierung?
- Inspektion, Palpation, Auskultation
- Atemfrequenz? SpO_2?

→
- Sauerstoffabgabe maximaler O_2-Flow
- ggf. Beatmung
- ggf. Thoraxentlastung

Circulation / Kreislauf
- Rekapillarisierungszeit?
- Pulskontrolle (ggf. zentral)
- Palpation von Abdomen, Becken und Oberschenkel
- ggf. Blutdruckmessung

→ **Schocksymptome:**
- Mindestens ein großlumiger Venenweg
- Infusionstherapie
- bedrohliche Blutung:
  – Druckverband, ggf. Tourniquet
  – ggf. Beckenschlinge

Disability / neurologische Defizite
- Bewusstseinslage?
- GCS, Motorik, Sensibilität
- Pupillenkontrolle
- Inspektion, Palpation Kopf, Wirbelsäule

→ **Bewusstseinsstörung:**
- Verlaufskontrolle
SHT:
- Lagerung nach Blutdruck

Environment / Umfeld
- Entkleiden
- Inspektion nach weiteren Verletzungen
- Wärmeerhalt
- Notfallanamnese

→ **weitere Blutungen:**
- Wundversorgung / Druckverband
Extremitätenverletzung:
- ggf. Reposition / Schienung

Patient kritisch?
- suffiziente Basistherapie
- schnellstmöglicher Transport

Abb. 24.2 ABCDE-Schema.
GCS = Glasgow Coma Scale
HWS = Halswirbelsäule
O_2 = Sauerstoff
SHT = Schädel-Hirn-Trauma
SpO_2 = pulsoxymetrisch gemessene Sauerstoffsättigung

Anschließend beginnt die Feuerwehr damit, das Dach des Kombis abzunehmen und die Füße des Patienten aus dem Fußraum zu befreien. Während dieser Maßnahmen wird der Patient von einem der Notärzte betreut, während das übrige Rettungsteam in sicherer Entfernung die Hubschraubertrage, weiteres Immobilisationsmaterial und den RTW für die Erstversorgung vorbereitet. Häufig sind vor dem Eintreffen des Luftrettungsmittels bereits bodengebundene Kräfte und gelegentlich auch ein Notarzt vor Ort. In der Zusammenarbeit müssen sich gerade 2 Notärzte gegenseitig unterstützen und untereinander absprechen, welche Therapie ergriffen werden soll und wann wer die weitere Behandlung übernimmt.

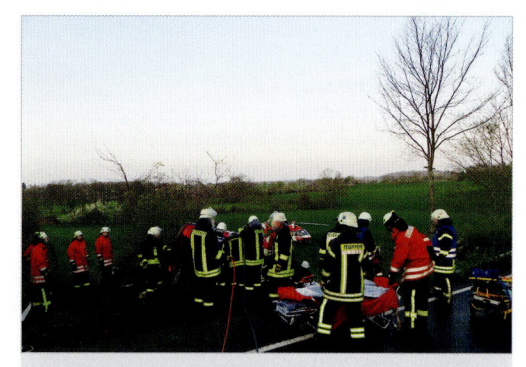

Abb. 24.3 Vorbereitung der Trage parallel zur Rettung des Patienten.

Frage 5
Welchen Transportmodus und welches Transportziel streben Sie für den Patienten nach Ihrem bisherigen Kenntnisstand seines Verletzungsmusters an?
1. bodengebundener Transport in das Krankenhaus der Grund- und Regelversorgung (25 km entfernt)
2. luftgestützter Transport in das Krankenhaus der Grund- und Regelversorgung (abgesetzter Landeplatz)
3. bodengebundener Transport in das überregionale Traumazentrum (60 km entfernt)
4. luftgestützter Transport in das überregionale Traumazentrum (Dachlandeplatz)

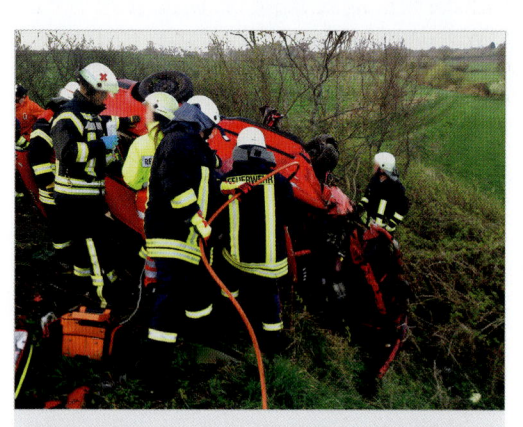

Abb. 24.4 Enge Absprache zwischen Rettungsdienst und Feuerwehr, um die Befreiung und Betreuung des Patienten zu koordinieren.

24.4 Stabilisierung des Patienten

Nach ca. 15 min technischer Rettung gelingt es der Feuerwehr, soweit zum Patienten vorzudringen, dass er aus dem Fahrzeug befreit werden kann. Da das Fahrzeug immer noch in Schräglage liegt und der Patient im Gurt nur seitlich zu erreichen ist, entschließt sich das Rettungsteam, ihn zunächst bäuchlings auf ein Spineboard zu lagern, um ihn aus dem Fahrzeug zu nehmen (▶ Abb. 24.3 und ▶ Abb. 24.4).

In seinem Kofferraum hatte der Patient ein schweres Paket Fliesen ungesichert transportiert. Dieses findet die Feuerwehr im Bereich hinter dem stark beschädigten Fahrersitz. Die Retter nutzen die Chance, dass der Patient zunächst in Bauchlage auf dem Spineboard liegt, und untersuchen seine Wirbelsäule, die in Höhe der Lendenwirbel eine Stufenbildung aufweist. Die daraufhin durchgeführte Kontrolle der Beine hinsichtlich Sensibilität und Motorik zeigt keinerlei neurologische Auffälligkeiten. Aufgrund von Schmerzen im Bereich des Beckens und des Unfallmechanismus wird dem Patienten eine Beckenschlinge angelegt.

Frage 6

Wie würden Sie den Patienten nun weiter lagern?
1. Transport in Bauchlage, da der Patient stabil ist
2. Ablegen des Spineboard und Drehen des Patienten auf dem Spineboard um seine Längsachse
3. Umdrehen des Patienten auf die neben dem Spineboard vorbereitete Vakuummatratze
4. Umlagern des Patienten durch Sandwich-Technik auf eine Vakuummatratze

Frage 7

Welche therapeutischen Maßnahmen würden Sie vor dem Transportbeginn noch vornehmen?
1. Einleitung einer Notfallnarkose und Intubation
2. Einleitung einer Notfallnarkose und Intubation und Anlage einer Bülau-Drainage
3. Analgesie und Transport
4. Analgesie und Anlage einer Thoraxdrainage

Frage 8

Sie rechnen mit 15 min Flugzeit zum Maximalversorger. Welche Option zur Atemwegssicherung wählen Sie?
1. Nasale Intubation mit einem Endotrachealtubus Größe 7,0
2. orale Intubation mit einem Endotrachealtubus Größe 8,0
3. Einlage eines Larynxtubus

Zur Vorbereitung des Transports wird der Patient nach der Rettung zunächst in den bereitstehenden RTW verbracht. Dort wird die Kleidung vollständig entfernt und es folgt eine erneute Untersuchung nach dem ABCDE-Schema.

Der Fall

Untersuchungsbefunde des Secondary Survey
- **A:** Die Atemwege sind frei.
- **B:** Es liegt eine anhaltende Tachypnoe vor, inzwischen mit einer Atemfrequenz von 22/min. Der Thorax ist rechtsseitig instabil mit Krepitationsgeräuschen, das Atemgeräusch rechts ist deutlich abgeschwächt.
- **C:** Die Rekapillarisierungszeit liegt weiter unter 2 s. Das Abdomen ist weich, das Becken stabil, aber schmerzhaft, die Oberschenkel sind im Seitenvergleich unauffällig. Der Blutdruck beträgt 110/80 mmHg, die Herzfrequenz 120/min, die Pulse sind seitengleich und kräftig tastbar.
- **D:** Der Patient öffnet auf Ansprache die Augen, antwortet verzögert, aber adäquat. Die Pupillen sind isokor und zeigen eine prompte Lichtreaktion. Kopfplatzwunde frontal, Schädel palpatorisch stabil, Sensibilität und Motorik in den oberen und unteren Extremitäten unauffällig.
- **E:** Der Patient ist entkleidet, es fallen beidseits Unterschenkelfrakturen auf, links offen, rechts geschlossen. Die Schmerzen gibt der Patient inzwischen mit 8 von 10 auf der NRS an.

Es folgt der Entschluss, den Patienten aufgrund des Unfallmechanismus und des Verletzungsmusters in das überregionale Traumazentrum zu fliegen.

Aufgrund der starken Schmerzen des Patienten erfolgen zunächst die erneute Kontrolle und Dokumentation des neurologischen Status, besonders Sensibilität und Motorik der unteren Extremitäten betreffend, und dann die Einleitung einer Notfallnarkose mit 100 mg Esketamin, 7 mg Midazolam und 100 mg Succinylcholin. Dafür wird der Patient mittels EKG, Blutdruckmessung und Pulsoxymetrie überwacht. Die Medikation wird vorbereitet, während der Patient mit einer dichtsitzenden Maske bei hohem Fluss Sauerstoff atmet. Parallel zu den Vorbereitungen von Medikamenten und Intubation wird die endtidale Kapnografie vorbereitet und eingeschaltet, damit sie unmittelbar nach der Intubation zur Verfügung steht. Nach Abschluss der Vorbereitungen erfolgt ein Team-Timeout, in dem die geplanten Maßnahmen ebenso wie Rückfallebenen besprochen und die Aufgaben auf alle zur Verfügung stehenden Personen im RTW verteilt werden. Die Intubation gelingt mithilfe des primär eingesetzten Videolaryngoskops mittels Macintosh-Spatel im ersten Versuch. Aufgrund des abgeschwächten Atemgeräuschs auf der rechten Seite wird auf dieser Seite eine Thoraxdrainage in Bülau-Position (4. Interkostalraum in der Medioaxillarlinie) angelegt und mit einem Magensekretbeutel als Ablauf versehen. In der folgenden Auskultation zeigt sich wieder ein beidseitiges vesikuläres Atemgeräusch. Während im RTW die Atemwegssicherung und die Stabilisierung des Patienten vorgenommen werden, wird der Patient über die Rettungsleitstelle für den Schockraum des Maximalversorgers angemeldet (▶ Abb. 24.5).

Ⓑ

Der Fall

Voranmeldung
- Männlicher Patient, ca. 23 Jahre alt
- Zustand nach Verkehrsunfall mit Überschlag auf der Landstraße
- **A:** Atemwege gesichert durch endotracheale Intubation
- **B:** Thorax entlastet, maschinelle Beatmung
- **C:** potenziell kritisch bei Verdacht auf Beckenfraktur, Beckenschlinge angelegt
- **D:** Verdacht auf Wirbelsäulenverletzung in Höhe der Lendenwirbelsäule bei Stufenbildung, Motorik und Sensibilität erhalten, Schädel-Hirn-Trauma, intubiert und beatmet
- **E:** Unterschenkelfrakturen beidseits
- Eintreffen in 15 min um 6:35 Uhr

Nach erfolgter Erstversorgung und Stabilisierung des Patienten wird die Umlagerung in den RTH durchgeführt. Dort angekommen, werden ein letztes Mal vor dem Abflug die Vitalwerte, das Monitoring und die jederzeitige Erreichbarkeit der venösen Zugänge überprüft. Dann folgt in Absprache mit Pilot und HEMS-TC (Helicopter Emergency Medical Service Technical Crew Member) der Start (▶ Abb. 24.6 und ▶ Abb. 24.7). Während des 15-minütigen Fluges zum Maximalversorger ist der Patient stabil. Die Narkose wird mit einer Repetitionsdosis von Esketamin und Midazolam fortgeführt, die Beatmung erfolgt über das Beatmungsgerät mit BiPAP; Blutdruck, EKG, SpO_2 und $etCO_2$ werden kontinuierlich überwacht.

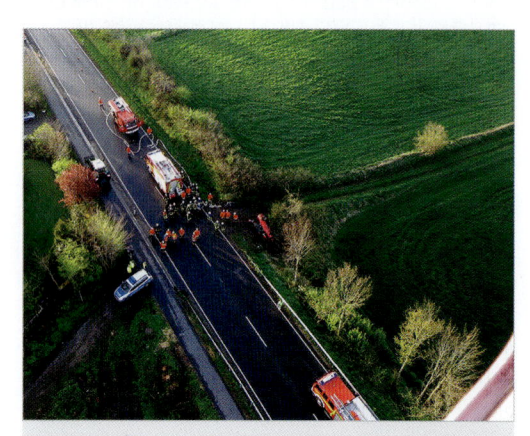

Abb. 24.6 Übersicht über die Einsatzstelle aus der Luft.

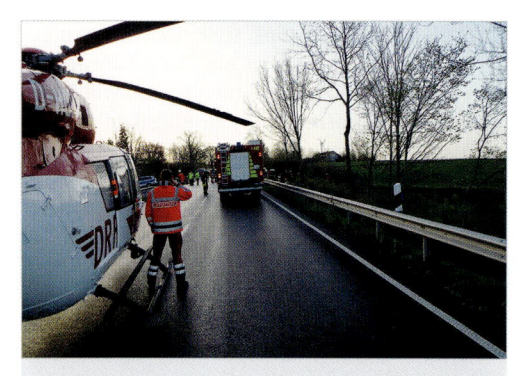

Abb. 24.5 Anmeldung des Patienten im Schockraum.

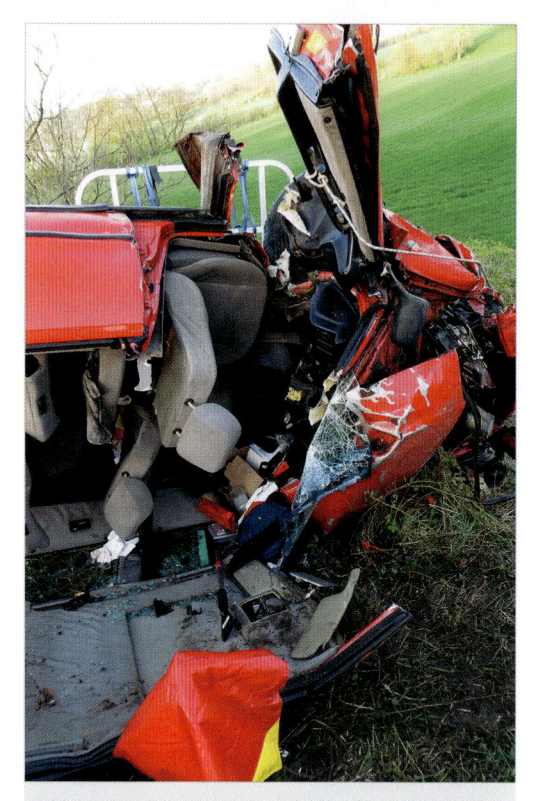

Abb. 24.7 Fahrzeugwrack nach der patientengerechten Rettung.

24.5 Übergabe an den Schockraum

Nach der Landung auf dem Dachlandeplatz des Traumazentrums und dem Auslaufen der Rotoren wird der Patient aus dem RTH ausgeladen und via Aufzug um 6:35 Uhr direkt in den Schockraum und zur anschließenden weiteren Therapie des Traumateams verbracht. Die Übergabe an das bereitstehende Team erfolgt nach dem ABCDE-Schema. Dabei berichtet der Notarzt zunächst vom Unfallmechanismus und primären Zustand des Patienten, um dann dem Schema folgend die Verletzungen und die durchgeführten Maßnahmen zu beschreiben. Nach dem Bericht des Notarztes folgt eine kurze Zusammenfassung seitens des Anästhesisten aus dem Schockraumteam.

Danach wird die Überlagerung des Patienten von der Hubschrauber- auf die Schockraumtrage koordiniert und systematisch durchgeführt. Es folgen die Reevaluation des Patienten durch das Schockraumteam, die Übernahme der Beatmung an das vor Ort befindliche Narkosegerät und die strukturierte Untersuchung des Patienten durch die Vertreter der einzelnen Fachabteilungen. Die korrekte Tubuslage und das etCO$_2$ werden bestätigt, ein weiterer venöser Zugang wird etabliert und es wird Blut für Laboruntersuchungen ebenso wie für eine arterielle BGA abgenommen. Vom Neurochirurgen wurde der Rücken beim Umlagern untersucht und die Stufenbildung bestätigt, die Pupillen sind weiterhin isokor. In der Ultraschalluntersuchung zeigt sich keinerlei freie Flüssigkeit im Abdomen; seitens der Unfallchirurgie werden die Unterschenkel reponiert und geschient.

24.6 Computertomografische Untersuchung

Nachdem der Patient in der Schockraumphase weiter stabilisiert wurde, werden vom Team die festgestellten Befunde kommuniziert. Der Patient wird zum CT gebracht. Im CT zeigt sich ein schmales epidurales Hämatom ohne Einfluss auf Liquorräume oder Mittellinie. Thorakal findet sich eine Rippenserienfraktur auf der rechten Seite mit korrekt einliegender Bülau-Drainage bei Hämatopneumothorax und beidseitigen Lungenkontusionen. Im Bereich der Lendenwirbelsäule sind die Dornfortsätze der Lendenwirbelkörper 2–4 zertrümmert. Es findet sich ein Hämatom, das jedoch bisher den Wirbelkanal nicht kompromittiert. Zudem stellt sich eine Symphysensprengung dar.

Im weiteren Verlauf erfolgen eine operative Stabilisierung der Wirbelsäule und eine anschließende intensivmedizinische Behandlung des Patienten.

24.7 Zusammenfassung des Einsatzes

Fazit

- 23 Jahre alter, männlicher Patient nach Verkehrsunfall mit Überschlag
- initial wach und verzögert adäquat, eingeschränkt beurteilbar aufgrund der Einklemmung im auf der Seite liegenden Fahrzeug
- aufwendige Rettung aus dem Fahrzeug durch die Feuerwehr
- Erstversorgung im RTW mittels weiterer Gefäßzugänge, Notfallnarkose, Atemwegssicherung und Thoraxentlastung durch Bülau-Drainage
- komplikationsloser luftgestützter Transport in ein überregionales Traumazentrum
- weitere Diagnostik und Therapie im Traumazentrum

24.8 Lösungen und Erläuterungen zu Fall 24

24.8.1 Zu Frage 1

Frage 1

Welche Einsatzkräfte würden Sie als Einsatzsachbearbeiter alarmieren?
1. RTW, NEF
2. RTW, NEF, Feuerwehr zur technischen Rettung
3. RTW, NEF, Feuerwehr zur technischen Rettung, RTH

▶ **Erläuterung.** Die Unfallstelle befand sich im ländlichen Raum auf einer relativ abgelegenen Landstraße. Sowohl die Standorte der zur Versorgung benötigten Rettungsmittel von Rettungsdienst und Feuerwehr als auch die zur Behandlung des vermutlich schwerverletzten Patienten erforderlichen Krankenhäuser hatten eine große Entfernung zur Einsatzstelle. Um die Rettung und Erstversorgung des Patienten zügig sicherzustellen, war die Alarmierung des örtlichen, bodengebundenen Rettungsdienstes (bestehend aus RTW und NEF) sinnvoll. Zur Rettung des vermutlich eingeklemmten Patienten sowie zur Absicherung der Einsatzstelle gegen auslaufende Flüssigkeiten und den fließenden Verkehr war der Einsatz der Feuerwehr unabdingbar. Im ländlichen Raum handelt es sich dabei zumeist um freiwillige Feuerwehren, die nicht alle auch über einen Rüstsatz zur technischen Rettung verfügen, sodass es notwendig werden kann, mehrere Feuerwehren zu alarmieren.

Aufgrund des geschilderten Unfallmechanismus mit einem Fahrzeugüberschlag war von schweren Verletzungen des Patienten auszugehen. Damit diese entsprechend der S3-Leitlinie „Polytrauma" [260] und dem Eckpunktepapier [261] zur notfallmedizinischen Versorgung der Bevölkerung (60 min vom Notrufeingang bis zur Übergabe in einem Schockraum und 90 min bis zum Beginn der operativen Versorgung) versorgt werden können, sollte der Patient nach Möglichkeit einem überregionalen Traumazentrum zugeführt werden. Dieser Transport kann am schonendsten und schnellsten mit einem RTH durchgeführt werden. Damit dieser nach Möglichkeit bereits an der Einsatzstelle verfügbar ist, wenn der Patient aus dem Fahrzeug gerettet ist, muss er frühzeitig, am besten parallel, alarmiert werden, da es ansonsten zu unnötigen Verzögerungen kommt.

24.8.2 Zu Frage 2

Frage 2
Welche Maßnahme muss nun als Erstes erfolgen?
1. Erkundung der Einsatzstelle: Was ist passiert, welche Gefahren gibt es, um wie viele Verletzte handelt es sich?
2. Sichtung: Welcher Patient ist wie stark lebensbedroht, gibt es Transportprioritäten?
3. Untersuchung und Behandlung: Welche Verletzungszeichen hat der Patient, Welche individuellen Therapiemaßnahmen sind einzuleiten?

▶ **Erläuterung.** Bei jedem Verkehrsunfall muss zunächst, nach einer ersten Lagemeldung auf Sicht, eine Erkundung der Einsatzstelle erfolgen. Diese hat das Ziel, das Ausmaß des Schadens abzuschätzen, mögliche Gefahrenquellen für Patienten und Helfer zu identifizieren und eine Anzahl der Verletzten und Betroffenen abzuschätzen. Das Ergebnis der Erkundung wird als 2., konkrete Rückmeldung an die Leitstelle übermittelt. Damit verbunden wird auch die Frage kommuniziert, ob die bisher alarmierten Kräfte von Rettungsdienst, Feuerwehr und Polizei ausreichen oder ob weitere Kräfte alarmiert werden müssen. Gerade besondere Einsatzkräfte wie Mittel zur technischen Rettung, aber auch leitender Notarzt und organisatorischer Leiter Rettungsdienst als technische Einsatzleitung Rettungsdienst oder Schnelleinsatzgruppen sollten bereits in dieser frühen Phase nachgefordert werden, sofern dies erforderlich ist.

Bei der Sichtung handelt es sich um eine Identifizierung der schwerverletzten Patienten mit dem Ziel, diesen eine zügige Versorgung zukommen zu lassen. Sie kann in dieser frühen Phase auch als sog. Vorsichtung anhand eines Algorithmus (z.B. mSTART oder PRIOR) erfolgen und von Rettungsfachpersonal durchgeführt werden. Allerdings muss jeder Patient vor Verlassen der Einsatzstelle mindestens einmal obligat von einem Notarzt gesichtet werden.

Die individualmedizinische Untersuchung und Behandlung einzelner Verletzter sollte erst dann erfolgen, wenn Erkundung und (Vor-)Sichtung abgeschlossen sind.

24.8.3 Zu Frage 3

Frage 3
Welche Form der Rettung aus dem Fahrzeug halten Sie für indiziert?
1. Patientengerechte Rettung durch Abnehmen des Fahrzeugdachs
2. patientengerechte Rettung durch Entfernen der Fahrertür
3. Crash-Rettung ohne Rücksichtnahme auf evtl. Wirbelsäulenverletzungen, da der Patient vital bedroht (kritisch) ist
4. Fahrzeug auf die Straße ziehen, auf die Räder stellen und anschließende patientengerechte Rettung

▶ **Erläuterung.** Für die Zusammenarbeit mit der Feuerwehr ist es essenziell, dass seitens des Rettungsdienstes (meist des Notarztes) eine Entscheidung kommuniziert wird, ob der Patient vital gefährdet ist und auf welche Weise seine Rettung erfolgen soll. Dabei geht es nur um die Frage, ob z. B. für eine patientengerechte Rettung das Fahrzeugdach oder Türen entfernt werden sollen oder ob im Falle einer vitalen Bedrohung eine sog. Crash-Rettung erfolgen soll. Dabei handelt es sich um die schnellstmögliche Befreiung des Patienten aus einem Fahrzeugwrack, bei der auch bei Verdacht auf eine Wirbelsäulenverletzung ggf. auf Vorsichtsmaßnahmen verzichtet wird. Dies kann notwendig werden, wenn z. B. durch Feuer oder Explosionsgefahr eine Gefährdung des Patienten besteht oder ein bestehender Atem- oder Kreislaufstillstand behandelt werden muss.

Im vorliegenden Fall empfahl es sich, durch die Entfernung des Daches einen möglichst guten Zugang zum Patienten zu bekommen, damit dieser möglichst schonend aus dem Fahrzeug befreit werden konnte.

Ein Verlagern und Drehen des Unfallfahrzeugs verbietet sich in der Regel, da dies mit unkontrollierbaren Bewegungen und Gewalteinwirkungen auf den Patienten und Gefahren für die Retter verbunden sein kann.

24.8.4 Zu Frage 4

Frage 4

Mittlerweile ist das Geräusch des nahenden RTH zu hören, der kurz darauf eine Hocherkundung über der Einsatzstelle fliegt und zur Landung ansetzt. Wo sollte der RTH Ihrer Meinung nach zur Landung gehen?
1. auf einem an die Straße angrenzenden Feld
2. auf der Straße

▶ **Erläuterung.** Um den einsatztaktischen Vorteil des RTH und den mit seinem Einsatz verbundenen Zeitvorteil optimal ausnutzen zu können, ist es wichtig, dessen Besatzung möglichst hilfreiche Informationen zur Lage an der Einsatzstelle und zum Einsatzgrund zu geben. Die Besatzung kann anhand dieser Informationen einen für den Einsatzzweck optimalen Landeort bestimmen. So kann verhindert werden, dass der Hubschrauber z. B. nach einer initialen Landung auf einem Feld doch noch auf die Straße umgesetzt werden muss und durch den erforderlichen Anlass-, Start-, Lande- und Abschaltvorgang wertvolle Zeit verloren geht. Nur wenn die Landestelle des RTH einen optimalen Zugang mit dem auf der Trage immobilisierten Patienten zum Hubschrauber zulässt, können zeitliche Verzögerungen und aufwendige Transportmanöver vermieden werden. Daher war in diesem Fall die Landung auf der Straße zielführend.

24.8.5 Zu Frage 5

Frage 5

Welchen Transportmodus und welches Transportziel streben Sie für den Patienten nach Ihrem bisherigen Kenntnisstand seines Verletzungsmusters an?
1. bodengebundener Transport in das Krankenhaus der Grund- und Regelversorgung (25 km entfernt)
2. luftgestützter Transport in das Krankenhaus der Grund- und Regelversorgung (abgesetzter Landeplatz)
3. bodengebundener Transport in das überregionale Traumazentrum (60 km entfernt)
4. luftgestützter Transport in das überregionale Traumazentrum (Dachlandeplatz)

▶ **Erläuterung.** Der Patient war zum Zeitpunkt der Entscheidungsfindung weitgehend stabil. Von einer Wirbelsäulenverletzung musste ebenso ausgegangen werden wie von einem Schädel-Hirn-Trauma. Daher empfahl sich der Transport in ein überregionales Traumazentrum, um etwaige Sekundärtransporte z. B. in eine Klinik mit Neurochirurgie zu vermeiden. In der aktuellen Einsatzstellenumgebung bot sich der luftgestützte Transport in das überregionale Traumazentrum an, zumal das Vorhandensein eines Dachlandeplatzes eine rasche Übergabe nach dem Ausladen aus der Maschine möglich machte und Zeitverluste durch Zwischentransporte vermieden werden konnten.

24.8.6 Zu Frage 6

Frage 6
Wie würden Sie den Patienten nun weiter lagern?
1. Transport in Bauchlage, da der Patient stabil ist
2. Ablegen des Spineboard und Drehen des Patienten auf dem Spineboard um seine Längsachse
3. Umdrehen des Patienten auf die neben dem Spineboard vorbereitete Vakuummatratze
4. Umlagern des Patienten durch Sandwich-Technik auf eine Vakuummatratze

▶ **Erläuterung.** Bei dem Patienten lag der Verdacht auf eine Wirbelsäulenverletzung nahe. Um eine Verschlechterung seines Zustands z. B. durch das Hinzutreten neurologischer Ausfälle zu vermeiden, sollte der Patient möglichst schonend gelagert und in sich wenig bewegt werden. Ein Transport in Bauchlage verbot sich, da z. B. der Atemweg des Patienten im Falle einer Verschlechterung dann nicht zugänglich gewesen wäre. Auch Drehungen des Patienten durch mehrere Helfer sollten vermieden werden, da eine Rotationsbewegung der Wirbelsäule nicht sicher ausgeschlossen werden kann. Der Patiententransport auf dem Spineboard ist mit dem Risiko von Druckgeschwüren verbunden und sollte vermieden werden. Das Umlagern des Patienten mit der sog. Sandwich-Methode bietet sich an, da der Patient mit diesem Verfahren schonend gedreht werden kann. Dabei wird dem bäuchlings z. B. auf dem Spineboard liegenden Patienten von dorsal eine Vakuummatratze angelegt, diese wird abgesaugt und an das Spineboard geschnallt. Auf diese Weise können bei der anschließenden Drehung um die Längsachse des Patienten Rotationsbewegungen vermieden werden.

24.8.7 Zu Frage 7

Frage 7
Welche therapeutischen Maßnahmen würden Sie vor dem Transportbeginn noch vornehmen?
1. Einleitung einer Notfallnarkose und Intubation
2. Einleitung einer Notfallnarkose und Intubation und Anlage einer Bülau-Drainage
3. Analgesie und Transport
4. Analgesie und Anlage einer Thoraxdrainage

▶ **Erläuterung.** Im vorliegenden Fall wurde ein luftgestützter Transport über eine ungefähre Flugzeit von 15 min geplant. Unabhängig vom verwendeten Flugmuster sind die Platzverhältnisse in einem Hubschrauber verglichen mit denen in einem RTW begrenzt, sodass auch die Interventionsmöglichkeiten während des Fluges eingeschränkt sind. Daher müssen aufwendige und unter Umständen zeitkritische Maßnahmen vorausschauend vor Antritt des Fluges erwogen und ggf. durchgeführt werden. Der Patient reagierte bereits verzögert, wenn auch adäquat auf Fragen und Schmerzreize. Ein Schädel-Hirn-Trauma war ebenso anzunehmen wie ein Pneumothorax. Eine notwendige Analgesie könnte seine Vigilanz im Verlauf dergestalt mindern, dass eine Intubation mit dem Ziel eines Aspirationsschutzes und ausreichender Ventilation erforderlich werden könnte. Es galt daher, die Indikation für eine Notfallnarkose sorgfältig und kritisch zu prüfen.

> **Merke**
>
> Entscheidet man sich für eine Notfallnarkose und Intubation, sollte aufgrund der im Rahmen der maschinellen Beatmung umgekehrten intrathorakalen Druckverhältnisse eine Thoraxentlastung durchgeführt werden.

24.8.8 Zu Frage 8

> **Frage 8**
>
> Sie rechnen mit 15 min Flugzeit zum Maximalversorger. Welche Option zur Atemwegssicherung wählen Sie?
> 1. nasale Intubation mit einem Endotrachealtubus Größe 7,0
> 2. orale Intubation mit einem Endotrachealtubus Größe 8,0
> 3. Einlage eines Larynxtubus

▶ **Erläuterung.** Die nasale Intubation verbot sich ebenso wie die nasale Einlage einer Magensonde bei Verdacht auf ein Schädel-Hirn-Trauma und vor dem Ausschluss von Mittelgesichts- oder Schädelbasisverletzungen.

Die orale endotracheale Intubation stellt für den per definitionem nicht nüchternen Notfallpatienten den Goldstandard dar. Ist jedoch der Atemweg schwer oder der Anwender wenig trainiert, kann auch die Einlage eines Larynxtubus eine sinnvolle Alternative sein. In jedem Fall müssen die anschließende maschinelle Beatmung des Patienten mittels endtidal gemessenem Kohlendioxid überwacht und die korrekte Tubuslage sowie die Beatmungsführung verifiziert werden.

24.9 Literatur

[260] Deutsche Gesellschaft für Unfallchirurgie, Deutsche Gesellschaft für Allgemein- und Viszeralchirurgie, Deutsche Gesellschaft für Anästhesiologie und Intensivmedizin et al. S3-Leitlinie „Polytrauma / Schwerverletzten-Behandlung", 2016. AWMF-Register Nr. 012/019. Im Internet: http://www.awmf.org/uploads/tx_szleitlinien/012-019l_S3_Polytrauma_Schwerverletzten-Behandlung_2017-08.pdf (Stand: 13.04.2018)

[261] Fischer M, Kehrberger E, Marung H et al. Eckpunktepaier 2016 zur notfallmedizinischen Versorgung der Bevölkerung in der Prähospitalphase und in der Klinik. Notfall Rettungsmed 2016; 19 (5): 387–395. doi:10.1007/s10049-016-0187-0

25 Fall 25: Komplexe Herzrhythmusstörung

Hans-Jörg Busch, Katrin Fink

25.1 Einsatzbeschreibung

Während eines Spaziergangs mit einem Angehörigen kollabiert eine 26-jährige Frau an einer befahrenen Hauptstraße.

25.2 Alarmierung der Rettungskräfte

Der Angehörige der Patientin erlebt den Kollaps direkt mit und kann sofort den Notruf wählen. Aus dem Meldebild ergibt sich für die integrierte Leitstelle zunächst, dass eine schwerwiegende Erkrankung vorliegen könnte.

Frage 1

Welche Einsatzkräfte würden Sie alarmieren?
1. Rettungsdienst
2. Rettungsdienst und First Responder
3. Rettungsdienst und Notarzt
4. Rettungsdienst, Notarzt und First Responder

Die Lösungen (und Erläuterungen) dieses Falles finden Sie weiter hinten in diesem Kapitel (S. 262) oder über den folgenden QR-Code.

Abb. 25.1 QR-Code zu den Lösungen.

Frage 2

Kann die Leitstelle in dieser Situation weitere Aufgaben übernehmen?
1. ja
2. nein

25.3 Erste Maßnahmen am Unfallort

Die Einsatzkräfte des Rettungsdienstes machen sich unter dem Einsatzstichwort „Synkope" auf den Weg. Das NEF ist das ersteintreffende Fahrzeug 5 min nach der Alarmierung (Alarmzeit 14:23 Uhr; Ankunftszeit 14:28 Uhr). Der Fahrzeugführer NEF übernimmt die Erstsichtung der Einsatzstelle. Die Patientin wird auf dem Rücken liegend auf dem Gehweg angetroffen. Umstehende Passanten halten einen Regenschirm zum Regenschutz über die Patientin. Aufgrund des initialen Meldebilds erfolgt keine Anleitung zu Reanimation durch den Leitstellendisponenten.

Der Fall

Einsatzstichwort
Synkope.

Einsatzdaten
- Uhrzeit: 14:20 Uhr
- Alarmzeit: 14:23 Uhr
- Ankunftszeit: 14:28 Uhr
- Einsatzort: befahrene Haupt- bzw. Durchfahrtstraße
- Wetterlage: 10 °C, Sprühregen, kein Wind

Situation vor Ort
- Weibliche Person, liegt auf dem Gehweg
- Fremdanamnese:
  - plötzlicher Kollaps ohne wesentliche Prodromi
  - fremdanamnestisch Zustand nach Synkope, jedoch keine eruierbare Ursache
  - keine Vorerkrankungen

Erstbefunde
- Weibliche Person, 26 Jahre alt
- 174 cm groß, 68 kg schwer
- nicht ansprechbar
- keine Atmung
- kein Puls
- keine Traumazeichen

25.3 Erste Maßnahmen

Nach der Erstsichtung findet die Notärztin eine bewusstlose Person ohne normale Atmung vor. Aus diesem Grunde werden sofort die Basismaßnahmen der Reanimation vom NEF-Team eingeleitet. Nach Eintreffen des RTW kommt es zu einer kurzen Absprache des NEF-Fahrzeugführers und des RTW-Fahrzeugführers über die bereits erhobenen Befunde und die ersten medizinischen Maßnahmen. Sogleich wird weiteres Notfallmaterial einschließlich Defibrillator an den Notfallort gebracht.

Frage 3
Wo liegen hier Ihre Prioritäten?
1. kontinuierliche Durchführung der Basismaßnahmen und Intubation sowie Etablieren eines venösen Zugangs zur Applikation von Medikamenten (insbesondere Suprarenin)
2. kontinuierliche Durchführung der Basismaßnahmen und Ausschluss reversibler Ursachen des Herz-Kreislauf-Stillstands
3. kontinuierliche Durchführung der Basismaßnahmen, bis der Defibrillator eingeschaltet und die Defibrillator-Pads am Patienten angebracht sind, dann Analyse des Herzrhythmus und ggf. Defibrillation
4. Anbringen der Defibrillator-Pads am Patienten, Analyse des Herzrhythmus und ggf. Defibrillation unter Inkaufnahme einer Unterbrechung in den Basismaßnahmen

Im Folgenden wird der Brustkorb der Frau entkleidet. Dann werden die Defibrillator-Pads unter Beibehaltung der kontinuierlichen Basismaßnahmen angebracht. Anschließend erfolgt eine kurze Unterbrechung der Herzdruckmassage zur Analyse des Herzrhythmus. Dabei wird ein Kammerflimmern als initialer Herzrhythmus abgeleitet. Nach erfolgter Defibrillation und umgehender Fortführung der Basismaßnahmen kann durch die Notärztin ein i.v. Zugang etabliert und der Versuch einer Atemwegssicherung unternommen werden. Nach dem ersten Intubationsversuch zeigt sich eine fragliche Fehllage des Tubus. Die Umgebungsverhältnisse sind schwierig (Sprühregen, Rückenlage auf dem Gehsteig) und bei Mallampati-Score-III-Verhältnissen ergibt sich keine direkte Sicht auf die Stimmbandebene.

Frage 4
Wie lösen Sie das Atemwegsproblem?
1. verbesserte Lagerung und nochmaliger Versuch
2. Nachführen des Videolaryngoskops
3. Benutzen einer supraglottischen Atemwegshilfe
4. Notfallkoniotomie

Der Tubus wird schnellstmöglich entfernt und nachfolgend wird komplikationslos ein Larynxtubus eingeführt. Dadurch kann eine suffiziente Ventilation etabliert werden. Die leitliniengerechten Reanimationsmaßnahmen werden weitergeführt. Nach der 3. erfolglosen Defibrillation erfolgt die Gabe von 1 mg Adrenalin und 300 mg Amiodaron (Cordarex) als Bolusgabe. Danach kommt es konsekutiv zur Konversion des Kammerflimmerns in eine Torsade-de-pointes-Tachykardie (sog. Spitzenumkehrtachykardie).

Frage 5
Welches Antiarrhythmikum ist nun angezeigt?
1. Amiodaron
2. Ajmalin
3. β-Blocker
4. Magnesium

Nach Gabe von 2 g Magnesium und nachfolgender Defibrillation kann ein Spontankreislauf etabliert werden (ROSC). Es zeigt sich ein tachykarder Sinusrhythmus. Es sind nun 15 min seit Beginn der Reanimationsmaßnahmen vergangen. Der Transport wird vorbereitet.

Der Fall

Erstversorgung
- Erfolgreiche kardiopulmonale Reanimation bei Kammerflimmern, Dauer ca. 15 min, No-Flow-Time ca. 5 min (da keine Laienreanimation)
- periphervenöser Zugang (grün) auf dem linken Handrücken, kontinuierliche Gabe von gekühlter Vollelektrolytlösung (5–10 °C)
- Narkoseeinleitung und -aufrechterhaltung mit Midazolam 10 mg, Fentanyl 0,2 mg und Succinylcholin 70 mg i. v.
- frustraner Intubationsversuch, Atemwegsicherung durch Larynxtubus, Beatmung im PCV-Modus (inspiratorischer Druck 26 mmHg, PEEP 5 mmHg, FiO_2 0,6, Atemfrequenz 12/min)
- Messung der Vitalparameter mittels Pulsoxymetrie (SpO_2 96 %), EKG-Monitoring via Defibrillator-Pads (Herzfrequenz 125/min), oszillometrische RR-Messung (95/58 mmHg) und Ableitung einer Kapnografie (pCO_2 43 mmHg)

25.4 Technische Rettung

Nach primär erfolgreicher Reanimation wird der Transport zur schnellstmöglichen innerklinischen Weiterversorgung organisiert. Innerhalb der medizinischen Therapieoptionen ergeben sich mehrere Möglichkeiten zum weiteren Vorgehen. Als Zielklinik wird ein Zentrum der Maximalversorgung mit Expertise in der Postreanimationsbehandlung angesteuert.

Frage 6

Was zeichnet die Postreanimationsphase aus, wann beginnt sie und was sind dabei die Prioritäten?
1. Sie beginnt mit Wiedereintritt des Spontankreislaufs und ist gekennzeichnet durch Veränderungen, die auf der globalen Ischämie und nachfolgenden Reperfusion beruhen. Im Vordergrund steht für die Akutdiagnostik und -therapie jedoch die Behandlung der dem Herzstillstand zugrundeliegenden Erkrankung.
2. Sie beginnt nach Abschluss der Akutdiagnostik und Übernahme auf die Intensivstation und ist gekennzeichnet durch neurologische Ausfälle nach stattgehabter zerebraler Ischämie. Im Vordergrund steht für die Akutdiagnostik und -therapie somit, Blutdruck, Herzfrequenz und Oxygenierung so hoch wie möglich zu halten.
3. Sie beginnt mit Wiedereintritt des Spontankreislaufs und ist gekennzeichnet durch ein protrahiertes myokardiales Pumpversagen. Im Vordergrund stehen für die Akutdiagnostik und -therapie somit die prophylaktische Volumen- und Katecholamintherapie unabhängig vom aktuellen mittleren arteriellen Druck.
4. Sie beginnt nach Abschluss der Akutdiagnostik und Übernahme auf die Intensivstation und ist gekennzeichnet durch Veränderungen, die auf der globalen Ischämie und nachfolgenden Reperfusion beruhen. Im Vordergrund stehen für die Akutdiagnostik und -therapie somit die Infektfokussuche und die frühzeitige kalkulierte antibiotische Therapie.

Frage 7

Würden Sie die Patientin zu diesem Zeitpunkt umintubieren?
1. ja
2. nein

Im Verlauf des Transports kommt es wiederholt zu Kammerflimmern mit konsekutiver Reanimationspflichtigkeit. Letztlich wird die Entscheidung getroffen, die Patientin bei nicht defibrillierbarem Kammerflimmern unter laufenden Reanimationsmaßnahmen in den Schockraum der aufnehmenden Klinik einzuweisen. Es wird eine externe mechanische Reanimationshilfe für den Transport in die Zielklinik angelegt.

Frage 8

Wann entscheiden Sie sich, unter Reanimationsmaßnahmen den nächstgelegenen Schockraum anzufahren?
1. bei vermuteter kardialer Ursache
2. bei relevanten Verletzungen durch Kollaps
3. unter laufenden Reanimationsmaßnahmen
4. bei Kammerflimmern als primär dokumentiertem Herzrhythmus

Frage 9

Was benötigen Sie im Schockraum und was muss das aufnehmende Klinikum an Diagnostik bzw. Therapie bereithalten, um ein geeignetes Anfahrtsziel für die Patientin zu sein?
1. Notfallsonografie und Notfallechokardiografie
2. Schnittbildgebung
3. Herzkatheter
4. ECLS-Team
5. in Postreanimationsbehandlung erfahrene Intensivstation
6. Alle Antwortmöglichkeiten sind richtig.

Frage 10

Welches Antiarrhythmikum würden Sie bei nun rezidivierendem Kammerflimmern geben?
1. Amiodaron
2. Ajmalin
3. β-Blocker
4. Magnesium

25.5 Innerklinischer Verlauf

25.5.1 Erstversorgung

Die Patientin wird unter Reanimationsmaßnahmen unter einer externen mechanischen Reanimationshilfe in den Schockraum eingewiesen. Zuvor wurde während der Anfahrt nochmals mittels Arzt-Arzt-Gespräch die Situation mitgeteilt und gebeten, im Schockraum eine ECLS-Bereitschaft herzustellen. In der Klinik wird die Patientin vom Schockraumteam übernommen. Dieses besteht aus mehreren Ärzten sowie Pflegekräften unterschiedlicher Fachdisziplinen des interdisziplinären Notfallzentrums. Gemäß ABCDE-Schema erfolgt eine parallele Untersuchung und Therapie. Zur Basisdiagnostik im Schockraum gehört u. a. eine Laborkontrolle zur Bestimmung der Blutgaswerte, der Elektrolyte sowie des Hämoglobinwerts.

Der Fall

Erstbefund nach Aufnahme
- Laufende Reanimationsmaßnahmen mit externem mechanischem Reanimationsgerät (Reanimationsdauer bislang ca. 30 min)
- Atemweg mit Larynxtubus versorgt
- abgeleiteter Herzrhythmus: persistierendes Kammerflimmern
- kein Puls
- Neurostatus: analgosediert, Pupillen seitengleich, isokor, mittelweit
- gemessene Körpertemperatur 34,3 °C tympanal
- Fremdanamnese (Eltern): mehrfache Vorstellung bei einem kardiologischen Fachkollegen wegen Schwindel unklarer Ursache und Synkopen; dort wurden keine Auffälligkeiten festgestellt.

Frage 11

Wie würden Sie nun weiter vorgehen?
1. Notfallsonografie (FAST/FEEL [Focused echocardiographic Evaluation in Life Support]) im Schockraum
2. ECLS-Implantation
3. unmittelbare Herzkatheteruntersuchung
4. weitere Antiarrhythmikagabe
5. EKG
6. Schnittbildgebung

25.5.2 Bildgebung und Diagnostik in der Klinik

Im Anschluss an die initiale Schockraumversorgung erfolgt die Anlage eines ECLS-Systems, einer mobilen Herz-Lungen-Maschine, die eine ausreichende Zirkulation sowie einen Gasaustausch ermöglicht, solange kein Spontankreislauf besteht. Das Blut wird dabei über einen großlumigen Zugang (meist 21–27 F) in einer großen Körpervene (z. B. V. femoralis) mittels einer Zentrifugalpumpe durch ein Schlauchsystem in den Membranoxygenator und wieder zurück in eine große Arterie des Patienten (z. B. A. femoralis) gepumpt (Kanülengröße meist 14–24 F).

Nach erfolgreicher ECLS-Anlage wird die erweiterte radiologische Schnittbildgebung durchgeführt. Es zeigen sich dabei keine relevanten

Trauma- bzw. Reanimationsfolgen außer einer nicht dislozierten Fraktur der ersten Rippe beidseits, keine Ischämiefrühzeichen und kein Hinweis auf eine intrakranielle Blutung.

In der unmittelbar nachfolgend durchgeführten Koronarangiografie kann eine koronare Herzkrankheit ausgeschlossen werden, jedoch besteht der Verdacht auf einen atypischen Gefäßabgang des R. circumflexus aus dem rechten Koronarsinus. Die Patientin wird zur weiteren Therapie und Diagnostik auf die internistische Intensivstation verlegt. Nach 2 Tagen kann das Weaning der extrakorporalen Kreislaufunterstützung durchgeführt werden. Am Tag 3 kann das System komplikationslos entfernt werden.

25.5.3 Diagnostik im stationären Verlauf

- **EKG am 2. Tag:** Es zeigt einen tachykarden Sinusrhythmus, eine Herzfrequenz von 101/min, einen Steillagetyp, einen R/S-Umschlag in V2/V3 und keine höhergradigen Erregungsrückbildungsstörungen.
- **MRT des Herzes nach 10 Tagen:** Diese Untersuchung ergibt eine global gute Pumpfunktion ohne regionale Wandbewegungsstörungen und eine vermehrte Trabekularisierung des linken Ventrikels apikal und in den lateralen und inferioren mittigen Abschnitten. Das Verhältnis von non-compacted zu compacted beträgt bis zu 2,5:1,0. Es besteht der Verdacht auf eine Non-Compaction-Kardiomyopathie.
- **Echokardiografie nach 3 Wochen:** Es lässt sich eine gute systolische links- und rechtsventrikuläre Funktion ohne erkennbare regionale Wandbewegungsstörungen in Ruhe darstellen (linksventrikuläre Ejektionsfraktion 60 %).
- **Elektrophysiologische Untersuchung:** Diese ergibt normale Leitungszeiten, keine Hinweise für einen dualen atrioventrikularen Knoten oder eine akzessorische Leitungsbahn.
- **CTA nach 3 Wochen:** Der Ursprung der A. coronaria sinistra aus dem linken Koronarsinus ist regelrecht, dann erfolgt die Aufgabelung in den R. interventricularis anterior und den R. intermedius. Der Gefäßabgang aus dem rechten Koronarsinus ist atypisch: Es liegt zum einen ein gemeinsamer Abgang einer sehr schmächtigen A. coronaria dextra und eines atypischen, retroaortal verlaufenden R. circumflexus vor, zum anderen der Abgang eines atypischen septalen As-

tes mit kurzem interarteriellem Verlauf. Eine arteriovenöse Malformation lässt sich nicht nachweisen.

25.6 Weiterer Verlauf

Die Patientin kann nach erfolgter Versorgung ohne neurologische Folgeschäden mit einem sekundärprophylaktisch implantierbaren Kardioverter-Defibrillator und medikamentöser Therapie in die ambulante Betreuung entlassen werden und nimmt nun nach 100 Tagen selbstständig am Alltag teil.

25.7 Zusammenfassung des Einsatzes

> **Fazit** ✓
>
> Die Notärztin sah sich mit ihrem Rettungsdienstteam und dem aufnehmenden Schockraumteam mehreren medizinischen und logistischen Herausforderungen gegenübergestellt:
> - junge Patientin mit vermutlich guter Neurologie bei noch initialen Abwehrbewegungen
> - komplexe Ursache des Herz-Kreislauf-Stillstands
> - komplexe Herzrhythmusstörungen, die eine erweiterte Versorgungsstrategie erforderten
> - schwierige initiale Versorgungssituation einschließlich schwierigem Atemwegsmanagement

25.8 Lösungen und Erläuterungen zu Fall 25

25.8.1 Zu Frage 1

> **Frage 1**
>
> **Welche Einsatzkräfte würden Sie alarmieren?**
> 1. Rettungsdienst
> 2. Rettungsdienst und First Responder
> 3. Rettungsdienst und Notarzt
> 4. Rettungsdienst, Notarzt und First Responder

▶ **Erläuterung.** Der eingehende Notruf lässt auf einen potenziell lebensbedrohlichen Zustand schließen. Im Notarztindikationskatalog der inte-

25.8 Lösungen zu Fall 25

grierten Leitstelle ist das Stichwort „Synkope" hinterlegt. Somit ist die Alarmierung von RTW und NEF zwingend. Je nach Notfalllokalisation und Verfügbarkeit kann die Alarmierung einer First-Responder-Gruppe bzw. sog. Helfer-vor-Ort-Gruppe erforderlich sein, wenn die erwartete Eintreffzeit der Rettungsmittel ein Eintreffen der First Responder übersteigt.

25.8.2 Zu Frage 2

> **Frage 2**
>
> **Kann die Leitstelle in dieser Situation weitere Aufgaben übernehmen?**
> 1. ja
> 2. nein

▶ **Erläuterung.** Die Angehörigen der Patientin hatten den Kollaps direkt miterlebt und konnten den Notruf wählen. Aus dem Meldebild ergab sich für die integrierte Leitstelle zunächst die Verdachtsdiagnose „Synkope". Darauf entsandte die Leitstelle einen RTW und ein arztbesetztes Rettungsmittel. Aufgrund des Meldebilds erfolgte zunächst keine Anleitung zur Reanimation.

Aufgaben einer Leitstelle sind die Annahme und Bewertung eingehender Notrufe sowie die Entscheidung über die zu alarmierenden Organisationseinheiten und Einsatzmittel. Auch müssen vom Disponenten von den Hilfesuchenden weiterführende Informationen abgefragt werden. Parallel zur Notrufabfrage kann der Disponent dann Hinweise zur Ersten Hilfe geben oder auch telefonisch eine Herz-Lungen-Wiederbelebung anleiten. Diese in den aktuellen Leitlinien zur kardiopulmonalen Reanimation des European Resuscitation Council ausdrücklich empfohlene „Telefonreanimation" soll die Zeitspanne bis zum Eintreffen des Rettungsdienstes, das sog. therapiefreie Intervall, verkürzen und damit die Überlebenschancen steigern [267].

25.8.3 Zu Frage 3

> **Frage 3**
>
> **Wo liegen hier Ihre Prioritäten?**
> 1. kontinuierliche Durchführung der Basismaßnahmen und Intubation sowie Etablieren eines venösen Zugangs zur Applikation von Medikamenten (insbesondere Suprarenin)
> 2. kontinuierliche Durchführung der Basismaßnahmen und Ausschluss reversibler Ursachen des Herz-Kreislauf-Stillstands
> 3. kontinuierliche Durchführung der Basismaßnahmen, bis der Defibrillator eingeschaltet und die Defibrillator-Pads am Patienten angebracht sind, dann Analyse des Herzrhythmus und ggf. Defibrillation
> 4. Anbringen der Defibrillator-Pads am Patienten, Analyse des Herzrhythmus und ggf. Defibrillation unter Inkaufnahme einer Unterbrechung in den Basismaßnahmen

▶ **Erläuterung.** In dieser expliziten Situation ist die kontinuierliche Durchführung der Basismaßnahmen bis zum Hinzuführen des Defibrillators und Erkennen des initialen Herzrhythmus Priorität. Liegt ein defibrillierbarer initialer Herzrhythmus vor, so muss dieser umgehend mit einer Defibrillation behandelt werden.

25.8.4 Zu Frage 4

> **Frage 4**
>
> **Wie lösen Sie das Atemwegsproblem?**
> 1. verbesserte Lagerung und nochmaliger Versuch
> 2. Nachführen des Videolaryngoskops
> 3. Benutzen einer supraglottischen Atemwegshilfe
> 4. Notfallkoniotomie

▶ **Erläuterung.** Nach den aktuellen Leitlinien sollte eine Intubation bzw. ein Intubationsversuch während der Reanimation nur von geschultem, erfahrenem Personal durchgeführt werden und nicht länger als 10 s Unterbrechung der Thoraxkompression in Anspruch nehmen. Bei Zeitverzögerungen durch die Intubation wie z. B. bei erschwerten Bedingungen ist auch bei erfahrenem Personal eine unmittelbare Rückfallebene wie ein supraglottischer Atemweg sinnvoll, um die Hands-off-Zeiten und die Personalbindung zu minimieren. Im Zweifelsfall kann die Intubation auch auf einen späteren Zeitpunkt nach Wiedereintritt des Spontankreislaufs verschoben werden, da keine Daten über einen etwaigen Überlebensvorteil durch die Atemwegssicherung unter Reanimation vorliegen. Dementsprechend gibt es keine spezifische Empfehlung zur bevorzugten Verwendung einer speziellen Technik der Atemwegssicherung. Dies soll nach Erfahrung und Können des anwesenden Personals entschieden werden [264].

> **Merke**
> Eine Notfallkoniotomie ist dann indiziert, wenn keine Sicherung des Atemwegs gelingt und der Patient auch mit dem Beatmungsbeutel nicht adäquat zu ventilieren ist [268].

25.8.5 Zu Frage 5

> **Frage 5**
> **Welches Antiarrhythmikum ist nun angezeigt?**
> 1. Amiodaron
> 2. Ajmalin
> 3. β-Blocker
> 4. Magnesium

▶ **Erläuterung.** Nach der 3. erfolglosen Defibrillation erfolgte im beschriebenen Fall leitliniengerecht die Gabe von 300 mg Amiodaron als Bolusgabe. Danach kam es zu einer Torsade-de-pointes-Tachykardie (Spitzenumkehrtachykardie). Daraufhin wurden 2 g Magnesium verabreicht und es wurde die 4. Defibrillation durchgeführt, die zu einem Wiedereintritt des Spontankreislaufs führte.

Amiodaron wird den Klasse-III-Antiarrhythmika zugeordnet und wirkt über eine Verlängerung der Repolarisation durch die Blockade von Kaliumkanälen. Es wirkt nicht nur auf Kaliumkanäle, sondern auch auf Kalziumkanäle (Klasse-IV-Wirkung) sowie auf Natriumkanäle (Klasse-I-Wirkung) und an den β-Rezeptoren (Klasse-III-Wirkung). Die Verlängerung der Repolarisation führt im Oberflächen-EKG zu einer Verlängerung der Repolarisation (Verlängerung der QT-Zeit) und entwickelt konsekutiv einen proarrhythmogenen Effekt, der in seltenen Fällen auch zu einer Torsade-de-pointes-Tachykardie führen kann.

Die Torsade-de-pointes-Tachykardie ist eine Sonderform der Kammertachykardie mit undulierenden Kammerausschlägen. Als Auslöser gelten Bradykardien, Elektrolytstörungen (z. B. Hypomagnesiämie, Hypokaliämie) sowie Pharmaka, die zu einer verlängerten Repolarisation führen (z. B. Klasse-Ia- oder -III-Antiarrhythmika, trizyklische Antidepressiva). Diese Form der polymorphen Kammertachykardie beruht nicht auf einem stabilen Kreiserregungsphänomen, sondern ist Ausdruck multipler fokaler Entladungen, die deutlich wechselnde Frequenzen und das typische Bild der Spitzenumkehrtachykardie oder Torsades-de-Pointes verursachen. In diesem Falle verbieten sich repolarisationsverlängernde Antiarrhythmika wie Sotalol oder Ajmalin. Das elektrische Korrelat der Torsaden sind frühe Nachdepolarisationen, die sich durch Magnesiumgabe und folgende Membranstabilisierung unterdrücken lassen. Somit stellt die hochdosierte Magnesiumgabe (1–2 g i. v.) die Therapie der Wahl bei allen Torsade-de-pointes-Tachykardien dar. Des Weiteren können β-Blocker oder Lidocain sowie Katecholamine und elektrotherapeutische Maßnahmen zur Überstimulation versucht werden [265].

25.8.6 Zu Frage 6

> **Frage 6**
> **Was zeichnet die Postreanimationsphase aus, wann beginnt sie und was sind dabei die Prioritäten?**
> 1. Sie beginnt mit Wiedereintritt des Spontankreislaufs und ist gekennzeichnet durch Veränderungen, die auf der globalen Ischämie und nachfolgenden Reperfusion beruhen. Im Vordergrund steht für die Akutdiagnostik und -therapie jedoch die Behandlung der dem Herzstillstand zugrundeliegenden Erkrankung.
> 2. Sie beginnt nach Abschluss der Akutdiagnostik und Übernahme auf die Intensivstation und ist gekennzeichnet durch neurologische Ausfälle nach stattgehabter zerebraler Ischämie. Im Vordergrund steht für die Akutdiagnostik und -therapie somit, Blutdruck, Herzfrequenz und Oxygenierung so hoch wie möglich zu halten.

3. Sie beginnt mit Wiedereintritt des Spontankreislaufs und ist gekennzeichnet durch ein protrahiertes myokardiales Pumpversagen. Im Vordergrund stehen für die Akutdiagnostik und -therapie somit die prophylaktische Volumen- und Katecholamintherapie unabhängig vom aktuellen mittleren arteriellen Druck.
4. Sie beginnt nach Abschluss der Akutdiagnostik und Übernahme auf die Intensivstation und ist gekennzeichnet durch Veränderungen, die auf der globalen Ischämie und nachfolgenden Reperfusion beruhen. Im Vordergrund stehen für die Akutdiagnostik und -therapie somit die Infektfokussuche und die frühzeitige kalkulierte antibiotische Therapie.

▶ **Erläuterung.** Die Postreanimationsphase beginnt unmittelbar nach Erreichen stabiler Kreislaufverhältnisse (ROSC). Der klinische Verlauf wurde im vorliegenden Fall kompliziert durch die Postreanimationserkrankung, eine globale Ischämiereperfusionserkrankung. Dieser liegen pathophysiologisch in erster Linie inflammatorische Vorgänge sowie eine Aktivierung des Endothels und des Gerinnungssystems zugrunde [262]. Klinisch ist der Patient durch ein sepsisähnliches Bild, das im Multiorganversagen münden kann, durch die anoxisch-hypoxische Hirnschädigung, eine potenziell reversible myokardiale Dysfunktion, sowie durch die dem Herz-Kreislauf-Stillstand zugrunde liegende Erkrankung bedroht.

In der Initialphase nach Wiedereintritt des Spontankreislaufs ist daher ein rasches Erkennen und konsequentes Behandeln der Ursachen der Reanimationspflichtigkeit notwendig. Zudem wird ein konsequentes Temperaturmanagement mit Fiebervermeidung und Zielkorridoren in Oxygenierung und Ventilation sowie des mittleren arteriellen Blutdrucks zur Minimierung der o. g. pathophysiologischen Kaskaden empfohlen [266].

25.8.7 Zu Frage 7

Frage 7

Würden Sie die Patientin zu diesem Zeitpunkt umintubieren?
1. ja
2. nein

▶ **Erläuterung.** Im geschilderten Fall erfolgte eine Analgosedierung unter Beibehaltung des supraglottischen Atemwegs. In der Reanimationssituation ist die definitive Versorgung des Atemwegs mittels Intubation die erste Wahl [268].

Problematisch bei supraglottischen Atemwegshilfen sind die geringere Ventilation mit konsekutiv weiterer pH-Entgleisung sowie die Gefahr der Verletzung anatomischer Strukturen im Bereich des Larynx, Pharynx und Ösophagus. Diese reichen von Schleimhautschädigung, Ödembildung und Druckulzerationen sowie Laryngospasmen bis hin zu Ösophagus- und Hypopharynxrupturen [269]. Einzelne Studien legen ein besseres Outcome der endotrachealen Intubation gegenüber der Verwendung einer supraglottischen Atemwegshilfe unter Reanimation nahe [270].

Im Fallbeispiel bestand jedoch bei suffizienter Ventilation und ausreichender Oxygenierung unter der supraglottischen Atemwegshilfe bei ohnehin schwierigem Atemweg präklinisch aus Gründen der Patientensicherheit keine Indikation zur Umintubation. Diese sollte aber innerklinisch aus o. g. Gründen zeitnah durchgeführt werden.

25.8.8 Zu Frage 8

Frage 8

Wann entscheiden Sie sich, unter Reanimationsmaßnahmen den nächstgelegenen Schockraum anzufahren?
1. bei vermuteter kardialer Ursache
2. bei relevanten Verletzungen durch Kollaps
3. unter laufenden Reanimationsmaßnahmen
4. bei Kammerflimmern als primär dokumentiertem Herzrhythmus

▶ **Erläuterung.** Die weitere klinische Versorgungsstrategie sollte sich nach der Wahrscheinlichkeit der zugrundeliegenden Erkrankung richten. Bei der initialen Abklärung sollte die Wahrscheinlichkeit einer kardialen im Vergleich zu einer nicht kardialen Ursache eingeschätzt werden. Dann sollte die Entscheidung für eine invasive kardiologische Diagnostik oder eine CT getroffen werden.

Eine koronare Herzerkrankung ist in ca. 30–50 % der Fälle die Ursache für einen außerklinischen Herzstillstand (Out-of-Hospital cardiac Arrest). Wegweisend dafür können Alter, Risikofaktoren sowie anamnestische Angaben sein. Bei Hinweisen auf eine kardiale Genese sollte der Herzkatheter die erste Anlaufstelle sein. Falls eine nicht kardiale Genese vermutet wird oder der Patient durch den Kollaps schwere Verletzungen aufweist und zunächst einer traumatologischen Abklärung bedarf, ist der Schockraum als erste Anlaufstelle zu wählen.

einer rasch verfügbaren Notfalllabordiagnostik sollte ein Point-of-Care-BGA-Gerät zur Verfügung stehen und es sollte sich eine Schnittbilddiagnostik in räumlicher Nähe befinden. Darüber hinaus sollte ein interdisziplinäres Team, das insbesondere die Fachdisziplinen Innere Medizin, Traumatologie, Radiologie, Anästhesie, Neurologie und Neurochirurgie umfasst, jederzeit verfügbar sein.

Patienten nach erfolgreicher Reanimation sollte man zur Verbesserung der Überlebenschance und des neurologischen Outcome rasch in ein in der Postreanimationsbehandlung erfahrenes Zentrum verlegen. So sollte das aufnehmende Zentrum im konkreten Fallbeispiel über einen 24 h verfügbaren Herzkatheterplatz sowie eine durchgehende ECLS-Bereitschaft verfügen. Das ist an eine Abteilung für Kardiotechnik gebunden. Des Weiteren sollte die intensivmedizinische Weiterbehandlung auf einer in der Postreanimationsbehandlung erfahrenen Intensivstation gegeben sein.

25.8.9 Zu Frage 9

Frage 9

Was benötigen Sie im Schockraum und was muss das aufnehmende Klinikum an Diagnostik bzw. Therapie bereithalten, um ein geeignetes Anfahrtsziel für die Patientin zu sein?
1. Notfallsonografie und Notfallechokardiografie
2. Schnittbildgebung
3. Herzkatheter
4. ECLS-Team
5. in Postreanimationsbehandlung erfahrene Intensivstation
6. Alle Antwortmöglichkeiten sind richtig.

▶ **Erläuterung.** Der Schockraum sollte bettseitige, weiterführende Diagnostik vorhalten, die Hinweise auf die Ursache des Herz-Kreislauf-Stillstands geben kann. Neben der Ableitung eines 12-Kanal-EKG nach Erreichen einer spontanen Zirkulation kann auch die Durchführung einer Notfallsonografie behebbare Ursachen wie beispielsweise Perikardtamponade, Spannungspneumothorax oder eine akute Rechtsherzbelastung zuverlässig nachweisen. Im Schockraum muss aber auch die Ausrüstung zur Verfügung stehen, diese Erkrankungen umgehend zu behandeln. Des Weiteren werden Tools zum Atemwegsmanagement benötigt. Neben

25.8.10 Zu Frage 10

Frage 10

Welches Antiarrhythmikum würden Sie bei nun rezidivierendem Kammerflimmern geben?
1. Amiodaron
2. Ajmalin
3. β-Blocker
4. Magnesium

▶ **Erläuterung.** Bei rezidivierendem Kammerflimmern kann laut Leitlinien eine nochmalige Gabe von Amiodaron versucht werden (150 mg nach dem 5. erfolglosen Defibrillationsversuch, gefolgt von einer Amiodaron-Infusion von 900 mg über 24 Stunden) [268]. Lidocain wird nicht mehr empfohlen, da Amiodaron Lidocain in dieser Indikation überlegen ist [263]. Es kann jedoch als Alternative eingesetzt werden, falls Amiodaron nicht verfügbar ist [268].

25.8.11 Zu Frage 11

Frage 11

Wie würden Sie nun weiter vorgehen?
1. Notfallsonografie (FAST/FEEL [Focused echocardiographic Evaluation in Life Support]) im Schockraum
2. ECLS-Implantation
3. unmittelbare Herzkatheteruntersuchung
4. weitere Antiarrhythmikagabe
5. EKG
6. Schnittbildgebung

▶ **Erläuterung.** Bei fehlendem Spontankreislauf sollte innerklinisch bei ausgewählten Patienten mit guter Prognose (z. B. bei jungen Patienten, beobachtetem Kollaps, intermittierendem ROSC usw.) in jedem Fall die Implantation eines ECLS evaluiert werden. Falls verfügbar, sollte es bei fehlenden Kontraindikationen implantiert werden. Damit lässt sich eine ausreichende Zirkulation sicherstellen und es wird die Durchführung nachfolgender Diagnostik wie einer Koronarangiografie bzw. -intervention oder einer CT ermöglicht. So lässt sich Zeit gewinnen, um potenziell reversible Ursachen behandeln zu können [268]. Die Notfallsonografie zum Ausschluss reversibler Ursachen des Herz-Kreislauf-Stillstands sollte parallel erfolgen. Vergleiche dazu Frage 8 (S. 260).

25.9 Literatur

[262] Adrie C, Adib-Conquy M, Laurent I et al. Successful cardiopulmonary resuscitation after cardiac arrest as a "sepsis-like" syndrome. Circulation 2002; 106: 562–568

[263] Dorian P, Cass D, Schwartz B et al. Amiodarone ascompared with lidocaine for shock-resistant ventricular fibrillation. N Engl J Med 2002; 346: 884–890

[264] Fink K, Schmid B, Busch HJ. Aktuelle Empfehlungen zum Basic/Advanced Life Support, Adressierung offener Fragen und Zukunftsperspektiven. Med Klin Intensivmed Notfmed 2016; 111 (8): 670–681

[265] Lewalter T, Lickfett L, Schwab JO et al. Notfall Herzrhythmusstörungen. Dtsch Ärztebl 2007; 104 (17): A1172–A1180

[266] Nolan JP, Soar J, Cariou A et al. European Resuscitation Council and European Society of Intensive Care Medicine Guidelines for Post-resuscitation Care 2015: Section 5 of the European Resuscitation Council Guidelines for Resuscitation 2015. Resuscitation 2015; 95: 202–222

[267] Perkins GD, Handley AJ, Koster RW et al. On behalf of the Adult basic life support and automated external defibrillation section Collaborators. European Resuscitation Council Guidelines for Resuscitation 2015 – Section 2. Adult basic life support and automated external defibrillation. Resuscitation 2015; 95: 81–99

[268] Soar J, Nolan JP, Böttiger BW et al., on behalf of the Adult advanced life support section Collaborators. European Resuscitation Council Guidelines for Resuscitation 2015 – Section 3. Adult advanced life support. Resuscitation 2015; 95: 100–147

[269] Stoppacher R, Teggatz J, Jentzen J. Esophageal and pharyngeal injuries associated with the use of the esophageal-tracheal Combitube. J Forensic Sci 2004; 49: 586–591

[270] Wang HE, Szydlo D, Stouffer JA et al. Endotracheal intubation versus supraglottic airway insertion in out-of-hospital cardiac arrest. Resuscitation 2012; 83: 1061–1066

26 Fall 26: Verbrennung und Inhalationstrauma

Hans Lemke

26.1 Einsatzbeschreibung

Im Rahmen von Schweißarbeiten in einem Heizungskeller in einem Mehrfamilienhaus löst ein Arbeiter eine Explosion aus. Er wird durch den Luftdruck der Explosion ca. 3 m durch den Heizungsraum geschleudert und liegt danach bewusstlos in einer Ecke am Boden. Der Rettungsdienst wie auch die Feuerwehr werden unter dem Einsatzstichwort „Explosion im Heizungskeller" alarmiert.

Der Einsatz stellt sowohl medizinische als auch technische und logistische Anforderungen an Feuerwehr und Rettungsdienst.

Der Fall

Einsatzstichwort
Arbeitsunfall, Explosion nach Schweißarbeiten im Heizungskeller, Person bewusstlos.

Einsatzdaten
- Uhrzeit: 10:10 Uhr
- Wetterlage: 12 °C, bedeckt, leichter Nieselregen
- Einsatzort: Heizungsraum im Keller eines Mehrfamilienhauses

Unfallmechanismus
- Männliche Person, ca. 45 Jahre alt, löst bei Schweißarbeiten an der Heizungsanlage eine Explosion aus. Der Mann wird durch den Explosionsdruck ca. 3 m durch den Heizungsraum geschleudert und liegt nun bewusstlos auf dem Rücken in einer Ecke des verrauchten Raumes.
- Es besteht eine erhebliche Rauchentwicklung ohne offenes Feuer.

26.2 Alarmierung der Rettungskräfte

Der außerhalb der Heizungsanlage sich aufhaltende Kollege des verunfallten Arbeiters erlebt die Explosion direkt mit und wählt sofort den Notruf. Danach versucht er, mit einem Feuerlöscher den Brand zu löschen, und lüftet dabei den stark verrauchten Raum. Aus dem Meldebild in der Leitstelle ergibt sich, dass ein Patient betroffen ist, bei dem vermutlich schwerwiegende Verletzungen vorliegen. Der Patient sei bewusstlos.

Frage 1

Welche Einsatzkräfte würden Sie alarmieren?
1. Löschzug der Feuerwehr
2. Rettungsdienst und Löschzug der Feuerwehr
3. Rettungsdienst, Notarzt, Löschzug der Feuerwehr
4. Rettungsdienst, Notarzt, leitender Notarzt, Löschzug der Feuerwehr

Die Lösungen (und Erläuterungen) dieses Falles finden Sie weiter hinten in diesem Kapitel (S. 274) oder über den folgenden QR-Code.

Abb. 26.1 QR-Code zu den Lösungen.

26.3 Erste Maßnahmen am Unfallort

Der Löschzug trifft innerhalb kürzester Zeit am Einsatzort ein (Alarm 10:17 Uhr; Eintreffen 10:23 Uhr). Da das NEF in einem anderen Einsatz gebunden ist, wird sofort der in unmittelbarer Nachbarschaft stationierte RTH als Nächstes notarztbesetztes Rettungsmittel alarmiert. Er trifft gegen 10:40 Uhr an der Einsatzstelle ein.

Der Löschzug geht sofort unter umluftunabhängigem Atemschutz in dem verrauchten Heizungskeller zum Brandangriff vor. Dabei wird festgestellt, dass kein offenes Feuer mehr besteht. Der Angriffstrupp findet den anscheinend schwerverletzten, bewusstseinsgetrübten Patienten stöhnend in einer Ecke liegend im Heizungskeller vor. Da der Raum problemlos sehr kurzfristig gelüftet werden kann, verzichten die Feuerwehrleute auf die Rettung des Patienten aus dem Kellerraum, da sie ihm dadurch weitere Schäden zufügen könnten. Notarzt und Rettungsteam können ohne Eigengefährdung unmittelbar zum Patienten vorgelassen werden. Die Schadstoffmessungen der Atmosphäre mittels Multigasmessdetektor (brennbare Gase, Sauerstoff, Schwefelwasserstoff, Kohlenmonoxid, Schwefeldioxid, Kohlendioxid und weitere toxische Gase) durch die Feuerwehr ergeben keinerlei giftige Bestandteile.

Das RTH-Team untersucht nun den Verletzten und stimmt mit dem Einsatzleiter der Feuerwehr die ersten medizinischen Maßnahmen ab.

Der Fall

Erstbefund
- Person, männlich, 45 Jahre alt
- 180 cm groß, 80 kg schwer
- bewusstseinsgetrübt, stöhnend
- zentraler Puls bei 120/min flach tastbar
- Blutdruck 110/60 mmHg
- Blutzuckerspiegel 120 mg/dl
- Verletzungsmuster:
  ○ komplett verrußter Patient
  ○ Verbrennungen 2a–b:
    – Kopf, Hals
    – beide Augen (Pupillenreaktion nicht beurteilbar)
    – Thorax, Abdomen
    – beide Arme
    – verrußte obere Atemwege
- keine weiteren Untersuchungen durchgeführt (!)

Erstversorgung
- Pulsoxymetrie
- ein periphervenöser Zugang (grün) auf dem linken Handrücken
- Gabe von 1000 ml Jonosteril
- sterile Abdeckung aller Verbrennungswunden
- EKG

Frage 2

In welcher Reihenfolge gehen Sie bei der Erstversorgung des Patienten vor?
1. sofortige Anlage eines Zugangs zur Volumentherapie
2. sofortige Kühlung der Verbrennungen an Brust, Gesicht und Armen
3. strukturiertes Vorgehen nach PHTLS (Prehospital Trauma Life Support) oder ATLS nach der ABCDE-Regel
4. sofortiges steriles Abdecken der Verbrennungswunden

Nachdem ein periphervenöser Zugang angelegt worden ist, bespricht das RTH-Team mit dem Einsatzleiter der Feuerwehr die weiteren Schritte. Dabei werden sowohl die zeitlichen Abläufe als auch die jeweils nachfolgenden Schritte der medizinischen und technischen Versorgung besprochen. Innerhalb der medizinischen Therapieoptionen ergeben sich mehrere Möglichkeiten zum weiteren Vorgehen.

Frage 3

Womit muss bei einem Brand in geschlossenen Räumen gerechnet werden?
1. mit einer chronischen COPD
2. mit einer Rauchgasvergiftung mit Kohlenmonoxid, -dioxid oder Blausäure bzw. mit einem toxischen Lungenödem
3. mit einem toxischen Lungenödem und mit Asthma bronchiale
4. mit chronischer COPD und Asthma bronchiale

Frage 4

Mit welchen Infusionslösungen beginnen Sie die Therapie?
1. Infusionstherapie mit physiologischer Kochsalzlösung
2. Infusionstherapie mit kristalloider Vollelektrolytlösung
3. Infusionstherapie mit Kolloiden
4. Infusionstherapie mit hyperosmolaren Lösungen
5. Infusionstherapie mit Humanalbumin
6. Transfusionstherapie mit Erythrozytenkonzentraten

Frage 5
Welche Blutdruckwerte streben Sie an?
1. Hypoton (RR systolisch 90 mmHg), zentrale Pulse tastbar
2. normoton (RR systolisch 120 mmHg), periphere Pulse tastbar
3. hoch normal (RR systolisch 140 mmHg), periphere Pulse tastbar

26.4 Notfallversorgung und Notfallnarkose

Aufgrund der Vigilanzstörung und der abgeleiteten Pulsoxymetrie mit einer Sättigung von 86 % entscheidet sich der Notarzt für die schnelle Einleitung einer Narkose. Zuvor wird ein periphervenöser Zugang (grün) auf dem linken Handrücken angelegt. Darüber erfolgt die Gabe von Infusionen. Danach werden alle Verbrennungswunden steril abgedeckt, bevor der Patient für den Transport vorbereitet wird.

Frage 6
Würden Sie den Patienten zu diesem Zeitpunkt analgesieren, narkotisieren und intubieren?
1. ja
2. nein

Frage 7
Welche Reihenfolge der Notfallversorgung ist nach Ihrer Ansicht richtig?
1. sofortige Anlage eines periphervenösen Zugangs
2. schnelle Intubation und Wundabdeckung
3. kurze Rekonstruktion des Unfallhergangs, zeitkritische Versorgung nach Traumaalgorithmus (ABCDE-Regel)

Frage 8
Wie kann die verbrannte Körperoberfläche beim Erwachsenen berechnet werden?
1. Fünferregel nach Edding
2. Siebenerregel nach Astor
3. Neunerregel nach Wallace
4. Zwölferregel nach Orlando

Frage 9
Welche Einteilungen gibt es bei Verbrennungen?
1. Oberflächliche und tiefe Verbrennungen
2. Verbrennungen ohne und mit Blasenbildung
3. Verbrennungen Grad 1–4
4. Verbrennungen ohne Schmerzen und mit Schmerzen

Die Durchführung der Narkose erfolgt mit den auf den Rettungsmitteln (RTW, NEF, RTH) vorgehaltenen Medikamenten.

Frage 10
Welche Medikamente würden Sie für eine Notfallnarkose wählen?
1. Fentanyl + Dormicum
2. Ketanest + Dormicum
3. Fentanyl + Etomidat + Dormicum
4. Fentanyl + Propofol

26.5 Überweisung in die Klinik

Nach Narkoseeinleitung und Sicherung der Vitalfunktionen erfolgt die weitere Versorgung der Wunden. Danach wird die Voranmeldung für ein Krankenhaus über die Leitstelle durchgeführt. Gemeldet wird „Verbrennungen von 50 % Körperoberfläche mit Inhalationstrauma, Patient intubiert und beatmet".

Frage 11

In welche Klinik würden Sie den Patienten einweisen?
1. nächstgelegenes Krankenhaus unabhängig von der Ausrichtung bzw. Fachabteilung
2. nächstgelegene Klinik mit Unfallchirurgie
3. überregionales Traumazentrum mit oder ohne angegliedertes Zentrum für Schwerbrandverletzte

Frage 12

Wann ist ein Patient in ein Zentrum für Schwerbrandverletzte einzuweisen?
1. ab 5 % verbrannter Körperoberfläche
2. grundsätzlich, wenn Verbrennungen 2.–3. Grades bestehen
3. immer bei Verbrennungen an Gesicht, Hals, Händen, Füßen, im Anogenitalbereich, in den Achselhöhlen, im Bereich der großen Gelenke oder an sonstigen komplizierten Lokalisationen
4. immer ab dem 25. Lebensjahr

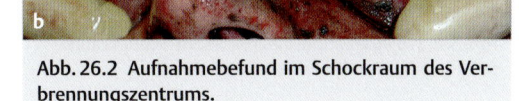

Abb. 26.2 Aufnahmebefund im Schockraum des Verbrennungszentrums.
a Verbrennungen von 50 % der Körperoberfläche.
b Schwere Verbrennungen beider Hornhäute.

26.6 Innerklinischer Verlauf

26.6.1 Erstversorgung und bildgebende Diagnostik

In der Klinik wird der Patient um 11:50 Uhr aufgrund der angekündigten isolierten Verbrennungsverletzungen vom Schockraumteam des Zentrums für Schwerbrandverletzte übernommen. Dieses Team besteht aus einem Facharzt für Unfallchirurgie und 2 Intensivpflegekräften.

Bei der Übergabe fällt auf, dass der Patient weder mit einem Stiffneck noch mit einer Vakuummatratze immobilisiert ist. Die Nachfrage nach der Neurologie kann vom Notarzt nicht beantwortet werden. Die Pupillen sind aufgrund der schweren Hornhautverbrennungen nicht beurteilbar (▶ Abb. 26.2). Der geschilderte Unfallhergang veranlasst den Unfallchirurgen, den Patienten sofort nach dem ATLS-Algorithmus zu untersuchen. Dabei fällt sehr schnell ein beidseits instabiler Thorax bei beidseitiger Minderbelüftung der Lunge auf.

Es erfolgt die sofortige Anlage je einer Thoraxdrainage nach Bülau auf beiden Seiten. Gleichzeitig wird unfallchirurgischer Schockraumalarm ausgelöst und der Patient wird in den unfallchirurgischen Schockraum gebracht. Das dortige Schockraumteam besteht aus mehreren Ärzten und Pflegekräften unterschiedlicher Fachdisziplinen. Gemäß den ATLS-Schockraumalgorithmen (ABCDE-Schema) wird dort eine sofortige FAST-Sonografie durchgeführt. Dabei wird um die Milz herum ein Flüssigkeitssaum festgestellt. Aufgrund der stabilen Kreislaufverhältnisse wird eine Traumaspirale mit Kontrastmittelgabe unmittelbar angeschlossen, um einen möglichst schnellen Überblick über das gesamte Verletzungsmuster zu erlangen. Dabei werden innerhalb von wenigen Minuten von Kopf bis einschließlich Becken alle Körperregionen dargestellt und beurteilt (▶ Abb. 26.3).

Noch während der Lagerung im Trauma-CT werden Labor- und Blutgaswerte abgenommen. Die Etablierung weiterer venöser und arterieller Zugänge und ein unfallchirurgischer Bodycheck zählen ebenfalls zur Schockraumtherapie.

Bei Bedarf werden nach der Traumaspirale zusätzlich herkömmliche Röntgenaufnahmen von den Extremitäten gemacht. So gelingt es in durchschnittlich 20–30 min festzustellen, ob ein Patient sofort einer Operation zugeführt werden muss oder zunächst auf die Intensivstation aufgenommen wird.

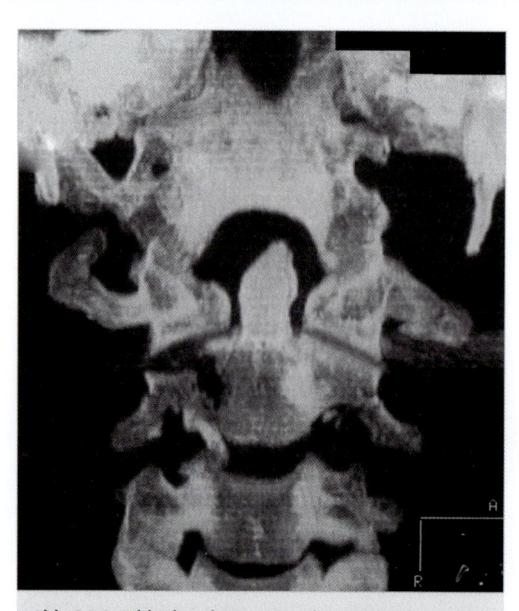

Abb. 26.3 Bildgebende Diagnostik im Schockraum. Berstungsfraktur des Halswirbelkörpers 2.

Der Fall

Befunderhebung im Schockraum
- 2b-Verbrennungen von 41 % der Körperoberfläche (Kopf, Hals, ventraler Rumpf, beide Arme)
- Hornhautverbrennungen beidseits
- Inhalationstrauma mit einem Karboxyhämoglobinanteil von 23 %
- kleine Kontusionsblutung im Mittelhirn
- Orbitabodenfrakturen beidseits
- Trommelfellruptur beidseits
- Berstungsfraktur des 2. Halswirbelkörpers
- Querfortsatzfrakturen der Halswirbelsäule
- Barotrauma der Lunge beidseits
- Rippenserienfrakturen beidseits
- Hämatopneumothorax beidseits
- Milzruptur
- zweitgradig offene Monteggia-Luxationsfraktur des proximalen Unterarms rechts
- Fraktur des Mittelhandknochens 4

26.6.2 Operative Maßnahmen

Folgende operative Eingriffe sind erforderlich:
- **Unfalltag:** Splenektomie und Teilstabilisierung der Halswirbelsäule (Fixateur interne)
- **Tag 5:** Plattenosteosynthese des rechten Ellenbogens
- **Tag 8:** Nekrosektomie und Thiersch-Plastik
- **Tag 10:** Nekrosektomie und Thiersch-Plastik
- **Tag 13:** Nekrosektomie und Thiersch-Plastik
- **Tag 22:** Kieferhöhlenfensterung
- **Tag 29:** dorsale Fusion der Halswirbelsäule
- **Tag 31:** Revision des Ellenbogens rechts
- **Tag 39:** Nekrosektomie und Thiersch-Plastik
- **Tag 41:** Schwenklappenplastik rechter Ellenbogen

26.6.3 Verlauf der Wundheilung

Mit Ausnahme der zweitgradig offenen Ellenbogenfraktur heilen alle Wunden problemlos ab (▶ Abb. 26.4 und ▶ Abb. 26.5). Die Wunde am Ellenbogen muss 2 Mal revidiert werden, kommt dann aber zu einer guten Abheilung.

Die Verbrennungen der Hornhäute beider Augen werden regelmäßig von den Augenärzten des Krankenhauses mitbehandelt. Bis zur Entlassung kommt es rechts zu einer Regeneration des Sehvermögens mit einer Visusminderung von 20 %. Am linken Auge muss nach der Rehabilitation eine Hornhauttransplantation durchgeführt werden.

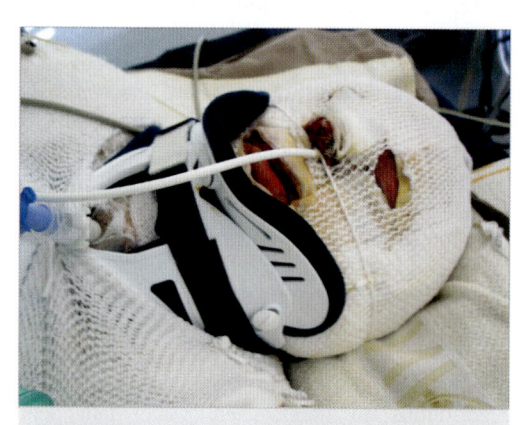

Abb. 26.4 Kopfverband unter Stabilisierung der Halswirbelsäule.

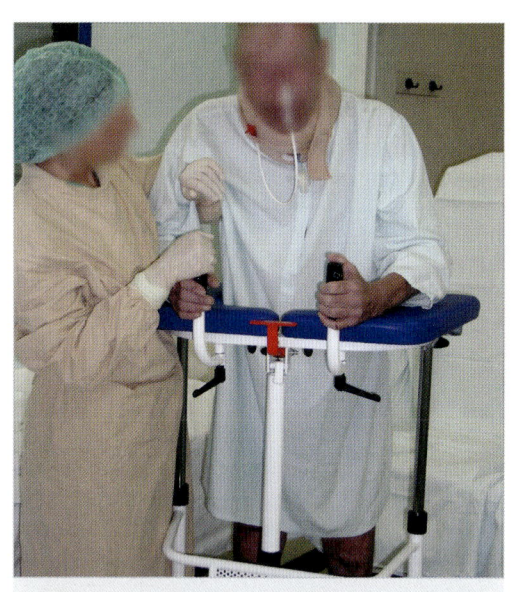

Abb. 26.5 Mobilisation im Gehwagen auf der Intensivstation.

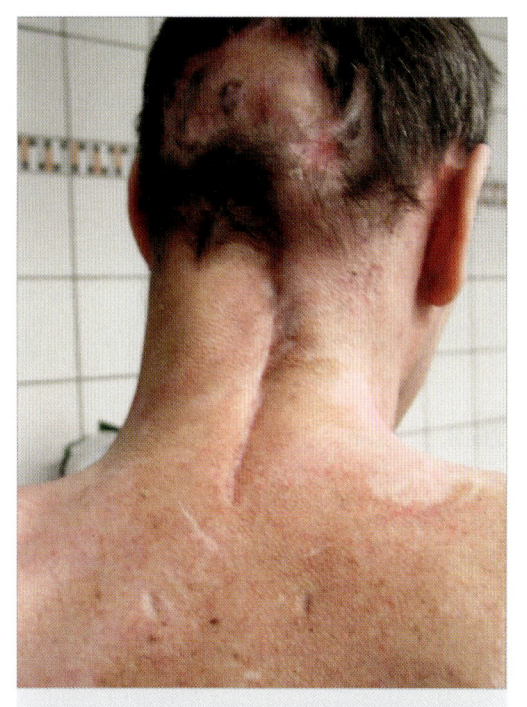

Abb. 26.6 Ergebnis nach Rückkehr aus der Rehabilitation (Halswirbelsäule).

26.6.4 Gesamtzustand bei Entlassung

90 Tage nach stationärer Aufnahme kann der Patient in gutem Allgemeinzustand in die Rehabilitation entlassen werden. Am linken Auge muss nach der Rehabilitation noch eine Hornhauttransplantation durchgeführt werden. Den Zustand nach der Rückkehr aus der Rehabilitation zeigt ▶ Abb. 26.6.

26.7 Zusammenfassung des Einsatzes

Fazit

- Die Rettungsmaßnahmen bis zum Eintreffen in der Klinik dauerten mit 100 min deutlich zu lange.
- Das Rettungsteam ließ sich von den spektakulären Verbrennungen ablenken und hatte den Unfallmechanismus außer Acht gelassen. Die durch die Explosion freigewordene Energie wurde nicht erkannt.
- Die Pulsoxymetrie ist bei einer Kohlenmonoxidintoxikation nicht aussagekräftig, da nicht unterschieden werden kann, ob das Hämoglobin mit Sauerstoff oder Kohlenmonoxid gesättigt ist.
- Der geforderte PHTLS/ATLS-Algorithmus wurde nicht konsequent angewendet und somit wurden maßgebliche Verletzungen übersehen.
- Der Transport eines mehrfachverletzten Patienten muss immer mit Stiffneck und Vakuummatratze erfolgen.
- Der Transport in das überregionale Traumazentrum mit angeschlossenem Zentrum für Schwerbrandverletzte war richtig.
- Da es sich um einen Arbeitsunfall gehandelt hat, muss der Patient in ein Haus mit anerkanntem Schwerstverletztenartenverfahren der Deutschen Gesetzlichen Unfallversicherung eingewiesen werden. Diese Forderung wurde korrekt umgesetzt.
- Im Langzeitverlauf kam es zu einem positiven Outcome des Patienten mit erfolgreicher Wiedereingliederung an seinem ursprünglichen Arbeitsplatz.

26.8 Lösungen und Erläuterungen zu Fall 26

26.8.1 Zu Frage 1

Frage 1

Welche Einsatzkräfte würden Sie alarmieren?
1. Löschzug der Feuerwehr
2. Rettungsdienst und Löschzug der Feuerwehr
3. Rettungsdienst, Notarzt, Löschzug der Feuerwehr
4. Rettungsdienst, Notarzt, leitender Notarzt, Löschzug der Feuerwehr

▶ **Erläuterung.** Die Alarmierung eines Löschzugs war nach Eingang des Notrufs sofort und korrekt erfolgt. Die Einsatzmeldung ließ auf lediglich einen verletzten Patienten schließen. Aufgrund des Unfallgeschehens musste von einer schwerverletzten Person ausgegangen werden. Somit war die Alarmierung eines RTW und eines NEF richtig. Aufgrund der Vermutung, dass der Patient nach der Erstversorgung in ein Traumazentrum gebracht werden musste, hatte die Leitstelle vorausschauend mit der Alarmierung eines RTH die richtige Entscheidung getroffen.

26.8.2 Zu Frage 2

Frage 2

In welcher Reihenfolge gehen Sie bei der Erstversorgung des Patienten vor?
1. sofortige Anlage eines Zugangs zur Volumentherapie
2. sofortige Kühlung der Verbrennungen an Brust, Gesicht und Armen
3. strukturiertes Vorgehen nach PHTLS (Pre-hospital Trauma Life Support) oder ATLS nach der ABCDE-Regel
4. sofortiges steriles Abdecken der Verbrennungswunden

▶ **Erläuterung.** Um sich einen möglichst schnellen Überblick über das Verletzungsmuster und die damit verbundenen Gefährdungen zu verschaffen, sollte immer nach einem standardisierten Algorithmus vorgegangen werden. Die Schlüsselrolle liegt in der raschen und umfassenden Einschätzung folgender Faktoren:
- Gesamtsituation
- Patientenzustand
- Priorisierung von Therapiemaßnahmen

Hilfsmittel bieten dafür Kurse wie z. B.:
- PHTLS
- ATLS
- European Trauma Course
- International Trauma Life Support

Dabei empfiehlt sich die strukturierte Vorgehensweise nach der ABCDE-Regel (s. ▶ Abb. 24.2), die die Basis des Versorgungsalgorithmus der Notfallmedizin darstellt, oder das Vorgehen nach dem von der Deutschen Gesellschaft für Unfallchirurgie empfohlene sog. Trauma Care Bundle.

Praxistipp

Trauma Care Bundle: Maßnahmen der präklinischen Versorgung schwerverletzter Patienten
- Freien Atemweg sicherstellen
- Thorax klinisch untersuchen und Atemfunktion sicherstellen
- Blutungen kontrollieren und geeignete Gefäßzugänge anlegen
- Bewusstseinslage, Motorik und Sensibilität erfassen
- Wirbelsäule und verletzte Extremitäten ruhigstellen sowie Wunden versorgen
- Wärmeerhalt sicherstellen

26.8.3 Zu Frage 3

Frage 3

Womit muss bei einem Brand in geschlossenen Räumen gerechnet werden?
1. mit einer chronischen COPD
2. mit einer Rauchgasvergiftung mit Kohlenmonoxid, -dioxid oder Blausäure bzw. mit einem toxischen Lungenödem
3. mit einem toxischen Lungenödem und mit Asthma bronchiale
4. mit chronischer COPD und Asthma bronchiale

▶ **Erläuterung.** Alle Bestandteile von Rauchgas können der Gesundheit des Menschen massiv schaden. Meist setzt sich das Rauchgas aus 3 großen Gruppen zusammen:
- Reizgase (z. B. Chlorwasserstoff, Schwefeldioxid)
- Giftgase (vor allem Kohlenmonoxid, Kohlendioxid, Blausäure)
- Rußpartikel und Dioxine

Besonders gefährlich sind dabei Kohlenstoffdioxid, Kohlenstoffmonoxid und Blausäure sowie Reizgase, die noch Stunden später ein toxisches Lungenödem auslösen können.

26.8.4 Zu Frage 4

Frage 4

Mit welchen Infusionslösungen beginnen Sie die Therapie?
1. Infusionstherapie mit physiologischer Kochsalzlösung
2. Infusionstherapie mit kristalloider Vollelektrolytlösung
3. Infusionstherapie mit Kolloiden
4. Infusionstherapie mit hyperosmolaren Lösungen
5. Infusionstherapie mit Humanalbumin
6. Transfusionstherapie mit Erythrozytenkonzentraten

▶ **Erläuterung.** Die initiale Volumentherapie erfolgte im geschilderten Fall gemäß aktuellen Polytraumaleitlinien mittels kristalloider Infusionen. Datenlage zur Infusionstherapie[271]:
- Zur Volumentherapie bei Traumapatienten sollten Kristalloide eingesetzt werden.
- Isotone Kochsalzlösungen sollten nicht verwendet werden; Ringer-Malat, alternativ Ringer-Azetat oder Ringer-Laktat, sollten bevorzugt werden.
- Humanalbumin soll nicht zur präklinischen Volumentherapie herangezogen werden.
- Werden bei hypotensiven Traumapatienten kolloidale Lösungen eingesetzt, sollte HAES 130/0,4 bevorzugt werden.
- Beim polytraumatisierten Patienten nach stumpfem Trauma mit hypotonen Kreislaufverhältnissen können hypertone Lösungen verwendet werden.
- Bei penetrierendem Trauma sollten hypertone Lösungen verwendet werden, sofern eine präklinische Volumentherapie durchgeführt wird.
- Bei hypotonen Patienten mit schwerem Schädel-Hirn-Trauma kann eine hypertone Lösung verwendet werden.

26.8.5 Zu Frage 5

Frage 5

Welche Blutdruckwerte streben Sie an?
1. Hypoton (RR systolisch 90 mmHg), zentrale Pulse tastbar
2. normoton (RR systolisch 120 mmHg), periphere Pulse tastbar
3. hoch normal (RR systolisch 140 mmHg), periphere Pulse tastbar

▶ **Erläuterung.** Verabreicht wurden 1000 ml Jonosterillösung und es wurde eine moderate Blutdruckstabilisierung auf hypotonem Niveau akzeptiert. Es lag keine sichtbare spritzende Blutung vor. Bei der Wahl des Blutdruckziels stellen sich 2 zentrale Fragen:
- Steht die Blutung oder ist sie zu stillen?
- Liegt ein Schädel-Hirn-Trauma vor?

Bei schwerverletzten Patienten sollte eine Volumentherapie eingeleitet werden. Diese sollte bei unkontrollierbaren Blutungen in reduzierter Form durchgeführt werden, um den Kreislauf auf niedrigstabilem Niveau zu halten und die Blutung nicht zu verstärken. Bei hypotensiven Patienten mit einem Schädel-Hirn-Trauma sollte eine Volumentherapie mit dem Ziel der Normotension durchgeführt werden.

26.8.6 Zu Frage 6

Frage 6

Würden Sie den Patienten zu diesem Zeitpunkt analgesieren, narkotisieren und intubieren?
1. Ja
2. nein

▶ **Erläuterung.** Im geschilderten Fall erfolgten eine Analgosedierung und Intubation mit Fentanyl 0,5 mg und Dormicum 7,5 mg. Bei polytraumatisierten und/oder schwerbrandverletzten Patienten

sollte bei folgenden Indikationen präklinisch eine Notfallnarkose, eine endotracheale Intubation und eine Beatmung durchgeführt werden:
- Hypoxie (SpO$_2$ unter 90 %) trotz Sauerstoffgabe und nach Ausschluss eines Spannungspneumothorax
- schweres Schädel-Hirn-Trauma (GCS unter 9)
- traumaassoziierte hämodynamische Instabilität (systolischer RR unter 90 mmHg)
- schweres Thoraxtrauma mit respiratorischer Insuffizienz (Atemfrequenz über 29)

26.8.7 Zu Frage 7

Frage 7
Welche Reihenfolge der Notfallversorgung ist nach Ihrer Ansicht richtig?
1. sofortige Anlage eines periphervenösen Zugangs
2. schnelle Intubation und Wundabdeckung
3. kurze Rekonstruktion des Unfallhergangs, zeitkritische Versorgung nach Traumaalgorithmus (ABCDE-Regel)

▶ **Erläuterung.** Wichtig sind die rasche und umfassende Einschätzung der Gesamtsituation und des Unfallhergangs sowie des Patientenzustands und die Priorisierung von Therapiemaßnahmen. Die strukturierte Vorgehensweise nach der ABC-DE-Regel ist ▶ Abb. 24.2 zu entnehmen.

26.8.8 Zu Frage 8

Frage 8
Wie kann die verbrannte Körperoberfläche beim Erwachsenen berechnet werden?
1. Fünferregel nach Edding
2. Siebenerregel nach Astor
3. Neunerregel nach Wallace
4. Zwölferregel nach Orlando

▶ **Erläuterung.** Richtig ist die sog. Neuner-Regel nach Wallace (▶ Abb. 26.7).

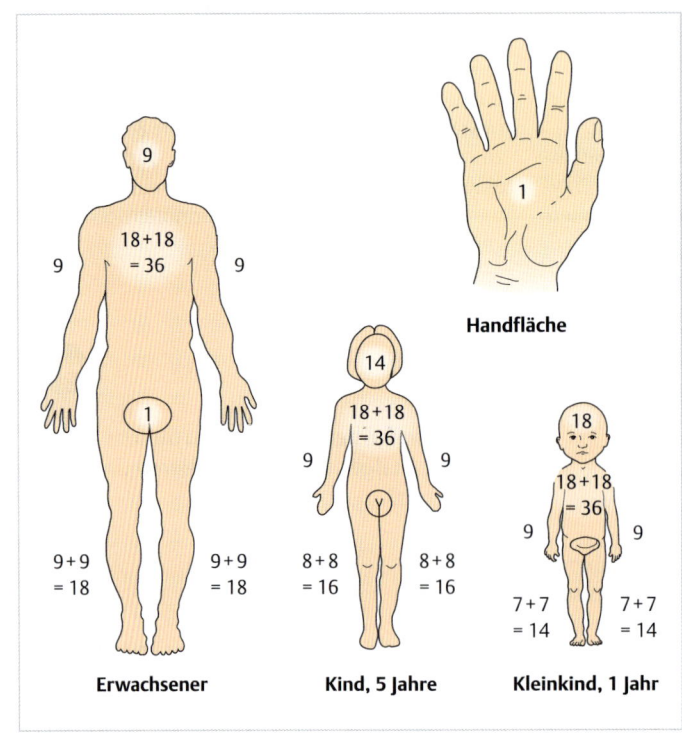

Abb. 26.7 Definition der Verbrennungsgrade und -flächen. So genannte Neunerregel nach Wallace zur Abschätzung des Anteils der verbrannten Körperoberfläche (Quelle: Engel H, Kneser U. Berechnung und Abschätzung der verbrannten Körperoberfläche und Verbrennungstiefe. In: Ewerbeck V, Wentzensen A, Grützner P et al., Hrsg. Standardverfahren in der operativen Orthopädie und Unfallchirurgie. 4., vollständig überarbeitete und erweiterte Auflage. Thieme; 2014).

26.8.9 Zu Frage 9

Frage 9

Welche Einteilungen gibt es bei Verbrennungen?
1. oberflächliche und tiefe Verbrennungen
2. Verbrennungen ohne und mit Blasenbildung
3. Verbrennungen Grad 1–4
4. Verbrennungen ohne Schmerzen und mit Schmerzen

▶ **Erläuterung.** Die 4 Verbrennungsgrade zeigt ▶ Tab. 26.1.

26.8.10 Zu Frage 10

Frage 10

Welche Medikamente würden Sie für eine Notfallnarkose wählen?
1. Fentanyl + Dormicum
2. Ketanest + Dormicum
3. Fentanyl + Etomidat + Dormicum
4. Fentanyl + Propofol

▶ **Erläuterung.** Die Auswahl der Medikamente richtet sich auch nach der Erfahrung des eingesetzten Personals. Bei polytraumatisierten oder schwerbrandverletzten Patienten soll zur endotrachealen Intubation eine Notfallnarkose aufgrund der meist fehlenden Nüchternheit und des Aspirationsrisikos als RSI durchgeführt werden. Die Narkoseeinleitung und -fortführung erfolgt mit Fentanyl 0,2–0,4 mg zur Einleitung und dann mit 0,3–0,5 mg zur Fortführung. Von Midazolam werden 10 mg zur Einleitung und dann 5–10 mg zur Fortführung gegeben. Die Intubation wird endotracheal unter Sicht durchgeführt, falls vorhanden, mit Videolaryngoskop [271]. Verwendet wird ein Tubus mit Innendurchmesser 8,5 mm. Beatmet wird mit einer FiO_2 von 1,0, einer Atemfrequenz von 12/min und einem AZV von 6 ml/kg Körpergewicht unter kapnografischer Kontrolle bzw. Überwachung.

26.8.11 Zu Frage 11

Frage 11

In welche Klinik würden Sie den Patienten einweisen?
1. nächstgelegenes Krankenhaus unabhängig von der Ausrichtung bzw. Fachabteilung
2. nächstgelegene Klinik mit Unfallchirurgie
3. überregionales Traumazentrum mit oder ohne angegliedertes Zentrum für Schwerbrandverletzte

▶ **Erläuterung.** Im neuen Kapitel „Verbrennungen" der S 3-Leitlinie „Polytrauma-/Schwerverletzten-Behandlung" steht in der Schlüsselempfehlung 3 [271]: „Der Schwerverletzte mit Brandverletzung sollte in das nächstgelegene Traumazentrum transportiert werden. Bei gleicher Erreichbarkeit ist ein Traumazentrum mit assoziiertem Brandverletztenzentrum vorzuziehen."

Tab. 26.1 Gradeinteilung von Verbrennungen nach der Deutschen Gesellschaft für Verbrennungsmedizin [272]).

Gradeinteilung	Klinisches Bild	Verbrennungstiefe
1	Rötung, Schwellung, Schmerz	oberflächliche Epithelschädigung ohne Zelltod
2a	Blasenbildung, roter Untergrund, stark schmerzhaft	Schädigung der Epidermis und oberflächlicher Anteile der Dermis mit Sequestrierung
2b	Blasenbildung, heller Untergrund, schmerzhaft	weitgehende Schädigung der Dermis unter Erhalt der Haarfollikel und Drüsenanhängsel
3	Epidermisfetzen, Gewebe weiß, keine Schmerzen	vollständige Zerstörung der Epidermis und Dermis
4	Verkohlung, Lyse	Zerstörung weitgehender Schichten mit Unterhautfettgewebe, evtl. Muskeln, Sehnen, Knochen und Gelenken

26.8.12 Zu Frage 12

> **Frage 12**
>
> **Wann ist ein Patient in ein Zentrum für Schwerbrandverletzte einzuweisen?**
> 1. ab 5 % verbrannter Körperoberfläche
> 2. grundsätzlich, wenn Verbrennungen 2.–3. Grades bestehen
> 3. immer bei Verbrennungen an Gesicht, Hals, Händen, Füßen, im Anogenitalbereich, in den Achselhöhlen, im Bereich der großen Gelenke oder an sonstigen komplizierten Lokalisationen
> 4. immer ab dem 25. Lebensjahr

▶ **Erläuterung.** Indikation zur Zentrumstherapie [272]:
- alle Patienten mit Verbrennungen an Gesicht bzw. Hals, Händen, Füßen, in der Anogenitalregion, in den Achselhöhlen, in Bereichen über großen Gelenken oder in sonstigen komplizierten Lokalisationen
- Patienten mit mehr als 15 % zweitgradig verbrannter Körperoberfläche
- Patienten mit mehr als 10 % drittgradig verbrannter Körperoberfläche
- Patienten mit mechanischen Begleitverletzungen
- alle Patienten mit Inhalationstrauma
- Patienten mit präexistenten Erkrankungen oder Alter unter 8 bzw. über 60 Jahren
- alle Patienten mit elektrischen Verletzungen

26.9 Literatur

[271] Deutsche Gesellschaft für Unfallchirurgie, Deutsche Gesellschaft für Allgemein- und Viszeralchirurgie, Deutsche Gesellschaft für Anästhesiologie und Intensivmedizin et al. S3-Leitlinie „Polytrauma / Schwerverletzten-Behandlung", 2016. AWMF-Register Nr. 012/019. Im Internet: http://www.awmf.org/uploads/tx_szleitlinien/012–019l_S3_Polytrauma_Schwerverletzten-Behandlung_2017–08.pdf (Stand: 13.04.2018)

[272] Leitlinien der Deutsche Gesellschaft für Verbrennungsmedizin. Thermische und chemische Verletzungen. AWMF-Leitlinien-Register Nr. 044/001

[273] Schumann D, Hyckel P. Klinische Untersuchung und Klassifikation der Verbrennungsverletzungen. In: Schwenzer N, Ehrenfeld M, Hrsg. Mund-Kiefer-Gesichtschirurgie. 4. Aufl. Stuttgart: Thieme; 2010

[274] Sefrin P, Kuhnigk H, Wurmb T. Narkose im Rettungsdienst. Notarzt 2014; 30: 73–84. doi: 10.1055/s-0034–1369910

27 Fall 27: Kindernotfall

Alexander Humberg

27.1 Einsatzbeschreibung

Am späteren Abend erreicht ein Anruf einer sehr besorgten Mutter die Notrufzentrale. Die 4-jährige Tochter sei seit 10 min apathisch und reagiere nicht mehr adäquat auf die Eltern. Mit dem Einsatzstichwort „bewusstloses Kind" fahren NEF und RTW zur Einsatzstelle.

> **Der Fall**
>
> **Einsatzstichwort**
> Bewusstloses Kind.
>
> **Einsatzdaten**
> - 4-jähriges Mädchen
> - geschätzte Anfahrtszeit ca. 12 min
> - nächste Kinderklinik 25 min mit Sonderrechten entfernt

Die Lösungen (und Erläuterungen) dieses Falles finden Sie weiter hinten in diesem Kapitel (S. 283) oder über den folgenden QR-Code.

Abb. 27.1 QR-Code zu den Lösungen.

27.2 Vorbereitung auf den Einsatz

Die Anfahrt dauert 12 min und Sie wollen während der Fahrt die wichtigen Normwerte für ein 4-jähriges Kind rekapitulieren.

> **Frage 1**
>
> **Welche Normwerte erwarten Sie bei einem 4-jährigen Kind?**
> 1. Gewicht 29 kg, Herzfrequenz 60/min, Blutdruck 125/80 mmHg, Atemfrequenz 20/min
> 2. Gewicht 16 kg, Herzfrequenz 90/min, Blutdruck 100/60 mmHg, Atemfrequenz 20–25/min
> 3. Gewicht 11 kg, Herzfrequenz 130/min, Blutdruck 80/60 mmHg, Atemfrequenz 25–30/min

27.3 Erste Maßnahmen am Einsatzort

Nachdem die Rettungskräfte das Wohnhaus der Familie erreichen, bitten die Eltern das Personal in den ersten Stock. Dort liegt das Kind im abgedunkelten Raum in seinem Bett. Das Kind habe seit dem Mittag erhöhte Temperatur mit Kopfschmerzen und sei tagsüber schlapp gewesen. Nun habe die Mutter das Kind apathisch im Bett vorgefunden und den Rettungsdienst verständigt. Das Kind sei bis auf respiratorische und gastrointestinale Infekte in der Vergangenheit soweit gesund und leide nicht unter Allergien. Medikamente nehme das Kind nicht. In der Umgebung des Kindes seien keine ansteckenden Erkrankungen bekannt.

> **Der Fall**
>
> **Erstbefunde**
> - Schlafendes Mädchen im Bett
> - Herzfrequenz 130/min
> - Pulsoxymetrie 88 %
> - Temperatur 38,6 °C (Ohr)
> - auf Berührung erweckbar, gibt Laute von sich, „quengelig"

Erstversorgung
- Sie legen einen i. v. Zugang am Handrücken des Kindes, worauf das Kind wenig Reaktion zeigt. Der Blutzuckerspiegel ist 130 mg/dl.
- Sie verabreichen eine isotone kristalloide Infusionslösung.
- Der Vater transportiert das Kind zur weiteren Untersuchung in den vorgewärmten RTW.
- Sie nehmen den Impfpass und das U-Heft für die Kinderklinik mit.

Frage 2
Wie können Sie die neurologische Situation des Kindes einfach und zügig einschätzen?
1. Kinder mit erhöhten Temperaturen können schon einmal schläfrig sein. Eine weitere neurologische Untersuchung verzögert nur die zügige pädiatrische Vorstellung und ist nicht indiziert.
2. Ich sollte die NCCPC-R (Non-communicating Children's Pain Checklist revised) zur weiteren Einschätzung nutzen.
3. Mithilfe der AVPU-Skala (Skala zur Bewertung der Kriterien „alert", „verbal", „pain" und „unresponsive") kann ich mir zügig ein Bild der neurologischen Situation des Kindes machen.

Der Fall
Weitere Befunde
Während des Transports in den RTW stöhnt das Kind und wirkt schmerzgeplagt. Im RTW erheben Sie folgende weitere Befunde:
- SpO$_2$ 88 % am Zeigefinger
- Neurologie: Pupillen beidseits seitengleich, direkt und indirekt lichtreagibel, AVPU unverändert (auf Berührung erweckbar)

Bewegungen am Hals scheint das Kind nicht zu akzeptieren. Sie prüfen das Kind auf Meningismuszeichen, die positiv sind (Lasègue beidseits positiv, Brudzinski beidseits positiv, Kniekuss nicht möglich).

Ihnen fällt auf, dass die oszillatorische Blutdruckmessung nicht funktioniert. Sie bedienen sich eines einfachen Messverfahrens, die Mikrozirkulation zu beurteilen, und messen eine Rekapillarisationszeit von 4 s.

Während der Entkleidung fallen Ihnen kleine petechiale Einblutungen am Stamm des Kindes auf.

Frage 3
Welche Rekapillarisationszeit stellt einen Normalbefund dar?
1. weniger als 2 s
2. 2–4 s
3. Die Rekapillarisationszeit ist ungenau zu messen und sollte nicht Grundlage der weiteren Therapie sein.

Frage 4
Wie sollten Sie nun bei einer Rekapillarisationszeit von 4 s handeln?
1. Das Kind benötigt Volumen. Ich verabreiche 1 l isotone Kochsalzlösung.
2. Die Rekapillarisationszeit ist nur leicht verlängert, sodass ich einen zügigen Transport in die Klinik veranlassen sollte.
3. Die Rekapillarisationszeit ist verlängert. Das Kind benötigt Volumen. Initial verabreiche ich 20 ml/kg Körpergewicht.

Ein Kollege des Teams fragt Sie, ob Sie aufgrund der verzögerten Rekapillarisationszeit eine Katecholamintherapie beginnen wollen. Sie entscheiden sich aufgrund der daraus resultierenden zeitlichen Verzögerung des Transports gegen eine Katecholamintherapie.

Frage 5
Nach welchen Kriterien wählen Sie das entsprechende Katecholamin aus und welche Dosierungen würden Sie im Falle einer Katecholamintherapie bei diesem Kind ansteuern?
1. Ist die Peripherie kalt, so beginne ich mit Dobutamin. Sollte darunter der Blutdruck weiter sinken, beginne ich mit Noradrenalin. Die Laufgeschwindigkeit von Dobutamin wähle ich bei einer Konzentration von 1 mg/ml initial auf 10 ml/h.
2. Ein mittlerer arterieller Druck von 45 mmHg ist für ein 4-jähriges Kind normal. Es ist keine Katecholamingabe erforderlich.
3. Ist die Peripherie warm, starte ich mit Noradrenalin als Katecholamin. Ich beginne mit einer Laufrate von 15 ml/h bei einer Konzentration von 1 mg/ml.

27.4 Maßnahmen bei Verschlechterung des klinischen Zustands und Transport

Kurz bevor Sie den diensthabenden Kinderarzt telefonisch informieren wollen, kommt es zunächst zu einem fokalen Krampfanfall der rechten oberen Extremität, der in einen sekundären generalisierten Krampfanfall übergeht.

Frage 6
Wie sollte Ihr weiteres Vorgehen gestaltet sein?
1. Wahrscheinlich handelt es sich um ein Hirnödem. Ich werde nun hochdosiert Dexamethason verabreichen müssen, lagere den Kopf in erhöhter Position und werde anschließend Mannitol geben.
2. Ich versuche, Verletzungen durch Polsterung des Kindes zu reduzieren. Höchstwahrscheinlich handelt es sich um einen Fieberkrampf. Die Anfahrtszeit zur nächsten Kinderklinik beträgt ca. 25 min. Deshalb kann ich von einer weiteren Therapie absehen.
3. Ich lasse die Glukosekonzentration messen und versuche, Verletzungen durch Polsterung des Kindes zu reduzieren. Sollte der Krampfanfall nicht innerhalb von 3 min sistieren, entscheide ich mich zu einer medikamentösen antiepileptischen Therapie.

Nach antikonvulsiver Therapie können Sie den Krampfanfall unterbrechen und beginnen die Fahrt mit Sonderrechten in die Kinderklinik. Der Transport gestaltet sich unauffällig, das Kind ist weiterhin schläfrig, trübt aber nicht weiter ein. Sie beobachten eine Mengen- und Größenzunahme der petechialen Hautblutungen.

27.5 Überweisung in die Klinik

Sie erreichen nach 25 min Fahrt die Kinderklinik. Der Kinderarzt empfängt Sie. Aufgrund der Klinik äußert der Kinderarzt den dringenden Verdacht einer Meningokokkensepsis. Sie wissen um die Ansteckungsgefahr im Falle von Meningokokkeninfektionen.

Frage 7
Benötigen Sie, Ihre Kollegen aus dem RTW oder andere Personen (Eltern, Geschwister, Mitschüler) eine Chemoprophylaxe?
1. Nein, eine antibiotische Prophylaxe macht bei Meningokokkeninfektionen keinen Sinn.
2. Ja, da ich mich in der Nähe des Kindes aufgehalten habe, muss ich eine antibiotische Prophylaxe einnehmen. Dies gilt ebenfalls für alle Personen, die sich in der Nähe des Kindes aufgehalten haben.
3. Eine antibiotische Prophylaxe ist für enge Kontaktpersonen vorgesehen. Personal, das zum Kind keinen engen Kontakt hatte, muss nicht unbedingt eine Chemoprophylaxe erhalten.

Die Mutter des erkrankten Kindes fragt Sie, ob das 3 Monate alte Geschwisterkind auch eine Chemoprophylaxe nehmen soll.

Frage 8

Welche Medikamente stehen Ihnen für Sie als Rettungsdienstpersonal, für die Eltern und für das Geschwisterkind zu Verfügung?
1. Sowohl für Säuglinge und Kinder als auch für Erwachsene gilt Ciprofloxacin 1 × 500 mg p. o. als Mittel der Wahl.
2. Für Kinder und Schwangere ist Ceftriaxon als Prophylaxe zugelassen.
3. Die prophylaktische Gabe von Rifampicin verbietet sich bei engeren Kontaktpersonen.

Das Kind ist an einer Meningokokkeninfektion erkrankt. Ihr primäres Ziel war die Stabilisierung des Kindes durch Volumengaben.

Frage 9

Hätten Sie einen i. v. Zugang nicht schnell etablieren können, wäre die Indikation für einen intraossären Zugang gerechtfertigt gewesen?
1. Nein, da die nächste Klinik nur 25 min entfernt ist, kann ich auf eine so invasive Maßnahme verzichten.
2. Ja, aber nicht für die Volumentherapie, sondern für die intraossäre Therapie des Krampfanfalls.
3. Ja, ein intraossärer Zugang wäre zügig notwendig gewesen, da die Volumentherapie primär wichtig war.

Frage 10

Welche Stelle ist für einen intraossären Zugang beim Kind primär zu wählen?
1. Sternum
2. lateraler Oberschenkel
3. proximale Tibia

27.6 Hintergrundinformationen zur Erkrankung

Frage 11

Die Meningokokkeninfektion ist der pädiatrisch-infektiologische Notfall. Welche Angaben zum Erreger sind richtig?
1. Neisseria meningitidis ist hochkontagiös, kann lange auf Oberflächen überleben und ist im Nasen-Rachen-Raum des Menschen sowie bei Primaten anal nachweisbar.
2. 10 % der Bevölkerung sind mit Neisseria meningitidis kontaminiert, ohne krank zu werden.
3. Vor allem im Hochsommer kommt es in Europa zu einem gehäuften Auftreten von Infektionen mit Neisseria meningitidis.

Frage 12

Es lassen sich verschiedene Serotypen von Neisseria meningitidis unterscheiden. Welche Typen sind im europäischen Raum zu erwarten?
1. Serogruppe B und C
2. Serogruppe A
3. Serogruppe W und X

Frage 13

Gegen welche Serotypen sind mittlerweile Impfungen etabliert?
1. Eine Impfung ist bislang nur gegen die Serogruppen A und W möglich.
2. Die Datenlage ist bislang ungenau, sodass noch keine Empfehlung der ständigen Impfkommission für Impfungen gegen Meningokokken herausgegeben wurde.
3. Eine Impfung ist gegen die Serotypen A, B, C, W und Y möglich.

Frage 14

Welche Personengruppen sind besonders gefährdet, eine Meningokokkeninfektion zu erleiden, und in welcher Jahreszeit ist die Erkrankung am häufigsten zu beobachten?

1. Kleinkinder zwischen 4 und 6 Jahren, Auftreten vor allem im 2. Quartal des Jahres
2. Säuglinge und 30- bis 40-jährige Erwachsene, vor allem im 3. Quartal des Jahres
3. Säuglinge und Jugendliche im Alter von 15–19 Jahren, vor allem im 1. Quartal des Jahres

27.7 Zusammenfassung des Einsatzes

Fazit

Die Meningokokkeninfektion ist der infektiologische Notfall schlechthin beim Kind. Wichtig sind eine frühe Volumen- und antibiotische Therapie sowie bei Kontaktpersonen eine antibiotische Prophylaxe. Vor allem Kinder im 1. und 2. Lebensjahr sowie im Alter von 15–19 Jahren haben ein erhöhtes Risiko einer Erkrankung.

27.8 Lösungen und Erläuterungen zu Fall 27

27.8.1 Zu Frage 1

Frage 1

Welche Normalwerte erwarten Sie bei einem 4-jährigen Kind?

1. Gewicht 29 kg, Herzfrequenz 60/min, Blutdruck 125/80 mmHg, Atemfrequenz 20/min
2. Gewicht 16 kg, Herzfrequenz 90/min, Blutdruck 100/60 mmHg, Atemfrequenz 20–25/min
3. Gewicht 11 kg, Herzfrequenz 130/min, Blutdruck 80/60 mmHg, Atemfrequenz 25–30/min

▶ **Erläuterung.** Angaben nach den Perzentilen der Studie zur Gesundheit von Kindern und Jugendlichen in Deutschland, kurz KiGGS, für ein 4,5 Jahre altes Mädchen mit einer Größe von 104 cm ergeben folgende Referenzwerte:

- Gewicht:
  - 10. Perzentile 15,6 kg
  - 90. Perzentile 21,5 kg
- systolischer Blutdruck:
  - 50. Perzentile 96,4 mmHg
  - 95. Perzentile 109,3 mmHg
- diastolischer Blutdruck:
  - 50. Perzentile 59,5 mmHg
  - 95. Perzentile 70,6 mmHg

Für die Herzfrequenz und die Atemfrequenz werden folgende Normwerte angenommen:
- Herzfrequenz 75–110/min
- Atemfrequenz 20–25/min

27.8.2 Zu Frage 2

Frage 2

Wie können Sie die neurologische Situation des Kindes einfach und zügig einschätzen?

1. Kinder mit erhöhten Temperaturen können schon einmal schläfrig sein. Eine weitere neurologische Untersuchung verzögert nur die zügige pädiatrische Vorstellung und ist nicht indiziert.
2. Ich sollte die NCCPC-R (Non-communicating Children's Pain Checklist revised) zur weiteren Einschätzung nutzen.
3. Mithilfe der AVPU-Skala (Skala zur Bewertung der Kriterien „alert", „verbal", „pain" und „unresponsive") kann ich mir zügig ein Bild der neurologischen Situation des Kindes machen.

▶ **Erläuterung.** Grundsätzlich sollten Sie im Rettungsdienst nach dem ABCD-Schema vorgehen und dieses auch im weiteren Verlauf regelmäßig reevaluieren. Auch wenn die Zeit drängt, müssen Sie das Kind klinisch soweit untersuchen, dass Sie einschätzen können, wie gefährdet Ihr Patient ist.

Bei einem schläfrigen Kind, das auf eine Venenpunktion nicht reagiert, sollte Ihr Fokus auf die Neurologie des Kindes gelenkt werden. In der präklinischen Medizin hat sich für die neurologische Überprüfung neben der (modifizierten) GCS die AVPU-Skala im pädiatrischen Bereich etabliert (▶ Tab. 27.1). Bei Erreichen der Werte „P" und „U"

Tab. 27.1 AVPU-Score.

Kürzel	Bedeutung	Erläuterung
A	alert	Augen sind spontan geöffnet, adäquate Reaktionen, Kind spricht verständlich, Blick ist auf Gegenstände gerichtet
V	verbal	adäquate verbale oder motorische Reaktion auf verbalen Stimulus
P	Pain	adäquate verbale oder motorische Reaktion auf Schmerzreiz
U	unresponsive	keine motorische oder verbale Reaktion auf o. g. Reize

muss die Sicherung der Atemwege in Erwägung gezogen werden.

Die NCCPC-R stellt eine gut evaluierte Schmerzskala dar. Allerdings ist als Nachteil die lange Beobachtungsdauer von 2 h täglich erforderlich. Somit ist das für die geschilderte Situation kein brauchbarer Score.

27.8.3 Zu Frage 3

Frage 3

Welche Rekapillarisationszeit stellt einen Normalbefund dar?
1. weniger als 2 s
2. 2–4 s
3. Die Rekapillarisationszeit ist ungenau zu messen und sollte nicht Grundlage der weiteren Therapie sein.

▶ **Erläuterung.** In der Pädiatrie ist die Messung des Blutdrucks genauso wie bei Erwachsenen wichtig. Allerdings unterliegt sie bei Kindern einigen Schwierigkeiten: Die Manschettengröße muss der Körpergröße angepasst sein, Fehlmessungen durch Bewegungsartefakte des Kindes sind möglich und Normwerte sind nicht immer bekannt. Ein weiteres probates Mittel, die periphere Durchblutung zügig einzuschätzen, ist die Messung der Rekapillarisationszeit, die nicht länger als 2–3 s sein sollte. Eine verlängerte Rekapillarisationszeit weist auf eine gestörte Mikroperfusion hin.

27.8.4 Zu Frage 4

Frage 4

Wie sollten Sie nun bei einer Rekapillarisationszeit von 4 s handeln?
1. Das Kind benötigt Volumen. Ich verabreiche 1 l isotone Kochsalzlösung.
2. Die Rekapillarisationszeit ist nur leicht verlängert, sodass ich einen zügigen Transport in die Klinik veranlassen sollte.
3. Die Rekapillarisationszeit ist verlängert. Das Kind benötigt Volumen. Initial verabreiche ich 20 ml/kg Körpergewicht.

▶ **Erläuterung.** Als initiale Therapie sollte vor Transport in die Klinik die Gabe isotoner kristalloider Lösung erfolgen (Kochsalzlösung 0,9 %, Ringer, Sterofundin o. Ä.). Als Dosisrichtwert gilt die rasche Gabe von 20 ml/kg Körpergewicht als initialer Bolus „aus der Hand". Sollte sich darunter die Rekapillarisationszeit nicht verbessern, so kann die Gabe mit bis zu 100–150 ml/(kg Körpergewicht · h) wiederholt werden.

27.8.5 Zu Frage 5

Frage 5

Nach welchen Kriterien wählen Sie das entsprechende Katecholamin aus und welche Dosierungen würden Sie im Falle einer Katecholamintherapie bei diesem Kind ansteuern?
1. Ist die Peripherie kalt, so beginne ich mit Dobutamin. Sollte darunter der Blutdruck weiter sinken, beginne ich mit Noradrenalin. Die Laufgeschwindigkeit von Dobutamin wähle ich bei einer Konzentration von 1 mg/ml initial auf 10 ml/h.
2. Ein mittlerer arterieller Druck von 45 mmHg ist für ein 4-jähriges Kind normal. Es ist keine Katecholamingabe erforderlich.
3. Ist die Peripherie warm, starte ich mit Noradrenalin als Katecholamin. Ich beginne mit einer Laufrate von 15 ml/h bei einer Konzentration von 1 mg/ml.

27.8 Lösungen zu Fall 27

▶ Erläuterung. Wichtig ist vor Katecholamintherapie die Einschätzung, ob die Peripherie des Kindes kalt oder warm ist. Ist sie kalt, so kann von Dobutamin die positive Inotropie und periphere Vasodilatation ausgenutzt werden. Aus diesem Grund kommt es ohne die Anwendung von Noradrenalin bzw. Dopamin oftmals zu einem weiteren Blutdruckabfall. Deshalb ist die zusätzliche Anwendung von Noradrenalin gerechtfertigt. Dopamin ist auf Rettungsfahrzeugen jedoch meistens nicht vorrätig. Eine Dobutaminkonzentration von 1 mg/ml und eine Laufrate von 10 ml/h entsprechen der Gabe von ca. 10 µg/(kg Körpergewicht · min). Der Dosiszielbereich von Dobutamin beträgt 5–20 µg/(kg Körpergewicht · min).

Merke
Allerdings kann auch gerade im Rettungsdienst wegen der weniger zeitaufwendigen Zubereitung Suprarenin in einer Konzentration von 0,1–2,0 µg/(kg Körpergewicht · min) sowohl bei kalter als auch bei warmer Peripherie verabreicht werden.

27.8.6 Zu Frage 6

Frage 6
Wie sollte Ihr weiteres Vorgehen gestaltet sein?

1. Wahrscheinlich handelt es sich um ein Hirnödem. Ich werde nun hochdosiert Dexamethason verabreichen müssen, lagere den Kopf in erhöhter Position und werde anschließend Mannitol geben.
2. Ich versuche, Verletzungen durch Polsterung des Kindes zu reduzieren. Höchstwahrscheinlich handelt es sich um einen Fieberkrampf. Die Anfahrtszeit zur nächsten Kinderklinik beträgt ca. 25 min. Deshalb kann ich von einer weiteren Therapie absehen.
3. Ich lasse die Glukosekonzentration messen und versuche, Verletzungen durch Polsterung des Kindes zu reduzieren. Sollte der Krampfanfall nicht innerhalb von 3 min sistieren, entscheide ich mich zu einer medikamentösen antiepileptischen Therapie.

▶ Erläuterung. Bei einem Krampfanfall sollte immer die Glukosekonzentration im Blut überprüft werden.

Das Risiko, einen Status epilepticus zu erleiden, steigt mit Dauer des Krampfereignisses. Deshalb ist eine medikamentöse Therapie nach 3 min Krampfereignis indiziert (▶ Tab. 27.2). Bei weiter-

Tab. 27.2 Mögliche Medikamente zur Therapie des Krampfanfalls beim Kind.

Medikamente	Dosierung/Verabreichung
Kind ohne i. v. Zugang	
Diazepam rektal	• < 15 kg KG: 5 mg rektal • > 15 kg KG: 10 mg rektal
Midazolam (Konzentration 5 mg/ml)	• bukkal: 0,5 mg/kg KG • nasal: 0,3 mg/kg KG über MAD
Kind mit i. v. Zugang	
Midazolam	0,1 mg/kg KG über 2 min
Diazepam	0,25(–0,50) mg/kg KG
Clonazepam	0,02 mg/kg KG
Lorazepam	0,05–0,20 mg/kg KG
Phenobarbital	10–20 mg/kg KG über 5–10 min

i. v. = intravenös
KG = Körpergewicht
MAD = mittlerer arterieller Druck

hin persistierendem Krampfgeschehen kann eine kontinuierliche Midazolaminfusion 0,1–0,3 mg/(kg Körpergewicht · h) oder eine Barbituratnarkose (Thiopental, Propofol) erforderlich sein. Im Rettungsdienst stellt diese Therapie allerdings eine ultima ratio dar und sollte unter kontrollierten Bedingungen innerklinisch erfolgen.

27.8.7 Zu Frage 7

> **Frage 7**
>
> **Benötigen Sie, Ihre Kollegen aus dem RTW oder andere Personen (Eltern, Geschwister, Mitschüler) eine Chemoprophylaxe?**
> 1. Nein, eine antibiotische Prophylaxe macht bei Meningokokkeninfektionen keinen Sinn.
> 2. Ja, da ich mich in der Nähe des Kindes aufgehalten habe, muss ich eine antibiotische Prophylaxe einnehmen. Dies gilt ebenfalls für alle Personen, die sich in der Nähe des Kindes aufgehalten haben.
> 3. Eine antibiotische Prophylaxe ist für enge Kontaktpersonen vorgesehen. Personal, das zum Kind keinen engen Kontakt hatte, muss nicht unbedingt eine Chemoprophylaxe erhalten.

▶ **Erläuterung.** Das Robert Koch-Institut definiert sog. enge Kontaktpersonen, die ein erhöhtes Risiko haben, ebenfalls an einer Meningokokkeninfektion zu erkranken. Dazu gehören alle Haushaltsmitglieder, Kontaktpersonen in Kindereinrichtungen mit Kindern unter 6 Jahren und Personen, die mit oropharyngealen Sekreten des Patienten in Kontakt gekommen sind (enge Freunde, Schulbanknachbarn). Allerdings sind nur 1–2 % aller Fälle sekundäre Folgefälle einer Infektion im Umfeld. Das höchste Risiko besitzen enge Haushaltskontaktpersonen, sodass diese unbedingt eine Prophylaxe erhalten sollten. Medizinisches Personal hat nur ein erhöhtes Risiko, wenn im Rahmen von Beatmung, Intubation oder Absaugen von Sekreten Kontakt mit oropharyngealen Sekreten bestand.

27.8.8 Zu Frage 8

> **Frage 8**
>
> **Welche Medikamente stehen Ihnen für Sie als Rettungsdienstpersonal, für die Eltern und für das Geschwisterkind zu Verfügung?**
> 1. Sowohl für Säuglinge und Kinder als auch für Erwachsene gilt Ciprofloxacin 1 × 500 mg p. o. als Mittel der Wahl.
> 2. Für Kinder und Schwangere ist Ceftriaxon als Prophylaxe zugelassen.
> 3. Die prophylaktische Gabe von Rifampicin verbietet sich bei engeren Kontaktpersonen.

▶ **Erläuterung.** Die Empfehlungen des Robert Koch-Instituts bezüglich einer Chemoprophylaxe für engere Kontaktpersonen sind in ▶ Tab. 27.3 aufgeführt. Die Prophylaxe sollte so zügig als möglich erfolgen. Generell gilt: Mittel der Wahl für Kinder ist Rifampicin. Für Erwachsene sind Rifampicin und Ciprofloxacin zugelassen, für Schwangere Ceftriaxon. Ist der Indexfall an einer impfprä-

Tab. 27.3 Mittel der Wahl zur Chemoprophylaxe für engere Kontaktpersonen bei Verdacht auf Meningokokkenerkrankung.

Personengruppe	Medikament	Dosierung
Neugeborene im 1. Lebensmonat	Rifampicin	2 × 5 mg/(kg KG · Tag) für 2 Tage
Säuglinge ab 2. Lebensmonat, Kinder/Jugendliche bis 60 kg KG	Rifampicin	2 × 10 mg/(kg KG · Tag) für 2 Tage (maximale Einzeldosis 600 mg)
Kinder < 12 Jahre	Ceftriaxon	125 mg i. m. einmalig
Kinder > 12 Jahre	Ceftriaxon	250 mg i. m. einmalig
Jugendliche > 60 kg KG und Erwachsene	Rifampicin	2 × 600 mg/Tag für 2 Tage
Erwachsene	Ciprofloxacin	1 × 500 mg p. o.
Schwangere	Ceftriaxon	1 × 250 mg i. m.

i. m. = intramuskulär
KG = Körpergewicht
p. o. = per os

ventablen Serogruppe erkrankt, so sollte zusätzlich eine postexpositionelle Impfung der entsprechenden Serogruppe erfolgen.

27.8.9 Zu Frage 9

Frage 9
Hätten Sie einen i. v. Zugang nicht schnell etablieren können, wäre die Indikation für einen intraossären Zugang gerechtfertigt gewesen?
1. Nein, da die nächste Klinik nur 25 min entfernt ist, kann ich auf eine so invasive Maßnahme verzichten.
2. Ja, aber nicht für die Volumentherapie, sondern für die intraossäre Therapie des Krampfanfalls.
3. Ja, ein intraossärer Zugang wäre zügig notwendig gewesen, da die Volumentherapie primär wichtig war.

▶ **Erläuterung.** Die Volumentherapie war schon am Einsatzort indiziert. Deshalb hätte notfalls die Positionierung einer Knochenkanüle durchgeführt werden müssen. Im Notfall gibt es keine Kontraindikationen zur Anlage einer Knochenkanüle. Besonderes Augenmerk ist auf die Wahl der richtigen Größe und richtige Positionierung im Knochen zu richten. Während des Transports müssen Sie regelmäßig kontrollieren, ob ein Paravasat entsteht.

27.8.10 Zu Frage 10

Frage 10
Welche Stelle ist für einen intraossären Zugang beim Kind primär zu wählen?
1. Sternum
2. lateraler Oberschenkel
3. proximale Tibia

▶ **Erläuterung.** Bei Kindern unter 6 Jahren sollte primär als Punktionsort die proximale mediale Tibia rund 1–2 cm unterhalb der Tuberositas tibiae gewählt werden. Als Alternative dient die distale Tibia (medial 1–2 cm oberhalb des Malleolus medialis) oder das distale Femur 1–2 cm oberhalb der Patella. Aseptisches Vorgehen und ausreichende Lokalanästhesie bei wachen Patienten sollte primäre Maxime sein. Kontraindikationen sind Knochenfrakturen proximal der Einstichstelle, einliegendes Osteosynthesematerial und lokale bakterielle Infektionen.

27.8.11 Zu Frage 11

Frage 11
Die Meningokokkeninfektion ist der pädiatrisch-infektiologische Notfall. Welche Angaben zum Erreger sind richtig?
1. Neisseria meningitidis ist hochkontagiös, kann lange auf Oberflächen überleben und ist im Nasen-Rachen-Raum des Menschen sowie bei Primaten anal nachweisbar.
2. 10 % der Bevölkerung sind mit Neisseria meningitidis kontaminiert, ohne krank zu werden.
3. Vor allem im Hochsommer kommt es in Europa zu einem gehäuften Auftreten von Infektionen mit Neisseria meningitidis.

▶ **Erläuterung.** Bei ca. 10 % der Bevölkerung ist der gramnegative Erreger Neisseria meningitidis im Nasen-Rachen-Raum nachweisbar, ohne dass klinische Symptome bestehen. Als Reservoir ist der Mensch der einzige Wirt. Der Übertragungsweg der Meningokokken erfolgt über Tröpfchen. Der Krankheitsverlauf ist meist akut und manifestiert sich vor allem in Form einer Sepsis oder Meningitis. Gefürchtet ist der fulminante Verlauf mit hämorrhagischen Nekrosen und hoher Letalität (Waterhouse-Friderichsen-Syndrom, im Jahr 2015 bei 29 % der gemeldeten Fälle). Die Inkubationszeit beträgt in der Regel 3–4 Tage, kann aber auch zwischen 2 und 10 Tagen liegen. Die Letalität variiert je nach Serogruppe zwischen 5 und 11 % mit einer Gesamtletalität von 9,5 % im Jahr 2015. Im europäischen Raum sind vor allem im 1. Quartal (S. 288) die meisten Infektionen zu beobachten (ca. 30–40 % in den ersten 3 Monaten des Jahres). Mithilfe moderner Laborverfahren (Molekulardiagnostik) ist unter Umständen die Gabe einer Antibiose vor Materialentnahme gerechtfertigt. Penicillin G ist Mittel der Wahl, solange die Keime als sensibel auf dieses Antibiotikum getestet wurden. Bis zu 40 % der Meningokokken gelten allerdings als intermediär resistent, sodass die empirische Therapie mit Cephalosporinen der Gruppe 3 initial indiziert ist (z. B. Cefotaxim oder Ceftriaxon).

27.8.12 Zu Frage 12

Frage 12

Es lassen sich verschiedene Serotypen von Neisseria meningitidis unterscheiden. Welche Typen sind im europäischen Raum zu erwarten?
1. Serogruppe B und C
2. Serogruppe A
3. Serogruppe W und X

▶ **Erläuterung.** Die sich unterscheidenden Eigenschaften der Kapselpolysaccharide definieren die Serogruppe des Erregers. Insgesamt werden 12 Gruppen unterschieden. Darüber hinaus werden über Membranproteine molekulare Feintypisierungen vorgenommen. Weltweit ist in erster Linie die Serogruppe A neben W und X für Epidemien verantwortlich. In Deutschland sind vor allem die Serogruppen B und C für die Krankheit verantwortlich.

27.8.13 Zu Frage 13

Frage 13

Gegen welche Serotypen sind mittlerweile Impfungen etabliert?
1. Eine Impfung ist bislang nur gegen die Serogruppen A und W möglich.
2. Die Datenlage ist bislang ungenau, sodass noch keine Empfehlung der ständigen Impfkommission für Impfungen gegen Meningokokken herausgegeben wurde.
3. Eine Impfung ist gegen die Serotypen A, B, C, W und Y möglich.

▶ **Erläuterung.** In Deutschland ist ab dem Beginn des 2. Lebensjahrs die konjugierte monovalente Meningokokken-C-Impfung empfohlen. Seit 2006 wird die Impfung bei allen Kindern empfohlen. Besonderen Personengruppen (u. a. solchen mit Asplenie oder Immundefekten und Reisenden) wird die Impfung mit einem quadrivalenten Meningokokkenimpfstoff (A, W, Y, C) nahegelegt. Seit Einführung der Impfung konnte ein starker Rückgang der gemeldeten Meningokokken-C-Fälle beobachtet werden. Das spricht für die Wirkung der Impfung. Gegen Meningokokken der Gruppe B ist mittlerweile ein Impfstoff erhältlich. Bei noch unvollständiger Datenlage kann derzeit noch keine generelle Empfehlung von der ständigen Impfkommission ausgesprochen werden. Allerdings kann bei individueller Nutzen-Risiko-Abwägung (z. B. enge Kontaktpersonen einer erkrankten Person) eine Impfung sinnvoll sein. Die Sächsische Impfkommission hat die Impfung mittlerweile für Kinder bis 17 Jahre empfohlen.

Merke

Aktuelle Empfehlungen werden regelmäßig von der ständigen Impfkommission herausgegeben.

27.8.14 Zu Frage 14

Frage 14

Welche Personengruppen sind besonders gefährdet, eine Meningokokkeninfektion zu erleiden, und in welcher Jahreszeit ist die Erkrankung am häufigsten zu beobachten?
1. Kleinkinder zwischen 4 und 6 Jahren, Auftreten vor allem im 2. Quartal des Jahres
2. Säuglinge und 30- bis 40-jährige Erwachsene, vor allem im 3. Quartal des Jahres
3. Säuglinge und Jugendliche im Alter von 15–19 Jahren, vor allem im 1. Quartal des Jahres

▶ **Erläuterung.** Die Infektion mit Meningokokken kann in jedem Lebensalter auftreten, allerdings sind insbesondere im 1. und 2. Lebensjahr sowie im Alter von 15–19 Jahren die Inzidenzen erhöht. Die höchsten Inzidenzen sind im jüngeren Lebensalter mit ca. 7 Erkrankungen im 1. und 5 Erkrankungen im 2. Lebensjahr pro 100 000 Einwohner angegeben. Die bundesweite Inzidenz liegt in Deutschland bei ca. 0,5 Erkrankungen pro 100 000 Einwohner.

27.9 Literatur

[275] Adam R, Schroten H. Eitrige Meningitis. Monatsschrift Kinderheilkd 2006; 154: 469–482
[276] Borggräfe I, Heinen F, Gerstl L. Fieberkrämpfe Diagnostik, Therapie und Beratung. Monatsschr Kinderheilkd 2013; 161: 953–962
[277] Chin RF, Neville BG, Peckham C et al. Incidence, cause, and short-term outcome of convulsive status epilepticus in childhood: prospective population-based study. Lancet 2006; 368: 222–229
[278] Merkenschlager A, Härtel C, Preuß M. Das bewusstseinsgestörte Kind – eine interdisziplinäre Herausforderung. Monatsschr Kinderheilkd 2013; 161: 740–748
[279] Müller S, Hrsg. Memorix Notfallmedizin. 10. Aufl. Stuttgart: Thieme; 2017Neubauer BA, Groß S, Hahn A. Epilepsie im Kindes- und Jugendalter. Dtsch Arztebl 2008; 105: 319–328
[280] Nicolai T. Pädiatrische Notfall- und Intensivmedizin. 4. Aufl. Heidelberg: Springer; 2012
[281] Robert Koch-Institut. Epidemiologisches Bulletin – Aktuelle Daten und Informationen zu Infektionskrankheiten und public health. Mitteilung der Ständigen Impfkommission am Robert Koch-Institut (RKI). Empfehlungen der Ständigen Impfkommission (STIKO) am Robert Koch-Institut 2015; 34
[282] Robert Koch-Institut. Epidemiologisches Bulletin – Aktuelle Daten und Informationen zu Infektionskrankheiten und public health. Wissenschaftliche Begründung. Aktualisierung der Meningokokken-Impfempfehlung: Anwendung des Meningokokken-B-Impfstoffs bei Personen mit erhöhtem Risiko für Meningokokken-Erkrankungen. Empfehlungen der Ständigen Impfkommission (STIKO) am Robert Koch-Institut 2015; 37
[283] Robert Koch-Institut. Meningokokken-Erkrankungen. RKI-Ratgeber für Ärzte, 2015. Im Internet: https://www.rki.de/DE/Content/Infekt/EpidBull/Merkblaetter/Ratgeber_Meningokokken.html (Stand: 13.04.2018)
[284] Robert Koch-Institut. Kapitel 6.33 Meningokokken. In: Robert Koch-Institut, Hrsg. Infektionsepidemiologisches Jahrbuch meldepflichtiger Krankheiten für 2015. Datenstand: 1. März 2016. Berlin: Robert Koch-Institut; 2016: 162–167
[285] Schroten H. Diagnostik und Therapie der bakteriellen Meningitis. Monatsschrift Kinderheilkd 2004; 152: 382–390
[286] Singer D. Notfälle im Kindesalter. In: Scholz J, Sefrin P, Böttiger B et al., Hrsg. Notfallmedizin. 3. Aufl. Stuttgart: Thieme; 2013
[287] Sofou K, Kristjánsdóttir R, Papachatzakis NE et al. Management of prolonged seizures and status epilepticus in childhood: a systematic review. J Child Neurol 2009; 24: 918–926
[288] Wolff M, Rona S, Krägeloh-Mann I. Therapie des Status epilepticus. Monatsschr Kinderheilkd 2011; 159: 732–738

28 Fall 28: Anaphylaktischer Schock nach Hornissenstich

Daniel Bläser

28.1 Einsatzbeschreibung

Beim Versuch, ein Hornissennest am Gartenhaus mit einem Handfeger zu entfernen, wird eine Frau von einer Hornisse gestochen. Sie begibt sich daraufhin zu ihrem Ehemann ins Haus. Auf dem Sofa sitzend klagt sie gegenüber ihrem Ehemann über zunehmende Luftnot. Dieser alarmiert über den Notruf den Rettungsdienst. Er berichtet über den Hornissenstich und die zunehmende Atemnot. Die Rettungskräfte begeben sich unter dem Einsatzstichwort „anaphylaktische Reaktion" auf den Weg.

Der Fall

Einsatzstichwort
Anaphylaktische Reaktion.

Einsatzdaten
- Uhrzeit: 15:00 Uhr
- Wetter: 25 °C Außentemperatur, sonnig, wolkenloser Himmel, kein Wind
- Einsatzort: Einfamilienhaus, ländliche Umgebung

Notfallsituation
- Weibliche Person
- zunehmende Atemnot nach Hornissenstich

28.2 Alarmierung der Einsatzkräfte

Für den Leitstellendisponenten ergibt sich aus der mitgeteilten Adresse eine Fahrzeit für bodengebundene Rettungsmittel von 15–20 min. Der nächste verfügbare RTH befindet sich ca. 5 Flugminuten entfernt.

Frage 1

Welche Einsatzkräfte würden Sie alarmieren?
1. RTW
2. RTW und NEF
3. RTW und RTH
4. RTW, RTH und Polizei
5. RTH

Die Lösungen (und Erläuterungen) dieses Falles finden Sie weiter hinten in diesem Kapitel (S. 292) oder über den folgenden QR-Code.

Abb. 28.1 QR-Code zu den Lösungen.

28.3 Erste Maßnahmen am Einsatzort

Um 15:09 Uhr trifft die medizinische Besatzung des RTH (Rettungsassistent und Notarzt) bei der Patientin ein. Sie befindet sich in halbsitzender Position auf dem Sofa. Die Umgebung ist sicher.

Frage 2

Was ist Ihre erste Maßnahme?
1. Strukturierte Patientenbeurteilung nach ABC-DE-Schema
2. Inaugenscheinnahme des Hornissennests
3. Beginn der kardiopulmonalen Reanimation
4. schnellstmögliche Verabreichung eines Antihistaminikums i. v. als Therapie der ersten Wahl

Der Fall

Erstbefunde
- Weibliche Person, 55 Jahre alt
- 170 cm groß, 70 kg schwer
- **A:** freie Atemwege
- **B:** Tachypnoe (Atemfrequenz 40/min), Pulmo seitengleich belüftet, Giemen ubiquitär, SpO$_2$ 72 %, Zyanose generalisiert
- **C:** Radialispuls schwach und schnell tastbar (115/min), Rekapillarisierungszeit über 2 s
- **D:** bewusstlos, unverständliche Laute, keine adäquate Reaktion auf Aufforderung bzw. Schmerzreiz (GCS 4), Blutzuckerspiegel 146 mg/dl
- **E:** Insektenstich rechtes Jochbein, Vorerkrankungen: arterielle Hypertonie, Vormedikation: β-Blocker und ACE-Hemmer, Allergien: Nickel, Kobalt

Diagnose
Anaphylaktischer Schock nach Insektenstich.

Erstversorgung
- Sauerstoffinhalation mit 15 l/min über Reservoirmaske
- Pulsoxymetrie
- Anlage eines großlumigen i. v. Zugangs (16 G) am linken Unterarm
- Gabe von Infusionen
- Beginn der medikamentösen Therapie

Frage 3

Welches Medikament ist die erste Wahl beim anaphylaktischen Schock?
1. Glukokortikoid
2. Antihistaminikum
3. Adrenalin
4. Noradrenalin

Frage 4

Welche Infusionslösung wenden Sie in dieser Situation an?
1. Kolloidale Lösungen
2. Fresh frozen Plasma
3. Humanalbumin
4. kristalloide Lösungen

28.4 Weiterer Verlauf am Einsatzort

Aufgrund der initialen Therapie stabilisiert sich der Zustand der Patientin umgehend. Gemeinsam mit der nun eintreffenden RTW-Besatzung (ca. 10 min nach Eintreffen des RTH) wird das Monitoring komplettiert und die weitere medikamentöse Therapie eingeleitet.

Frage 5

Welche Vitalparameter erheben Sie bei dieser Patientin?
1. Sauerstoffsättigung
2. Blutdruck
3. Herzrhythmus
4. alle vorgenannten Vitalparameter

Frage 6

Welche weiteren Medikamente sind in dieser Situation indiziert?
1. Morphin
2. Antihistaminika
3. Glukokortikoid
4. Antihistaminika und Glukokortikoid
5. Morphin und Antihistaminikum

Der Fall

Reevaluation
- **A:** frei
- **B:** Pulmo seitengleich belüftet, Giemen deutlich rückläufig, Zyanose rückläufig, SpO$_2$ unter Sauerstoff (15 l/min) 100 %, Tachypnoe rückläufig (Atemfrequenz 20/min)
- **C:** Pulse zentral und peripher gut tastbar, Herzrhythmus: Sinusrhythmus, 95/min, Rekapillarisierungszeit unter 2 s, Blutdruck 120/80 mmHg
- **D:** wach, adäquat, GCS 15, leicht agitiert
- **E:** keine weiteren Erkenntnisse

28.5 Transport zum Krankenhaus

Nachdem sich der Zustand der Patientin deutlich gebessert hat, steht nun die Entscheidung über den weiteren Verbleib der Patientin an.

Frage 7
Welches Vorgehen wählen Sie?
1. Die Patientin verbleibt nach ambulanter Behandlung zuhause.
2. Die Patientin wird durch den RTW beim Hausarzt vorgestellt.
3. Die Patientin wird mit dem RTW in das nächstgelegene Krankenhaus mit Intensivkapazität eingewiesen.
4. Die Patientin wird mit dem RTW in Begleitung des Notarztes in das nächstgelegene Krankenhaus mit Intensivkapazität eingewiesen.

28.6 Innerklinischer Verlauf

In der aufnehmenden Klinik wird die Patientin bereits vom Aufnahmeteam der internistischen Notaufnahme (Pflegekraft der Notaufnahme und intensivmedizinisch erfahrener Arzt) erwartet. Die Übergabe der Patientin erfolgt nach dem ABCDE-Schema und wird gefolgt von einer orientierenden Aufnahmeuntersuchung durch das Schockraumteam mit nachfolgender Verlegung auf die Intensivstation zur weiteren Überwachung.

Etwa 30 min nach Aufnahme auf die Intensivstation treten plötzlich Hypotonie, Tachykardie und ein Abfall der Sauerstoffsättigung auf.

Frage 8
Was ist die wahrscheinlichste Ursache für die vorgenannte akute Zustandsverschlechterung?
1. erneutes Auftreten eines anaphylaktischen Schocks
2. akutes Koronarsyndrom
3. psychogene Ursache
4. Exazerbation einer COPD

Frage 9
Welche Therapie wählen Sie?
1. Thrombozytenaggregationshemmer, Heparin und sofortige Koronarangiografie
2. Midazolam
3. kalkulierte antibiotische Therapie
4. Adrenalin, Volumenbolus mit Vollelektrolytlösung, Antihistaminika, Glukokortikoide, Sauerstoff

Infolge der intensivtherapeutischen Maßnahmen stabilisiert sich der Zustand der Patientin umgehend. Nach 24 h ohne erneute Symptomatik kann sie die Intensivstation mit der Empfehlung einer allergologischen Vorstellung und Abklärung im weiteren Verlauf verlassen.

28.7 Zusammenfassung des Einsatzes

Fazit
- Fulminanter Verlauf einer Anaphylaxie mit Ausbildung eines anaphylaktischen Schocks
- Versorgungszeit vor Ort 20 min
- Transport in eine Klinik der Schwerpunktversorgung mit Intensivkapazität
- Transportzeit 20 min
- lebensbedrohliche Situation kurze Zeit nach Aufnahme auf die Intensivstation
- positives Outcome mit zügiger Rekonvaleszenz

28.8 Lösungen und Erläuterungen zu Fall 28

28.8.1 Zu Frage 1

Frage 1
Welche Einsatzkräfte würden Sie alarmieren?
1. RTW
2. RTW und NEF
3. RTW und RTH
4. RTW, RTH und Polizei
5. RTH

▶ **Erläuterung.** Die vom Ehemann während des Notrufs geschilderte Symptomatik ließ auf eine lebensbedrohliche Situation schließen, die den Einsatz eines Notarztes gemäß Notarztindikationskatalog erforderlich machte. Aufgrund der Entfernungen zum Einsatzort war in diesem Fall der RTH das am besten geeignete Rettungsmittel als Notarztzubringer. Dieser kam gemeinsam mit einem RTW zum Einsatz. Die Polizei wurde zur Absicherung der Landung des RTH benötigt, da es sich um eine Außenlandung handelte, d. h. eine Landung außerhalb zugelassener Landeplätze. Des Weiteren unterstützt die Polizei regelhaft beim Transfer der medizinischen Besatzung zur Einsatzstelle, sofern sie sich nicht in unmittelbarer Nähe zum Landeplatz befindet.

28.8.2 Zu Frage 2

Frage 2

Was ist Ihre erste Maßnahme?
1. strukturierte Patientenbeurteilung nach ABC-DE-Schema
2. Inaugenscheinnahme des Hornissennests
3. Beginn der kardiopulmonalen Reanimation
4. schnellstmögliche Verabreichung eines Antihistaminikums i. v. als Therapie der ersten Wahl

▶ **Erläuterung.** Da es sich um eine vitale Patientin handelte, war die Maßnahme der ersten Wahl eine strukturierte Patientenbeurteilung nach dem ABC-DE-Schema (s. ▶ Abb. 24.2). Dieses Schema hilft auch in unübersichtlichen Situationen, den Überblick zu behalten und nichts zu übersehen. Ziel dieses Schemas ist es, die jeweils identifizierten lebensbedrohlichen Probleme sofort zu beheben und erst dann zum nächsten Punkt weiterzugehen. Des Weiteren ist eine regelmäßige Reevaluation erforderlich (je kritischer, desto häufiger reevaluieren).

Im Rahmen des anaphylaktischen Schocks wurde bei dieser Patientin zunächst ein lebensbedrohliches B-Problem, Hypoxie, identifiziert und mittels hochdosierter Sauerstoffgabe behandelt. Bei der nun folgenden Beurteilung der Kreislaufsituation zeigte sich ein Kreislaufschock und damit ein lebensbedrohliches C-Problem. Die Behandlung erfolgte medikamentös (s. u.) und mittels Volumengabe (S. 293). Die Beeinträchtigung des Bewusstseins (D-Problem) wurde als Folge des B- und C-Problems gewertet und bedurfte zu diesem Zeitpunkt zunächst keiner speziellen Therapie.

28.8.3 Zu Frage 3

Frage 3

Welches Medikament ist die erste Wahl beim anaphylaktischen Schock?
1. Glukokortikoid
2. Antihistaminikum
3. Adrenalin
4. Noradrenalin

▶ **Erläuterung.** Die ERC-Leitlinien von 2015 empfehlen beim Vorliegen eines anaphylaktischen Schocks die sofortige Anwendung von Adrenalin 0,5 mg intramuskulär beim Erwachsenen (▶ Abb. 28.2). Am besten geeignet ist dafür der M. quadriceps femoris vastus lateralis. Alternativ kann, wie in diesem Fall geschehen, die Anwendung auch titrierend i. v. erfolgen. Dies sollte jedoch dem klinisch erfahrenen Anwender vorbehalten bleiben und darf keinesfalls, aufgrund frustraner Versuche, eine Venenverweilkanüle zu implementieren, die Applikation von Adrenalin verzögern. Erste Wahl ist daher die intramuskuläre Applikation des Adrenalins wie vorstehend beschrieben.

Merke

Adrenalin wirkt bronchodilatativ, stabilisiert durch adrenerge Stimulation den Kreislauf und hemmt die weitere Freisetzung von Histamin aus den Mastzellen [291].

28.8.4 Zu Frage 4

Frage 4

Welche Infusionslösung wenden Sie in dieser Situation an?
1. Kolloidale Lösungen
2. Fresh frozen Plasma
3. Humanalbumin
4. kristalloide Lösungen

Anaphylaktische Reaktion?

↓

Airway, Breathing, Circulation, Disability, Exposure

↓

Diagnose:
- akuter Krankheitsbeginn
- lebensbedrohliche ABC-Probleme[1]
- Hautmanifestationen (meistens)

↓

- Hilfe anfordern
- Patient flach hinlegen, Beine anheben (falls es die Atmung erlaubt)

↓

Adrenalin[2]

↓

falls Erfahrung und Ausrüstung vorhanden:

- Atemwegssicherung
- Sauerstoffgabe mit hohem Fluss
- i.v. Flüssigkeitsbolus[3]
- Chlorphenamine (Antihistaminika)[4]
- Hydrokortison[5]

Monitorüberwachung:
- Pulsoxymetrie
- EKG
- Blutdruck

---

[1] **lebensbedrohliche ABC-Probleme:**
- **A:** Schwellung der Luftwege, Heiserkeit, Stridor
- **B:** Tachypnoe, Giemen, Müdigkeit, Zyanose, SpO$_2$ < 92 %, Verwirrtheit
- **C:** Blässe, Schwitzen, Hypotonie, Schwäche, Schläfrigkeit, Bewusstlosigkeit

[2] **Adrenalin:** *(i.m., ausser Sie haben Erfahrung mit i.v. Adrenalin)* (wiederholen Sie nach 5 min falls keine Besserung)

- Erwachsene   500 µg i.m. (0,5 ml)
- Kinder >12 J.   500 µg i.m. (0,5 ml)
- Kinder 6–12 J.   300 µg i.m. (0,3 ml)
- Kinder <6 J.   500 µg i.m. (0,5 ml)

Adrenalin soll nur durch erfahrene Spezialisten i.v. gegeben werden
Titration mit Boli von 50 µg (Erwachsene), 1 µg/Kilo (Kinder)

[3] **i.v. Flüssigkeitsbolus (Kristalloide):**
- Erwachsene: 500–1000 ml
- Kinder: 20 ml/kg

Stoppen Sie i.v. Kolloide, falls diese als Ursache infrage kommen.

[4] **Chloramphenamine:** (Injektionslösung ist in deutschsprachigen Ländern nicht im Handel)

Dimetinden/Clemastin (langsam i.v.)
Erwachsene oder Kinder > 12 J.   0,1 mg/kg
Kinder ab 1 J.   0,03 mg/kg

[5] **Hydrokortison** (i.m. oder langsam i.v.)
Erwachsene oder Kinder >12 J.   200 mg
Kinder 6–12 J.   100 mg
Kinder 6 Monate bis 6 J.   50 mg
Kinder < 6 Monate   25 mg

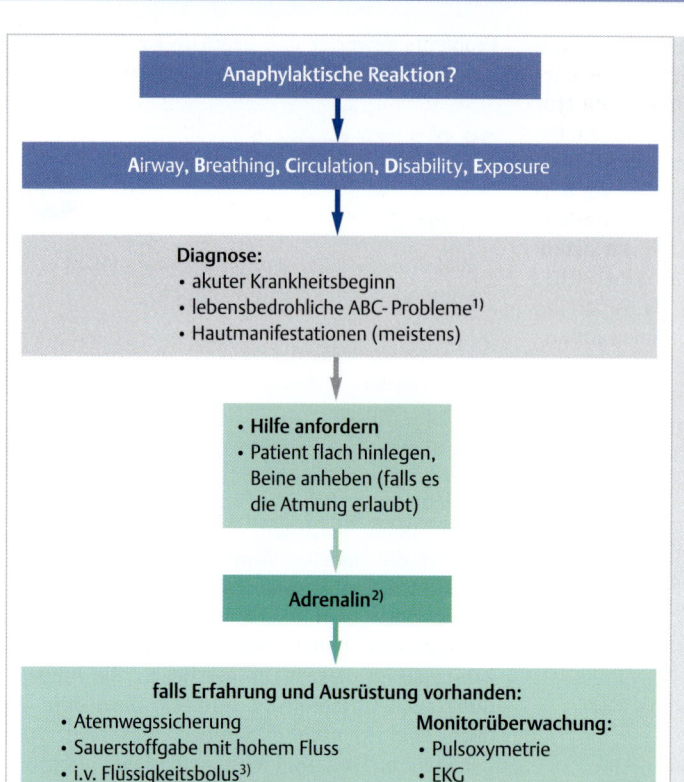

Abb. 28.2 Behandlung der Anaphylaxie. Algorithmus.
EKG = Elektrokardiografie
i. m. = intramuskulär
i. v. = intravenös
J. = Jahre
(Quelle: ® German Resuscitation Council (GRC) und Austrian Resuscitation Council (ARC) 2015. Truhlář A, Deakin CD, Soar J et al. European Resuscitation Council Guidelines for Resuscitation 2015 Section 4. Cardiac arrest in special circumstances. Resuscitation 2015; 95: 148-201)

▶ **Erläuterung.** Zur initialen Behandlung des anaphylaktischen Schocks empfehlen die ERC-Leitlinien von 2015 die Applikation eines Volumenbolus von 500–1000 ml kristalloider Infusionslösung. Alle anderen genannten Infusionslösungen sind beim anaphylaktischen Schock nicht indiziert. Kolloidale Infusionslösungen wie z. B. HAES, Gelatinelösungen und Dextrane sind sogar mögliche Auslöser eines anaphylaktischen Schocks [291].

28.8.5 Zu Frage 5

Frage 5

Welche Vitalparameter erheben Sie bei dieser Patientin?
1. Sauerstoffsättigung
2. Blutdruck
3. Herzrhythmus
4. alle vorgenannten Vitalparameter

▶ **Erläuterung.** Sauerstoffsättigung und Blutdruck sowie die Ableitung eines 4-Pol-EKG zählen zum notfallmedizinischen Basis-Monitoring und sind zur kardiopulmonalen Überwachung neben der klinischen Beobachtung eines kritischen Patienten essenziell.

28.8.6 Zu Frage 6

Frage 6

Welche weiteren Medikamente sind in dieser Situation indiziert?
1. Morphin
2. Antihistaminika
3. Glukokortikoid
4. Antihistaminika und Glukokortikoid
5. Morphin und Antihistaminikum

▶ **Erläuterung.** Laut S2-Leitlinie zu Akuttherapie und Management der Anaphylaxie ist die Anwendung von H1- und H2-Blockern aufgrund pathophysiologischer und pharmakologischer Überlegungen beim anaphylaktischen Schock indiziert [290]. Histamin ist der Hauptmediator einer Anaphylaxie; eine Blockade der entsprechenden Rezeptoren erscheint zur Unterbrechung dieser Reaktion sinnvoll. Die Nutzen-Risiko-Abwägung fiel im geschilderten Fall aufgrund des günstigen Nebenwirkungsprofils zugunsten des Nutzens aus. Glukokortikoide sind gemäß der vorgenannten S2-Leitlinie und den ERC-Leitlinien von 2015 ebenfalls indiziert [290][291]. Da ihr Wirkeintritt erst nach ca. 10–30 min erfolgt, liegt ihr Nutzen vor allem in der Antizipation einer protrahierten Anaphylaxie und eines Wiederaufflammens der anaphylaktischen Reaktion. Die Patientin in diesem Fall erhielt Dimetinden, Ranitidin und Methylprednisolon i. v. Bei Persistieren einer Bronchospastik kann zusätzlich Adrenalin oder ein β-2-Sympathomimetikum inhalativ eingesetzt werden [290][291].

28.8.7 Zu Frage 7

Frage 7

Welches Vorgehen wählen Sie?
1. Die Patientin verbleibt nach ambulanter Behandlung zuhause.
2. Die Patientin wird durch den RTW beim Hausarzt vorgestellt.
3. Die Patientin wird mit dem RTW in das nächstgelegene Krankenhaus mit Intensivkapazität eingewiesen.
4. Die Patientin wird mit dem RTW in Begleitung des Notarztes in das nächstgelegene Krankenhaus mit Intensivkapazität eingewiesen.

▶ **Erläuterung.** Aufgrund der Möglichkeit des Wiederaufflammens der anaphylaktischen Reaktion war im vorliegenden Fall eine intensivmedizinische Überwachung für 24 h nach letzter Symptomatik angezeigt. Es war daher darauf zu achten, bei der Auswahl der Zielklinik bereits ein Haus mit freier Intensivkapazität zu wählen und eine entsprechende Voranmeldung mit Angabe der voraussichtlichen Eintreffzeit zu veranlassen. Aus dem gleichen Grund war die Begleitung der Patientin durch den Notarzt bis in die Zielklinik erforderlich. Ein Transport mittels RTH bot für die Patientin in diesem Fall keinen zeitlichen oder logistischen Vorteil, da die Patientin zunächst zum RTH transportiert und dort umgelagert werden müsste. Das würde die kürzere Transportzeit mittels RTH egalisieren.

28.8.8 Zu Frage 8

Frage 8
Was ist die wahrscheinlichste Ursache für die vorgenannte akute Zustandsverschlechterung?
1. erneutes Auftreten eines anaphylaktischen Schocks
2. akutes Koronarsyndrom
3. psychogene Ursache
4. Exazerbation einer COPD

▶ **Erläuterung.** Im Zuge der nachlassenden Wirkung der initial applizierten Medikamente ist das erneute Auftreten eines anaphylaktischen Schocks möglich. Aus diesem Grund ist eine Intensivüberwachung für 24 h nach der letzten Symptomatik erforderlich, um ein sofortiges Eingreifen möglich zu machen. Dank der sofort eingeleiteten Therapie (s. u.) konnte im vorliegenden Fall der Kreislauf der Patientin zügig stabilisiert werden. Im weiteren Verlauf der Überwachung trat keine erneute Symptomatik auf.

28.8.9 Zu Frage 9

Frage 9
Welche Therapie wählen Sie?
1. Thrombozytenaggregationshemmer, Heparin und sofortige Koronarangiografie
2. Midazolam
3. kalkulierte antibiotische Therapie
4. Adrenalin, Volumenbolus mit Vollelektrolytlösung, Antihistaminika, Glukokortikoide, Sauerstoff

▶ **Erläuterung.** Ein erneut auftretender anaphylaktischer Schock wird therapeutisch genauso angegangen wie das Erstereignis.

28.9 Literatur

[289] Deutscher Rat für Wiederbelebung – German Resuscitation Council e. V. Reanimation 2015 – Leitlinien kompakt. Im Internet: https://www.grc-org.de/downloads/Leitlinien-2015-Kompakt.pdf (Stand: 26.04.2018)
[290] Ring J, Beyer K, Biedermann T et al. Guideline for acute therapy und management of anaphylaxis. S2 guideline of DGAKI, AeDA, GPA, DAAU, BVKJ, ÖGAI, SGAI, DGAI, DGP, DGPM, AGATE and DAAB. Allergo J Int 2014; 23: 96–112
[291] Truhlář A, Deakin CD, Soar J et al. European Resuscitation Council Guidelines for Resuscitation 2015 Section 4. Cardiac arrest in special circumstances. Resuscitation 2015; 95: 148–201

29 Fall 29: Ungewöhnlicher Fall des akuten Koronarsyndroms

Matthias Eden, Matthias Lutz, Norbert Frey

29.1 Einsatzbeschreibung und Alarmierung der Rettungskräfte

Eine 38-jährige Frau verspürte schon seit 3 Tagen immer wieder thorakale Schmerzen, die jedoch nur vorübergehend auftraten. Daher maß die Frau ihnen zunächst keine bedrohliche Bedeutung zu. Nachdem die Beschwerden seit dem Vortag sistierten, traten sie am Folgetag in stärkerer Intensität auf. Aufgrund des starken, allgemeinen Krankheitsgefühls, zu dem nun auch Übelkeit und Kaltschweißigkeit hinzukommen, drängt der Lebensgefährte die zunächst ablehnende Patientin kurz nach Mitternacht schließlich zur Alarmierung des Notarztsystems bei massiven thorakalen Schmerzen. Die Rettungsleitstelle schickt einen RTW in Notarztbegleitung mit der Einsatzbeschreibung „akutes Koronarsyndrom" auf den Weg.

Der Fall

Einsatzstichwort
- Junge Frau mit Verdacht auf akutes Koronarsyndrom
- Uhrzeit: 0:21 Uhr
- Einsatzort: Stadtgebiet, Wohnung im Erdgeschoss
- Laienhelfer vor Ort
- weitere Einzelheiten unklar

29.2 Erste Maßnahmen am Einsatzort

Nach gleichzeitigem Eintreffen der Rettungskräfte und des Notarztes in der Wohnung finden die Einsatzkräfte eine 38-jährige Frau mit einer Größe von ca. 173 cm und einem Gewicht von ca. 63 kg in sitzender Position vor. Anwesend sind der Lebensgefährte und die 4-jährige Tochter. Die Frau sitzt in leicht verkrampfter Haltung auf der Couch im Wohnzimmer. Die thorakalen Beschwerden, die zur Alarmierung des Notarztes geführt haben, sind zu diesem Zeitpunkt wieder verschwunden. Die Patientin schildert den Charakter der Beschwerden als dumpf drückend, mit einer leichten Ausstrahlung in den linken Arm, aber auch mit Ausstrahlung in den Oberbauch. Sie berichtet weiterhin, dass sie die Tochter in letzter Zeit wegen einer Grippe vermehrt getragen habe. Das habe sie bisher als Ursache für die thorakalen Beschwerden gehalten. Äußerliche Zeichen von Gewalteinwirkung oder Verletzungen finden sich nicht.

Frage 1

Welche Differenzialdiagnosen sollten Sie bedenken?
1. Myokardinfarkt
2. Lungenembolie
3. Bandscheibenvorfall
4. Aortendissektion
5. Mallory-Weiss-Syndrom
6. Alle genannten Differenzialdiagnosen sind zum jetzigen Zeitpunkt theoretisch denkbar.

Die Lösungen (und Erläuterungen) dieses Falles finden Sie weiter hinten in diesem Kapitel (S. 304) oder über den folgenden QR-Code.

Abb. 29.1 QR-Code zu den Lösungen.

Es werden zunächst die Vitalparameter der Patientin nach ABCD-Schema erfasst. Die Patientin ist wach und ansprechbar entsprechend einem GCS von 15. Die körperliche Untersuchung ergibt keinen Anhalt für ein äußerliches Trauma. Die Pupillen sind isokor, mittelweit und lichtreagibel. Die Atmung erscheint mit einer Atemfrequenz von 22 leicht tachypnoeisch, ohne pathologische Rasselgeräusche über allen Lungenfeldern. Die Sättigung zeigt einen Wert von 99 %. Der peripher abgeleitete Blutdruck wird mit 140/95 mmHg gemessen und ist dabei an beiden Armen in gleicher Höhe vorhanden. Die Herzfrequenz ist rhythmisch, jedoch mit ca. 105/min leicht tachykard. Auskultatorisch lassen sich keine vitientypischen Nebengeräusche nachweisen. Das abgeleitete 12-Kanal-EKG zeigt ebenfalls eine Herzfrequenz von 101/min in einem Sinusrhythmus (▶ Abb. 29.2). Als akute Veränderungen zeigen sich ST-Streckenhebungen in Ableitung I und aVL bei korrespondierenden Senkungen in den Ableitungen II, III, und aVF. Desgleichen sieht man auch beginnende ST-Streckensenkungen in V5 und V6. Von V1–V3 ist kein R vorhanden und der QRS-Komplex ist verbreitert.

Anamnestisch erfahren die Rettungskräfte von einer ansonsten blanden medizinischen Vorgeschichte. Es gibt keine relevanten Vorerkrankungen und die Patientin nimmt keine regelmäßigen Medikamente ein. Kardiovaskuläre Risikofaktoren wie Rauchen oder Bluthochdruck liegen nicht vor,

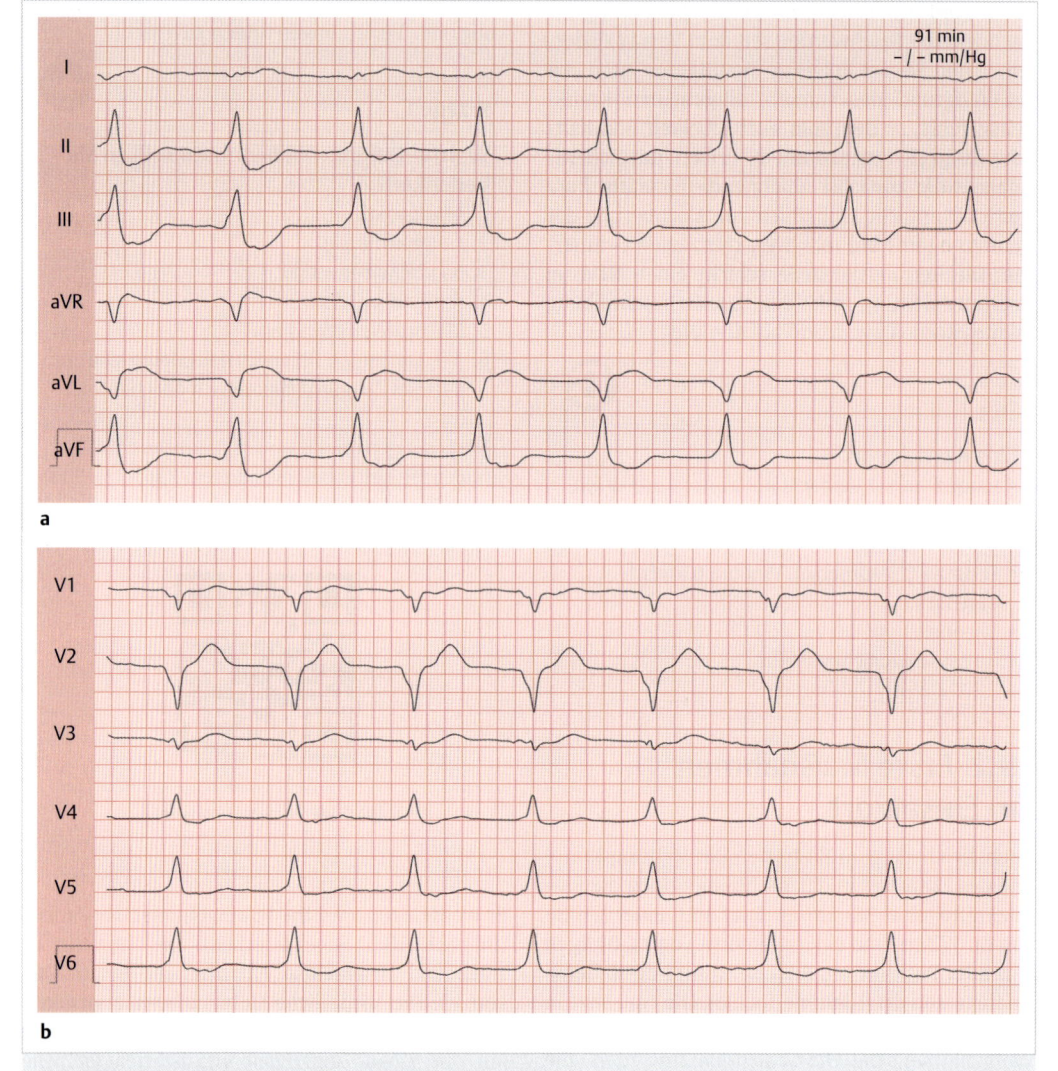

Abb. 29.2 12-Kanal-EKG bei Erstuntersuchung am Einsatzort.
a Ableitungen I–III sowie aVR, aVL und aVF.
b Ableitungen V1–V6.

die Familienanamnese ist leer. Vor 3 Tagen habe sie zum ersten Mal einen thorakalen Druck verspürt, der plötzlich in Ruhe aufgetreten sei. Unmittelbar danach habe sie auch einen Schmerz zwischen den Schulterblättern verspürt. Dieser sei dann aber schnell wieder verschwunden. Kurz zuvor habe sie ihre kleine Tochter für längere Zeit auf dem Arm getragen. In den folgenden Tagen seien vor allem die thorakalen Schmerzen, die auch in den Oberbauch und den linken Arm ausgestrahlt hatten, immer wieder für kurze Phasen aufgetreten. Diese Symptome seien unabhängig von Belastung und Körperpositionen aufgetreten. Zuvor habe sie diese Beschwerden noch nie gehabt, auch nicht in leichterer Form.

Die Patientin wird mit 2 peripheren Verweilkanülen versorgt. Über einen der beiden Zugänge erfolgt die Applikation von 1 l Vollelektrolytlösung. Die erste Verdachtsdiagnose lautet „akutes Koronarsyndrom" als STEMI. Aufgrund der Schmerzsymptomatik wird allerdings auch ein Aortenaneurysma als Differenzialdiagnose mit in Betracht gezogen. Dies wird an die Rettungsleitstelle zur weiteren Planung der notwendigen Klinikauswahl kommuniziert. Zudem wird eine kontinuierliche Monitor-Überwachung begonnen. Aufgrund der Verdachtsdiagnose „STEMI" werden der Patientin sowohl 5 000 IE unfraktionierten Heparins als auch 500 mg ASS i. v. appliziert. Zur Senkung des Blutdrucks und der Herzfrequenz werden fraktioniert 5 mg Metoprolol über 5 min hinweg langsam injiziert.

Der Fall

Erstbefunde
- Wache (GCS 15) 38-jährige Patientin mit fehlenden internistischen Vorerkrankungen und Beschwerden eines akuten Koronarsyndroms, keine Anzeichen für traumatisches Geschehen
- 173 cm groß, 63 kg schwer
- hämodynamisch und respiratorisch stabil, Herzfrequenz ca. 105/min, RR 145/95 mmHg
- neurologisch kein Hinweis auf fokales Defizit
- im EKG ST-Streckenhebungen in Ableitung I und aVL bei korrespondierenden Senkungen in II, III, und aVF, zudem beginnende ST-Streckensenkungen in V5 und V6; von V1–V3 kein R vorhanden und QRS-Komplex verbreitert

Erstversorgung
- Anlage einer peripheren Verweilkanüle
- 2 l Sauerstoffgabe
- Rhythmus-und Sättigungs-Monitoring
- Anfertigung eines 12-Kanal-EKG
- Gabe von 5 000 IE Heparin, 500 mg ASS und 5 mg Metoprolol

29.3 Überweisung in die Klinik und Transport

Die Patientin wird mit stabilen Vitalparametern unter Monitor-Überwachung und Defibrillationsbereitschaft auf die Trage gelegt. Dabei kommt es erneut zu einem Auftreten der Symptome mit thorakalem Engegefühl. Zur Analgesie werden 5 mg Morphin und 4 mg Ondansetron i. v. appliziert. Dadurch können eine Schmerzfreiheit und eine leichte Sedierung erreicht werden. Daher wird auch nicht das bereits vorbereitete Diazepam i. v. verabreicht.

Der Transport in den RTW wird fortgesetzt und die Patientin wird unter kontinuierlicher Monitor-Überwachung und in Begleitung des Notarztes mit Sonderrechten in die nächstgelegene Klinik mit Herzkatheterlabor und PCI-Bereitschaft gebracht. Während der Fahrt bleiben alle abgeleiteten Vitalparameter wie Blutdruck, Herzfrequenz und Sättigung stabil und es treten keine Rhythmusereignisse oder neurologischen Symptome auf. Im Monitor-EKG lassen sich allerding während des gesamten Transports die bereits initial gesehenen EKG-Veränderungen nachweisen.

Frage 2

Welche Aussage zum akuten Koronarsyndrom mit ST-Streckenhebungen trifft zu?

1. Ein Transport zu einem Herzkatheterlabor sollte binnen 120 min erfolgen.
2. Eine systemische Lysetherapie ist immer die Behandlung der Wahl.
3. Die Akutmortalität wird im Wesentlichen durch das akute kardiale Pumpversagen bestimmt.
4. Die Diagnose sollte vor einer Koronarangiografie durch Abnahme von Troponin gesichert werden.
5. Ein neu aufgetretener Rechtsschenkelblock wird äquivalent zu ST-Streckenhebungen gesehen.

29.4 Innerklinischer Verlauf

29.4.1 Diagnostik und Therapie im Herzkatheterlabor

In der Klinik wird die Patientin ohne Verzögerung in ein Herzkatheterlabor gebracht, das sofort nach Übermittlung der Notfallmeldung für die Patientin freigehalten wurde. Das entsprechende Herzkatheterteam, bestehend aus einem erfahrenen Interventionskardiologen und 2 speziell geschulten Pflegekräften, steht zu diesem Zeitpunkt bereit. Bei Eintreffen im Herzkatheterlabor wird die Patientin sofort mithilfe des Rettungsdienstes unter kontinuierlicher Rhythmusüberwachung auf den Kathetertisch umgelagert und für die Untersuchung steril vorbereitet. Während dieser Zeit übergibt der Notarzt an den Teamleader des Herzkatheterlabors die Einzelheiten der Patientin. In diesem Moment erscheint die Patientin hämodynamisch stabil und klinisch wieder beschwerdefrei. Allerdings zeigen sich fluktuierende ST-Streckensenkungen und -hebungen in den Brustwandableitungen des EKG.

Noch während der letzten Vorbereitungsmaßnahmen wird vom Untersucher der arterielle Zugang über die A. radialis dextra etabliert und die erste BGA wird abgenommen. Diese zeigt eine leichte metabolische Azidose (Basenexzess von -8 mmol/l), die jedoch respiratorisch teilkompensiert ist (pCO$_2$ 32 mmHg; pH-Wert 7,35, Laktat 4 mmol/l, Kalium 3,5 mmol/l). Es wird ein geeigneter diagnostischer Koronarkatheter in das Ostium der A. coronaria dextra eingebracht. In der unmittelbar danach angefertigten Koronarangiografie zeigt sich, wie aufgrund der EKG-Veränderungen vermutet, eine unauffällige rechte Koronararterie. In der linken Koronararterie ist eine flusslimitierende Spontandissektion zu erkennen, die sich vom linkskoronaren Hauptstamm sowohl in den R. interventricularis anterior als auch in den R. circumflexus fortsetzt (▶ Abb. 29.3). Eine koronare Herzkrankheit im Sinne von Thromben oder koronarer Arteriosklerose findet sich hingegen nicht.

> **Der Fall** **B**
>
> **Befunde im Herzkatheterlabor**
> - 38-jährige Patientin mit akutem Koronarsyndrom im Sinne eines ST-Strecken-Elevationsmyokardinfarkts, auf dem Boden einer Spontandissektion der A. coronaria sinistra, des R. interventricularis anterior und des R. circumflexus
> - milde, respiratorisch teilkompensierte Laktatazidose
> - hämodynamisch und respiratorisch stabil
> - keine Rhythmusereignisse
> - fluktuierende klinische Beschwerden und EKG-Veränderungen
> - keine Koronarsklerose

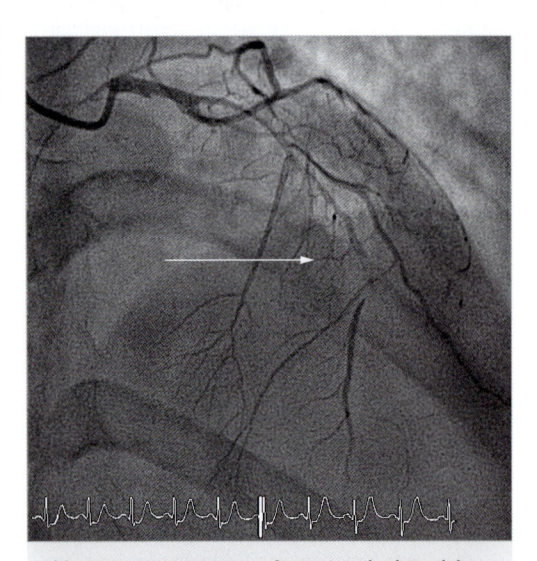

Abb. 29.3 Koronarangiografie im Herzkatheterlabor. Linkskoronares System mit Dissektion im R. interventricularis anterior und im R. circumflexus. Initialbefund. Der Pfeil kennzeichnet den durch Dissektion verschlossenen R. interventricularis anterior.

> **Frage 3**
>
> **Welche Aussage zur Therapie infarktassoziierter Rhythmusstörungen trifft zu?**
> 1. Ein Atrioventrikularblock Grad III spricht immer hervorragend auf die Gabe von 500 µg Atropin an.
> 2. Ein Atrioventrikularblock Grad III kann die pharmakologische Gabe von Suprarenin erforderlich machen.
> 3. Bradykarde Rhythmusstörungen können nicht durch Koronarischämien ausgelöst werden.
> 4. In der Regel treten ventrikuläre Rhythmusstörungen erst 48 h nach Schmerzbeginn auf.
> 5. Ein sinuatrialer Block Grad I kann im EKG immer sicher identifiziert werden.

29.4 Innerklinischer Verlauf

Es werden ein geeigneter Führungskatheter und 2 Koronardrähte in die zu versorgenden Gefäße eingelegt. Im Anschluss wird ein Drug-eluting Stent vorgebracht, um die Dissektion endogen zu fixieren und anzulegen. Noch vor dieser interventionellen Maßnahme kommt es zu Kammerflimmern mit sofortigem nachfolgendem Bewusstseinsverlust der Patientin. Vom Katheterpflegepersonal wird eine Herzdruckmassage begonnen und eine Schockabgabe durch den bereits angebrachten Defibrillator verabreicht. Das Notfallteam der Intensivstation wird hinzugerufen. Es folgt eine 10 min andauernde kardiopulmonale Reanimation mit Intubation zur Sicherung des Atemwegs. Insgesamt ist dabei 3 Mal eine Defibrillation mit 250 J biphasisch notwendig, bis wieder ein ROSC hergestellt ist. Dabei werden insgesamt 3 mg Suprarenin und 300 mg Amiodaron verabreicht. Auch unter kontinuierlicher hochdosierter Gabe von Suprarenin

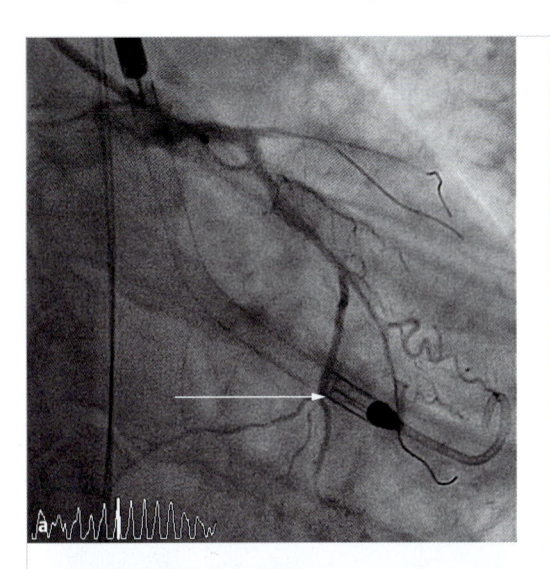

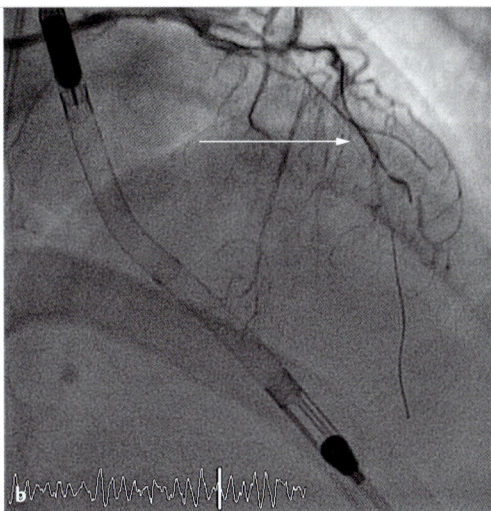

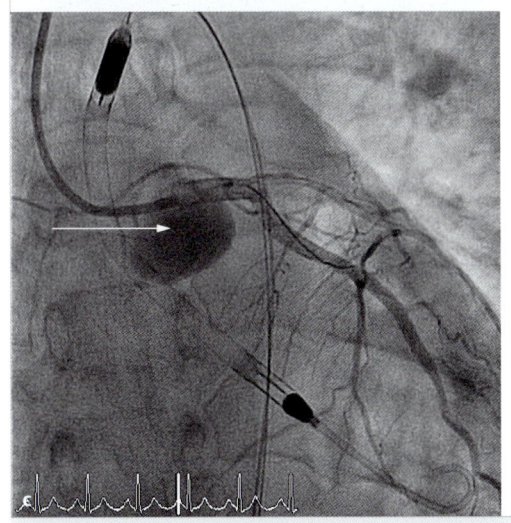

Abb. 29.4 Intraoperative Koronarangiografie nach Impellaimplantation. Linkskoronares System mit einliegenden Koronardrähten, einliegender Impella CP und Kontrastmitteldepot in der linkskoronaren Tasche des Aortenbulbus.
a Impella CP (Pfeil).
b Koronardrähte (Pfeil).
c Abschluss und Kontrastmitteldepot (Pfeil) in der A. ascendens.

Fall 29

und Noradrenalin lässt sich jedoch kein stabiler Blutdruck etablieren.

Aufgrund dieses protrahierten kardiogenen Schocks fällt die Entscheidung zur Implantation eines Herz-Kreislauf-Unterstützungssystems. Bei stabiler respiratorischer Situation wird eine linksventrikuläre intrakardiale Mikroaxialpumpe (Impella CP) transfemoral über einen Katheter in den linken Ventrikel vorgebracht. Dadurch gelingt innerhalb einer weniger als 10 min dauernden Implantationszeit die Generierung eines zunächst laminaren HZV von 3,4 l/min und eines ausreichenden arteriellen Mitteldrucks. Nach dieser stabilisierenden Maßnahme kann die koronare Intervention finalisiert werden. Dabei werden insgesamt 4 Stents zur vollständigen Fixierung der Intimadissektionsmembranen nötig. Im Laufe des Eingriffs zeigt sich dann, dass sich die Dissektion im Verlauf retrograd bis in die linkskoronare Tasche der Aortenwurzel fortgesetzt hat (▶ Abb. 29.4). Um auch diesen Teil ausreichend zu versorgen, wird ein das Ostium der A. coronaria sinistra überragender Stent in den proximalen Hauptstamm gesetzt (▶ Abb. 29.5). Der zwar kompromittierte, jedoch ausreichend gut perfundierte R. interventricularis anterior verbleibt zunächst unbehandelt. Es wird die Entscheidung gefällt, ihn in einem 2. Eingriff zu versorgen.

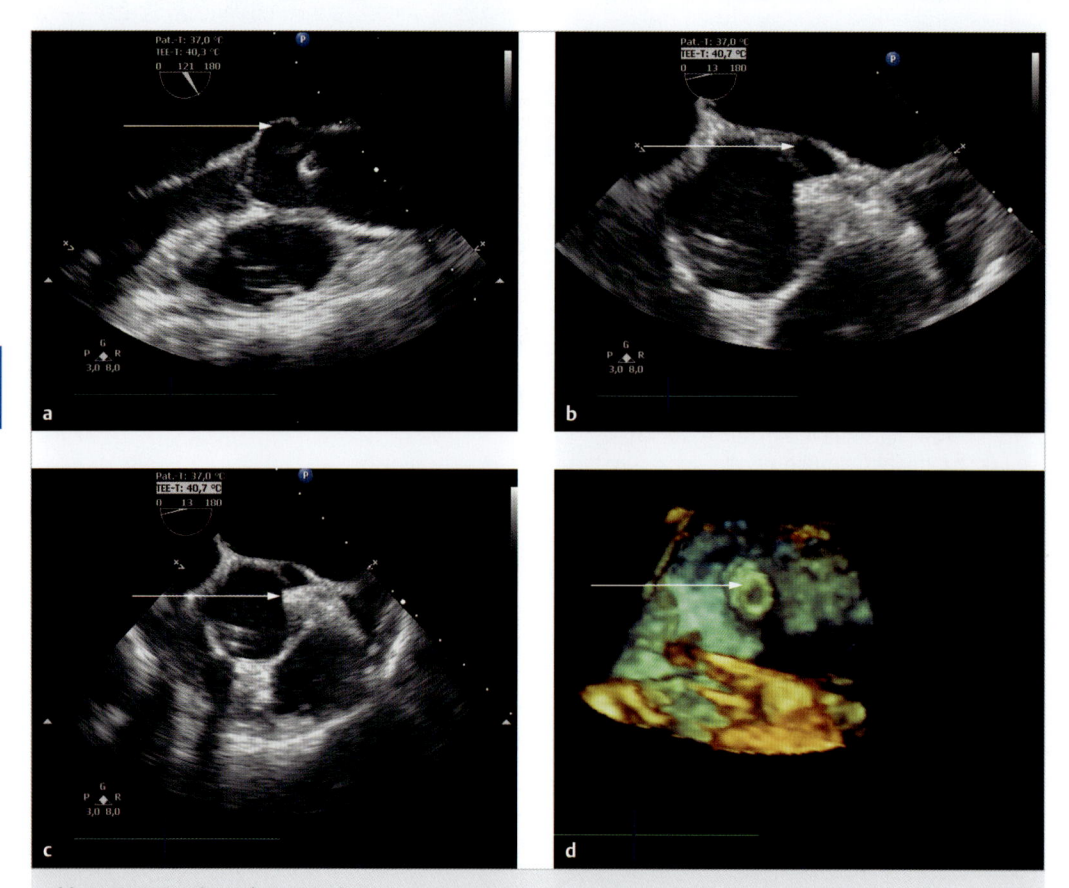

Abb. 29.5 TEE nach Implantation des Hauptstamm-Stent.
a 2-D-TEE, lange Achse. Linkskoronare Aortentasche mit lokaler Dissektion (Pfeil).
b 2-D-TEE. Dissektion (Pfeil) der linkskoronaren Tasche mit Stent im linken Hauptstamm.
c 2-D-TEE. Stent (Pfeil) im linken Hauptstamm.
d 3-D-TEE. Einliegender Hauptstamm-Stent (Pfeil) von aortal.

29.4.2 Verlegung auf die Intensivstation

Abschließend wird die nun intubierte und beatmete Patientin auf die kardiologische Intensivstation übernommen. Es erfolgt ein intravaskuläres Temperaturmanagement mit Kühlung auf 33 °C für 24 h. Unter moderater Volumengabe lässt sich die hochdosierte Katecholamintherapie zunächst stabilisieren und im kurzfristigen Verlauf deutlich reduzieren.

Im weiteren intensivstationären Aufenthalt gestaltet sich die Beatmungssituation zunehmend unkompliziert. Nach Reduktion der Sedierung, die anfänglich bei deutlich angespannter Patientin mit Propofol, Sufentanil und Midazolam durchgeführt wurde, ist die Patientin nun in der Lage, im CPAP-Modus zu atmen. Nach weiterer Reduktion der Katecholamintherapie bei zunehmendem eigenem kardialem Auswurf wird die extrakorporale hämodynamische Unterstützung schrittweise reduziert. Unter laufender Impellatherapie kommt es zu einem relevanten Hämoglobinverlust über die einliegende Schleuse, sodass insgesamt 4 Erythrozytenkonzentrate und 2 Einheiten Fresh frozen Plasma substituiert werden. Klinisch imponiert ein Hämatom an der jugulären ZVK-Einstichstelle, sodass bei weiterem Hämoglobinverlust und auch zur morphologischen Begutachtung der lokalen Dissektion ein CT des Thorax erwogen wird. Es kommt jedoch zu einer spontanen Besserung.

Die Impella-CP-Pumpe kann schließlich am 3. Tag post implantationem explantiert werden. Nach regelrechtem Zug zeigen sich sonografisch keine Auffälligkeiten im Bereich der Leiste wie auch im übrigen untersuchten Kompartiment abdominal und thorakal.

Am 4. Tag der intensivmedizinischen Versorgung kann die Patientin bei regelrechtem neurologischem Status und guten Beatmungsparametern problemlos extubiert werden. Bezüglich der diagnostizierten aortalen und koronaren Dissektion erhält die Patientin sowohl am Aufnahmetag als auch am Folgetag TEE-Kontrolluntersuchungen, in denen sich stabil und lokalisiert eine kleine Dissektionsmembran über 19 × 8 mm darstellen lässt. Es zeigt sich dabei eine nur leicht reduzierte linksventrikuläre Pumpfunktion ohne nachweisbare relevante Vitien. Ebenso lässt sich der in die linkskoronare Tasche des Aortenbulbus hinausragende Stent aus der A. coronaria sinistra abgrenzen.

Am 5. Tag erfolgt eine Rekoronarangiografie mit Darstellung der stabilen und bereits partiell angelegten Dissektionsmembran sowie guten Flussverhältnissen im Bereich der A. coronaria sinistra, des R. circumflexus und des R. interventricularis anterior. Lävokardiografisch wie auch im Verlauf echokardiografisch zeigt sich eine nur leichtgradig reduzierte linksventrikuläre Pumpfunktion bei Hypokinesie anterolateral und apikal.

29.4.3 Verlegung auf die Normalstation und Anschlussheilbehandlung

Die Patientin wird auf die Normalstation verlegt und am 8. Tag beschwerdefrei und in gutem Allgemeinzustand in die Anschlussheilbehandlung entlassen. Auch eine weiterführende Familienanamnese zum Nachweis einer ererbten Bindegewebsstörung bleibt ohne Verdachtsmomente. Es wird in Absprache mit der Patientin und ihrer Familie Biomaterial zur genetischen Diagnostik asserviert. Ein Wiedervorstellungstermin zur ambulanten kardiologischen Kontrolle wird für 4 Wochen nach Abschluss der Anschlussrehabilitationsmaßnahme vereinbart.

29.5 Zusammenfassung des Einsatzes

Fazit

Die Aufnahmebefunde zeigen eine 38-jährige Patientin mit akutem Koronarsyndrom und STEMI auf dem Boden einer nach prograd und retrograd fortschreitenden spontanen Koronardissektion im Bereich der A. coronaria sinistra, des R. circumflexus und des R. interventricularis anterior. Diese wird interventionell mit Drug-eluting Stents versorgt. Dabei kommt es zur Reanimationspflichtigkeit bei Kammerflimmern. Zur kardialen Unterstützung wird ein Impella-CP-ECLS-Device in den linken Ventrikel eingebracht. Nach zunehmender hämodynamischer Stabilisierung kann dieses Unterstützungssystem am 3. Tag erfolgreich geweant werden. Eine Extubation ist ebenfalls zeitgerecht möglich. Die Patientin wird insgesamt 4 Tage intensivstationär versorgt. Der weitere Verlauf zeigt sich zunehmend stabil und unkompliziert.

Frage 4

Welche Aussage zum akuten Koronarsyndrom trifft zu?
1. Kammerflimmern sollte immer synchronisiert kardiovertiert werden.
2. Ein anteriorer STEMI mit damit einhergehendem Atrioventrikularblock III hat eine besonders günstige Prognose.
3. Ein Nicht-STEMI sollte immer sofort einer PCI unterzogen werden.
4. Ein STEMI sollte initial mittels ASS und Heparin behandelt werden.
5. Hochsensitives Troponin wird immer bei einem Koronarverschluss in das Plasma ausgeschüttet.

29.6 Lösungen und Erläuterungen zu Fall 29

29.6.1 Zu Frage 1

Frage 1

Welche Differenzialdiagnosen sollten Sie bedenken?
1. Myokardinfarkt
2. Lungenembolie
3. Bandscheibenvorfall
4. Aortendissektion
5. Mallory-Weiss-Syndrom
6. Alle genannten Differenzialdiagnosen sind zum jetzigen Zeitpunkt theoretisch denkbar.

▶ **Erläuterung.** Theoretisch waren nach den klinischen Beschwerden alle genannten Antwortmöglichkeiten als Differenzialdiagnosen denkbar und zu erwägen. Bei den geschilderten Beschwerden und insbesondere nach Anfertigung des 12-Kanal-EKG stand allerdings sicherlich das akute Koronarsyndrom differenzialdiagnostisch im Vordergrund.

29.6.2 Zu Frage 2

Frage 2

Welche Aussage zum akuten Koronarsyndrom mit ST-Streckenhebungen trifft zu?
1. Ein Transport zu einem Herzkatheterlabor sollte binnen 120 min erfolgen.
2. Eine systemische Lysetherapie ist immer die Behandlung der Wahl.
3. Die Akutmortalität wird im Wesentlichen durch das akute kardiale Pumpversagen bestimmt.
4. Die Diagnose sollte vor einer Koronarangiografie durch Abnahme von Troponin gesichert werden.
5. Ein neu aufgetretener Rechtsschenkelblock wird äquivalent zu ST-Streckenhebungen gesehen.

▶ **Erläuterung.** Ein Transport in ein PCI-fähiges Herzkatheterlabor sollte tatsächlich nicht länger als 120 min bedürfen. Nur alternativ ist sonst eine Lysetherapie zu erwägen. Damit ist diese jedoch nicht Therapie der ersten Wahl. Die Akutmortalität eines akuten Koronarsyndroms wird nicht durch kardiales Pumpversagen, sondern vielmehr durch Kammerrhythmusstörungen bedingt. Bei einem klaren STEMI muss die Diagnose nicht durch Abnahme von Ischämiemarkern wie Troponin gesichert werden. Eine umgehende PCI und Reperfusion ist anzustreben. Nicht ein neu aufgetretener Rechtsschenkelblock, sondern ein neu aufgetretener Linksschenkelblock wird äquivalent zu ST-Streckenhebungen gesehen.

29.6.3 Zu Frage 3

Frage 3

Welche Aussage zur Therapie infarktassoziierter Rhythmusstörungen trifft zu?
1. Ein Atrioventrikularblock Grad III spricht immer hervorragend auf die Gabe von 500 µg Atropin an.
2. Ein Atrioventrikularblock Grad III kann die pharmakologische Gabe von Suprarenin erforderlich machen.
3. Bradykarde Rhythmusstörungen können nicht durch Koronarischämien ausgelöst werden.
4. In der Regel treten ventrikuläre Rhythmusstörungen erst 48 h nach Schmerzbeginn auf.
5. Ein sinuatrialer Block Grad I kann im EKG immer sicher identifiziert werden.

▶ **Erläuterung.** Ein Atrioventrikularblock Grad III spricht ggf. auf die Gabe von Atropin an. Allerdings ist durchaus wahrscheinlich, dass durch Atropingabe keine oder allenfalls nur eine kurzzeitige Frequenzsteigerung erreicht werden kann. In diesem Fall ist ggf. die Gabe von niedrigdosiertem Suprarenin erforderlich.

Bradykarde Rhythmusstörungen können nicht nur durch andere Störungen des Reizleitungssystems, sondern auch von Koronarischämien ausgelöst werden, typischerweise von Ischämien im Stromgebiet der A. coronaria dextra. In der Regel treten ischämieassoziierte Rhythmusstörungen während laufender Ischämie, unmittelbar nach Reperfusion oder binnen 48 h nach Schmerzereignis auf. Nach erfolgter Reperfusion und bei sinkenden Konzentrationen von myokardialen Nekroseparametern und rückläufigen EKG-Veränderungen sind Rhythmusstörungen später als 48 h nach Infarkt eher untypisch.

Ein sinuatrialer Block Grad I wird eine Leitungsverzögerung vom Sinusknoten zum Vorhof genannt. Er kann im Oberflächen-EKG nicht identifiziert werden, da dennoch jeder Impuls übergeleitet wird.

29.6.4 Zu Frage 4

Frage 4

Welche Aussage zum akuten Koronarsyndrom trifft zu?
1. Kammerflimmern sollte immer synchronisiert kardiovertiert werden.
2. Ein anteriorer STEMI mit damit einhergehendem Atrioventrikularblock III hat eine besonders günstige Prognose.
3. Ein Nicht-STEMI sollte immer sofort einer PCI unterzogen werden.
4. Ein STEMI sollte initial mittels ASS und Heparin behandelt werden.
5. Hochsensitives Troponin wird immer bei einem Koronarverschluss in das Plasma ausgeschüttet.

▶ **Erläuterung.** Kammerflimmern sollte nicht synchronisiert kardiovertiert, sondern unmittelbar hochenergetisch defibrilliert werden.

Ein STEMI mit damit einhergehendem Atrioventrikularblock III hat eine besonders schlechte Prognose.

Ein Nicht-STEMI muss aufgrund der unterschiedlichen zugrundeliegenden Pathophysiologie nicht zwangsläufig einer unmittelbaren PCI unterzogen werden. Risikoindikatoren sind anhaltenden Beschwerden, die starke Kinetik von Troponinen und dynamische EKG-Veränderungen sowie eine eingeschränkte linksventrikuläre Funktion. Bei niedriger Risikokonstellation ist auch ggf. eine PCI innerhalb von 48–72 h ausreichend.

Ein STEMI sollte mittels ASS und Heparin behandelt werden. Alternativ zu Heparin wäre auch die Gabe von Fondaparinux denkbar.

Hochsensitive Troponine können auch bei anderen Formen einer myokardialen Belastung in das Plasma ausgeschüttet werden. Beispiele dafür sind eine Myokarditis, eine akute Lungenembolie, hypertensive Entgleisungen, dekompensierte Vitien, tachykarde Herzrhythmusstörungen, eine Takotsubo-Kardiomyopathie und andere Kardiomyopathien.

30 Fall 30: Eingeklemmter Patient auf Hafengelände

Neele Bock, Jan-Thorsten Gräsner

30.1 Einsatzbeschreibung

Während Rangierarbeiten verunfallt ein Lokführer. Er wird zwischen einem Lkw und einem Zugteil eingeklemmt. Die Kollegen des verunfallten Lokführers erleben den Unfall direkt mit und können den Notruf wählen. Der Rettungsdienst wird alarmiert und die eingesetzten Kräfte machen sich unter dem Einsatzstichwort „eingeklemmte Person" auf den Weg. Betriebsersthelfer werden parallel alarmiert und der Werkschutz wird benachrichtigt.

Der Fall

Einsatzstichwort
Arbeitsunfall, Arbeiter eingeklemmt.

Einsatzdaten
- Uhrzeit: 15:18 Uhr
- Wetterlage: 6 °C Außentemperatur, klarer Himmel, wolkenlos, kein Wind
- Einsatzort: Hafengelände

Unfallmechanismus
- Männliche Person, als Zugführer des Rangierzugwagens zwischen Lkw und Zug eingeklemmt
- Position: sitzend auf dem Rangierzug
- Kollision mit einem mit 40 t voll beladenen Lkw
- Verkeilung von Lkw und Zug (▶ Abb. 30.1)

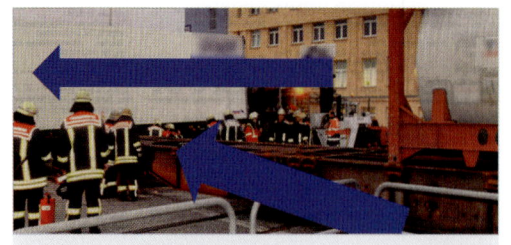

Abb. 30.1 Unfallmechanismus. Die Pfeile geben die Fortbewegungsrichtungen des Lkw und des Zuges an.

30.2 Alarmierung der Rettungskräfte

Aus dem Meldebild in der Leitstelle ergibt sich, dass ein Patient betroffen ist und vermutlich schwerwiegende Verletzungen vorliegen. Gleichzeitig erfolgt die Mitteilung, dass der Patient von den Arbeitskollegen nicht aus seiner Position befreit werden kann, da er zwischen 2 Fahrzeugen eingeklemmt ist.

Frage 1

Welche Einsatzkräfte würden Sie alarmieren?
1. Rettungsdienst und Rüstwagen der Feuerwehr
2. Rettungsdienst, Notarzt und Rüstzug der Feuerwehr
3. Rettungsdienst, Notarzt, Rüstzug, AB-Technische Rettung und Einsatzleitdienst der Feuerwehr
4. Rettungsdienst, Notarzt, leitenden Notarzt, Rüstzug, AB-Technische Rettung und Einsatzleitdienst der Feuerwehr

Die Lösungen (und Erläuterungen) dieses Falles finden Sie weiter hinten in diesem Kapitel (S. 312) oder über den folgenden QR-Code.

Abb. 30.2 QR-Code zu den Lösungen.

30.3 Erste Maßnahmen am Unfallort

Die Rettungskräfte treffen innerhalb kürzester Zeit am Unfallort ein (Alarm 15:20 Uhr, Eintreffen 15:25 Uhr). Der Fahrzeugführer des RTW übernimmt die Sichtung der Einsatzstelle. Zeitgleich treffen Notärztin und Feuerwehr an der Einsatzstelle ein und stimmen sich mit der RTW-Besatzung über die bereits erhobenen Befunde und die ersten medizinischen Maßnahmen ab.

Der Fall

Erstbefunde (▶ Abb. 30.3)
- Person, männlich, 47 Jahre alt
- 180 cm groß, 95 kg schwer
- ansprechbar, inadäquate Reaktion, nur Angabe von Vorname und Name möglich
- zentraler Puls bei 100/min tastbar
- keine Blutdruckmessung möglich
- Verletzungsmuster:
  - Schädel ohne pathologischen Befund
  - Thorax stabil
  - Abdomen weich
  - rechter Arm ohne pathologischen Befund
  - linker Arm unter dem Körper nicht beurteilbar
- Pupillen seitengleich
- Lichtreaktion prompt
- Klemmverletzung mit Weichteiltrauma ab Becken

Erstversorgung
- Ein periphervenöser Zugang (grün) auf dem rechten Handrücken
- Sauerstoffinhalation mit 4 l/min
- Pulsoxymeter (ohne Messergebnis bei kalten Fingern)
- Gabe von Infusionen
- Einstellung des Blutdrucks

Frage 2

Mit welchen Infusionslösungen beginnen Sie die Therapie?
1. Infusionstherapie mit Kristalloiden
2. Infusionstherapie mit Kolloiden
3. Infusionstherapie mit hyperosmolaren Lösungen
4. Infusionstherapie mit Humanalbumin
5. Transfusionstherapie mit Erythrozytenkonzentraten

Frage 3

Welche Blutdruckwerte streben Sie an?
1. hypotone Blutdruckwerte (systolischer RR von 80), zentrale Pulse
2. normotone Blutdruckwerte (systolischer RR von 120), periphere Pulse tastbar
3. hoch normale Blutdruckwerte (systolischer RR von 140), periphere Pulse tastbar

Nachdem ein venöser Zugang etabliert worden ist, bespricht das Team aus Rettungsdienst und Feuerwehr die weiteren Schritte. Dabei werden sowohl die zeitlichen Abläufe als auch die jeweils nachfolgenden Schritte der medizinischen und technischen Versorgung besprochen. Innerhalb der medizinischen Therapieoptionen ergeben sich mehrere Möglichkeiten zum weiteren Vorgehen.

Frage 4

Würden Sie den Patienten zu diesem Zeitpunkt analgesieren, narkotisieren und intubieren?
1. ja
2. nein

30.4 Technische Rettung

Parallel zur weiteren medizinischen Überwachung erfolgt die Sondierung der Möglichkeiten der technischen Rettung. Aufgrund des enormen Gewichts von Lkw und Zug können die sonst üblichen Hebekissen nicht zum Einsatz kommen. Nach Angaben des Einsatzleiters der Feuerwehr werden bis zu 2 h

Zeitaufwand für die vollständige Trennung von Zug und Lkw veranschlagt.

Mit den vorhandenen Möglichkeiten der Feuerwehr und den Hebefahrzeugen des Hafens kann eine Vergrößerung des Spaltes zwischen Lkw und Zug erreicht werden, um eine weitere medizinische Beurteilung des Patienten zu ermöglichen. Aufgrund des hohen Eigengewichts und des Gewichts der Ladung des Lkw sind alle Abstützungsmaßnahmen als provisorisch anzusehen und die Einsatzstelle kann nicht vollständig gesichert werden.

Der Fall

Technische Rettung
- Technisch schwierige und zeitaufwendige Rettung des Patienten
- Trennungszeit Lkw von Rangierzugwagen mehr als 2 h
- Entscheidung zum technischen Vorgehen nur nach Beurteilung des Patientenzustands: Vergrößerung des Spaltes zwischen Lkw und Zug auf 40 cm

Medizinische Einschätzung
- Linkes Bein: massive Weichteilverletzung, Muskeldestruktion, Fraktur des Femurs, Hautbrücken zwischen Becken bzw. Rumpf und Bein
- rechtes Bein: massive Weichteilverletzung, Muskeldestruktion, Fraktur des Femurs, muskuläre Verbindung zwischen Becken bzw. Rumpf und Bein

Frage 5

Wie gehen Sie bei einer vermuteten Rettungszeit von mehr als 90 min vor?
1. Narkoseeinleitung und Intubation
2. Etablierung von klinischen Therapiestrategien bereits präklinisch (Transfusion von Erythrozytenkonzentraten, Blutwärmer, Warmtouch)
3. Amputation der Extremitäten
4. Fortsetzung der Analgosedierung bis zur technischen Befreiung des Patienten

30.5 Verschlechterung der Situation

Während der Inspektion der unteren Extremität fällt der Blutdruck des Patienten, die peripheren Pulse sind nur noch schwach tastbar und der Patient trübt zunehmend ein. Eine komplette Trennung der Unfallfahrzeuge ist weiterhin nicht möglich.

Der Fall

Situationsänderung
- Blutdruck instabiler und peripher schwächer tastbar
- Vigilanz abnehmend

Der Patient befindet sich weiterhin in einer Position, die eine adäquate medizinische Versorgung nur unzureichend möglich macht. Mit Verschlechterung der Vitalfunktionen ergeben sich neue Prioritäten, die eine neue Entscheidung der Notärztin notwendig machen. Aufgrund der zeitkritischen Situation auf der einen und der medizinisch herausfordernden Situation auf der anderen Seite stehen mehrere Möglichkeiten für die Durchführung der notwendigen Amputation zur Verfügung.

Frage 6

Wer sollte eine Amputation mit welchem Material durchführen?
1. anwesende Notärztin (Internistin) mit chirurgischem Besteck des RTW/NEF
2. anwesende Notärztin (Internistin) mit chirurgischem Besteck aus einer Klinik
3. leitender Notarzt (Facharzt Anästhesie) mit chirurgischem Besteck des RTW/NEF
4. chirurgisches Facharztteam (aus einer Klinik) mit klinikeigenem Material
5. Feuerwehr mit hydraulischer Schere unter Anleitung der Notärztin

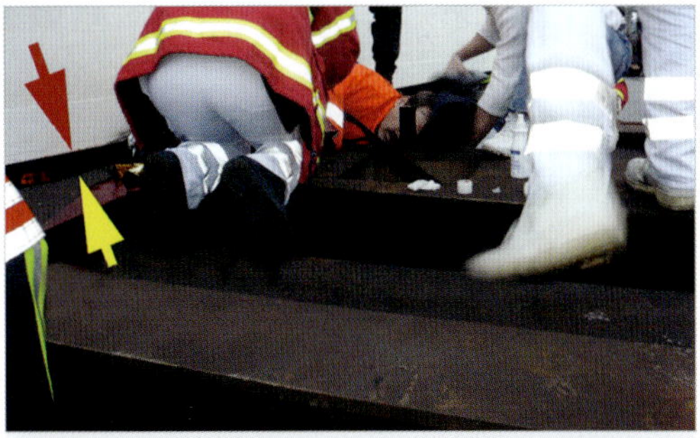

Abb. 30.3 Patient am Einsatzort. Die Pfeile kennzeichnen den Spalt zwischen Lkw und Rangierzug (10 cm).

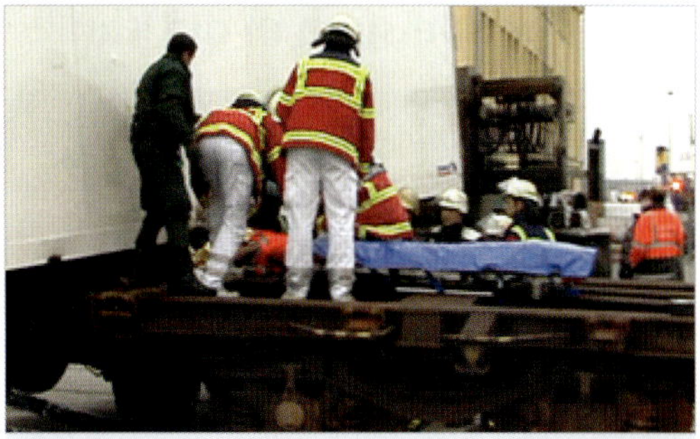

Abb. 30.4 Umlagerung des Patienten auf die Vakuummatratze.

30.6 Notfallamputation

Aufgrund der zeitkritischen Situation entschließt sich die Notärztin nach telefonischer Rücksprache mit einem chirurgischen Kollegen zur Durchführung der Amputation mit den an der Einsatzstelle vorhandenen Instrumenten. Parallel wird weiteres chirurgisches Material angefordert. Ohne Rücksprache mit den Einsatzkräften vor Ort entsendet die „Heimatklinik" der Notärztin einen Chirurgen an die Einsatzstelle.

Der Fall B

Logistik
- Rücksprache der Notärztin (Fachärztin Innere Medizin) mit Facharzt Chirurgie (Klinik)
- Anforderung von chirurgischem Besteck
- Nachsendung eines chirurgischen Kollegen (ohne direkte Anforderung)
- Transport mit der Berufsfeuerwehr

Amputation beider Oberschenkel
- Linkes Bein: Durchtrennung der Hautbrücken mittels Schere
- rechtes Bein: Muskeldurchtrennung mit chirurgischem Amputationsmesser

Rettungsmaßnahmen
- Nach Amputation axialer Zug und Umlagerung auf die Vakuummatratze (▶ Abb. 30.4)
- Verbringung in den RTW

Frage 7
Welche Maßnahmen würden sich im RTW anschließen?
1. Narkose und Intubation
2. Vitalfunktionsüberwachung
3. Wundversorgung
4. Amputatversorgung
5. alle Maßnahmen

30.7 Notfallnarkose

Bei zunehmender Vigilanzstörung und weiterhin reduzierten Blutdruckwerten wird die Entscheidung für eine Narkoseeinleitung getroffen. Die Entscheidung basiert auf unterschiedlichen Kriterien. Die Durchführung der Narkose muss mittels der auf den Rettungsmitteln (RTW und NEF) vorhandenen Medikamente erfolgen.

Frage 8
Welche Medikamente würden Sie für eine Notfallnarkose wählen?
1. Fentanyl + Dormicum
2. Ketanest + Dormicum
3. Fentanyl + Etomidat + Dormicum
4. Fentanyl + Propofol

30.8 Überweisung in die Klinik

Nach Narkoseeinleitung und Sicherung der Vitalfunktionen erfolgt die weitere Versorgung der Wunden. Die mittlerweile an der Einsatzstelle eingetroffenen chirurgischen Kollegen kümmern sich parallel um Amputationsstumpf und Amputat. Dabei wird kein weiterer Behandlungsbedarf erkannt.

> **Der Fall**
>
> **Wundbeurteilung (▶ Abb. 30.5)**
> - Wundbeurteilung durch die nachfolgend eingetroffenen Unfallchirurgen (ein Oberarzt, ein Facharzt mit langjähriger Erfahrung als Notarzt)
> - keine chirurgischen Interventionen
> - Verband mittels sterilem Verbandtuch
> - schnellstmöglicher Transport in die Klinik

Vielmehr steht der Transport des Patienten in eine geeignete Klinik im Vordergrund. Dabei sind wiederum medizinische und einsatztaktische Aspekte miteinander zu kombinieren.

> **Frage 9**
>
> **In welche Klinik würden Sie den Patienten einweisen?**
> 1. nächstgelegenes Krankenhaus unabhängig von der Ausrichtung bzw. den Fachabteilungen
> 2. nächstgelegene Klinik mit Unfallchirurgie
> 3. Klinik der Maximalversorgung
> 4. Spezialklinik für Extremitätenverletzungen bzw. Replantationschirurgie

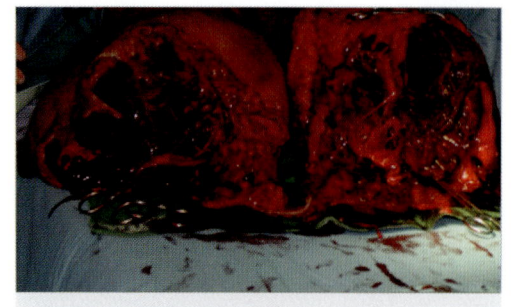

Abb. 30.5 Wunden des Patienten.

30.9 Innerklinischer Verlauf

30.9.1 Erstversorgung

In der Klinik wird der Patient vom sog. Schockraumteam übernommen. Dieses besteht aus mehreren Ärzten und Pflegekräften unterschiedlicher Fachdisziplinen. Gemäß ABCDE-Schema erfolgt eine parallele Untersuchung und Therapie. Zur Basisdiagnostik gehört u. a. eine Laborkontrolle zur Bestimmung der Blutgaswerte sowie des Hämoglobinwerts. Die Etablierung weiterer venöser und arterieller Zugänge und eine chirurgische Beurteilung der Wundsituation zählen ebenfalls zur Schockraumtherapie.

> **Der Fall**
>
> **Erstversorgung in der Klinik**
> - Chirurgische Wundversorgung
> - Transfusion bei Aufnahmehämoglobinwert 4,0
> - weitere Gefäßzugänge

30.9.2 Bildgebung

Im direkten Anschluss an die Schockraumversorgung erfolgt die Röntgendiagnostik zur Beurteilung der knöchernen Strukturen und Verletzungen (▶ Abb. 30.6). Ebenfalls wird – wie bei Polytraumatisierten üblich – ein CT angefertigt, um Kopf, Thorax und Abdomen beurteilen zu können.

30.9.3 Verlauf der Wundheilung

Nach Abschluss der Röntgendiagnostik erfolgt die weitere chirurgische Versorgung im Operationssaal. Nachfolgend wird der Patient auf die operative Intensivstation verlegt. Es schließt sich ein prolongierter und von zahlreichen Komplikationen begleiteter stationärer Verlauf an (▶ Abb. 30.7).

30.9.4 Gesamtzustand nach 100 Tagen

Zu den initialen Verletzungen und den Amputationsfolgen kommen weitere postoperative und intensivmedizinische Komplikationen hinzu. Als Status nach 100 Tagen sind folgende Diagnosen bzw. Zustandsbeschreibungen erfolgt (▶ Abb. 30.8):
- hohe Oberschenkelamputation links
- Azetabulumfraktur rechts

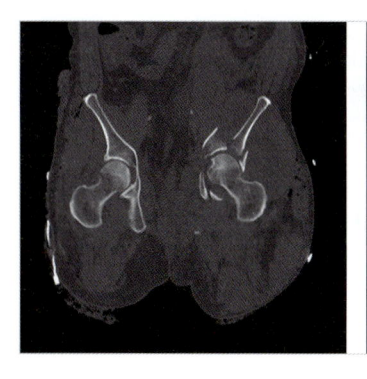

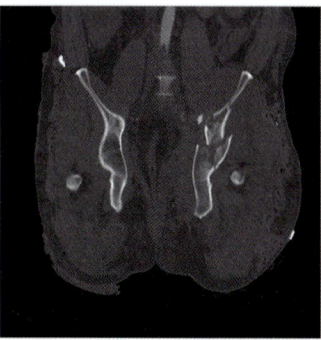

Abb. 30.6 Bildgebung in der Klinik.

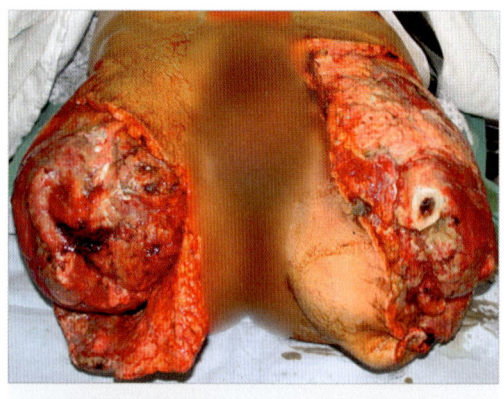

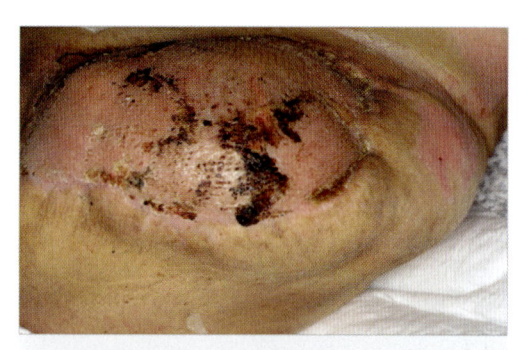

Abb. 30.7 Wundheilung.

Abb. 30.8 Zustand nach 100 Tagen.

- Hüftexartikulation rechts
- Décollement-Verletzung bis über das Sakrum
- Zustand nach subtotaler Kolektomie bei ischämischer Kolitis
- Platzbauch bei Peritonitis und ödematöser Pankreatitis
- aktuell endständiges Ileostoma rechts nach initialem Deszendostoma nach Hartmann links

30.10 Zusammenfassung des Einsatzes

Fazit

- Rettungsmaßnahmen über ca. 45 min
- eingeschränkte präklinische Diagnostik und Therapie
- Amputation durch Notärztin vor Ort bei aussichtsloser Rettung der Extremitäten
- Transport in ein Zentrum der Maximalversorgung
- sehr langer postoperativer Verlauf mit zahlreichen Komplikationen
- im Langzeitverlauf positives Outcome mit speziellen Prothesen und erfolgreicher Rehabilitation

30.11 Lösungen und Erläuterungen zu Fall 30

30.11.1 Zu Frage 1

Frage 1

Welche Einsatzkräfte würden Sie alarmieren?
1. Rettungsdienst und Rüstwagen der Feuerwehr
2. Rettungsdienst, Notarzt und Rüstzug der Feuerwehr
3. Rettungsdienst, Notarzt, Rüstzug, AB-Technische Rettung und Einsatzleitdienst der Feuerwehr
4. Rettungsdienst, Notarzt, leitenden Notarzt, Rüstzug, AB-Technische Rettung und Einsatzleitdienst der Feuerwehr

▶ **Erläuterung.** Die Einsatzmeldung ließ auf einen medizinisch potenziell lebensbedrohlichen Zustand schließen. Darüber hinaus ist in den meisten Notarztindikationskatalogen das Stichwort „eingeklemmte Person" hinterlegt. Somit ist die Alarmierung von RTW und NEF zwingend. Ein leitender Notarzt ist bei einem Patienten nicht erforderlich. Die initiale Alarmierung von Rüstzug, Abrollbehälter Technische Rettung und Einsatzleitdienst erfolgte nach dem Hinweis im Notruf, dass sich Zug und Lkw verkeilt hatten und von einer zeitlich längeren und technisch aufwendigeren technischen Rettung ausgegangen werden musste.

30.11.2 Zu Frage 2

Frage 2

Mit welchen Infusionslösungen beginnen Sie die Therapie?
1. Infusionstherapie mit Kristalloiden
2. Infusionstherapie mit Kolloiden
3. Infusionstherapie mit hyperosmolaren Lösungen
4. Infusionstherapie mit Humanalbumin
5. Transfusionstherapie mit Erythrozytenkonzentraten

▶ **Erläuterung.** Die initiale Volumentherapie erfolgte gemäß aktuellen Polytraumaleitlinien mittels kristalloider Infusionen [292]. Die Datenlage zur Infusionstherapie ist bei Fall 26 (S. 275) nachzulesen.

30.11.3 Zu Frage 3

Frage 3

Welche Blutdruckwerte streben Sie an?
1. hypotone Blutdruckwerte (RR systolisch 80 mmHg), zentrale Pulse tastbar
2. normotone Blutdruckwerte (RR systolischer 120 mmHg), periphere Pulse tastbar
3. hoch normale Blutdruckwerte (RR systolischer 140 mmHg), periphere Pulse tastbar

▶ **Erläuterung.** Verabreicht wurden 1000 ml Ringer-Lösung, 1000 ml Voluven und 250 ml HyperHAES. Es wurde eine moderate Blutdruckstabilisierung auf hypotonem Niveau akzeptiert, eine sichtbare spritzende Blutung lag nicht vor. Weitere Überlegungen s. Fall 26 (S. 275).

30.11.4 Zu Frage 4

Frage 4

Würden Sie den Patienten zu diesem Zeitpunkt analgesieren, narkotisieren und intubieren?
1. ja
2. nein

▶ **Erläuterung.** Im geschilderten Fall erfolgte eine Analgosedierung unter Beibehaltung der Spontanatmung mit Ketanest S 50 mg und Dormicum 7,5 mg. Die Indikation zur prähospitalen Narkose und Intubation bei polytraumatisierten Patienten entspricht derjenigen von schwerbrandverletzten Patienten wie in Fall 26 (S. 275) beschrieben. Im vorliegenden Fall stellte die traumaassoziierte hämodynamische Instabilität mit einem systolischen RR von weniger als 90 mmHg die Indikation dar.

30.11.5 Zu Frage 5

Frage 5

Wie gehen Sie bei einer vermuteten Rettungszeit von mehr als 90 min vor?
1. Narkoseeinleitung und Intubation
2. Etablierung von klinischen Therapiestrategien bereits präklinisch (Transfusion von Erythrozytenkonzentraten, Blutwärmer, Warmtouch)
3. ==Amputation der Extremitäten==
4. Fortsetzung der Analgosedierung bis zur technischen Befreiung des Patienten

▶ **Erläuterung.** Stark blutende Verletzungen der Extremitäten, die die Vitalfunktionen beeinträchtigen können, sollen mit Priorität versorgt werden. Die Versorgung von Verletzungen der Extremitäten soll weitere Schäden vermeiden und die Gesamtrettungszeit bei Vorliegen weiterer bedrohlicher Verletzungen nicht verzögern.

30.11.6 Zu Frage 6

Frage 6

Wer sollte eine Amputation mit welchem Material durchführen?
1. ==anwesende Notärztin (Internistin) mit chirurgischem Besteck des RTW/NEF==
2. anwesende Notärztin (Internistin) mit chirurgischem Besteck aus einer Klinik
3. leitender Notarzt (Facharzt Anästhesie) mit chirurgischem Besteck des RTW/NEF
4. chirurgisches Facharztteam (aus einer Klinik) mit klinikeigenem Material
5. Feuerwehr mit hydraulischer Schere unter Anleitung der Notärztin

▶ **Erläuterung.** Aufgrund der zeitkritischen Situation und der in der Regel nicht organisierten Zuführung von weiterem Personal und Material musste in der vorgestellten Situation die Amputation von der anwesenden Notärztin und mit dem am Einsatzort befindlichen Material vorgenommen werden. Sowohl die Nachforderung von Material als auch von Personal war daher nicht zeitnah umsetzbar. Ein leitender Notarzt ist dafür ebenso nicht vorgesehen. Der Einsatz einer hydraulischen Schere durch die Feuerwehr ist keine adäquate Versorgungsform.

30.11.7 Zu Frage 7

Frage 7

Welche Maßnahmen würden sich im RTW anschließen?
1. Narkose und Intubation
2. Vitalfunktionsüberwachung
3. Wundversorgung
4. Amputatversorgung
5. ==alle Maßnahmen==

▶ **Erläuterung.** Siehe dazu die Erläuterung zu Frage 4 (S. 312).

30.11.8 Zu Frage 8

Frage 8

Welche Medikamente würden Sie für eine Notfallnarkose wählen?
1. ==Fentanyl + Dormicum==
2. Ketanest + Dormicum
3. Fentanyl + Etomidat + Dormicum
4. Fentanyl + Propofol

▶ **Erläuterung.** Die Auswahl der Medikamente richtet sich auch nach der Erfahrung des eingesetzten Personals. Bei polytraumatisierten Patienten soll zur endotrachealen Intubation eine Notfallnarkose aufgrund der meist fehlenden Nüchternheit und dem Aspirationsrisiko als RSI durchgeführt werden; vgl. dazu auch Fall 26 (S. 277). Die Narkoseeinleitung und -fortführung erfolgt mit Fentanyl 0,2 mg und Dormicum 15 mg, die Intubation endotracheal unter Sicht mit einem Tubus mit Innendurchmesser von 8,5 mm. Beatmet wird mit einer FiO_2 von 1,0, einer Atemfrequenz von 12/min und einem AZV von 600 ml unter kapnografischer Kontrolle bzw. Überwachung.

30.11.9 Zu Frage 9

Frage 9

In welche Klinik würden Sie den Patienten einweisen?
1. Nächstgelegenes Krankenhaus unabhängig von der Ausrichtung bzw. den Fachabteilungen
2. nächstgelegene Klinik mit Unfallchirurgie
3. Klinik der Maximalversorgung
4. Spezialklinik für Extremitätenverletzungen bzw. Replantationschirurgie

▸ **Erläuterung.** Es erfolgte die Voranmeldung im Schockraum des Universitätsklinikums. Die Transportzeit lag bei 12 min. Im Arzt-Arzt-Gespräch wurde der Schockraumalarm ausgelöst (Anästhesie, Unfallchirurgie, Allgemeinchirurgie, Radiologie, CT-Personal).

30.12 Literatur

[292] Deutsche Gesellschaft für Unfallchirurgie, Deutsche Gesellschaft für Allgemein- und Viszeralchirurgie, Deutsche Gesellschaft für Anästhesiologie und Intensivmedizin et al. S3-Leitlinie „Polytrauma / Schwerverletzten-Behandlung", 2016. AWMF-Register Nr. 012/019. Im Internet: http://www.awmf.org/uploads/tx_szleitlinien/012–019l_S3_Polytrauma_Schwerverletzten-Behandlung_2017–08.pdf (Stand: 13.04.2018)

Teil IV

Schmerztherapie

31 Fall 31: Komplexes regionales Schmerzsyndrom (Morbus Sudeck) *316*

32 Fall 32: Multimodale Schmerztherapie bei chronischem Schmerz *327*

33 Fall 33: Akuter Tumorschmerz *338*

34 Fall 34: Chronischer Schmerz als perioperative Komorbidität *347*

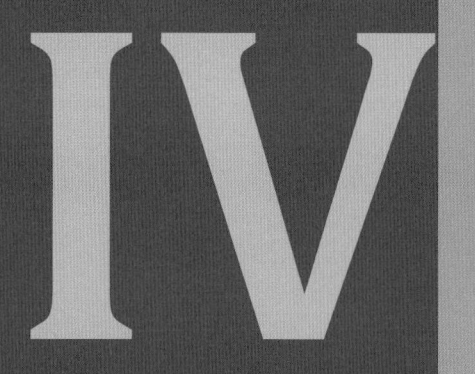

31 Fall 31: Komplexes regionales Schmerzsyndrom (Morbus Sudeck)

Andreas Schwarzer

31.1 Fallbeschreibung

Eine 58 Jahre alte Frau stürzt und zieht sich eine dislozierte linksseitige Radius- und Ulnafraktur zu.

> **Der Fall**
>
> **Fallbeschreibung**
> - Weibliche Patienten, 58 Jahre alt
> - dislozierte linksseitige Radius- und Ulnafraktur nach Sturz

31.2 Operation und postoperativer Verlauf

Im örtlichen Krankenhaus erfolgt die operative Stabilisierung von Radius und Ulna mittels volar eingebrachter Plattenosteosynthese (▶ Abb. 31.1). Nach einem kurzen Krankenhausaufenthalt wird die Patientin mit einer volaren Unterarmgipsschiene entlassen.

Während der Phase der Immobilisation berichtet die Patientin sowohl über intermittierend auftretende diffuse Schmerzen im Bereich der gesamten Hand als auch über eine Schwellung der Langfinger. Nach 6 Wochen erfolgt die Abnahme des Gipstutors mit der Empfehlung, regelmäßig Physiotherapie und Lymphdrainage durchführen zu lassen. Zu diesem Zeitpunkt ist die Hand diskret rötlich-livide verfärbt, geschwollen und schmerzhaft bewegungseingeschränkt. Die Stärke der Schmerzen, die weiterhin eher diffus in der gesamten Hand empfunden werden, ordnet die Patientin auf einer Numerischen Rating-Skala (NRS) unter Ruhebedingungen mit 6 ein (0 = kein Schmerz; 10 = maximal vorstellbarer Schmerz). Bei körperlicher Belastung nähmen die Intensität der Schmerzen (NRS 8) und die Schwellung der Hand deutlich zu.

Vier Wochen nach Abnahme des Gipstutors und trotz Umsetzung der ärztlichen Empfehlung von Physiotherapie und Lymphdrainage zeigt sich ein nahezu unveränderter Befund. Die Patientin berichtet darüber hinaus, dass nach der Physiotherapie die Schmerzen in der gesamten Hand sowie die Schwellung im Bereich des Handrückens und der Langfinger und das Schwitzen in der Handinnenfläche an Intensität zunähmen. Die Behandlung der Schmerzen erfolgt mit Ibuprofen 3 × 600 mg/Tag. Im Untersuchungsbefund zeigen sich eine eingeschränkte Extension und Flexion im Handgelenk mit 0–0–30° und eine deutliche Einschränkung der Fingerbeweglichkeit mit einem inkompletten Faustschluss und einem Fingerkuppen-Hohlhand-Abstand von 10 cm. Darüber hinaus berichtet die Patientin über eine Sensibilitätsstörung im Bereich der Handinnenfläche mit einer schmerzhaften Berührungsempfindlichkeit, die nach ulnar zunehme. Eine Röntgenkontrolluntersuchung durch den niedergelassenen Chirurgen zeigt eine sekundäre Dislokation der Fraktur (▶ Abb. 31.2), sodass eine Überweisung in die chirurgische Ambulanz eines nahegelegenen Universitätsklinikums erfolgt.

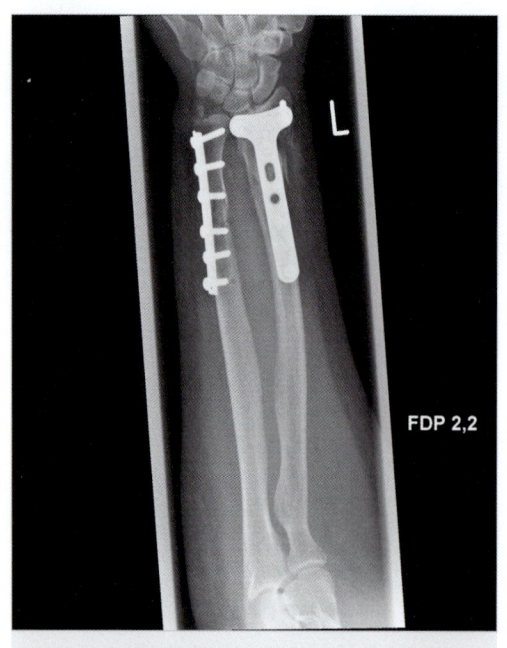

Abb. 31.1 Osteosynthese nach Unterarmfraktur links.

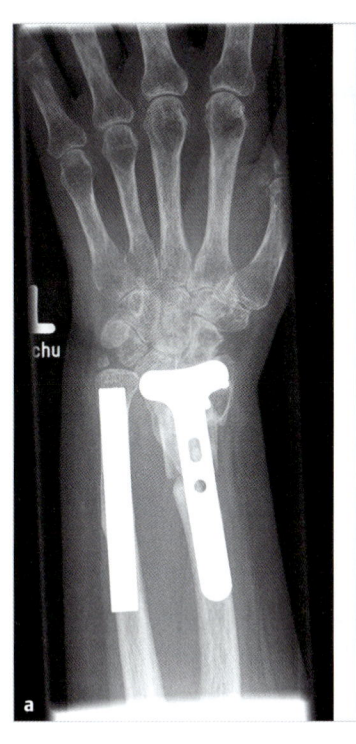

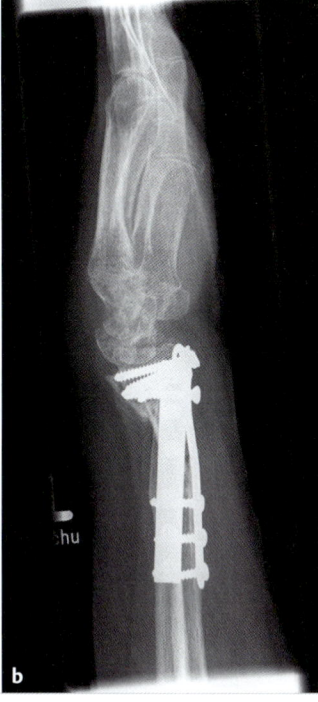

Abb. 31.2 Röntgenkontrolle mit revisionsbedürftiger Fehlstellung.
a Anterior-posteriorer Strahlengang.
b Seitlicher Strahlengang.

Der Fall

Befund 4 Wochen nach Abnahme des Gipstutors

- Schmerz NRS 6, bei Belastung 8
- eingeschränkte Extension und Flexion im Handgelenk mit 0–0–30° und deutliche Einschränkung der Fingerbeweglichkeit mit inkomplettem Faustschluss und Fingerkuppen-Hohlhand-Abstand von 10 cm
- Sensibilitätsstörung im Bereich der Handinnenfläche mit schmerzhafter Berührungsempfindlichkeit, nach ulnar zunehmend
- sekundäre Dislokation der Fraktur im Röntgenbild

31.3 Weiterführende Diagnostik

Bei der ambulanten Vorstellung in der chirurgischen Universitätsklinik wird die revisionsbedürftige Fehlstellung im Bereich des Handgelenks mit der daraus resultierenden eingeschränkten Dorsalextension im Handgelenk bestätigt. Allerdings wird zudem der Verdacht auf das Vorliegen eines Morbus Sudeck (CRPS [Complex regional Pain Syndrome]) geäußert und die Patientin in die Ambulanz der Abteilung für Schmerzmedizin überwiesen.

Frage 1

Welche Aussage zum CRPS trifft zu?
1. Das schmerzhafte Areal und das begleitende Ödem sind jeweils auf das Versorgungsgebiet eines geschädigten Nervs begrenzt.
2. Eine MRT-Untersuchung mit Kontrastmittel wird typische Veränderungen der Knochenstruktur zeigen.
3. Das klinische Bild eines CRPS zeigt Störungen der Sensorik, Motorik, Vasomotorik, Sudomotorik und Trophik.
4. Für die Diagnose eines CRPS werden nur die pathologischen Veränderungen berücksichtigt, die direkt durch das vorangegangene Trauma verursacht sind.

Die Lösungen (und Erläuterungen) dieses Falles finden Sie weiter hinten in diesem Kapitel (S. 322) oder über den folgenden QR-Code.

Abb. 31.3 QR-Code zu den Lösungen.

In der dort durchgeführten klinischen Untersuchung zeigt sich die Hand weiterhin geschwollen, diskret livide verfärbt und deutlich stärker schwitzend im Vergleich zur Gegenseite. Ebenfalls unverändert sind die Berührungsempfindlichkeit und ein eingeschränkter Bewegungsumfang des Handgelenks und der Finger. In den Metakarpophalangealgelenken zeigt sich eine diskrete Hyperextensions- und in den proximalen Interphalangealgelenken eine Flexionsstellung der Finger (▶ Abb. 31.4). In Verbindung mit den anamnestischen Schilderungen der Patientin kann – bei typischer Symptomatik und Hand- bzw. Fingerstellung – klinisch die Verdachtsdiagnose eines CRPS bestätigt werden.

Frage 2

Welche Aussage zur Entstehung eines CRPS ist richtig?
1. Ein CRPS ist in seinem Schweregrad und der klinischen Symptomatik abhängig vom Ausmaß der Primärverletzung.
2. Ein CRPS entwickelt sich bei weniger als 1 % der Patienten nach einer distalen Radiusfraktur.
3. Entzündungsvorgänge spielen keine Rolle für den Entstehungsprozess eines CRPS.
4. Ein CRPS entsteht vor allem als Folge einer chirurgischen Fehlbehandlung.

Zur Diagnosesicherung wird eine 3-Phasen-Skelettszintigrafie durchgeführt (▶ Abb. 31.5), die typische Veränderungen zeigt.

Frage 3

Wie sind die Untersuchungsergebnisse der 3-Phasen-Skelettszintigrafie bei der Diagnostik eines CRPS zu interpretieren?
1. Besondere Bedeutung kommt der Interpretation der Untersuchungsergebnisse der sog. Weichteilphase zu.
2. Typische Veränderungen mit Mehranreicherungen im Bereich der Fingergelenke sind in der Spätphase zu erwarten.
3. Die Aussagekraft der 3-Phasen-Skelettszintigrafie ist nach ca. 3 Monaten deutlich reduziert.
4. Es besteht eine positive Korrelation zwischen dem Ausmaß der Veränderungen in der 3-Phasen-Skelettszintigrafie und der klinischen Symptomatik.

In der ebenfalls veranlassten neurologischen Untersuchung (inklusive Neurografie) kann zusätzlich noch eine Läsion des N. ulnaris bestätigt werden; so wird abschließend die Diagnose eines CRPS II gestellt.

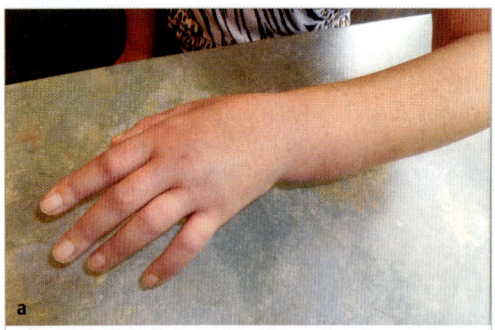

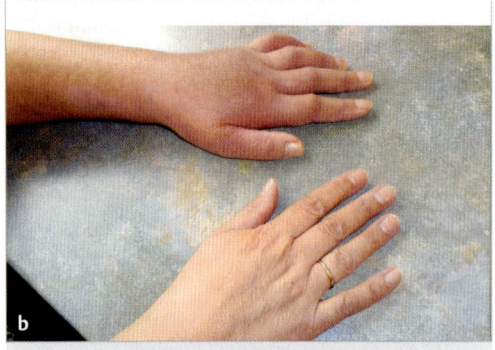

Abb. 31.4 Klinische Untersuchung.
a Schwellung und Veränderung des Hautkolorits.
b Typische Fehlstellung (Hyperextension in den Metakarpophalangealgelenken und Flexion in den proximalen Interphalangealgelenken) bei CRPS im Vergleich zur nicht betroffenen Hand.

31.4 Therapie

Nach Rücksprache mit den Kollegen der chirurgischen Klinik wird die Patientin stationär in der Abteilung für Schmerzmedizin aufgenommen. Aufgrund des akuten Krankheitsgeschehens wird vereinbart, die Revisionsoperation solange zurückzustellen, bis die floride Symptomatik abgeklungen sei. So stehen anfangs schmerzreduzierende und abschwellende Maßnahmen im Vordergrund der Behandlung.

> **Frage 4**
>
> **Welche Aussage zu den indizierten Medikamenten ist korrekt?**
> 1. Beim CRPS sind alle nicht steroidalen Antiphlogistika ebenso wie Metamizol und Opioide geeignet.
> 2. Eine Kombination von Antidepressiva und Antikonvulsiva ist nicht sinnvoll.
> 3. Kortikoide sind bei Ruhe- und Bewegungsschmerzen kontraindiziert.
> 4. Der Einsatz von Opioiden beim CRPS entspricht nicht den Empfehlungen der aktuellen Leitlinie.

Durch die Änderung der Medikation kann eine deutliche Reduktion der Schmerzen erzielt werden. Es reduziert sich insbesondere der dumpfe brennende Schmerz, der von der Patientin in der Tiefe empfunden wird (von NRS 6 auf 4). Durch konsequente Lagerungsmaßnahmen und die Anlage einer Ruheschiene (vor allem während der Nachtruhe) kann auch die Schwellung der Hand deutlich reduziert werden. Physio- und Ergotherapie können begonnen werden, anfangs zur Behandlung des Ruheschmerzes, später dann zur Behandlung des Belastungsschmerzes und zur Anbahnung motorischer Funktionen. Die schmerzhafte Berührungsempfindlichkeit hingegen verbleibt. Die psychologischen Maßnahmen bestehen nicht nur in einer ausführlichen, eher unter diagnostischen Aspekten durchgeführten, psychologischen Exploration, sondern vor allem in der Edukation.

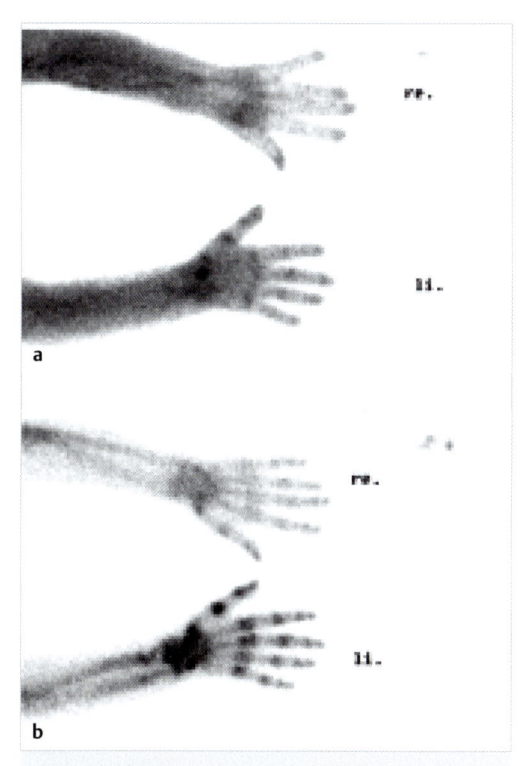

Abb. 31.5 Befunde der 3-Phasen-Skelettszintigrafie.
a Weichteilphase.
b Knochenphase (Spätphase).

> **Der Fall**
>
> **Befunde der weiterführenden Diagnostik**
> - Hand weiterhin geschwollen, diskret livide verfärbt und deutlich stärker schwitzend im Vergleich zur Gegenseite
> - Berührungsempfindlichkeit und eingeschränkter Bewegungsumfang des Handgelenks und der Finger
> - diskrete Hyperextensionsstellung in den Metakarpophalangealgelenken und Flexionsstellung in den proximalen Interphalangealgelenken der Finger
> - CRPS-typische Befunde in der 3-Phasen-Skelettszintigrafie
> - Läsion des N. ulnaris
>
> **Diagnose**
> CRPS II.

31.4.1 Sympathikusblockade

Bei weiterbestehendem Ruheschmerz und einer schmerzhaften Berührungsempfindlichkeit (Allodynie) wird die Empfehlung einer Sympathikusblockade (Stellatumblockade) ausgesprochen.

> **Frage 5**
> **Was spricht für einen sympathisch unterhaltenen Schmerz?**
> 1. Angabe einer Kälteallodynie
> 2. Angabe von brennenden, stechenden Schmerzen
> 3. anhaltende Analgesie nach Sympathikusblockade
> 4. Verfärbung und anhaltend verstärktes Schwitzen im Bereich einer Extremität

Nach der Sympathikusblockade reduzieren sich der Ruheschmerz und vor allem die schmerzhafte Berührungsempfindlichkeit, sodass physio- und ergotherapeutische Maßnahmen in intensiverer Form möglich werden. Die Stellatumblockade wird bei reproduzierbarem schmerzreduzierendem Effekt und jeweils verlängerter Wirkung noch 3× wiederholt. Als Folge des Einsatzes der ausgewählten Medikation, der Sympathikusblockaden und intensiver Physio- und Ergotherapie (auch mit dem Einsatz eines Kompressionshandschuhs) zeigt sich 3 Wochen nach der stationären Aufnahme eine deutlich verbesserte Belastbarkeit der Hand. Die Hand ist weiterhin abgeschwollen und zeigt auch unter physio- und ergotherapeutischer Beübung nur noch eine geringe Neigung zur Schwellung und verstärkten Schweißsekretion. Die Beweglichkeit der Langfinger verbessert sich (Fingerkuppen-Hohlhand-Abstand 6 cm). Nur die Beweglichkeit im Handgelenk (im Besonderen die Extension) weist keine relevante Verbesserung auf (▶ Abb. 31.6). Das erscheint insofern nachvollziehbar, als die Beeinträchtigung im Handgelenksbereich im Wesentlichen auf die revisionspflichtige Fehlstellung zurückzuführen ist und nicht auf die Folgen des CRPS.

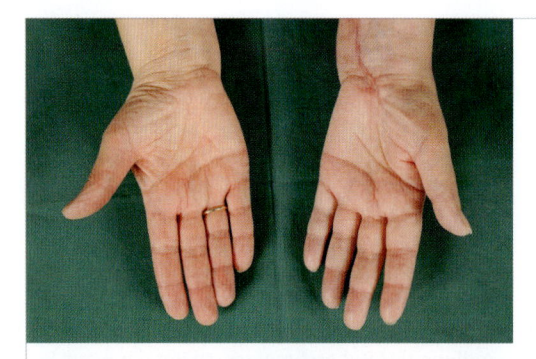

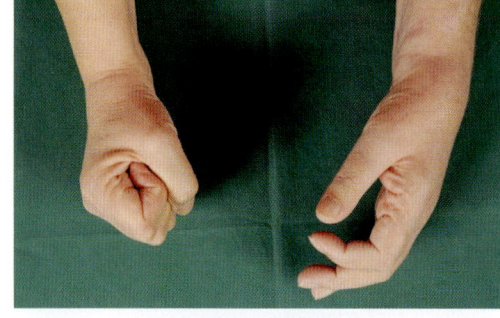

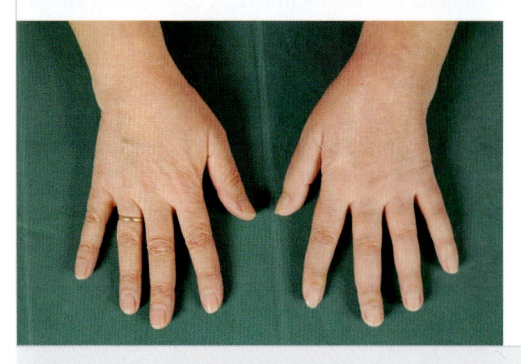

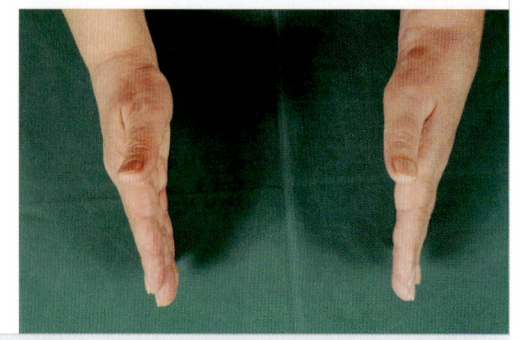

Abb. 31.6 Klinischer Zustand nach intensiver Ergo- und Physiotherapie (Handinnenflächen, Faustschluss, Handrücken und Extension im Handgelenk).

31.4.2 Reosteosynthese und postoperativer Verlauf

Nachdem die floride Symptomatik des CRPS größtenteils abgeklungen ist und das weitere therapeutische Vorgehen nun doch durch die Einschränkung im Handgelenk behindert wird, erfolgt die Indikationsstellung zur operativen Revision. Die Patientin wird nach nunmehr 4-wöchigem Krankenhausaufenthalt für 2 Wochen in die häusliche Umgebung mit der Maßgabe der intensiven ambulanten Physio- und Ergotherapie (3–4× wöchentlich) entlassen. Für die Durchführung des erforderlichen Eingriffs wird die Patientin erneut in der Abteilung für Schmerzmedizin aufgenommen.

Frage 6

Kann bei einem Patienten mit einem CRPS an der betroffenen Extremität ein operativer Eingriff vorgenommen werden?

1. In den ersten 12 Monaten nach Auftreten eines CRPS sollte kein operativer Eingriff an der Extremität vorgenommen werden.
2. Bei eindeutiger Indikation und begründeter Aussicht auf Verbesserung der aktuellen Symptomatik sollte ein operativer Eingriff an der betroffenen Extremität durchgeführt werden.
3. Da es nach einer Operation an der betroffenen Extremität nahezu immer zu einer Verschlechterung der CRPS-Symptomatik kommt, ist eine Operation nicht sinnvoll.
4. Ein operativer Eingriff beim CRPS kann nur im Rahmen einer Vollnarkose erfolgen.

Nach komplikationsloser Reosteosynthese werden konsequente abschwellende Lagerungsmaßnahmen vorgenommen und es wird auf eine suffiziente Schmerzreduktion über den axillären Plexuskatheter geachtet. Darüber hinaus erfolgt eine engmaschige Kontrolle der gesamten Hand, um möglichst frühzeitig Veränderungen erkennen zu können, die auf das Wiederaufflammen des CRPS hindeuten würden. Bei weiterhin regelrechtem Heilungsverlauf erfolgt die Entfernung des axillären Plexuskatheters nach 3 Tagen. Die Patientin kann nach 2 weiteren Tagen in die häusliche Umgebung entlassen werden.

Unter ambulanten Bedingungen werden Lymphdrainage, moderate Physiotherapie und Ergotherapie fortgeführt. Bei erkennbarer Verschlechterung (wiederauftretender Rötung, Schwellung und schmerzhafter Bewegungseinschränkung) soll sich die Patientin umgehend wieder vorstellen.

31.4.3 Physiotherapie und Ergotherapie

Drei Wochen nach der osteosynthetischen Versorgung ist ein ähnlicher Funktionszustand der Hand wie vor der Revisionsoperation erreicht.

Frage 7

Welche Bedeutung haben Physio- und Ergotherapie bei der Behandlung des CRPS?

1. Gerade am Anfang der Erkrankung sollte von der Durchführung von Physio- und Ergotherapie abgesehen werden.
2. Forciert durchgeführte Physio- und Ergotherapie kann zu einer dauerhaften Verschlechterung der CRPS-Symptomatik führen.
3. Eine im Rahmen der Physio- und Ergotherapie auftretende Symptomverschlechterung (Schmerzen, Ödem) muss zumindest mittelfristig hingenommen werden.
4. Dynamische Funktionsschienen sind bei der Behandlung des CRPS kontraindiziert.

Die Patientin wird deshalb erneut stationär aufgenommen, um physio- und ergotherapeutische Angebote intensiv und abgestimmt nutzen zu können. In dieser frühen, für den weiteren therapeutischen Erfolg oftmals entscheidenden Phase ist eine optimale Behandlung mit einem steten Wechsel von fordernden und entlastenden Übungen unter ambulanten Bedingungen nicht möglich. Physiotherapeutische Maßnahmen ergänzen vor allem unter Berücksichtigung der zwischenzeitlich aufgetretenen eingeschränkten Schulterbeweglichkeit (Abduktion nur noch bis 80° möglich) das ergotherapeutische Vorgehen. Stützende psychotherapeutische Gespräche können bei der Patientin die Akzeptanz der möglicherweise verbleibenden längerfristigen Beeinträchtigung der Handfunktion verbessern.

31.5 Weiterer Verlauf und Prognose

Nach 9 Monaten zeigt sich die Hand schlank, mit einer verbliebenen Hypästhesie im Bereich der ulnaren Handkante und einer ebenfalls diskreten Flexionsstellung sämtlicher Langfinger in den proximalen Interphalangealgelenken. Der Faustschluss ist inkomplett mit einem Fingerkuppen-Hohlhand-Abstand von 3–5 cm. Die Handgelenksbeweglichkeit ist mit einer Extension bzw. Flexion von 30–0–45° eingeschränkt. Darüber hinaus sind kein verstärktes Schwitzen und keine trophischen Störungen zu erkennen. Die Beweglichkeit im Schulter- und Ellenbogengelenk ist ungestört.

> **Der Fall**
>
> **Befund nach Reosteosynthese und Physio- sowie Ergotherapie**
> - Hand schlank
> - verbliebene Hypästhesie im Bereich der ulnaren Handkante, diskrete Flexionsstellung sämtlicher Langfinger in den proximalen Interphalangealgelenken
> - Faustschluss inkomplett, Fingerkuppen-Hohlhand-Abstand der Digiti II–III 3 cm, der Digiti IV–V 5 cm
> - Handgelenksbeweglichkeit mit Extension bzw. Flexion von 30–0–45° eingeschränkt
> - kein verstärktes Schwitzen, keine trophischen Störungen
> - Beweglichkeit im Schulter- und Ellenbogengelenk ungestört

> **Frage 8**
>
> **Wie ist die Prognose eines CRPS?**
> 1. Ein CRPS heilt immer symptomfrei aus.
> 2. Eine frühzeitig auftretende Versteifung der Finger und Handgelenke geht oftmals mit einer günstigen Prognose einher.
> 3. Ein CRPS am Fuß hat eine günstigere Prognose als ein CRPS an der Hand.
> 4. In einem späten Krankheitsstadium treten vereinzelte Verlaufsformen auf, die mit einer Dystonie der betroffenen Extremität einhergehen.

Die Patientin nimmt nach einer Arbeitsbelastungserprobung ihre Tätigkeit als Verwaltungsangestellte in Teilzeit wieder auf und kann die Medikamenteneinnahme bis auf eine intermittierende Einnahme von Novalgin (500–1000 mg) beenden.

31.6 Zusammenfassung des Falles

> **Fazit**
>
> - Die klinische Symptomatik des CRPS (Sensorik, Motorik, Trophik, Sudomotorik, Vasomotorik) zeigt eine Tendenz zur distalen Generalisierung.
> - Andere Erkrankungen oder Verletzungsfolgen, die für die klinische Symptomatik verantwortlich sein könnten, sind auszuschließen.
> - Die 3-Phasen-Skelettszintigrafie ist in den ersten 8–10 Monaten nach dem Schadensereignis ein wertvolles diagnostisches Instrument.
> - Neben der medikamentösen Behandlung (nicht steroidale Antiphlogistika, Opioide, Antikonvulsiva und Antidepressiva) steht vor allem eine schmerzadaptierte Ergo- und Physiotherapie im Vordergrund der Behandlung.

31.7 Lösungen und Erläuterungen zu Fall 31

31.7.1 Zu Frage 1

> **Frage 1**
>
> **Welche Aussage zum CRPS trifft zu?**
> 1. Das schmerzhafte Areal und das begleitende Ödem sind jeweils auf das Versorgungsgebiet eines geschädigten Nervs begrenzt.
> 2. Eine MRT-Untersuchung mit Kontrastmittel wird typische Veränderungen der Knochenstruktur zeigen.
> 3. ==Das klinische Bild eines CRPS zeigt Störungen der Sensorik, Motorik, Vasomotorik, Sudomotorik und Trophik.==
> 4. Für die Diagnose eines CRPS werden nur die pathologischen Veränderungen berücksichtigt, die direkt durch das vorangegangene Trauma verursacht sind.

▶ **Erläuterung.** Die Diagnose eines CRPS beruht auf der anamnestischen Schilderung des Patienten, der klinischen Untersuchung und der Bewertung der 3-Phasen-Skelettszintigrafie. Es werden verschiedene Aspekte (Budapest-Kriterien) berücksichtigt:
- Sensorik (Hyperästhesie bis hin zu Allodynie)
- Vasomotorik (Temperaturunterschiede)
- Sudomotorik bzw. Ödem
- Motorik
- Trophik (Haarwachstum, Nagelwachstum)

Es zeigt sich sowohl an der unteren als auch an der oberen Extremität eine Tendenz zur distalen Generalisierung der Symptomatik. Diese diagnostischen Kriterien sind aber nur dann im Hinblick auf die abschließende Diagnose „CRPS" aussagekräftig, wenn sich keine alternative Erklärung für das vorliegende klinische Bild findet. Auffällige Ergebnisse von MRT-Untersuchungen haben keine spezifische diagnostische Bedeutung. Bei mehr als 50 % der Patienten findet sich nach Monaten eine typische gelenknahe, fleckige Entkalkung im konventionellen Röntgenbild.

Die wichtigste Differenzialdiagnose ist der „normale, protrahierte Heilungsverlauf"; differenzialdiagnostisch sind des Weiteren eine Nerven- oder Plexusverletzung, aktivierte Arthrosen und artifizielle Syndrome abzugrenzen.

distalen Radiusfraktur. Frauen sind wesentlich (bis zu 3 Mal) häufiger betroffen als Männer, ebenso ist die obere Extremität häufiger betroffen als die untere Extremität. Das Ausmaß des Traumas und der Schweregrad des Krankheitsbilds stehen in keinem Verhältnis zueinander. Ein pathophysiologisches Modell, das die gesamten Erscheinungsformen des Krankheitsbilds erklärt, existiert bisher nicht. Es scheint so, dass am Anfang der Erkrankung Entzündungsprozesse im Vordergrund stehen und im weiteren Verlauf zentralnervöse Störungen hinzutreten, u. a. mit einer Verkleinerung der kortikalen Repräsentation und Änderungen der autonomen Regulation. Das Zusammenspiel von sympathischen und afferenten Anteilen des Nervensystems kann eine wesentliche Bedeutung für die Entstehung und die Progredienz des CRPS haben.

Das Krankheitsbild wird unterschieden in CRPS I und CRPS II: Bei einem CRPS II muss neben der typischen Symptomatik eine begleitende Verletzung von größeren Nerven nachgewiesen sein. Die beim CRPS auftretenden Schmerzen sind beim CRPS II als neuropathische Schmerzen einzuordnen. Beim CRPS I liegen (bei fehlendem Nachweis einer Nervenverletzung) formal keine neuropathischen Schmerzen vor. Aufgrund der begleitenden zentralnervösen Veränderung und der Behandlung, die der Behandlung von neuropathischen Schmerzen entspricht, werden sie aber oftmals unter dem Begriff „neuropathische Schmerzen" subsumiert.

31.7.2 Zu Frage 2

Frage 2
Welche Aussage zur Entstehung eines CRPS ist richtig?
1. Ein CRPS ist in seinem Schweregrad und der klinischen Symptomatik abhängig vom Ausmaß der Primärverletzung.
2. Ein CRPS entwickelt sich bei weniger als 1 % der Patienten nach einer distalen Radiusfraktur.
3. Entzündungsvorgänge spielen keine Rolle für den Entstehungsprozess eines CRPS.
4. Ein CRPS entsteht vor allem als Folge einer chirurgischen Fehlbehandlung.

▶ **Erläuterung.** Epidemiologische Studien sprechen für eine Inzidenz von 5–10 Krankheitsfällen auf 100 000 Einwohner. Vermutlich entsteht ein CRPS bei weniger als 1 % der Patienten nach einer

31.7.3 Zu Frage 3

Frage 3
Wie sind die Untersuchungsergebnisse der 3-Phasen-Skelettszintigrafie bei der Diagnostik eines CRPS zu interpretieren?
1. Besondere Bedeutung kommt der Interpretation der Untersuchungsergebnisse der sog. Weichteilphase zu.
2. Typische Veränderungen mit Mehranreicherungen im Bereich der Fingergelenke sind in der Spätphase zu erwarten.
3. Die Aussagekraft der 3-Phasen-Skelettszintigrafie ist nach ca. 3 Monaten deutlich reduziert.
4. Es besteht eine positive Korrelation zwischen dem Ausmaß der Veränderungen in der 3-Phasen-Skelettszintigrafie und der klinischen Symptomatik.

▶ **Erläuterung.** Die 3-Phasen-Skelettszintigrafie ist ein nuklearmedizinisches Verfahren, das die klinische Diagnostik des CRPS unterstützt. Die Untersuchungsergebnisse sind allerdings nur in den ersten 8–10 Monaten nach dem Schadensereignis bzw. nach dem Auftreten florider Symptome aussagekräftig. Von besonderer Bedeutung ist die Auswertung der Spätphase mit typischen bandenförmigen Mehranreicherungen in den Metakarpophalangeal- und Interphalangealgelenken. Es besteht keine Korrelation zwischen dem Ausmaß der Veränderungen im szintigrafischen Untersuchungsbefund und der klinischen Symptomatik.

31.7.4 Zu Frage 4

Frage 4

Welche Aussage zu den indizierten Medikamenten ist korrekt?
1. Beim CRPS sind alle nicht steroidalen Antiphlogistika ebenso wie Metamizol und Opioide geeignet.
2. Eine Kombination von Antidepressiva und Antikonvulsiva ist nicht sinnvoll.
3. Kortikoide sind bei Ruhe- und Bewegungsschmerzen kontraindiziert.
4. Der Einsatz von Opioiden beim CRPS entspricht nicht den Empfehlungen der aktuellen Leitlinie.

▶ **Erläuterung.** Gerade in der Anfangsphase der Erkrankung stehen oftmals Schmerzen und eine Schwellung der Hand im Vordergrund der Beschwerdesymptomatik, sodass der Einsatz von nicht steroidalen Antiphlogistika sowohl schmerzreduzierend wirkt als auch abschwellende Maßnahmen unterstützt. Bei unzureichender schmerzreduzierender Wirkung sind zusätzlich Metamizol bzw. schwach oder stark wirksame Opioide einzusetzen. Bei neuropathischen Schmerzen sollte die Medikation um analgetisch wirksame Antidepressiva und Antikonvulsiva, allein oder in Kombination eingesetzt, erweitert werden. Der Einsatz von Kortikoiden z. B. als orale Kortisonstoßtherapie über 5 Tage kann zum einen zur Behandlung des entzündlichen Geschehens bzw. der Schmerzen erfolgen und zum anderen gerade bei früh auftretenden Gelenkkontrakturen die Beweglichkeit in den Interphalangealgelenken verbessern.

Im vorliegenden Fall bestand die Schmerzmedikation aus 1 × 90 mg Etoricoxib (nach ca. einer Woche reduziert auf 60 mg), sukzessive ergänzt durch die Einnahme von 3 × 100 mg Tilidin bzw. Naloxon und 2 × 75 mg Pregabalin (Beginn mit 2 × 25 mg/Tag).

31.7.5 Zu Frage 5

Frage 5

Was spricht für einen sympathisch unterhaltenen Schmerz?
1. Angabe einer Kälteallodynie
2. Angabe von brennenden, stechenden Schmerzen
3. anhaltende Analgesie nach Sympathikusblockade
4. Verfärbung und anhaltend verstärktes Schwitzen im Bereich einer Extremität

▶ **Erläuterung.** Das einzige sichere Zeichen für einen sympathisch unterhaltenen Schmerz ist eine anhaltende Analgesie nach einer Sympathikusblockade. Bis auf die oben erwähnte Kälteallodynie, die häufig allerdings unspezifisch auftritt, sind die anderen beiden Antwortmöglichkeiten (2 und 4) nicht mit einem sympathisch unterhaltenen Schmerz vergesellschaftet.

Das Phänomen des sympathisch unterhaltenen Schmerzes beschreibt ein Merkmal verschiedener Erkrankungen. Es kann sowohl bei einem CRPS als auch bei Neuralgien auftreten. Normalerweise besteht keine Koppelung des afferenten Systems mit dem sympathischen Nervensystem. Unter pathologischen Bedingungen können solche Koppelungen an unterschiedlichen Stellen auftreten (am Spinalganglion oder auch im Verlauf des betroffenen Nervs). Dann führt die sympathische Aktivität zu einem Ruheschmerz bzw. zu einer Symptomatik, die z. B. eine Allodynie (Kälteallodynie) oder auch eine Schmerzausbreitung über das Versorgungsgebiet eines Nervs hinaus verursachen kann.

Die Indikationen für eine Sympathikusblockade beim CRPS sind somit der nicht suffizient behandelbare Ruheschmerz, ausgeprägte trophische Störungen (vor allem übermäßiges Schwitzen) und eine Allodynie, die eine weiterführende Ergo- und Physiotherapie behindern. In der Praxis des Autors wird das Verfahren bei ca. 5 % der Patienten eingesetzt (häufiger an der unteren Extremität). Eine langfristige Behandlung mit Blockaden bei immer nur kurzem Effekt ist nicht sinnvoll.

31.7.6 Zu Frage 6

Frage 6

Kann bei einem Patienten mit einem CRPS an der betroffenen Extremität ein operativer Eingriff vorgenommen werden?
1. In den ersten 12 Monaten nach Auftreten eines CRPS sollte kein operativer Eingriff an der Extremität vorgenommen werden.
2. Bei eindeutiger Indikation und begründeter Aussicht auf Verbesserung der aktuellen Symptomatik sollte ein operativer Eingriff an der betroffenen Extremität durchgeführt werden.
3. Da es nach einer Operation an der betroffenen Extremität nahezu immer zu einer Verschlechterung der CRPS-Symptomatik kommt, ist eine Operation nicht sinnvoll.
4. Ein operativer Eingriff beim CRPS kann nur im Rahmen einer Vollnarkose erfolgen.

▶ **Erläuterung.** Die Gefahr bei operativen Eingriffen an der vom CRPS betroffenen Extremität besteht darin, dass eine Verschlechterung der Symptomatik eintreten kann. In welchem Ausmaß bzw. bei welchem Patienten diese Verschlechterung postoperativ eintritt, ist im Vorfeld eines operativen Eingriffs nicht oder nur sehr eingeschränkt zu beurteilen. Unter Berücksichtigung der Pathophysiologie mit Bedeutung von entzündlichen Prozessen gerade im Anfangsstadium bzw. bei Exazerbation der Erkrankung ist es empfehlenswert, den operativen Eingriff nicht im floriden Stadium der Erkrankung durchzuführen. Unabhängig davon sollte perioperativ eine einmalige Hochdosisgabe von Kortison vorgenommen und ebenfalls perioperativ für größtmögliche Schmerzfreiheit gesorgt werden.

Im vorliegenden Fall wurden perioperativ 250 mg Kortison i.v. verabreicht und die Narkose wurde mit einem Regionalanästhesieverfahren durchgeführt (axillärer Plexuskatheter).

31.7.7 Zu Frage 7

Frage 7

Welche Bedeutung haben Physio- und Ergotherapie bei der Behandlung des CRPS?
1. Gerade am Anfang der Erkrankung sollte von der Durchführung von Physio- und Ergotherapie abgesehen werden.
2. Forciert durchgeführte Physio- und Ergotherapie kann zu einer dauerhaften Verschlechterung der CRPS-Symptomatik führen.
3. Eine im Rahmen der Physio- und Ergotherapie auftretende Symptomverschlechterung (Schmerzen, Ödem) muss zumindest mittelfristig hingenommen werden.
4. Dynamische Funktionsschienen sind bei der Behandlung des CRPS kontraindiziert.

▶ **Erläuterung.** Die Physio- und die Ergotherapie stellen wesentliche Bestandteile der Behandlung eines CRPS dar. Vor allem im Rahmen der Ergotherapie stehen in der Anfangsphase der Behandlung die Wiederherstellung taktiler, diskriminativer und propriozeptiver Fähigkeiten sowie die Anbahnung motorischer Funktionen im Vordergrund. In einem späteren Krankheitsstadium sollte die Behandlung der funktionellen Störungen einen Schwerpunkt darstellen. Die Steigerung der feinmotorischen Fähigkeiten, die Vergrößerung des Bewegungsausmaßes kontrakter Gelenke sowie die Steigerung der Muskelkraft sind die wesentlichen therapeutischen Herausforderungen. Die Intensität von Physio- und Ergotherapie sollte sehr an den individuellen Gegebenheiten orientiert durchgeführt werden. Auftretende Symptomverschlechterungen sollten, wenn überhaupt, nur sehr kurzfristig hingenommen werden.

31.7.8 Zu Frage 8

Frage 8

Wie ist die Prognose eines CRPS?
1. Ein CRPS heilt immer symptomfrei aus.
2. Eine frühzeitig auftretende Versteifung der Finger und Handgelenke geht oftmals mit einer günstigen Prognose einher.
3. Ein CRPS am Fuß hat eine günstigere Prognose als ein CRPS an der Hand.
4. In einem späten Krankheitsstadium treten vereinzelte Verlaufsformen auf, die mit einer Dystonie der betroffenen Extremität einhergehen.

▶ **Erläuterung.** Eindeutige Aussagen zur Prognose eines CRPS sind nicht möglich. Bei den Patienten, die in spezialisierten Einrichtungen behandelt werden, d. h., bei denen ein eher schwerwiegender und protrahierter Verlauf vorausgesetzt werden kann, ist davon auszugehen, dass ca. 30 % der Patienten eine annähernd normale Funktion ihrer Extremität wiedererlangen; beim CRPS am Fuß und allgemein bei einer frühzeitig im Krankheitsverlauf auftretenden Gelenkbeteiligung scheint die Prognose schlecht zu sein. Die Wiederaufnahme der beruflichen Tätigkeit, so sie mit einem forcierten Einsatz von Hand oder Fuß verbunden ist, ist prognostisch als eher ungünstig zu beurteilen. Bei Verlaufsformen, die in der Spätphase der Erkrankung dystone Veränderungen an Hand oder Fuß entwickeln, ist eine gezielte Behandlung der Dystonien z. B. mit Einsatz von Baclofen oral oder ggf. auch intrathekal vorzunehmen.

31.8 Literatur

[293] Birklein F. S1-Leitlinie „Diagnostik und Therapie komplexer regionaler Schmerzsyndrome (CRPS), 2012 [abgelaufen]. AWMF-Register Nr. 030–116. Im Internet: http://www.awmf.org/uploads/tx_szleitlinien/030–116l_S1_Schmerzsyndrome_CRPS_2012-09-abgelaufen.pdf (Stand: 15.04.2018)

[294] Frettlöh J, Maier C, Schwarzer A. Neuropathische Schmerzsyndrome unter besonderer Berücksichtigung von Phantomschmerzen und CRPS. In: Kröner-Herwig B, Frettlöh J, Klinger R, Nilges P, Hrsg. Schmerzpsychotherapie – Grundlagen, Diagnostik, Krankheitsbilder, Behandlung. 8. Aufl. Berlin: Springer; 2016

[295] Gierthmühlen J, Maier C, Baron R et al. Sensory signs in complex regional pain syndrome and peripheral nerve injury. Pain 2012; 153: 765–774

[296] Krumova E, Maier C, Tegenthoff M. Neues aus der Forschung zum Komplexen Regionalen Schmerzsyndrom (CRPS). Akt Neurol 2013; 40: 478–485

[297] McCormick ZL, Gagnon CM, Caldwell M et al. Short-term functional, emotional, and pain outcomes of patients with complex regional pain syndrome treated in a comprehensive interdisciplinary pain management program. Pain Med 2015; 16 (12): 2357–2367

[298] Maier C, Baron R, Frettlöh J. Komplexes regionales Schmerzsyndrom (CRPS). In: Maier C, Diener HC, Bingel U, Hrsg. Schmerzmedizin. 5. Aufl. München: Elsevier; 2017

[299] Mailis-Gagnon A, Lakha SF, Allen MD et al. Characteristics of complex regional pain syndrome in patients referred to a tertiary pain clinic by community physicians, assessed by the Budapest clinical diagnostic criteria. Pain Med 2014; 15 (11): 1965–1974

[300] Marinus J, Moseley GL, Birklein F et al. Clinical features and pathophysiology of complex regional pain syndrome. Lancet Neurol 2011; 10: 637–648

[301] Wüppenhorst N, Maier C, Frettlöh J et al. Sensitivity and specificity of 3-phase bone scintigraphy in the diagnosis of complex regional pain syndrome of the upper extremity. Clin J Pain 2010; 26: 182–189

32 Fall 32: Multimodale Schmerztherapie bei chronischem Schmerz

Rüdiger Scharnagel

32.1 Fallbeschreibung

32.1.1 Sicht der Patientin

Eine 53-jährige Patientin berichtet über Kopfschmerzen und dauerhafte Schmerzen in der gesamten Wirbelsäule und den Extremitätengelenken. Sie habe deshalb viele Ärzte aufgesucht und es seien Abnutzungen der Wirbelsäule festgestellt worden. Zusätzlich leide sie unter Arthrosen in verschiedenen Gelenken. Da die Schmerzursachen nicht behoben werden konnten, sei sie in schmerztherapeutischer Behandlung, bekomme ein Schmerzpflaster und weitere Medikamente. Sie habe davon viele Nebenwirkungen, die sie stark belasteten. Zusätzlich habe sie Massagen, eine stationäre Rehabilitationsbehandlung und Rehabilitationssport erhalten und war in kurzzeitiger stationärer neurologischer Behandlung, da „die Nerven blank gelegen" hätten. Schmerzfreie Phasen gebe es nur stundenweise, wenn sie abgelenkt sei.

32.1.2 Krankheitsverlauf

Im Jahr 2010 treten erstmals Schmerzen im Bereich der Lendenwirbelsäule auf. Zudem besteht eine beidseitige Hüftdysplasie mit initialer Koxarthrose links mehr als rechts.

Im Jahr 2012 erfolgt aufgrund verstärkter funktioneller Beschwerden im Bereich der Lendenwirbelsäule eine stationäre Behandlung mit Infiltrationstherapie und Physiotherapie in einer orthopädischen Klinik. Im Verlauf wird eine rheumatologische Diagnostik durchgeführt; eine entzündlich-rheumatologische Erkrankung wird ausgeschlossen.

Im Jahr 2013 absolviert die Patientin eine stationäre orthopädische Rehabilitationsbehandlung wegen Schmerzen im Rahmen der Dysplasiekoxarthrosen sowie lumbaler und zervikaler Rückenschmerzen. Ebenfalls im Jahr 2013 erfolgt eine stationäre neurologische Diagnostik wegen der Schmerzen. Eine neurologische Schmerzursache wird ausgeschlossen und es wird der Verdacht auf das Vorliegen einer chronischen Schmerzstörung mit somatischen und psychischen Faktoren mit einer begleitenden leichten depressiven Symptomatik geäußert. Es wird die Empfehlung zur Aufnahme einer tagesklinischen psychosomatischen Behandlung ausgesprochen. Diese wird aufgrund einer verminderten körperlichen Belastbarkeit jedoch nicht angetreten. Aufgrund der symptomatischen Dysplasiekoxarthrose links erfolgt ebenfalls im Jahr 2013 die Implantation einer Hüftgelenksendoprothese.

Ab 2015 beginnt eine ambulante schmerztherapeutische Mitbehandlung unter den nachfolgenden Diagnosen:
- chronische Schmerzstörung mit somatischen und psychischen Faktoren
- depressive Episode
- Somatisierungsstörung
- zervikozephales Syndrom
- multilokuläre Rücken- und Gelenkschmerzen

Es wird eine Behandlung mit hochpotenten Opioiden und einer begleitenden Laxanzientherapie etabliert. Zusätzlich erhält die Patientin Physiotherapie. Aufgrund der anhaltenden Beschwerden erfolgt eine Zuweisung zur teilstationären multimodalen Schmerztherapie.

Frage 1

Wie würden Sie bei der Patientin zur Schmerzdiagnostik vor Beginn einer speziellen schmerztherapeutischen Behandlung vorgehen?

1. Auf jeden Fall sollte die komplette orthopädische, neurologische und rheumatologische Diagnostik wiederholt werden.
2. Aufgrund der vielfältigen somatischen Befunde erübrigt sich im vorliegenden Fall eine Erhebung möglicher psychosozialer Kontextfaktoren.
3. Es ist bei der Patientin nicht erforderlich, standardisierte Erhebungsinstrumente (z. B. den Deutschen Schmerzfragebogen) zur Diagnostik einzusetzen.
4. Idealerweise sollte vor Therapiebeginn ein interdisziplinäres Schmerz-Assessment erfolgen.

Fall 32

Die Lösungen (und Erläuterungen) dieses Falles finden Sie weiter hinten in diesem Kapitel (S. 334) oder über den folgenden QR-Code.

Abb. 32.1 QR-Code zu den Lösungen.

32.2 Interdisziplinäres multimodales Assessment

32.2.1 Ärztliche Befunderhebung

Im Aufnahmegespräch berichtet die Patientin, dass sie seit 2011 unter Schmerzen leide, primär im Bereich der linken Hüfte. Im Laufe der Zeit seien Schmerzen in der Brust- und Lendenwirbelsäule, der Schulter-Nacken-Region beidseitig, an beiden Ellenbogengelenken, Kniegelenken und Füßen hinzugekommen. Diese bestehen zum Untersuchungszeitpunkt in wechselnder Lokalisation mit einer Schmerzstärke von NRS 8 (0 = kein Schmerz, 10 = stärkster vorstellbarer Schmerz). Der Schmerzcharakter sei ziehend im Bereich der Muskulatur, im Bereich der Wirbelsäule dagegen drückend. Es handele sich um einen Dauerschmerz mit kurzen schmerzfreien Phasen. Zusätzlich klagt sie über helmartige Kopfschmerzen an ca. jedem 2. Tag, die nicht mit Übelkeit bzw. Erbrechen einhergingen. Im Kopfschmerzkalender Januar 2017 sind 23 Kopfschmerztage dokumentiert (▶ Abb. 32.2). Schmerz-

Kopfschmerzkalender

Bitte vermerken Sie Ihre Medikamente, die Sie bei Kopfschmerzen einnehmen

A: Noramin-Sulfon
B:
C:

Schmerzstärke: 0–10 Punkte
(0 = kein Schmerz, 10 = stärkster Schmerz)

Vorboten:
F Flimmersehen
G Gefühlsstörung (Kribbeln, Pelzigkeit)
S Sprachstörung
O anderes Symptom

* noch ein anderes Symptom

Dauer der Schmerzen:
geben Sie die Dauer in Stunden an.

Auslöser für Ihren Schmerz
1. Aufregung/Stress
2. Erholungsphase
3. Änderung im Schlaf-Wach-Rhythmus
4. Menstruation
5. Ihr persönlicher Auslöser
   ohne Grund
6. ein weiterer persönlicher Auslöser

andere Begleitsymptome:
A Augentränen
R Augenrötung
N Nasenlaufen/-verstopfung

Monat _Januar 2017_

Tag	Auslöser	Stärke	Dauer (h)	pulsierend/ stechend	dumpf/ drückend	einseitig	beidseitig	Vorboten	Erbrechen	Übelkeit	Lärmscheu	Lichtscheu	geruchsempfindlich	andere Symptome	Medikament	Tropfen/ Tabletten/ Zäpfchen	ja	nein	wenig	Tag
1																			1
2	5	4	0,5		×					×									2
3																			3
4	5	4	1		×					×				A	20	×			4
5	5	4	1		×					×									5
6																			6
7	1	4	1,5	×						×				A	20	×			7
8	6	4	1,5	×						×									8
9	5	4	1,5	×						×				A	20	×			9
10	5	4		×						×									10
11	1	4	3	×					×	×				A	20 × 2			×	11
12	1	4	2,5	×						×					20 × 2			×	12
13	1	4	2	×						×				A	20			×	13
14	5	4	1,5	×						×									14
15																			15
16	5		1,5	×						×				A	20	×			16
17	5		1,5	×					×	×									17
18	1		1,5	×						×				A	20			×	18
19																			19
20	5		4	×					×	×				A	20 × 2			×	20
21	5		1	×						×									21
22	1		1	×						×				A	20				22
23																			23
24	5		2,5	×					×	×				A	20				24
25	5		1	×						×									25
26	5		1	×						×				A	20				26
27	5		1	×						×									27
28																			28
29	5		1	×						×									29
30	5		2	×					×	×				A	20			×	30
31																			31

Abb. 32.2 Kopfschmerzkalender der Patientin vom Januar 2017.

lindernd sei ein Wechsel der Stellung, wohingegen körperliche wie auch seelische Überlastung verstärkend wirkten.

Zum Zeitpunkt des interdisziplinären Assessment besteht die analgetische Medikation aus Buprenorphin (transdermales System) 35 µg/h, Wechsel 4-tägig, Buprenorphin sublingual 0,2 mg bei Bedarf maximal 3 × täglich und Metamizoltropfen bei Bedarf bis zu 3 × 20 Tropfen sowie Laktulose zur Obstipationsprophylaxe im Rahmen der Opioidtherapie.

Auf orthopädischem Fachgebiet werden neben den funktionell-muskulären Dysbalancen in erster Linie die degenerativen Lendenwirbelsäulenveränderungen in Form mehrsegmentaler Osteochondrosen insbesondere in den unteren Segmenten und im Bereich des lumbosakralen Übergangs als schmerzaufrechterhaltend gewertet.

Im Rahmen der neurologischen Untersuchung bestehen klinisch keine Defizite. Es kann allerdings herausgearbeitet werden, dass seit Beginn der Opioidtherapie (transdermales System und Bedarfsmedikation) die Kopfschmerzhäufigkeit und -intensität deutlich zugenommen haben. Damit besteht zum Untersuchungszeitpunkt der Verdacht auf das Vorliegen eines Kopfschmerzes wegen Medikamentenübergebrauchs.

> **Frage 2**
>
> Wie beurteilen Sie die Opioidtherapie im Hinblick auf die Empfehlungen zur Langzeitanwendung von Opioiden zur Behandlung nicht tumorbedingter Schmerzen? Welche Aussage ist richtig?
> 1. Aufgrund der chronischen Rückenschmerzen und der chronischen Arthroseschmerzen ist eine Langzeittherapie mit hochpotenten Opioiden dringend indiziert.
> 2. Bei eindeutiger Indikation ist eine differenzierte psychosoziale Anamnese nicht erforderlich.
> 3. Bei ausreichend hoher Opioiddosierung reicht eine Opioidmonotherapie aus.
> 4. Wenn individuelle Therapieziele nach einer Einstellungsphase nicht erreicht werden oder bei nicht tolerierbaren Nebenwirkungen sollte die Behandlung beendet werden.

> **Der Fall**
>
> **Ärztliche Befunde**
> - Seit 2011 Schmerzen im Bereich der linken Hüfte, inzwischen zusätzlich Schmerzen in der Brust- und Lendenwirbelsäule, der Schulter-Nacken-Region beidseitig, an beiden Ellenbogengelenken, Kniegelenken und Füßen
> - wechselnde Schmerzlokalisation
> - NRS 8
> - Schmerzcharakter ziehend im Bereich der Muskulatur, drückend im Bereich der Wirbelsäule
> - helmartige Kopfschmerzen an jedem 2.Tag, verstärkt durch körperliche und seelische Überlastung
>
> **Medikation**
> - Buprenorphin (transdermales System) 35 µg/h, Wechsel 4-tägig
> - Buprenorphin sublingual 0,2 mg bei Bedarf maximal 3 × täglich
> - Metamizoltropfen bei Bedarf bis zu 3 × 20 Tropfen
> - Laktulose zur Obstipationsprophylaxe
>
> **Orthopädie**
> - funktionell-muskuläre Dysbalancen
> - degenerative Lendenwirbelsäulenveränderungen in Form mehrsegmentaler Osteochondrosen insbesondere in den unteren Segmenten und im Bereich des lumbosakralen Übergangs
>
> **Neurologie**
> - Keine Defizite
> - seit Beginn der Opioidtherapie Zunahme der Kopfschmerzhäufigkeit und -intensität

32.2.2 Psychosoziale Befunderhebung

Die aktuelle Lebenssituation der Patientin lässt sich folgendermaßen erheben: Die Patientin ist verheiratet und bewohnt mit ihrem Mann ein Eigenheim mit Garten. Als wesentlicher Belastungsfaktor zeigt sich die Sorge um eine im gemeinsamen Haushalt lebende, wirtschaftlich abhängige und alleinerziehende Tochter. Das Enkelkind im Kleinkindalter wird auch von der Patientin mitbetreut und leidet unter einem angeborenen Herzfehler. Die Patientin ist langfristig arbeitsunfähig.

Nach dem Auslaufen des Kranken- und Arbeitslosengelds hat sie eine Erwerbsminderungsrente beantragt, die abgelehnt wurde. Dagegen befindet sie sich im Widerspruchsverfahren. Ein Grad der Behinderung von 30 ist zuerkannt. Die Patientin gibt an, häufig ihre Leistungsgrenzen zu überschreiten. Sie bemerkt außerdem, dass sie oft „aufbrausend" sei, was das Familienleben beeinträchtige und sie traurig mache.

Der psychische Befund ergibt eine im Gespräch freundliche Frau, offen im Kontakt, wach, bewusstseinsklar, orientiert, ohne Anhalt für mnestische Störungen. Im formalen Gedankengang zeigen sich Grübelgedanken und Zukunftsängste in Bezug auf die Gesundheit, die berufliche und finanzielle Situation und die familiären Belastungen deutlich. Die affektive Schwingungsfähigkeit ist eingeschränkt, mit häufig niedergeschlagener und angespanntgereizter Stimmungslage und schneller Erschöpfbarkeit. Ein- und Durchschlafstörungen werden berichtet.

> **Der Fall** B
>
> **Schmerzangaben**
> - MPSS (Mainzer Stadienmodell der Schmerzchronifizierung, Stadien 1–3): Stadium 3
> - NRS: durchschnittlich 8/10; erträglich 0/10
>
> **Auswertung der testpsychologischen Untersuchung**
> - Erhöhte Werte auf der allgemeinen Depressionsskala sowie im Bereich der schmerzbedingten Beeinträchtigung
> - unterdurchschnittliche Werte im Bereich der körperlichen sowie psychischen Komponenten der Lebensqualität

Diese Befunde unterstützen den Eindruck aus dem psychologischen Gespräch, in dem die Patientin zum einen über eine deutliche Beeinträchtigung infolge ihrer Schmerzen berichtete. Zum anderen werden jedoch auch eine erhebliche emotionale Belastung und eine depressive Symptomatik deutlich.

32.2.3 Physiotherapeutische Befunderhebung

Die physiotherapeutische Untersuchung ergibt folgende Befunde:

> **Der Fall** B
>
> **Physiotherapie**
> - In der Inspektion der Körperhaltung Translation des Kopfes nach ventral, Elevation und Protraktion beider Schultern (links mehr als rechts), reduzierte Brustwirbelkyphose, Beckenschiefstand (links + 1 cm)
> - auffällig im Gangbild: geringe Rumpfrotation und Schulterhochstand links bei reduziertem Armpendel
> - Untersuchung der Beweglichkeit: mäßige Bewegungseinschränkungen aller Wirbelsäulenabschnitte, mäßige symmetrische Einschränkungen der Beweglichkeit der Schultergelenke in allen Funktionsrichtungen und teils große Einschränkungen der Hüftgelenksbeweglichkeit in Extension, Abduktion sowie Innen- und Außenrotation
> - reversible hypomobile artikuläre Dysfunktionen im Bereich des zervikothorakalen Übergangs rechts, des lumbosakralen Übergangs rechts und mehrsegmental im Bereich der mittleren Brustwirbelsäule
> - Palpation und Testung auf Verlängerungsfähigkeit der Muskulatur und umgebender Strukturen: Tonuserhöhung der Kau- und Kiefermuskulatur, der tiefen Nackenstrecker, der Brust- und Schürzenmuskulatur sowie der Hüftbeuger und der tiefen Gesäßmuskulatur, zudem in den genannten Strukturen und Regionen Schmerzpunkte im Sinne von Trigger- bzw. Irritationspunkten feststellbar; Defizite der Kraftausdauer beidseits in der Rotatorenmanschette und der gesamten Rumpf- und Gesäßmuskulatur
> - ausgeprägtes Schmerzvermeidungsverhalten

32.2.4 Schmerzdiagnosen

Folgende Schmerzdiagnosen werden gestellt:
- chronisches lokales thorakolumbales vertebragenes Schmerzsyndrom M54.85
- chronisches multilokuläres muskuloskelettales Schmerzsyndrom M79.19
- Verdacht auf medikamenteninduzierten Kopfschmerz bei zugrundeliegendem chronischem Spannungskopfschmerz G44.2V
- chronische Schmerzstörung mit somatischen und psychischen Faktoren F45.41
- Opioidfehlgebrauch F11.1
- mittelgradige depressive Episode F32.1

Frage 3

War die Durchführung eines interdisziplinären multimodalen Assessment zur Schmerzdiagnostik im vorliegenden Fall erforderlich?

1. Nein, die Durchführung war hier im Grunde nicht notwendig, da die psychosozialen Ursachen offensichtlich waren.
2. Ja, das interdisziplinäre multimodale Assessment dient zur rechtlichen Absicherung im Rahmen der Indikationsprüfung schmerzbedingter operativer Eingriffe.
3. Ja, das interdisziplinäre multimodale Assessment dient der interdisziplinären Befunderhebung; die Ergebnisse sind relevant für die weitere Therapieplanung.
4. Ja, aber eine Rückmeldung der Ergebnisse des interdisziplinären multimodalen Assessment an Patienten ist nicht sinnvoll, da zu komplex und zeitaufwendig.

32.3 Integration der Befunde in ein biopsychosoziales Schmerzmodell

32.3.1 Aus Sicht der Patientin

Als schmerzverstärkende Faktoren werden Stress, Sorgen und Aufregung angegeben, außerdem verschlimmern sich die Schmerzen durch Wärme. Der Schmerz sei besser, wenn die Patientin abgelenkt und „wenn alles rundherum in Ordnung" sei. Als mögliche Ursachen für ihre körperlichen Beschwerden zieht die Patientin eine „Übersäuerung des Körpers" in Erwägung. Dies sei ihr einmal von einem Physiotherapeuten gesagt worden.

32.3.2 Aus Sicht des interdisziplinären Teams

Neben bestehenden körperlichen Korrelaten kommt psychosozialen Faktoren eine wichtige Rolle in der Aufrechterhaltung und weiteren Chronifizierung der Schmerzsymptomatik zu. So führt Stress in Verbindung mit ungünstigen psychischen Verarbeitungsprozessen und -anforderungen (hohe Verantwortungsübernahme, Abgrenzungsschwierigkeiten) zu einer Beeinflussung des Schmerzerlebens. Die Patientin war verschiedenen aktuellen Belastungsfaktoren ausgesetzt (laufendes Rentenverfahren, finanzielle und gesundheitliche Sorgen, familiäre Sorgen). Das hat zu einer Erhöhung des psychovegetativen Grundanspannungsniveaus beigetragen.

Eine besondere Rolle spielt auch die Diagnostizierung des Herzfehlers bei ihrer Enkeltochter. Seit diesem Zeitpunkt haben die Schmerzbeschwerden deutlich zugenommen. Durch die Diagnosestellung bei der Enkeltochter fühlte sich die Patientin daran erinnert, dass ihre eigene älteste Tochter mit einem angeborenen Herzfehler zur Welt gekommen war und im Alter von 3 Wochen einen Herzstillstand erlitten hatte. Dieses Ereignis wurde von der Patientin als sehr einschneidend und stark emotional belastend berichtet und es kann davon ausgegangen werden, dass bisher keine ausreichende emotionale Verarbeitung stattgefunden hat.

Die infolge der bestehenden emotionalen Belastungen erhöhte psychovegetative Grundanspannung wirkt sich in Kombination mit einer eingeschränkten Fähigkeit zur Entspannung ungünstig auf das Schmerzgeschehen aus und fördert den weiteren Chronifizierungsprozess.

> **Frage 4**
>
> **Was begründet die Indikation zur Durchführung einer interdisziplinären multimodalen Schmerztherapie im vorliegenden Fall? Welche Aussage ist richtig?**
> 1. Unimodale Vorbehandlungen waren unzureichend.
> 2. Wegen der eingeschränkten körperlichen Belastbarkeit kann keine psychosomatische Behandlung erfolgen.
> 3. Aufgrund der persistierenden Schmerzen muss eine Anpassung der medikamentösen Schmerztherapie unter teil- bzw. vollstationären Bedingungen erfolgen.
> 4. Ein Medikamentenfehlgebrauch konnte im Vorfeld ausgeschlossen werden.

32.4 Festlegung der Therapieziele

32.4.1 Aus Sicht der Patientin

- Schmerzursachen erkennen
- schmerzfreier werden
- selbst etwas zur Schmerzlinderung beitragen
- Beweglichkeit und Ausdauer verbessern
- Mut und Motivation zur sportlichen Betätigung finden
- Schmerzmedikamente reduzieren

32.4.2 Aus Sicht des interdisziplinären Teams

- Erarbeitung eines biopsychosozialen Schmerzmodells
- darauf aufbauend Integration der psychosozialen Belastungsfaktoren
- Vermittlung adaptiver Schmerzbewältigungsstrategien
- Förderung der Entspannungsfähigkeit
- Dosisreduktion, wenn möglich, Absetzen der Opioide
- Vermittlung funktioneller Zusammenhänge, Erarbeitung und Vermittlung eines individuellen physiotherapeutischen Heimübungsprogramms

32.5 Therapieverlauf

Innerhalb einer 4-wöchigen interdisziplinären multimodalen Schmerztherapie nimmt die Patientin an einem strukturierten Gruppenbehandlungsprogramm aus Edukation, Psychotherapie, Fertigkeitentraining, Kunsttherapie, Atemtherapie, Körperwahrnehmung, Entspannung und trainingsmethodischer Physiotherapie teil (▶ Tab. 32.1).

> **Frage 5**
>
> **Was kennzeichnet Interdisziplinarität als Basis für eine interdisziplinäre multimodale Schmerztherapie?**
> 1. Verschiedene Fachdisziplinen arbeiten konsiliarisch zusammen.
> 2. Es ist eine konstante teamintegrierte Zusammenarbeit der einzelnen Professionen erforderlich.
> 3. Jede beteiligte Berufsgruppe verfügt über ein individuelles Störungs- und Behandlungsmodell, das sie gegenüber dem Patienten vertritt.
> 4. Teambesprechungen 1× pro Woche sind ausreichend.

Daneben erfolgen ärztliche, psychotherapeutische und physiotherapeutische Einzelbehandlungen:
- **Ärztliche Behandlung:** Im Rahmen der ärztlichen Behandlung werden mit der Patientin alle Vorbefunde besprochen und die somatischen Korrelate in ihrer Relevanz zur Schmerzaufrechterhaltung eingeordnet. Bereits zu Behandlungsbeginn wird die opioidhaltige Bedarfsmedikation abgesetzt. Das Buprenorphin (transdermales System) wird in der Dosis halbiert und in der 3. Therapiewoche ebenfalls komplett abgesetzt. Es kommt dabei zu vorübergehenden Entzugserscheinungen, die sich in einer Schmerzverstärkung mit ziehenden Schmerzen im Bereich der Extremitäten, einer inneren Unruhe und verstärkten Schlafstörungen äußern. Zur Schmerzreduktion und Abmilderung der Entzugserscheinungen wird Amitriptylin 25 mg zur Nacht verordnet. Wegen der fehlenden Wirksamkeit von Metamizol erhält die Patientin Etoricoxib 60 mg zur bedarfsweisen Anwendung maximal 1× täglich.

Tab. 32.1 Wochenplan einer multimodalen Schmerztherapie mit Uhrzeiten (Beispiel; Quelle: Sabatowski R, Kaiser U, Scharnagel R. Interdisziplinäre Multimodale Schmerztherapie. In: Eckart J, Jaeger K, Möllhoff T, Hrsg. Anästhesiologie, 50. Aktualisierung. Landsberg am Lech: ecomed MEDIZIN; 2016: 1–29 [308]).

Tagesablauf	Montag	Dienstag	Mittwoch	Donnerstag	Freitag
vormittags	8:15 Therapiebeginn	8:15 Therapiebeginn	8:15 Therapiebeginn	8:15 Therapiebeginn	8:15 Therapiebeginn
	8:20–9:00 Frühsport	8:20–9:00 Frühsport	8:20–9:00 Frühsport	8:20–9:00 Frühsport	8:20–9:00 Frühsport
	9:00–9:30 Frühstück	9:00–9:30 Frühstück	9:00–9:30 Frühstück	9:00–9:30 Frühstück	9:00–9:30 Frühstück
	9:30–10:00 Patienten-/Therapeutengespräch	9:30–11:00 Basisgruppe[1]	9:30–11:00 Bewältigungsgruppe[2]	9:30–11:00 Basisgruppe[1]	9:30–11:00 Bewältigungsgruppe[2]
	10:00–11:00 Basisgruppe[1]				11:15–12:00 Atemtherapie
	11:45–12:45 Physiotherapie	11:15–12:45 Physiotherapie	11:15–12:45 Physiotherapie	11:15–12:45 Physiotherapie	12:15–12:45 Physiotherapie
mittags	13:00–13:30 Mittagspause	13:00–13:30 Mittagspause	13:00–13:30 Mittagspause	13:00–13:30 Mittagspause	13:00–13:30 Mittagspause
nachmittags	13:30–15:00 Einzeltherapie	13:30–15:00 Einzeltherapie	13:30–14:30 Infoveranstaltung	13:30–15:00 Einzeltherapie	13:30–14:30 Entspannung
	15:00–16:15 Kreativtherapie	15:15–16:15 Atemtherapie	14:45–16:15 Entspannung	15:00–16:15 Kreativtherapie	14.45 Therapieende

1) Basisgruppe = psychologische Gruppentherapie zur Vermittlung von Basiswissen/Psychoedukation
2) Bewältigungsgruppe = psychologische Gruppentherapie zur Vermittlung von Bewältigungsstrategien

- **Psychologische Behandlung:** In dieser zeigt sich eine starke emotionale Belastung aufgrund der familiären Situation mit den Sorgen um die Tochter, die Enkeltochter und ihre eigene unklare Perspektive. Im Verlauf wird deutlich, dass sich die Patientin trotz der bestehenden Schmerzen, primär im Rahmen der Koxarthrosen bei beidseitigen Hüftdysplasien, fortwährend überlastet hat. Es bestand ein hohes Maß an Verantwortungsübernahme und schlechter Abgrenzungsfähigkeit familiär und in der beruflichen Situation. Sie habe immer alles gern selber gemacht und „die Dinge in die Hand genommen". Das Leistungsskript wurde auch bei der weiteren Schmerzzunahme aufrechterhalten. Das hat schließlich zur Arbeitsunfähigkeit und zur Ausbildung einer zunehmenden depressiven Symptomatik geführt. Zudem fühlte die Patientin sich mit ihren Beschwerden nicht ausreichend ernstgenommen, insbesondere in Bezug auf die Ablehnung der Erwerbsminderungsrente. Die Patientin kann nun zunehmend für die emotionalen Anteile am Schmerzgeschehen sensibilisiert werden und diese auch in ihren Konsequenzen in ein individuelles Schmerzmodell einordnen.
- **Physiotherapeutische Behandlung:** In deren Rahmen wird der Patient in den verschiedenen Therapieeinheiten, bestehend aus Dehnung, Kraft, Ausdauer und medizinischer Trainingstherapie, ein Verständnis für funktionelle Zusammenhänge vermittelt. Darauf aufbauend wird ein individuelles Heimübungsprogramm entwickelt.

Zum Therapieende wird ein Transferprotokoll erstellt, um den Alltagstransfer zur Verbesserung der Belastungsgestaltung und Umsetzung der Übungseinheiten (Physiotherapie, Entspannung) zu erleichtern.

Es erfolgen regelmäßige Teambesprechungen zur Beurteilung des Therapieverlaufs, zur Überprüfung der Behandlungsziele und zur Koordination der Nachbehandlung.

32.6 Weiterer Verlauf

Zehn Wochen nach Abschluss der interdisziplinären multimodalen Schmerztherapie wird die Patientin zu einer geplanten Wiederholungswoche aufgenommen.

In Bezug auf die Schmerzen ist eine deutliche Besserung eingetreten. Die Kopfschmerzen sind nach Absetzen des Opioids vollständig regredient. Schmerzmedikamente (Etoricoxib 60 mg) werden nur sehr selten bei Bedarf eingenommen. Mit einer verbesserten Belastungsstruktur (bessere Abgrenzungsfähigkeit, weniger Überforderung) kann die Patientin gezielt aktiv sein. Sie hat durch die vermittelten Verfahren (Heimübungsprogramm, Entspannung), die sie regelmäßig mindestens 3 × wöchentlich ausführt, gute Selbstwirksamkeitsstrategien zur Schmerzmodulation und -reduktion an der Hand. Sie zeigt sich zudem erleichtert darüber, nicht mehr „nach einer Ursache für die Schmerzen suchen zu müssen". Das habe sie im Vorfeld viel Kraft gekostet.

Trotz des verbesserten psychophysischen Befindens ist die depressive Symptomatik weiterhin deutlich ausgeprägt. Die Patientin plant daher die zeitnahe Aufnahme einer teilstationären psychotherapeutischen Behandlung vor einer möglichen beruflichen Reintegration.

Frage 6

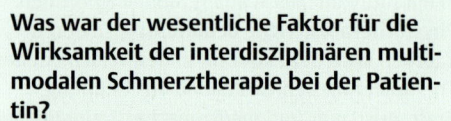

Was war der wesentliche Faktor für die Wirksamkeit der interdisziplinären multimodalen Schmerztherapie bei der Patientin?

1. Durch den Opioidentzug wurde eine opioidinduzierte Hyperalgesie behandelt. Das führte in der Folge zur Schmerzreduktion.
2. Im Rahmen der Edukation wurde der Patientin vermittelt, dass chronische Schmerzen nicht komplett zu beseitigen sind. Deshalb konnte sie die Schmerzen besser akzeptieren und lernte, damit umzugehen.
3. Die Durchführung des Heimübungsprogramms reichte aus, um die schmerzunterhaltenden funktionellen Störungen zu beseitigen.
4. Die Vermittlung eines individuellen Schmerzmodells und adaptiver Bewältigungsstrategien sowie deren konsequenter Alltagstransfer führten zu einer Verbesserung des Gesamtbefindens.

32.7 Zusammenfassung des Falles

Fazit

- Eine interdisziplinäre Schmerzdiagnostik zur Identifikation schmerzunterhaltender Faktoren ist im Krankheitsverlauf frühzeitiger erforderlich.
- Der Patientin wurde ein biopsychosoziales Krankheitsmodell vermittelt.
- Der Opioidfehlgebrauch wurde beendet.
- Es konnte eine Schmerzreduktion erreicht werden.
- Die Selbstwirksamkeit in Bezug auf die Schmerzen wurde verbessert.
- Ein Anschlusskonzept zur Weiterbehandlung wurde erarbeitet.

32.8 Lösungen und Erläuterungen zu Fall 32

32.8.1 Zu Frage 1

Frage 1

Wie würden Sie bei der Patientin zur Schmerzdiagnostik vor Beginn einer speziellen schmerztherapeutischen Behandlung vorgehen?

1. Auf jeden Fall sollte die komplette orthopädische, neurologische und rheumatologische Diagnostik wiederholt werden.
2. Aufgrund der vielfältigen somatischen Befunde erübrigt sich im vorliegenden Fall eine Erhebung möglicher psychosozialer Kontextfaktoren.
3. Es ist bei der Patientin nicht erforderlich, standardisierte Erhebungsinstrumente (z. B. den Deutschen Schmerzfragebogen) zur Diagnostik einzusetzen.
4. ==Idealerweise sollte vor Therapiebeginn ein interdisziplinäres Schmerz-Assessment erfolgen.==

▶ **Erläuterung.** Hinsichtlich des Assessment gibt es Kriterien, die im OPS-Code (Operationen- und Prozedurenschlüssel) 1–910 beschrieben werden. Dazu zählen u. a. das Vorliegen einer manifesten oder drohenden Beeinträchtigung der Lebensqualität bzw. Arbeitsfähigkeit, das Scheitern unimodaler Therapieansätze und schmerzunterhaltende psychische Begleiterkrankungen [307]. Des Weiteren wird z.B. in der Nationalen Versorgungsleitlinie „Kreuzschmerz" mit hohem Empfehlungsgrad gefordert, möglichst frühzeitig im Krankheitsverlauf bei gleichzeitig vorliegenden alltagsrelevanten Aktivitätseinschränkungen und Risikofaktoren zur Chronifizierung (sog. Yellow Flags) standardisierte Screening-Instrumente einzusetzen bzw. ein interdisziplinäres Assessment durchzuführen [304]. Relevante Vorbefunde werden dabei vollständig berücksichtigt, im Kontext des biopsychosozialen Modells aber kritisch hinterfragt und ggf. neu bewertet.

32.8.2 Zu Frage 2

Frage 2

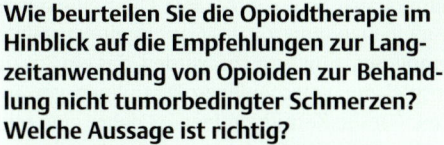

Wie beurteilen Sie die Opioidtherapie im Hinblick auf die Empfehlungen zur Langzeitanwendung von Opioiden zur Behandlung nicht tumorbedingter Schmerzen? Welche Aussage ist richtig?

1. Aufgrund der chronischen Rückenschmerzen und der chronischen Arthroseschmerzen ist eine Langzeittherapie mit hochpotenten Opioiden dringend indiziert.
2. Bei eindeutiger Indikation ist eine differenzierte psychosoziale Anamnese nicht erforderlich.
3. Bei ausreichend hoher Opioiddosierung reicht eine Opioidmonotherapie aus.
4. Wenn individuelle Therapieziele nach einer Einstellungsphase nicht erreicht werden oder bei nicht tolerierbaren Nebenwirkungen sollte die Behandlung beendet werden.

▶ **Erläuterung.** Entsprechend den Empfehlungen der S3-Leitlinie „Langzeitanwendung von Opioiden bei nicht tumorbedingten Schmerzen" können opioidhaltige Analgetika u. a. bei Patienten mit chronischen Rücken- und Arthroseschmerzen langfristig eingesetzt werden, wenn diese eine relevante Reduktion von Schmerzen bzw. körperlichem Beeinträchtigungserleben (Therapieziele) bei fehlenden oder geringen Nebenwirkungen angeben [306]. Eine Monotherapie ist dabei allerdings nicht zielführend. Vor Therapiebeginn sollte neben der sucht- und schmerzbezogenen Anamnese auch eine psychosoziale Anamnese zur Erhebung entsprechender Belastungs- oder Risikofaktoren, die schmerzmodulierend sein können, erfolgen. Eine Bedarfsmedikation mit opioidhaltigen Analgetika im Rahmen einer Langzeittherapie wird nicht empfohlen. Die Langzeitbehandlung erfordert eine regelmäßige Überwachung zur Überprüfung von Therapiezielen sowie zur Erfassung von Nebenwirkungen oder Hinweisen für einen Fehlgebrauch. Wenn sich dabei Abweichungen ergeben, sollte die Opioidtherapie schrittweise beendet werden [306].

32.8.3 Zu Frage 3

Frage 3

War die Durchführung eines interdisziplinären multimodalen Assessment zur Schmerzdiagnostik im vorliegenden Fall erforderlich?

1. Nein, die Durchführung war hier im Grunde nicht notwendig, da die psychosozialen Ursachen offensichtlich waren.
2. Ja, das interdisziplinäre multimodale Assessment dient zur rechtlichen Absicherung im Rahmen der Indikationsprüfung schmerzbedingter operativer Eingriffe.
3. Ja, das interdisziplinäre multimodale Assessment dient der interdisziplinären Befunderhebung; die Ergebnisse sind relevant für die weitere Therapieplanung.
4. Ja, aber eine Rückmeldung der Ergebnisse des interdisziplinären multimodalen Assessment an Patienten ist nicht sinnvoll, da zu komplex und zeitaufwendig.

▶ **Erläuterung.** Das interdisziplinäre multimodale Assessment vor einer multimodalen Schmerztherapie ist integraler Bestandteil des Gesamtprozesses einer solchen Therapie. Es ist dabei grundsätzlich ergebnisoffen, d.h., es dient als diagnostisches Instrument nicht ausschließlich der Indikationsstellung zur interdisziplinären multimodalen Schmerztherapie, sondern auch dazu, alternative Behandlungsoptionen aufzuzeigen. Verschiedene Disziplinen (Arzt mit Zusatzbezeichnung „Spezielle Schmertherapie", Psychologe, Physiotherapeut) arbeiten nach einem standardisierten Vorgehen gleichberechtigt zusammen. Alle Befunde werden hinsichtlich Ätiologie, Diagnosen und Behandlungsempfehlungen in einer Teambesprechung diskutiert und dem Patienten in geeigneter Form zurückgemeldet [305].

32.8.4 Zu Frage 4

Frage 4

Was begründet die Indikation zur Durchführung einer interdisziplinären multimodalen Schmerztherapie im vorliegenden Fall? Welche Aussage ist richtig?
1. Unimodale Vorbehandlungen waren unzureichend.
2. Wegen der eingeschränkten körperlichen Belastbarkeit kann keine psychosomatische Behandlung erfolgen.
3. Aufgrund der persistierenden Schmerzen muss eine Anpassung der medikamentösen Schmerztherapie unter teil- bzw. vollstationären Bedingungen erfolgen.
4. Ein Medikamentenfehlgebrauch konnte im Vorfeld ausgeschlossen werden.

▶ **Erläuterung.** Vor Einleitung einer interdisziplinären multimodalen Schmerztherapie ist die Indikationsstellung zu prüfen. Mindestens 3 der folgenden Kriterien müssen erfüllt sein [307]:
- Fehlschlagen unimodaler Therapieansätze
- wesentliche Beteiligung psychosozialer Faktoren an der Schmerzaufrechterhaltung
- bestehende oder drohende Einschränkung der Lebensqualität und/oder der Arbeitsfähigkeit
- Medikamentenfehlgebrauch oder -abhängigkeit

Als wesentlicher Ausschlussfaktor wird eine patientenseitig nicht zu erreichende Veränderungsmotivation gesehen. Ein laufendes Rentenverfahren ist dabei keine absolute Kontraindikation, sofern kein unüberwindbarer Zielkonflikt vorliegt. Werden psychische Störungen als Hauptproblematik identifiziert, sollte zunächst eine fachspezifische Behandlung erfolgen [303].

32.8.5 Zu Frage 5

Frage 5

Was kennzeichnet Interdisziplinarität als Basis für eine interdisziplinäre multimodale Schmerztherapie?
1. Verschiedene Fachdisziplinen arbeiten konsiliarisch zusammen.
2. Es ist eine konstante teamintegrierte Zusammenarbeit der einzelnen Professionen erforderlich.
3. Jede beteiligte Berufsgruppe verfügt über ein individuelles Störungs- und Behandlungsmodell, das sie gegenüber dem Patienten vertritt.
4. Teambesprechungen 1 × pro Woche sind ausreichend.

▶ **Erläuterung.** Im Rahmen der interdisziplinären multimodalen Schmerztherapie kann eine ausreichende Behandlungsqualität nur in einem stabilen Therapeutenteam erreicht werden, das ein Zusammenspiel der verschiedenen Disziplinen gewährleistet. Für die Kerndisziplinen ist daher eine reine Konsiliartätigkeit abzulehnen. Im Behandlerteam ist eine gemeinsame „Philosophie" erforderlich, die ein gemeinsames, am Patienten orientiertes Störungsmodell mit einem darauf aufbauenden Behandlungsmodell beinhaltet. Regelmäßige Teambesprechungen sind dabei als wesentliche Prozessvariable zu werten [302][303]. Des Weiteren ist darauf zu achten, dass seitens der beteiligten Professionen nicht verschiedene Interventionen durchgeführt werden, die unterschiedliche Zielstellungen verfolgen. Dies würde zu einer Überforderung der Patienten führen und möglicherweise negative Vorerfahrungen in Bezug auf die Widersprüchlichkeit von Therapieansätzen verstärken.

32.8.6 Zu Frage 6

> **Frage 6**
>
> Was war der wesentliche Faktor für die Wirksamkeit der interdisziplinären multimodalen Schmerztherapie bei der Patientin?
>
> 1. Durch den Opioidentzug wurde eine opioidinduzierte Hyperalgesie behandelt. Das führte in der Folge zur Schmerzreduktion.
> 2. Im Rahmen der Edukation wurde der Patientin vermittelt, dass chronische Schmerzen nicht komplett zu beseitigen sind. Deshalb konnte sie die Schmerzen besser akzeptieren und lernte, damit umzugehen.
> 3. Die Durchführung des Heimübungsprogramms reichte aus, um die schmerzunterhaltenden funktionellen Störungen zu beseitigen.
> 4. ==Die Vermittlung eines individuellen Schmerzmodells und adaptiver Bewältigungsstrategien sowie deren konsequenter Alltagstransfer führten zu einer Verbesserung des Gesamtbefindens.==

▶ **Erläuterung.** Die interdisziplinäre multimodale Schmerztherapie ist in Deutschland definiert als gleichzeitige, inhaltlich, zeitlich und in der Vorgehensweise aufeinander abgestimmte umfassende Behandlung von Patienten mit chronischen Schmerzen. Somatische, körperlich übende und psychologische Verfahren kommen dabei zur Anwendung. Der Behandlungsplan sowie die mit den Patienten konsentierten individuellen Therapieziele werden im Team abgesprochen. Interventionelle bzw. passive Maßnahmen gehören in der Regel nicht zum Behandlungsprogramm. Übergeordnete Ziele sind eine Verbesserung der Funktionsfähigkeit und eine Steigerung der Selbstwirksamkeit bei den betroffenen Patienten [302][303].

32.9 Literatur

[302] Arnold B, Brinkschmidt T, Casser HR et al. Multimodale Schmerztherapie. Konzepte und Indikation. Schmerz 2009; 23: 112–120

[303] Arnold B, Brinckschmidt T, Casser HR et al. Multimodale Schmerztherapie für die Behandlung chronischer Schmerzsyndrome – ein Konsensuspapier der Ad-hoc-Kommission „Multimodale Schmerztherapie" der Deutschen Schmerzgesellschaft zu den Behandlungsinhalten. Schmerz 2014; 28: 459–472

[304] Bundesärztekammer (BÄK), Kassenärztliche Bundesvereinigung (KBV), Arbeitsgemeinschaft der Wissenschaftlichen Medizinischen Fachgesellschaften (AWMF). Nationale VersorgungsLeitlinie Kreuzschmerz – Langfassung, 2. Aufl., Version 1. 2017, zuletzt verändert: 03/2017. Im Internet: http://www.leitlinien.de/nvl/kreuzschmerz/ (Stand: 15.04.2018)

[305] Casser HR, Arnold B, Brinkschmidt T et al. Interdisziplinäres Assessment zur multimodalen Schmerztherapie. Schmerz 2013; 27: 363–370

[306] Deutsche Diabetes Gesellschaft (DDG), Deutsche Gesellschaft für Allgemeinmedizin und Familienmedizin (DEGAM), Deutsche Gesellschaft für Anästhesiologie und Intensivmedizin (DGAI) et al. S 3-Leitlinie „Langzeitanwendung von Opioiden bei nicht tumorbedingten Schmerzen – „LONTS", 2015. AWMF-Register Nr. 145/003. Im Internet: http://www.awmf.org/uploads/tx_szleitlinien/145–003l_S 3_LONTS_2015–01.pdf (Stand: 15.04.2018)

[307] Deutsches Institut für Medizinische Dokumentation und Information (DIMDI). Im Internet: http://www.dimdi.de (15.04.2018)

[308] Sabatowski R, Kaiser U, Scharnagel R. Interdisziplinäre Multimodale Schmerztherapie. In: Eckart J, Jaeger K, Möllhoff T, Hrsg. Anästhesiologie, 50. Aktualisierung. Landsberg am Lech: ecomed MEDIZIN; 2016: 1–29

33 Fall 33: Akuter Tumorschmerz

Christoph H. R. Wiese

33.1 Fallbeschreibung

Merke

Der geschilderte Fall kann prinzipiell innerhalb einer Klinik (z. B. Normalpflegestation), in der Notaufnahme oder in der präklinischen Notfallmedizin auftreten. Die primären Therapieprinzipien und Behandlungsstrategien sind identisch und somit in den verschiedenen o. g. Bereichen übertragbar. In der vorliegenden Falldarstellung wurde die präklinische Versorgung des Patienten gewählt.

Die Ehefrau eines 56-jährigen Patienten, der plötzlich über eine akute Schmerzexazerbation klagt (Schmerzen abdominal dumpf bzw. pochender Entität und Schmerzen der Lendenwirbelsäule stechender bzw. einschießender Entität), alarmiert den Rettungsdienst. Bei dem Patienten liegt eine Tumorerkrankung vor (ossär und hepatisch metastasiertes Bronchialkarzinom). Die Schmerzen seien nach Aussage der Ehefrau unerträglich und noch nie so stark aufgetreten. Aus dem Meldebild ergibt sich für die Leitstelle die Notwendigkeit einer Alarmierung eines RTW und des Notarztes.

Der Fall

Notfallstichwort
Akute Schmerzexazerbation bei metastasierter Tumorerkrankung.

Notfallmechanismus
Patient mit einer akuten Schmerzexazerbation (lumbale Wirbelsäule und abdominal) bei metastasiertem Bronchialkarzinom.

Schmerzlokalisation
Abdominal und lumbal betont.

Schmerzentität
- abdominal: dumpf bzw. drückend
- Lendenwirbelsäule: stechend bzw. einschießend

33.2 Maßnahmen in der akuten Situation

Beide alarmierten Rettungsmittel treffen 10 min nach Alarmierung zeitgleich an der Einsatzstelle ein. Primär erfolgen eine kurze Anamneseerhebung sowie der Beginn erster notfallmedizinischer Maßnahmen (Vitalparameterkontrolle, Etablierung eines peripher-venösen Zugangs). Nach der Etablierung des peripher-venösen Zugangs und der Erhebung erster Befunde wird der Patient bezüglich seiner aktuellen Schmerzsituation befragt und untersucht. Des Weiteren wird die Ehefrau des Patienten gebeten, alle verfügbaren ärztlichen Unterlagen und einen aktuellen Medikamentenplan herbeizuholen.

Frage 1

Welche Besonderheiten sollten bei akutem Tumorschmerz bezüglich der Schmerzmedikation zur Therapie der akuten Symptome beachtet werden?

1. Aufgrund der Notfallsituation sind keine Besonderheiten zu beachten.
2. Die Schmerzvormedikation des Patienten ist zur Dosisfindung in der Akutsituation mit in die Therapie einzubeziehen.
3. Die allgemeine Vormedikation des Patienten und nicht die Schmerzmedikation ist zu beachten.
4. Es ist zu beachten, ob der Patient eine Chemotherapie erhält, und nicht, in welcher Form Schmerzmedikamente vorhanden sind.

Die Lösungen (und Erläuterungen) dieses Falles finden Sie weiter hinten in diesem Kapitel (S. 341) oder über den folgenden QR-Code.

Abb. 33.1 QR-Code zu den Lösungen.

Der Fall

Erstversorgung
- Erhebung der Anamnese in Bezug auf die aktuelle Situation
- Erhebung der Vitalparameter
- Etablierung eines peripher-venösen Zugangs am rechten Handrücken
- Infusionslösung (500 ml Vollelektrolytlösung)
- Blutzuckermessung
- Klassifizierung der Schmerzen mit NRS und Schmerzmittelapplikation

Erstbefunde
- Männlicher Patient, 56 Jahre alt
- 180 cm groß, 70 kg schwer
- ansprechbar, zeitlich, örtlich, zur Person und zur Situation voll orientiert
- keine sonstigen organischen Erkrankungen bekannt (u. a. kardial bzw. renal)
- Notfallmuster s. u.
- peripherer Puls 110/min, gut palpabel
- Atemfrequenz 28/min
- SpO_2 unter Raumluft 96 %
- Blutdruck nach RR 140/70 mmHg
- Blutzuckerspiegel 124 mg/dl
- Schmerzbeurteilung NRS 9/10 (sehr hohe Schmerzstärke) insbesondere im Bereich der lumbalen Wirbelsäule und des rechten Oberbauchs
- neurologisch keine Auffälligkeiten (vor allem keine Paresen, keine Parästhesie)

Notfallmuster
- Akute Schmerzexazerbation bei bekannter Tumorerkrankung
- keine sonstigen weiteren organischen Vorerkrankungen bekannt

Der Patient krümmt sich vor Schmerz und berichtet auf Nachfrage durch das Notfallteam, dass er bisher noch nie Schmerzen dieser Stärke und Intensität gehabt habe. Als Schmerzbedarfsmedikation nimmt der Patient, wenn die Schmerzen „ganz schlimm sind", Ibuprofen 600 mg ein. Zwar nimmt der Patient regelmäßig starke „morphiumartige" Schmerzmittel, die auch noch verordneten zusätzlichen Drogen nimmt er jedoch nicht, da er nicht „abhängig" werden möchte.

Frage 2
Mit welcher Schmerzmedikation beginnen Sie in der akuten Situation?
1. Fentanyl 0,1 mg i. v.
2. Morphin 5 mg i. v.
3. Metamizol 1 g als Kurzinfusion
4. Adaptierung der Schmerzmedikation anhand der Vormedikation des Patienten

Die Beurteilung der Schmerzstärke erfolgt durch den Notarzt im Rahmen der Anamnese und der klinischen Untersuchung mit der NRS. In der aktuellen Situation gibt der Patient einen Schmerz von NRS 9/10 und somit praktisch eine maximale Schmerzausprägung an. Die verordnete Bedarfsmedikation hat der Patient bei Eintreffen des Notfallteams bereits eingenommen. Diese verschafft allerdings in der vorliegenden Situation keine Linderung der Beschwerden.

Frage 3
Welche Schmerzwerte nach NRS streben Sie bezüglich einer erfolgreichen Reduktion an?
1. 0/10
2. 7/10
3. 4–5/10
4. Eine Schmerzreduktion nach NRS steht zu diesem Zeitpunkt nicht im Fokus der Akutmaßnahmen.

Frage 4
Würden Sie den Patienten aufgrund der Schwere der Schmerzexazerbation zu diesem Zeitpunkt narkotisieren und intubieren?
1. ja
2. nein

Der Notarzt lässt die Notfallsanitäter Morphinsulfat 10 mg, S-Ketamin 25 mg und Metamizol 1 g als Schmerzmedikation vorbereiten. Währenddessen ist für den Notarzt eine Einsicht in den Medikamentenplan des Patienten möglich:

- **aktuelle Schmerzmedikation des Patienten:**
  - Hydromorphon 16 mg Retard-Tabletten: 1–0–0–1–0 (alle 12 h)
  - Hydromorphon 4 mg Retard-Tabletten: 0–1–0–1–0 (alle 12 h)
  - Pregabalin 75 mg Tabletten: 1–0–0–1–0 (alle 12 h)
  - Metamizol 40 Tropfen: 1–0–1–0–1 (alle 8 h)
  - Duloxetin 60 mg: 0–0–0–0–1 (alle 24 h)
- **bei Schmerzen:**
  - Ibuprofen 600 mg bis zu 3 × täglich extra (Abstand mindestens 6 h)
  - Hydromorphon 2,6 mg akut Tabletten bis zu 4 × täglich extra (Abstand mindestens 4 h)
- **bei Unruhe:** Lorazepam 1 mg sublingual Tablette bis zu 2 × täglich (Abstand 2 h)

Auf den ersten Blick wird für den Notarzt ersichtlich, dass der Patient einen dezidierten Schmerzmedikamentenplan von seinem betreuenden Arzt erhalten hat. Die Frage nach dem therapeutischen Wunsch bzw. Willen des Patienten stellt sich dem Notarzt in der ersten Phase der Behandlung nicht, da er primär davon ausgehen kann, dass der Patient eine symptomkontrollierte Behandlung seiner akuten Schmerzen wünscht. Dies wird im vorliegenden Fall vom Patienten auf Nachfrage auch bestätigt.

> **Frage 5**
>
> Ist es sinnvoll, die Hauptschmerzmedikation des Patienten in eine morphinäquipotente Dosis umzurechnen?
> 1. ja
> 2. nein

Parallel zu den ersten therapeutischen Maßnahmen erfolgen die Überlegungen des Notfallteams bezüglich der technischen Rettung des Patienten und die Planung des Zielkrankenhauses. Aufgrund der unklaren Ursache der lumbal betonten Schmerzen (jedoch ohne Parese oder Parästhesien), die in der Gesamtbetrachtung der Akutsituation auch auf eine pathologische Wirbelkörperfraktur zurückzuführen sein könnten, wird die Entscheidung zur Stabilisierung bzw. Immobilisierung des Patienten getroffen. Wegen der Vorerkrankung des Patienten und seiner aktuell sehr ausgeprägten Schmerzsymptomatik steht bei den Überlegungen die Wahl einer geeigneten Klinik im Vordergrund. Dabei sind sowohl medizinische als auch einsatztaktische Aspekte miteinander zu kombinieren (z. B. Abwesenheit des Notarztes bei längerer Transportzeit).

> **Frage 6**
>
> In welche Klinik würden Sie den Patienten einweisen?
> 1. nächstgelegenes Krankenhaus unabhängig von der Ausrichtung bzw. den Fachabteilungen
> 2. unbedingt in eine nächstgelegene Klinik mit onkologischer, strahlentherapeutischer und palliativmedizinischer Expertise (z. B. Palliativstation) und Betreuungsmöglichkeit
> 3. Krankenhaus, in dem der Patient aufgrund seiner Tumorerkrankung bisher behandelt worden ist
> 4. Klinikum der Maximalversorgung
> 5. Spezialklinik für onkologische Erkrankungen

Des Weiteren gilt es für den Notarzt auch, den Patientenwillen bezüglich der auf die Akutsituation folgenden Maßnahmen (inklusive Klinikeinweisung) zu eruieren und in die weiteren Therapieentscheidungen miteinzubeziehen.

Parallel zur Planung der technischen Rettung des Patienten und der Information des geeigneten Zielkrankenhauses können die akuten Schmerzen durch die Titration der Schmerzmedikation gelindert werden (Applikation von insgesamt 45 mg Morphin i. v. (4 Einzelgaben über ca. 20 min [20, 10, 10 und 5 mg], 1 g Metamizol als Kurzinfusion und 10 mg S-Ketamin i. v.). Mithilfe dieser Dosis an analgetischen Medikamenten kann eine Linderung der Beschwerden um ca. 50 % auf ein für den Patienten erträgliches Schmerzmaß erreicht werden.

33.3 Transport zur Klinik

Im Verlauf wird der Patient aufgrund der aktuellen Situation und der bestehenden häuslichen Versorgung durch die Angehörigen ohne palliativmedizinische Unterstützung in die zentrale Notaufnahme der Klinik transportiert, in der er sich auch wegen seiner onkologischen Erkrankung in Behandlung befunden hat. Das Team der zentralen Notaufnahme wird vorab durch das Notfallteam bzw. die integrierte Leitstelle über den Patienten informiert und die besondere Situation wird erläutert. Das Team der Notaufnahme besteht dementsprechend nunmehr aus dem Arzt der Notaufnahme, der Pflegekraft der Notaufnahme sowie dem palliativmedizinischen Konsiliarzt, um den besonderen Umständen des Patienten und einer optimalen Folgeversorgung im Sinne des Patientenwillens und der medizinischen Indikation gerecht werden zu können.

33.4 Diagnostik und Therapie in der Klinik

In der Notaufnahme erfolgen primär die Basisuntersuchung nach ABCDE-Schema sowie die Basisdiagnostik (u.a. Vitalparameterkontrolle, Laborabnahme). Aufgrund der Möglichkeit einer pathologischen Wirbelkörperfraktur werden im Rahmen der Akutsituation ein CT der lumbalen Wirbelsäule und des lumbosakralen Übergangs sowie ein CT des Abdomens veranlasst, die auch zeitnah erfolgen können.

Der Fall — B

Erstversorgung in der Klinik
- Basisuntersuchung
- Basisdiagnostik
- Fortsetzung der symptomkontrollierenden Schmerztherapie
- Veranlassung erweiterter radiologischer Diagnostik
- Organisation der stationären Aufnahme auf der Palliativstation der Klinik

In der radiologischen Diagnostik können die bekannten ossären Metastasen bestätigt werden. Eine pathologische Wirbelkörperfraktur kann nicht diagnostiziert werden. Im CT des Abdomens zeigen sich mehrere hepatische Metastasen, ansonsten ist das CT unauffällig.

Nach Abschluss der radiologischen Diagnostik erfolgt die Verlegung des Patienten auf die Palliativstation der Klinik, um
- die medikamentöse Einstellung noch zu erweitern und
- die häusliche Unterstützung der Angehörigen durch ein Palliativteam zu organisieren sowie
- die weiteren therapeutischen möglichen Maßnahmen (z. B. Radiatio der ossären Metastasen) mit dem Patienten zu besprechen und ggf. zu veranlassen.

33.5 Weiterer Verlauf

Der Patient kann nach insgesamt 8 Tagen die Klinik gut symptomkontrolliert wieder verlassen. Eine Opioidrotation auf L-Polamidontropfen wird durchgeführt und eine ambulante palliativmedizinische Betreuung (einschließlich Schulung der Angehörigen im Umgang mit der Bedarfsmedikation nach Medikamentenplan) wird organisiert. Es erfolgt die Beantragung einer Pflegestufe und es werden weitere therapeutische Optionen besprochen (mit Beginn einer Radiatio der Wirbelkörpermetastasen).

33.6 Zusammenfassung des Falles

Fazit ✓
- Patient mit akuter Schmerzexazerbation bei metastasiertem Bronchialkarzinom
- notfallmedizinische Maßnahmen zur symptomkontrollierenden Schmerzlinderung und Planung der weiteren Versorgung über 45 min
- Transport des Patienten nach adäquater Symptomkontrolle in die den Patienten betreuende Klinik
- Vorabinformation der Notaufnahme mit Integration des palliativmedizinischen Konsildiensts
- unkomplizierte Versorgung des Patienten auf der Palliativstation mit Vorbereitung und Organisation der weiteren häuslichen Betreuung

33.7 Lösungen und Erläuterungen zu Fall 33

Im Jahr 2012 waren in Deutschland ca. 1,6 Millionen Menschen, mit steigender Tendenz bis zum Jahr 2016, mit malignen Tumorerkrankungen unterschiedlicher Genese registriert [311]. Im Verlauf ihrer Tumorerkrankung entwickeln mehr als 70 % der Patienten therapiebedürftige Schmerzen [316] [322]. Diese Schmerzen können sich langsam entwickeln (chronische Tumorschmerzen) bzw. schnell und akut auftreten (akute Tumorschmerzen bzw. Tumordurchbruchschmerzen). Über 90 % aller Patienten mit Tumorerkrankungen im weit fortgeschrittenen Krankheitsstadium leiden unter dauerhaft zu therapierenden Schmerzsyndromen.

Die Ursachen sind tumorbedingt, tumorassoziiert, therapiebedingt und/oder tumorunabhängig [309][312][315]. Akute Schmerzexazerbationen und sog. Tumordurchbruchschmerzen können bei über 80 % der Patienten mit fortgeschrittenen Tumorerkrankungen beobachtet werden [314][317][318][323]. Auch bei sehr guter Patienten-Compliance und dem Befolgen leitlinienkonformer Therapieschemata kann es im Verlauf der Therapie und Erkrankung zum Auftreten akuter und behandlungsbedürftiger Schmerzen kommen. Akute Schmerzattacken bei Patienten mit Tumorerkrankungen treten oftmals unvorhergesehen auf, dauern in der Regel nur über eine kurze Zeit an (im Mittel 30 min) und benötigen aufgrund der hohen Schmerzbelastung des Patienten eine schnelle und adäquate Therapie [310][313][319].

Trotz aller Fortschritte in der Tumorschmerztherapie fehlt in der Patienten- und Angehörigeneinweisung oftmals eine ausreichende Aufklärung über mögliche akute Schmerzexazerbationen. Zudem ist oft keine adäquate medikamentöse Empfehlung einer Bedarfsmedikation vorhanden, die in derartigen Situationen vom Patienten selbstständig eingenommen werden kann [324]. Wichtig für Ärzte ist, dass die medikamentöse Therapie akuter Tumorschmerzen Unterschiede im Vergleich zu nicht tumorbedingten akuten Schmerzsymptomen aufweist (medizinische, psychische und soziale Komponenten). Häufig werden auch Dosisbereiche der einzelnen analgetischen Medikamente erreicht, die für den in der Tumorschmerztherapie unerfahrenen Arzt (z. B. Notarzt, Arzt in der Notaufnahme) schwer nachvollziehbar sind. Zu berücksichtigen ist somit in der Akutbetreuung der Patienten, dass nicht selten hohe bis sehr hohe Dosierungen von Opioidanalgetika zum Einsatz kommen müssen, da viele der Patienten mit Tumorerkrankungen bereits opioidadaptiert sind [320][321].

Merke

Auch wenn effektive Empfehlungen zur Behandlung von Tumorschmerzen konsequent befolgt werden, können aufgrund der Komplexität der Schmerzursache im Verlauf therapiebedürftige akute Schmerzexazerbationen als Notfallsituation auftreten.

Die Therapie akuter Tumorschmerzen stellt vor allem medizinische, psychologische, rechtliche, ethische und soziale Anforderungen an die den Patienten betreuenden Ärzte (Total-Pain-Konzept nach C. Saunders):
- Betreuungsort des Patienten (z. B. häusliche Umgebung, Pflegeeinrichtung)
- Schmerzvormedikation nach WHO-Stufenschema und mögliche Ursachen für die Schmerzexazerbation
- notfallmedizinische symptomkontrollierte Akuttherapie sowie Folgetherapie
- Eruierung und Umsetzung bzw. mögliche Umsetzbarkeit des Patientenwillens

33.7.1 Zu Frage 1

Frage 1

Welche Besonderheiten sollten bei akutem Tumorschmerz bezüglich der Schmerzmedikation zur Therapie der akuten Symptome beachtet werden?

1. Aufgrund der Notfallsituation sind keine Besonderheiten zu beachten.
2. Die Schmerzvormedikation des Patienten ist zur Dosisfindung in der Akutsituation mit in die Therapie einzubeziehen.
3. Die allgemeine Vormedikation des Patienten und nicht die Schmerzmedikation ist zu beachten.
4. Es ist zu beachten, ob der Patient eine Chemotherapie erhält, und nicht, in welcher Form Schmerzmedikamente vorhanden sind.

▶ **Erläuterung.** Aufgrund der sehr dezidierten Schmerzvormedikation und der hohen Dosis der Opioidanalgetika ist eine Beachtung der Vormedikation für die Therapie der nun akuten Schmerzexazerbation unbedingt notwendig. Hierdurch kann sichergestellt werden, dass mit einer ausreichenden akuten Schmerzmedikation die Situation im Sinne des Patienten zeitnah und gut symptomkontrollierend durchbrochen werden kann.

33.7.2 Zu Frage 2

Frage 2
Mit welcher Schmerzmedikation beginnen Sie in der akuten Situation?
1. Fentanyl 0,1 mg i. v.
2. Morphin 5 mg i. v.
3. Metamizol 1 g als Kurzinfusion
4. Adaptierung der Schmerzmedikation anhand der Vormedikation des Patienten

▶ **Erläuterung.** Die erste Zielsetzung einer effektiven Behandlung des Patienten in der vorliegenden akuten Notfallsituation war, die Art der Schmerzsymptomatik (nozizeptive und/oder neuropathische Schmerzen) zu diagnostizieren und die akute Schmerzexazerbation medikamentös zu therapieren sowie dementsprechend die Schmerzsituation zu definieren (z. B. akute Schmerzexazerbation bekannter Schmerzen, Tumordurchbruchschmerz). Dazu ist es wichtig, die Schmerzmedikation des Patienten zu kennen, da sich an dieser die Akutschmerzmedikation berechnen lässt. Im Anschluss an die akute Therapie ist es von Bedeutung, den Willen des Patienten zu eruieren, um entsprechend weitere diagnostische und therapeutische Maßnahmen im Sinne des Patientenwillens zu veranlassen. Wichtig ist es in einer derartigen Situation vor allem, immer zu bedenken, dass jede diagnostische Maßnahme bei entsprechendem Ergebnis auch eine therapeutische Option beinhalten soll, die es in der Folge mit dem Patienten zu besprechen gilt.

Die Opioidanalgetika der WHO-Stufe III unterliegen in Deutschland der Betäubungsmittelverordnung [327]. Eine für den Patienten adäquate Therapie mit Opioidanalgetika setzt die Kenntnis der Betäubungsmittelverordnung voraus. Regelungen der Betäubungsmittelverordnung u. a.:
- Personen, die Betäubungsmittel verordnen dürfen
- Verordnungsform und Verordnungsinhalt (u. a. maximale Dosis pro Monat)
- Dokumentation der Verordnung und Applikation von Betäubungsmitteln
- Umgang mit Betäubungsmitteln in den Einrichtungen des Gesundheitswesens

In der Notfallsituation ist vor allem die Dokumentation der Applikation bzw. des Verwerfens und der Entsorgung der Opioidanalgetika nach Betäubungsmittelverordnung wichtig. In Bezug auf den Patienten ist besonders die Fragestellung von Bedeutung, ob der Patient bereits Erfahrungen (sog. opioidsensibler Patient) oder keine Erfahrungen in der Einnahme von Opioidanalgetika hat (sog. opioidnaiver Patient) und welche Gesamtdosis der Patient pro Tag einnimmt.

Der Patient im vorliegenden Fall erhielt nach Plan insgesamt 44 mg Hydromorphon am Tag. Darüber hinaus bestand für ihn die Möglichkeit, zusätzlich nach Medikamentenplan 4×2,6 mg Hydromorphon akut pro Tag einzunehmen. Nach den Angaben des Patienten nahm er jedoch bei ganz starken Schmerzen maximal Ibuprofen 600 mg zusätzlich als Bedarfsmedikation ein. Deshalb war davon auszugehen, dass aktuell keine Zusatzmedikation im Bereich der Opioidanalgetika genommen wurde. Somit sollte der Notarzt in der ersten Berechnung von 44 mg Hydromorphon als Gesamttagesdosis ausgehen. Diese entspricht einer äquipotenten Morphindosis von ca. 330 mg Morphin oral pro Tag (Umrechnungsfaktor Morphin zu Hydromorphon: 7,5 : 1). Basierend auf einer Bioverfügbarkeit des Morphins von ca. 30 % errechnet sich eine Tagesdosis Morphinsulfat i. v. von ca. 100 mg pro Tag. Bezüglich der Applikation einer Bedarfs- bzw. Akutmedikation besteht die traditionelle, aber nicht wissenschaftlich belegte Regel, $\frac{1}{6}$–$\frac{1}{10}$ der gesamten Opioidtagesdosis singulär zu applizieren [325][326]. Dadurch besteht für die Akutsituation eine Orientierung bezüglich der Dosisfindung (in der vorliegenden Situation 15 mg Morphinsulfat i. v.).

In einer Untersuchung aus dem Jahr 2010 konnte gezeigt werden, dass Notfallmediziner bei akuten Exazerbationen von Tumorschmerzen eher zu geringe opioidanalgetische Medikation zur Schmerzlinderung verabreichen [325]. Dadurch kam es in den meisten vergleichbaren Fällen zu keiner adäquaten Schmerzreduktion für den jeweiligen Patienten [325]. In diesem Zusammenhang ist es wichtig zu erwähnen, dass alle Patienten in der zitierten Arbeit, die unter akuten Schmerzexazerbationen bei Tumorerkrankung gelitten hatten, in der Schmerzvormedikation bereits ein Opioidanalgetikum der WHO-Stufe III erhalten hatten [325]. Die Morphinäquipotenzdosen waren ebenfalls mit denen im geschilderten Fall vergleichbar. Deshalb ist es realistisch, bei einer akuten Schmerzexazerbation bei Patienten mit Tumorerkrankungen mit derartigen Dosierungen an

Tab. 33.1 Errechnung der Äquivalenzdosis: 1 mg Morphin, multipliziert mit dem jeweiligen Umrechnungsfaktor, entspricht der Dosis der äquivalenten Opioide in mg pro 24 h. (Quelle: Zacharowski K. Pssst...AINS-Secrets! Stuttgart: Thieme; 2015.)

Opioid	Applikationsart	Umrechnungsfaktor zu den anderen Opioiden ausgehend von 1 mg Morphin i. v.	Anmerkung
Morphin	s. c.	1	Startdosis: 10 mg alle 4 h
	i. v.	1	Startdosis: z. B. per PCIA 2 mg alle 15 min
	epidural	0,25	Startdosis: 3–5 mg alle 8–12 h
	intrathekal	0,025	
	oral/rektal	3	Startdosis: oral 5–10 mg alle 4 h, Retardform oral 10 mg alle 8–12 h
Buprenorphin	i. v.	0,03	Startdosis: per PCIA 0,04 mg alle 15 min
	s. c.	0,03	
	s. l.	0,04	Startdosis: 0,2–0,4 mg alle 6–8 h
	TTS	0,03	Startdosis mit Abgaberate von Buprenorphin 5–10 µg/h
Dihydrocodein	oral	12	
Fentanyl	TTS	0,03	Startdosis: Pflaster mit Abgaberate von Fentanyl 12 µg/h
Hydromorphon	oral	0,4	Startdosis: 2–4 mg alle 12–24 h
L-Methadon	oral	variabel	individuelle Dosisfestlegung notwendig
Oxycodon	oral	2	Startdosis: 5 mg alle 12 h
Pethidin	i. v.	7,5	Dosis: PCIA 10 mg alle 10 min
Piritramid	i. v.	1,5	Startdosis: 1,5 mg alle 5–10 min
Tapentadol	oral	7,5	Startdosis: 50 mg alle 12 h
Tilidin/Naloxon	oral	30	Startdosis: 50–100 mg alle 2–4 h
Tramadol	oral	30	Startdosis (Retardform): 50 mg alle 4–12 h
	rektal	15	Startdosis: 100 mg alle 2–4 h
	s. c./i. v.	10	

i. v. = intravenös
PCIA = patientengesteuerte Analgesie
s. c. = subkutan
s. l. = sublingual
TTS = transdermales Transportsystem
für TTS Gesamtmenge für 24 h berechnen und dann Abgaberate/h

Opioidanalgetikum in Kontakt zu kommen. Dazu bietet sich die Nutzung einer sog. Opioidumrechnungstabelle an (▶ Tab. 33.1).
  Beispielrechnungen:
- Wie viel Tramadol entspricht 20 mg Morphin i. v.?
  ○ 20 mg Morphin i. v. x 10 (Umrechnungsfaktor für Tramadol i. v.) entspricht 200 mg Tramadol i. v.
- Wie viel Fentanyl über TTS sind 120 mg Morphin oral in 24 h?
  ○ 120 mg / 3 entspricht 40 mg Morphin i. v. in 24 h
  ○ 40 x 0,03 entspricht 1,2 mg oder 1200 µg Fentanyl in 24 h
  ○ 1200 µg / 24 h entspricht 50 µg/h Fentanyl TTS

33.7.3 Zu Frage 3

Frage 3

Welche Schmerzwerte nach NRS streben Sie bezüglich einer erfolgreichen Reduktion an?

1. 0/10
2. 7/10
3. 4–5/10
4. Eine Schmerzreduktion nach NRS steht zu diesem Zeitpunkt nicht im Fokus der Akutmaßnahmen.

▶ **Erläuterung.** Die NRS dient bei Schmerzen primär als Messinstrument. Sie ist bei akuten Tumorschmerzen für einen ersten Eindruck und auch für die Bewertung des Therapieerfolgs einfach anwendbar und gut geeignet. Nicht selten führen Tumorschmerzpatienten zudem ein sog. Schmerztagebuch, das auch die realistisch erreichbaren Schmerzwerte im Sinne der NRS aufzeigen kann. Primäres Ziel einer akuten Schmerztherapie ist es vorrangig, den Schmerz für den Patienten erträglich zu gestalten. Allgemein gilt dabei eine Reduktion der Beschwerden um 50 % nach NRS als Therapieerfolg und sollte daher als Therapieziel definiert werden [325].

33.7.4 Zu Frage 4

Frage 4

Würden Sie den Patienten aufgrund der Schwere der Schmerzexazerbation zu diesem Zeitpunkt narkotisieren und intubieren?

1. ja
2. nein

▶ **Erläuterung.** Eine adäquate und an die Vormedikation adaptierte Akutschmerzmedikation kann bei einer akuten Exazerbation von Tumorschmerzen eine signifikante und für den Patienten gut erträgliche Linderung der Beschwerden erbringen. Deshalb ist wegen der Schmerzsituation eine Narkose mit nachfolgender Intubation und Beatmung nicht sinnhaft und notwendig.

33.7.5 Zu Frage 5

Frage 5

Ist es sinnvoll, die Hauptschmerzmedikation des Patienten in eine morphinäquipotente Dosis umzurechnen?

1. ja
2. nein

▶ **Erläuterung.** Die Erläuterung finden Sie in der Erläuterung zu Frage 2 (S. 343).

33.7.6 Zu Frage 6

Frage 6

In welche Klinik würden Sie den Patienten einweisen?

1. nächstgelegenes Krankenhaus unabhängig von der Ausrichtung bzw. den Fachabteilungen
2. unbedingt in eine nächstgelegene Klinik mit onkologischer, strahlentherapeutischer und palliativmedizinischer Expertise (z. B. Palliativstation) und Betreuungsmöglichkeit
3. Krankenhaus, in dem der Patient aufgrund seiner Tumorerkrankung bisher behandelt worden ist
4. Klinikum der Maximalversorgung
5. Spezialklinik für onkologische Erkrankungen

▶ **Erläuterung.** Nach Reduktion der akuten Schmerzsymptome ist es wichtig, die Schmerzursache zu eruieren. Des Weiteren muss spätestens nach einer adäquaten Symptomlinderung der Patientenwille in die weitere Therapieentscheidung einbezogen werden. In dem vorliegenden Fall wurde dieser Wille vom Notarzt in die Entscheidung integriert, den Patienten in die Klinik zu transportieren, die ihn wegen seiner Tumorerkrankung behandelte. Das letzte MRT des Abdomens und der Lendenwirbelsäule war 14 Tage vor dem Ereignis erstellt worden. Dabei waren hepatische und mehrere ossäre Metastasen der lumbalen Wirbelkörper bestätigt worden. Eine Instabilität der Lendenwirbelsäule mit Spinalkanaleinbruch bzw. Wurzelkompression war nicht diagnostiziert worden. Trotz dieses Wissens war es richtig, dass der Patient aufgrund der gezeigten Schmerzsymptomatik vom Notfallteam immobilisiert wurde.

> **Merke**
>
> Im Rahmen der Akutversorgung ist es wichtig, dass in Betracht gezogen wird, dass die Schmerzsymptomatik auch ursächlich behandelt werden kann.

Aus diesem Grund war der Transport des Patienten in das Krankenhaus, das ihn vorbehandelt hatte, sinnvoll. Danach konnte dann von den Kollegen entsprechend das weitere Prozedere mit dem Patienten besprochen und entschieden werden. Ein klassischer kausaler Therapieansatz der Tumorschmerzen des Patienten kann in der Notfallsituation nicht erfolgen, sodass primär symptomatisch und sekundär ursächlich therapiert werden sollte.

Auch ist in der Notfallsituation zwar eine Linderung der akuten Schmerzen möglich, eine Stabilisierung und Optimierung der Schmerzreduktion kann im Notarzteinsatz jedoch nicht erfolgen. Auch aus diesem Grund war eine stationäre Einweisung sinnvoll, um in Ruhe eine Anbindung an eine palliativmedizinische Versorgung zu ermöglichen. Nur so lassen sich zukünftige Akutsituationen vermeiden.

Der vorliegende Fall zeigt, dass Notfallmedizin und Tumorschmerztherapie keine Antipoden sein müssen, sondern sich in ihrer Ausrichtung und der optimalen Patientenversorgung sehr gut ergänzen können.

33.8 Literatur

[309] Caraceni A, Portenoy RK. An international survey of cancer pain characteristics and syndromes. IASP Task Force on Cancer Pain. International Association for the Study of Pain. Pain 1999; 82: 263–274

[310] Davies AN, Dickman A, Reid C et al. Breakthrough cancer pain. BMJ 2008; 337: a2689

[311] Deutsches Krebsforschungszentrum – Krebsinformationsdienst. Krebsstatistiken. Im Internet: https://www.krebsinformationsdienst.de/grundlagen/krebsstatistiken.php (Stand: 27.04.2018)

[312] Ger LP, Ho ST, Wang JJ et al. The prevalence and severity of cancer pain: a study of newly-diagnosed cancer patients in Taiwan. J Pain Symptom Manage 1998; 15: 285–293

[313] Gomez-Batiste X, Madrid F, Moreno F et al. Breakthrough cancer pain: prevalence and characteristics in patients in Catalonia, Spain. J Pain Symptom Manage 2002; 24: 45–52

[314] Hagen NA, Biondo P, Stiles C. Assessment and management of breakthrough pain in cancer patients: current approaches and emerging research. Curr Pain Headache Rep 2008; 12: 241–248

[315] Khosravi Shahi P, Del Castillo Rueda A, Perez Manga G. Management of cancer pain. Ann Med Interna 2007; 24: 554–557

[316] Maier C, Nestler N, Richter H et al. Die Qualität der Schmerztherapie in deutschen Krankenhäusern. Dtsch Ärztebl Int 2010; 107: 607–614

[317] Nauck F, Eulitz N. Tumorschmerztherapie. Basistherapie und Therapie des Durchbruchschmerzes. Schmerz 2007; 21: 359–370

[318] Nauck F, Alt-Epping B. Crises in palliative care – a comprehensive approach. Lancet Oncol 2008; 9: 1086–1091

[319] Portenoy RK, Payne D, Jacobsen P. Breakthrough pain: characteristics and impact in patients with cancer pain. Pain 1999; 81: 129–134

[320] Rainone F. Treating adult cancer pain in primary care. J Am Board Fam Pract 2004; 17: S 48–S 56

[321] Strumpf M, Willweber-Strumpf A, Zenz M. Opioide: moderne Konzepte in der Schmerztherapie. Med Klin (Munich) 2006; 101: 139–145

[322] Ventafridda V, Tamburini M, Caraceni A et al. A validation study of the WHO method for cancer pain relief. Cancer 1987; 59: 850–856

[323] Wiese C, Bartels U, Ruppert D et al. Notfallmedizinische Versorgung von Palliativpatienten mit Tumorerkrankungen in weit fortgeschrittenen Erkrankungsstadien. Treatment of oncology patients in the final stadium of disease by prehospital emergency physicians. Anaesthesist 2007; 56: 133–140

[324] Wiese CH, Vossen-Wellmann A, Morgenthal HC et al. Emergency calls and need for emergency care in patients looked after by a palliative care team: Retrospective interview study with bereaved relatives. BMC Palliat Care 2008; 7: 11

[325] Wiese CH, Strumpf M, Löffler EK et al. Notärztliche Behandlung akuter Schmerzexazerbationen bei ambulanten Palliativpatienten in Deutschland: retrospektive multizentrische Untersuchung. Notfall Rettungsmed 2010; 13: 781–788

[326] Wirz S, Wiese CH, Zimmermann M et al. Schnell freisetzende Fentanylapplikationsformen. Stellungnahme des Arbeitskreises Tumorschmerz der Deutschen Schmerzgesellschaft. Schmerz 2013; 27: 76–80

[327] World Health Organization. Cancer Pain Relief. Geneva: World Health Organization; 1986

34 Fall 34: Chronischer Schmerz als perioperative Komorbidität

Joachim Erlenwein

34.1 Fallbeschreibung

Eine 56-jährige Patientin soll aufgrund des Verdachts auf Vorliegen eines Endometriumkarzinoms laparotomiert werden.

34.2 Stationäre Aufnahme zur Operation

Die Patientin wird am Tag vor der Operation stationär aufgenommen. Im Rahmen der Anamnese im Aufnahmegespräch stellt sich heraus, dass die Patientin neben internistischen Vorerkrankungen seit Jahren chronische Nacken- und Rückenschmerzen hat und aufgrunddessen von ihrem Hausarzt mit Analgetika behandelt wird. Nach der stationären Aufnahme erfolgt im Tagesverlauf die perioperative Planung im Prämedikationsgespräch mit dem Anästhesisten.

Vormedikation
- Ramipril 5 mg 1–0–0
- Metformin 500 mg 1–0–1
- Fentanyl transdermal 25 µg/h
- Metamizol 500 mg 1–1–1
- Pregabalin 75 mg 1–0–1
- Trimipramin 10 mg 0–0–1

Sozialanamnese
Patientin ist geschieden, 19-jährige Tochter im Haushalt, verheirateter 36-jähriger Sohn, ein Enkelkind. Patientin ist für die Pflege der eigenen multimorbiden Mutter verantwortlich. Gelernte Einzelhandelskauffrau, seit ca. 14 Monaten durchgehend wegen Rückenschmerzen arbeitsunfähig, zuvor 20 Wochenstunden bei einem Lebensmittel-Discounter, inzwischen wurde das Arbeitsverhältnis gekündigt.

Der Fall

Patientin
- Alter 56 Jahre
- Größe 169 cm, Gewicht 87 kg
- Laparotomie bei Verdacht auf Endometriumkarzinom, geplante Operationsdauer 3 h

Vorerkrankungen
- Arterielle Hypertonie
- kompensierte Niereninsuffizienz
- nicht insulinpflichtiger Diabetes mellitus
- chronischer Nacken- und Lendenwirbelsäulenschmerz mit Radikulopathie im Dermatom L 5 nach Bandscheibenvorfall und Dekompressions- und 2-maliger Revisionsoperation (Erstoperation vor ca. 5 Jahren, 1. Revision 2 Wochen nach Ersteingriff, 2. Revision ca. 12 Monate später)
- rezidivierende depressive Episoden
- Raucherin (ca. 20 Pack Years)

Frage 1

Welche Aussage zu Risikofaktoren der Patientin hinsichtlich starker postoperativer Schmerzen ist richtig?

1. Opioide in der Vormedikation reduzieren postoperative Schmerzen.
2. Arterielle Hypertonie und Niereninsuffizienz müssen hinsichtlich der Analgetikaauswahl aufgrund der kurzen Applikationszeit perioperativ kaum beachtet werden.
3. Diabetes führt zur perioperativen Hyperalgesie.
4. Chronische Schmerzen gehen sowohl mit mehr Schmerz postoperativ als auch mit verlangsamter Rehabilitation einher.
5. Niedriger sozialer Status hat keinen Einfluss auf die Schmerzwahrnehmung.

Die Lösungen (und Erläuterungen) dieses Falles finden Sie weiter hinten in diesem Kapitel (S. 351) oder über den folgenden QR-Code.

Abb. 34.1 QR-Code zu den Lösungen.

34.3 Prämedikationsgespräch

Der Anästhesist empfiehlt der Patientin nach ausführlicher Anamnese für den Eingriff ein kombiniertes Vorgehen mit Allgemeinanästhesie und einem periduralen Katheterverfahren. Trotz ausführlicher Aufklärung lehnt die Patientin einen Schmerzkatheter ab. Sie habe Angst, wieder einen Nervenschaden wie bei den Bandscheibenoperationen zu erleiden. Es erfolgt somit die Aufklärung für eine Allgemeinanästhesie. Der Anästhesist trifft für die Station Anordnungen bezüglich der Fortführung der Vormedikation.

Frage 2

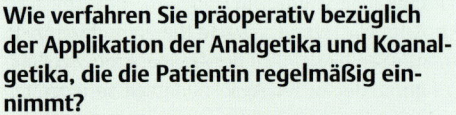

Wie verfahren Sie präoperativ bezüglich der Applikation der Analgetika und Koanalgetika, die die Patientin regelmäßig einnimmt?
1. Alle werden bis zum Eingriff normal weitergegeben.
2. Pregabalin und Trimipramin werden am Vorabend der Operation abgesetzt.
3. Pregabalin sollte auf Gabapentin umgestellt werden.
4. Die transdermale Opioidtherapie hätte bereits im Vorfeld vom Hausarzt auf eine orale Therapie umgestellt werden müssen.
5. Die Therapie mit Fentanyl muss perioperativ immer auch transdermal fortgeführt werden, um einen Entzug zu verhindern.

34.4 Verlauf im Einleitungsraum und Operationssaal

Die Patientin erreicht die Einleitung unter suffizienter Anxiolyse mit Midazolam 7,5 mg. Nach der Überprüfung der Identität und der schriftlichen Aufklärung orientiert sich der Anästhesist im Narkoseprotokoll zu Vorerkrankungen und Vormedikation der Patientin. Sein Kollege aus der Prämedikationsambulanz hat farblich das transdermale Fentanyl im Anamnesetext markiert. Die Vorbereitung und Einleitung der Allgemeinanästhesie erfolgt problemlos. Nach der Einleitung entfernt der Anästhesist das Fentanylpflaster. Intraoperativ bestätigt sich klinisch im Schnellschnitt der Verdacht eines Endometriumkarzinoms (Klasse IIIc nach Fédération Internationale de Gynécologie et d'Obstétrique). Es werden zusätzlich zur Hysterektomie einige Becken- und paraaortale Lymphknoten entfernt. Intraoperativ erfolgt neben dem Flüssigkeits- auch ein Wärmemanagement. Der Eingriff dauert letztendlich ca. 4 h. Im Anschluss wird die Patientin extubiert und zur Überwachung in den Aufwachraum verlegt.

Frage 3

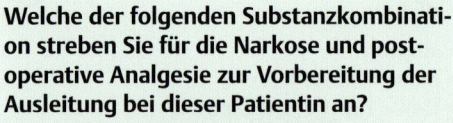

Welche der folgenden Substanzkombination streben Sie für die Narkose und postoperative Analgesie zur Vorbereitung der Ausleitung bei dieser Patientin an?
1. Propofol, Remifentanil, Metamizol
2. Sevofluran und Sufentanil, Lidocain, Metamizol
3. Sevofluran und Remifentanil, Piritramid
4. Propofol, Sufentanil, Paracetamol
5. Propofol, Alfentanil, Ketamin

34.5 Verlauf im Aufwachraum

Im Aufwachraum erhält die Patientin innerhalb der ersten 2 h kumuliert 22,5 mg Piritramid (1,5 Ampullen) und gibt dennoch eine Schmerzintensität von 8 auf der 11-stufigen NRS (0–10) an und wirkt unruhig. Die zuständige Pflegekraft verständigt den für den Aufwachraum verantwortlichen anästhesiologischen Oberarzt. Dieser appliziert i.v. innerhalb von wenigen Minuten fraktioniert weitere 7,5 mg Piritramid und die Patientin erhält zusätzlich 1 g Metamizol als Kurzinfusion. Die Schmerzintensität bei der Patientin reduziert sich nach ca. 15 min auf NRS 3 in Ruhe. Zur Planung der Überleitung auf die Normalstation ordnet der Oberarzt außerdem an, dass die Patientin eine PCIA-Pumpe (Pumpe zur patientenkontrollierten Analgesie) und einmalig oral 20 mg retardiertes Oxycodon erhalten soll. Das ist auf der gynäkologischen Normalstation Bestandteil des postoperativen Standardkonzepts. Die Patientin wird nach 4 h wach, kreislaufstabil und entspannt in ihrem Bett liegend mit einer Schmerzintensität von NRS 2 in Ruhe auf die Normalstation verlegt.

Der Fall

Analgetikaanordnung
- Paracetamol 500 mg 1–1–1–1
- Metamizol 500 mg 1–1–1
- Oxycodon retardiert 10 mg 1–0–1
- Pregabalin 75 mg 1–0–1
- Trimipramin 10 mg 0–0–1
- bei Bedarf Metamizol 500 mg bis zu 3 × täglich oder 400 mg Ibuprofen bis zu 4 × täglich
- PCIA-Pumpe

Frage 4

Welche der folgenden Einstellungen der PCIA ist für diese Patientin am ehesten sinnvoll für die Verlegung auf die Normalstation?

1. 1-mg-Boli Piritramid, Sperrzeit 30 min, 4-h-Maximum 5 mg
2. 3-mg-Boli Piritramid, Sperrzeit 2 min, 4-h-Maximum 80 mg
3. 3-mg-Boli Oxycodon, Sperrzeit 10 min, 4-h-Maximum 30 mg
4. 1 mg Oxycodon, Sperrzeit 5 min, kontinuierliche Laufrate 2 mg/h
5. 5-mg-Boli Tramadol, Sperrzeit 15 min, 4-h-Maximum 40 mg

Frage 5

Wie beurteilen Sie die Beschwerdeproblematik der Patientin? Welche Aussage trifft zu?

1. Die Analgesie mit Opioiden sollte ausreichend sein.
2. Alle Wirkstoffe können bei ihr bedenkenlos gegeben werden.
3. Das Opioid ist unterdosiert.
4. Die Kombination von mehreren Nichtopioiden reduziert die Opioiddosis.
5. Aufgrund der PCIA benötigt die Patientin eigentlich keine zusätzlichen Opioide.

34.6 Verlauf auf der Normalstation

Noch am Abend des operativen Tages bestätigt der Stationsarzt bei der kurzen Abendvisite der Patientin gegenüber den Tumorverdacht und deutet an, dass man die weiteren Schritte („Sie wollen ja bestimmt eine Chemo machen!") in den nächsten Tagen besprechen werde.

Am ersten postoperativen Tag beklagt die Patientin bei der Visite des Operateurs, dass sie eine sehr unruhige 2. Nachthälfte gehabt habe. Sie gibt an, dass ihre Schmerzintensität zwischen NRS 8 und 9 liege. Der Operateur untersucht den Bauch, der sich reizlos und unauffällig darstellt. Er lässt durch seinen Assistenten zusätzlich Paracetamol fest ansetzen sowie Metamizol und Ibuprofen bei zusätzlichem Bedarf.

Die Patientin fordert zusätzlich zu ihrer PCIA im Laufe des Tages mehrfach die vom Stationsarzt angeordnete Bedarfsmedikation (s. o.) ein und klingelt zwischendurch dennoch mehrfach wegen Schmerzen. Die Einschätzung des Stationspersonals ist, dass die Patientin zu viele Analgetika verlange, die aus Sicht des Personal für diesen Eingriff „übertrieben" seien. Über einen Zusammenhang mit dem Umgang der Patientin mit der frischen Tumordiagnose wird spekuliert. Bei Nachfrage kann sie gar nicht genau sagen, wo es weh tut. Sie klagt, sie habe einfach überall Schmerzen; außerdem ist sie unruhig. Ein möglicher Opioidmissbrauch wird vermutet.

In der Nacht erhält die Patientin auf Anordnung des Dienstarztes dann ein „besonders starkes Schmerzmittel" (isotone Natriumchloridlösung) als Kurzinfusion. Darauf gibt die Patientin eine, wenn auch geringe, Verbesserung der Schmerzen an. Deshalb sehen sich die Mitarbeiter der Station in ihrem Verdacht bestätigt. Zur Klärung wird am nächsten Tag die konsiliarische Beratung durch den innerklinischen Schmerzdienst angefordert.

Frage 6
Welche Aussage bezüglich Therapie und Umgang mit den immer wieder exazerbierenden Schmerzen der Patientin ist richtig?
1. Das Ansprechen der Patientin auf Placebo spricht für Suchtverhalten.
2. Das Vorgehen der Mitarbeiter berücksichtigt konstruktiv mögliche psychosoziale Einflussfaktoren.
3. Die heimliche Nutzung von isotoner Natriumchloridlösung anstatt von Analgetika bei akuten Schmerzen ist eine adäquate Möglichkeit, Analgetika einzusparen.
4. Ängste beeinflussen zwar chronischen, aber nicht postoperativen Akutschmerz.
5. Die Schmerzverstärkung kommt von der Unterdosierung des Opioids bei Opioidgewöhnung der Patientin.

Frage 7
Mit welchen Anordnungen zusätzlich zur PCIA würden Sie die Schmerztherapie optimieren?
1. Metamizol 1 g 1–1–1–1, Oxycodon retardiert 20 mg 1–1–1, Trimipramin auf 25 mg erhöhen, Pregabalin weiter, Paracetamol und Ibuprofen absetzen, Krankengymnastik und Wärmetherapie
2. Paracetamol 1 g jetzt als Infusion 3 × täglich, Metamizol 1 g 1–1–1–1, Oxycodon retardiert 20 mg 1–1–1, Pregabalin auf 2 × 150 erhöhen
3. Metamizol 1 g 1–1–1–1, Oxycodon retardiert 10 mg 1–0–1, Paracetamol und Trimipramin absetzen, Pregabalin weiter, zusätzlich Krankengymnastik
4. Ibuprofen 600 mg 1–1–1–1, Paracetamol 1 g 1–1–1–1, Fentanyl 25 µg/h wieder ansetzen, Oxycodon retardiert 20 mg 1–1–1, Pregabalin und Trimipramin weiter, Krankengymnastik und Wärmetherapie
5. Oxycodon absetzen und mit transdermalem Fentanyl 25 µg/h ersetzen, alles andere belassen

34.7 Schmerzanamnese durch den Schmerzdienst

Der ärztliche Kollege des Schmerzdienstes spricht mit der Patientin und lässt sich ausführlich ihre Beschwerden beschreiben. Auf gezieltes Nachfragen gibt sie an, dass neben den postoperativen Schmerzen am Bauch ihre bekannten Nacken- und Rückenschmerzen stärker geworden seien, seit sie im Krankenhaus sei. Insbesondere in der Nacht sei der vorbekannte Brennschmerz im Bein kaum auszuhalten (nachts kurzeitig bis NRS 10). Der postoperative Bauchschmerz (aktuell NRS 5) beeinträchtige das tiefe Einatmen und Husten. Sie sei insgesamt sehr angespannt. Das Drücken der PCIA helfe immer etwas, aber die Wirkung sei nicht ausreichend.

34.8 Psychosozialer Unterstützungsbedarf

Im Gespräch gibt die Patientin zudem auf Nachfragen nach ihrem Befinden an, dass sie wegen ihrer Diagnose bezüglich der Tumorerkrankung große Angst habe. Sie habe ja noch eine relativ junge Tochter und sei zudem für ihre Mutter verantwortlich. Außerdem drohe wegen der langen Krankschreibung aufgrund der chronischen Rückenschmerzen das Ende des Krankengelds. Anspruch auf Arbeitslosengeld „I" habe sie aufgrund ihrer zuvor nur kurzen Beschäftigungszeiten nicht, sodass sie nicht wisse, wie sie die Versorgung der Tochter finanziell sicherstellen solle.

Der Arzt des Schmerzdienstes empfiehlt im direkten Gespräch mit dem chirurgischen Stationsarzt neben einer Umstellung der Analgetika die gezielte physiotherapeutische Mitbehandlung der Nacken- und Rückenmuskulatur bereits während des stationären Aufenthalts. Außerdem wird die Unterstützung der Patientin durch Beratung des Sozialdienstes, auch besonders in Bezug auf die Versorgung der Mutter, und ein Erstkontakt zum psychoonkologischen Dienst des Krankenhauses vereinbart. Eine erneute Visite durch den Schmerzdienst im stationären Verlauf wird geplant. Der Patient wird die ambulante Anbindung zur schmerzmedizinischen Mitbetreuung nach Entlassung aus dem Krankenhaus in der Schmerzambulanz angeboten. In diesem Rahmen soll auch die weitere ambulante Anpassung der Analgetika nach Entlassung erfolgen.

34.9 Zusammenfassung des Falles

Chronischer Schmerz ist eine häufige Komorbidität von Krankenhauspatienten im Rahmen von Operationen oder akuten Erkrankungen. Sie haben relevanten Einfluss auf den klinischen Verlauf, das Schmerzerleben, die Rehabilitation und die Liegezeit im Krankenhaus. Dabei sind nicht nur analgetische Fragestellungen zu berücksichtigen, sondern auch die Interaktion mit dem Patienten, maladaptive Kognitionen zum Schmerz und ein oft bestehender psychosozialer Unterstützungsbedarf.

Der Fall beschreibt eine häufige Konstellation von Ereignissen, wie sie häufig im Rahmen der perioperativen Versorgung dieser Patientengruppe zu beobachten sind und die sich entsprechend ungünstig auf die Versorgungsqualität auswirken.

Fazit
- Berücksichtigung chronischer Schmerzen
- Einbeziehung entsprechender Vormedikation bei der Analgesie
- ausreichende Dosis (!)
- Einbeziehen psychosozialer Aspekte auch in der Akutschmerzsituation
- Vorbeugen ungünstiger Interaktionen zwischen Mitarbeitern und Patient

34.10 Lösungen und Erläuterungen zu Fall 34

34.10.1 Zu Frage 1

Frage 1

Welche Aussage zu Risikofaktoren der Patientin hinsichtlich starker postoperativer Schmerzen ist richtig?
1. Opioide in der Vormedikation reduzieren postoperative Schmerzen.
2. Arterielle Hypertonie und Niereninsuffizienz müssen hinsichtlich der Analgetikaauswahl aufgrund der kurzen Applikationszeit perioperativ kaum beachtet werden.
3. Diabetes führt zur perioperativen Hyperalgesie.
4. Chronische Schmerzen gehen sowohl mit mehr Schmerz postoperativ als auch mit verlangsamter Rehabilitation einher.
5. Niedriger sozialer Status hat keinen Einfluss auf die Schmerzwahrnehmung.

▶ **Erläuterung.** Neben internistischen Vorerkrankungen sollen bei Aufnahme im Krankenhaus auch vorbestehende akute und chronische Schmerzen und eine entsprechende analgetische Vormedikation erfasst werden [328]. Vorbestehende chronische Schmerzen und/oder eine chronische Opioidtherapie sind relevante Risikofaktoren für starke postoperative Schmerzen, eingeschränkte postoperative Mobilisation und verzögerte Erholung sowie längere Liegezeiten im Krankenhaus [329] [331]. Es gilt somit, diese Komorbidität in die Planung des perioperativen Behandlungskonzepts einzubeziehen.

Weitere Risikofaktoren für starke postoperative Schmerzen sind psychologischer Stress, Ängstlichkeit, jüngeres Alter, weibliches Geschlecht, die Art des chirurgischen Eingriffs (z. B. abdominale Eingriffe) und niedriger sozialer Status [331]. Internistische Vorerkrankungen sind relevant, wenn es um die Wahl der Analgetika geht, z. B. kardiovaskuläre Erkrankungen als Kontraindikation für die Therapie mit nicht steroidalen Antiphlogistika oder selektiven COX-2-Hemmern (Hemmern der Zyklooxygenase 2). Neben somatischen Aspekten gilt es auch psychosoziale Faktoren zu berücksichtigen, die z. B. mit erhöhter Stressbelastung oder mit maladaptiven Kognitionen bezüglich der Schmerz- und Krankheitsverarbeitung einhergehen können.

Das Vorliegen eines Diabetes mellitus ist mit einer erhöhten Schmerzempfindlichkeit bei Kniearthrose assoziiert, für ein erhöhtes perioperatives Schmerzempfinden gibt es keine gesicherten Belege.

34.10.2 Zu Frage 2

> **Frage 2**
> **Wie verfahren Sie präoperativ bezüglich der Applikation der Analgetika und Koanalgetika, die die Patientin regelmäßig einnimmt?**
> 1. Alle werden bis zum Eingriff normal weitergegeben.
> 2. Pregabalin und Trimipramin werden am Vorabend der Operation abgesetzt.
> 3. Pregabalin sollte auf Gabapentin umgestellt werden.
> 4. Die transdermale Opioidtherapie hätte bereits im Vorfeld vom Hausarzt auf eine orale Therapie umgestellt werden müssen.
> 5. Die Therapie mit Fentanyl muss perioperativ immer auch transdermal fortgeführt werden, um einen Entzug zu verhindern.

▶ **Erläuterung.** Grundsätzlich sollte die vorbestehende Analgetikamedikation perioperativ möglichst wenig geändert werden. Denn bei Patienten mit chronischen Schmerzen besteht sowieso häufig eine erhöhte Stressvulnerabilität, die in der akuten Behandlungssituation besonders zum Tragen kommt. Hinsichtlich des postoperativen Schmerzniveaus sollte die Dosis von Analgetika bedarfsgerecht angepasst werden. Auch für das plötzliche Absetzen von Pregabalin sind Fälle mit Entzugssymptomatik beschrieben. Hinsichtlich der Anästhesieplanung sollte die Therapie oral applizierter Analgetika bis unmittelbar vor dem Eingriff fortgeführt werden. Das perioperative Belassen transdermaler Opioidpflaster wird kontrovers diskutiert und in Kliniken sehr unterschiedlich gehandhabt.

> **Merke**
> Hinsichtlich einer rationalen Entscheidungsfindung sollte bedacht werden, dass eine perioperative Analgetikaumstellung ein bedeutendes Risiko für eine Schmerzexazerbation darstellt.

Dennoch sollte die Entscheidung sowohl die Gegebenheiten des Krankenhauses als auch die des Eingriffs berücksichtigen. Lange Operationszeiten, Eingriffe mit intensivem Wärmemanagement und starkem Volumenumsatz und eine septische oder anderweitig bedingte zentralisierte Kreislauflage sind Aspekte, die für einen Wechsel sprechen – mit dem Ziel einer besseren Steuerbarkeit der Therapie [332]. Bei kleineren und kürzeren Eingriffen ist das Belassen eines Opioidpflasters meist gut möglich.

> **Cave**
> Beachtet werden sollte dabei, dass unter Wärmeeinwirkung auf das Pflaster ggf. eine erhöhte Resorption in das subkutane Fettgewebe auftritt, andererseits aufgrund von verringerter peripherer Durchblutung eine verzögerte Resorption des subkutanen Depots möglich ist, sodass im Verlauf Schwankungen in der Wirkung auftreten können.

In Einzelfällen sind Überdosierungen bis zur Atemdepression durch lokale Wärmeapplikation über dem Pflaster beschrieben. Dieser Aspekt ist besonders relevant bei Eingriffen, die mit einer zeitnahen Verlegung aus dem Überwachungsbereich auf eine Normalstation einhergehen. Entscheidet man sich zur Entfernung des Pflasters, ist zu bedenken, dass es auch nach Entfernen des Pflasters zu einer Nachresorption aus dem kutanen Depot kommt: bei Fentanyl jeweils 50 % in 12–17 h und bei Buprenorphin noch bis zu 24 h mit therapeutischen Plasmaspiegeln.

Fentanyl und Buprenorphin unterscheiden sich in ihrer Wirkung an Opioidrezeptoren. Beide wirken an dem für den analgetischen Effekt letztendlich relevantesten μ-Rezeptor im klinischen Dosierungsbereich agonistisch, auch wenn Buprenorphin als partieller Agonist beschrieben wird. Buprenorphin wirkt im Vergleich zu dem rein agonistisch wirkenden Fentanyl jedoch am κ-Rezeptor antagonistisch [334]. Eine Therapie mit Buprenorphin steht einer zusätzlichen Gabe eines reinen μ-Agonisten nicht grundsätzlich im Wege. In diesem Fall muss nur mit einem erhöhten intraoperativen oder postoperativen Opioidbedarf an μ-Agonisten gerechnet werden. Das stellt bei entsprechender Titration klinisch meist kein Problem dar.

34.10.3 Zu Frage 3

Frage 3
Welche der folgenden Substanzkombination streben Sie für die Narkose und postoperative Analgesie zur Vorbereitung der Ausleitung bei dieser Patientin an?
1. Propofol, Remifentanil, Metamizol
2. Sevofluran und Sufentanil, Lidocain, Metamizol
3. Sevofluran und Remifentanil, Piritramid
4. Propofol, Sufentanil, Paracetamol
5. Propofol, Alfentanil, Ketamin

▶ **Erläuterung.** Substanzen für eine Allgemeinanästhesie beim Patienten mit chronischem Schmerz bzw. mit Opioidgewöhnung sollten in ihrer Kinetik eher träge und langwirksam sein. Remifentanil ist in dieser Patientengruppe grundsätzlich ungünstig, da diese Substanz einen schnellen Wirkverlust hat und auch mit einer klinisch relevanten Hyperalgesie einhergehen kann [333]. Die Gabe von i.v. Lidocain wird insbesondere bei abdominalen bzw. thorakalen Eingriffen empfohlen, wenn kein regionales Verfahren genutzt wird oder werden kann. Die Dosierung sieht dann z.B. folgendermaßen aus:
- 1,5 mg/kg Körpergewicht Lidocain als 2- bis 3-minütiger Bolus vor Hautschnitt
- dann 2 mg/kg Körpergewicht (als Idealgewicht) pro h kontinuierlich
- Gabe bis ca. 3 h postoperativ sinnvoll
- vor Weiterverlegung aus dem Überwachungsbereich mindestens 30 min pausieren

Ketamin in niedriger Dosis perioperativ (bis maximal 24 h postoperativ) kann als NMDA-Rezeptorantagonist bei Patienten mit Opioidtherapie positive Effekte haben, da durch Opioidgewöhnung u.a. pronozizeptive Systeme wie das NMDA-System stimuliert sind [336][338]. Als Analgetikum postoperativ ist der Einsatz aufgrund zentralnervöser Nebenwirkungen jedoch meist nicht sinnvoll.

Die Wahl des Nichtopioids richtet sich in erster Linie nach dem Vorerkrankungs- und Risikoprofil des Patienten. Paracetamol sollte aufgrund seiner niedrigen Wirkpotenz bei niedriger therapeutischer Breite nur 2. Wahl sein. Nicht steroidale Antiphlogistika sind aufgrund der Komorbiditäten kontraindiziert. Metamizol hat bei abdominalen Eingriffen aufgrund seiner auch spasmolytischen Wirkung vermutlich positive Effekte.

34.10.4 Zu Frage 4

Frage 4
Welche der folgenden Einstellungen der PCIA ist für diese Patientin am ehesten sinnvoll für die Verlegung auf die Normalstation?
1. 1-mg-Boli Piritramid, Sperrzeit 30 min, 4-h-Maximum 5 mg
2. 3-mg-Boli Piritramid, Sperrzeit 2 min, 4-h-Maximum 80 mg
3. 3-mg-Boli Oxycodon, Sperrzeit 10 min, 4-h-Maximum 30 mg
4. 1 mg Oxycodon, Sperrzeit 5 min, kontinuierliche Laufrate 2 mg/h
5. 5-mg-Boli Tramadol, Sperrzeit 15 min, 4-h-Maximum 40 mg

▶ **Erläuterung.** Das Prinzip der i.v. PCIA beruht darauf, dass der Patient bei Schmerz aktiv Opioidboli abruft und somit ein bedarfsadaptierter Wirkstoffspiegel aufrechterhalten wird. Das heißt, dass Boli mit ausreichender Dosis und ausreichend kurzem Abstand für den Patienten zur Verfügung stehen müssen, damit dieser einen Wirkspiegel erhalten und anpassen kann. Beim Erwachsenen scheint eine grundsätzliche Dosisanpassung hinsichtlich Größe und Gewicht weniger Bedeutung zu haben, aber die Berücksichtigung einer Opioidgewöhnung ist von Relevanz.

Initial muss eine aktive Aufsättigung mit Opioid die Schmerzintensität auf ein akzeptables Niveau bringen (z. B. im Aufwachraum vor Anlage der PCIA; ▶ Abb. 34.2). Über begrenzte Boli und Sperrzeiten kann eine primär suffiziente Aufsättigung für den Patienten nämlich mit einer erheblichen zeitlichen Latenz verbunden sein. Die Einstellungen müssen so gewählt werden, dass zum einen der Bolus dem entsprechenden Analgesiebedarf entspricht (bei hö-

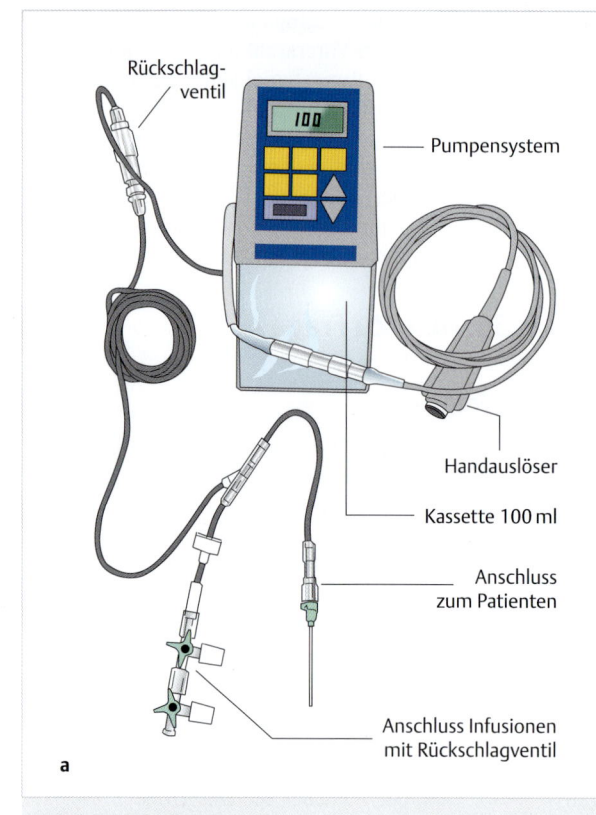

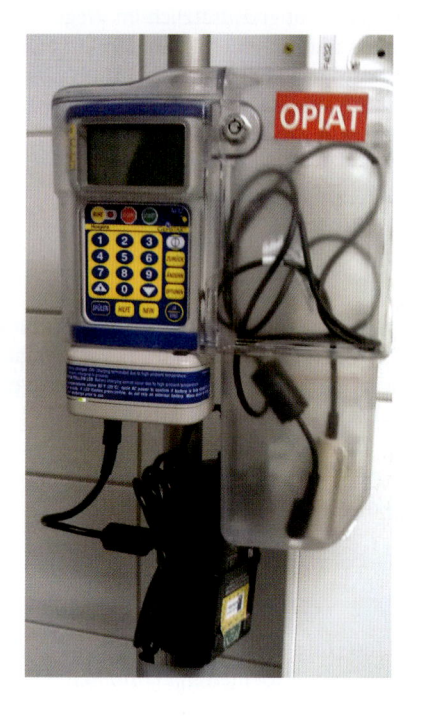

Abb. 34.2 PCIA-System.
a Schematische Darstellung. (Quelle: Ullrich L. Zu- und ableitende Systeme. Stuttgart: Thieme; 2000)
b Einsatz im klinischen Alltag. (Quelle: Wetsch WA, Hinkelbein J, Spöhr F. Kurzlehrbuch Anästhesie, Intensivmedizin, Notfallmedizin und Schmerztherapie. Stuttgart: Thieme; 2014)

herem Opioidbedarf und Opioidvormedikation etwas höher als beim opioidnaiven Patienten) und gleichzeitig durch die Wahl der Sperrzeit ein Sicherheitsintervall gewährleistet ist. Zu kurze Sperrzeiten erhöhen die Gefahr einer Überdosierung, zu lange Sperrzeiten verhindern das Erreichen oder Aufrechterhalten suffizienter Analgesiespiegel. Eine Orientierung kann dabei die Dauer des Wirkeintritts sein. Der Bolus sollte hinsichtlich des Wirkeintritts die Möglichkeit haben zu wirken, bevor der nächste appliziert werden kann.

Merke
Eine kontinuierliche Laufrate ist außer in Überwachungsbereichen aufgrund der Gefahr der Kumulation des Opioids obsolet [328].

34.10.5 Zu Frage 5

Frage 5
Wie beurteilen Sie die Beschwerdeproblematik der Patientin? Welche Aussage trifft zu?
1. Die Analgesie mit Opioiden sollte ausreichend sein.
2. Alle Wirkstoffe können bei ihr bedenkenlos gegeben werden.
3. Das Opioid ist unterdosiert.
4. Die Kombination von mehreren Nichtopioiden reduziert die Opioiddosis.
5. Aufgrund der PCIA benötigt die Patientin eigentlich keine zusätzlichen Opioide.

▶ **Erläuterung.** Das Opioid ist unter Berücksichtigung der Opioidvormedikation unterdosiert (s. ▶ Tab. 33.1). Bei der Nutzung von klinikinternen Behandlungsstandards muss beachtet werden, dass die initiale Dosis des Opioids im Kontext der Opioidvormedikation ausreichend und bedarfsgerecht angepasst wird. Für die Kombination von mehreren Nichtopioiden konnte bis auf die Kombination von Paracetamol mit nicht steroidalen Antiphlogistika kein opioideinsparender Effekt beschrieben werden.

Nichtopioide sollten aufgrund ihrer im Vergleich zu Opioiden relativ geringen analgetischen Potenz bei akuten und tumorassoziierten Schmerzen meist im Bereich der Tagesmaximaldosis dosiert werden. Konzeptionell sollen sie postoperativ als Basismedikation zu festen Zeiten appliziert werden. Wenn in der Basismedikation aufgrund aufgetretener oder zu erwartender starker Schmerzen Opioide verwendet werden, sollte die Bedarfsmedikation auch aus einem entsprechend nicht retardierten Opioid bestehen. Der Arzt hat eine spezifische Bedarfsmedikation festzulegen, da die Auswahl aus mehreren Optionen nicht an die Pflegekräfte delegierbar ist, nur die Applikation nach Anordnung. Neben gastrointestinalen Risikofaktoren sind kardiovaskuläre bzw. renale Risikofaktoren als Kontraindikation für nicht steroidale Antiphlogistika und selektive COX-2-Hemmer zu berücksichtigen (▶ Abb. 34.3).

In der klinischen Praxis hat das Prinzip der PCIA (Erhalt eines individuellen Wirkspiegels durch Boli) in den letzten Jahren aufgrund des inzwischen weitgehend klinisch routinierten postoperativen Einsatzes retardierter Opioide einen gewissen Wandel erlebt, hin zu einer patientenkontrollierten Bedarfsmedikation in Ergänzung zu einer Basismedikation. Diese sollte mindestens aus einem Nichtopioid bestehen. Sie kann aber entsprechend dem Ausmaß der zu erwartenden oder bestehenden Schmerzintensität und der Berücksichtigung der Vormedikation auch aus einem Nichtopioid und einem retardierten Opioid bestehen.

> **Merke**
> Nicht außer Acht gelassen werden sollte, dass die PCIA grundsätzlich, und besonders in der Kombination mit retardierten Opioiden, eine regelmäßige Überwachung und Betreuung durch den Akutschmerzdienst erfordert.

34.10.6 Zu Frage 6

Frage 6

Welche Aussage bezüglich Therapie und Umgang mit den immer wieder exazerbierenden Schmerzen der Patientin ist richtig?
1. Das Ansprechen der Patientin auf Placebo spricht für Suchtverhalten.
2. Das Vorgehen der Mitarbeiter berücksichtigt konstruktiv mögliche psychosoziale Einflussfaktoren.
3. Die heimliche Nutzung von isotoner Natriumchloridlösung anstatt von Analgetika bei akuten Schmerzen ist eine adäquate Möglichkeit, Analgetika einzusparen.
4. Ängste beeinflussen zwar chronischen, aber nicht postoperativen Akutschmerz.
5. <mark>Die Schmerzverstärkung kommt von der Unterdosierung des Opioids bei Opioidgewöhnung der Patientin.</mark>

▶ **Erläuterung.** Die Definition der Internationalen Gesellschaft zum Studium des Schmerzes beschreibt Schmerz als unangenehme sensorische und emotionale Erfahrung, die mit tatsächlichen oder potenziellen Gewebeschädigungen assoziiert ist oder mit Begriffen solcher Schädigungen beschrieben wird [335]. Akute – im geschilderten Fall z. B. postoperative – Schmerzen haben ohne Zweifel ein neuroanatomisches Korrelat. Trotzdem werden die Schmerzwahrnehmung und -verarbeitung auch bei akuten Schmerzen erheblich von psychologischem Distress (z. B. Angst, Stress) oder der Dramatik der Situation des Patienten beeinflusst. Auch psychosoziale Faktoren sind nicht nur zum Verständnis chronischer Schmerzen von Bedeutung, sondern sind auch bei akuten Schmerzen wirksam [331]. Der Placeboeffekt (und auch der Noceboeffekt) ist bei jeglicher Medikation potenziell mit wirksam. Die bewusste und verdeckte Gabe von Placebo anstatt von Analgetika ist aus mehreren Gründen problematisch. Der Wirkeffekt – im geschilderten Fall zur vermeintlichen „Diagnostik" – würde bei mindestens 30% der Patienten zu erwarten sein, ist also nicht differenzierend. Außerdem ist die Gabe von pharmakologisch unwirksamen Substanzen anstatt von Analgetika insbesondere bei nicht durchgeführter ärztlicher Aufklärung und fehlender Einwilligung der Patientin für sich genommen vorsätzliche Körperverletzung.

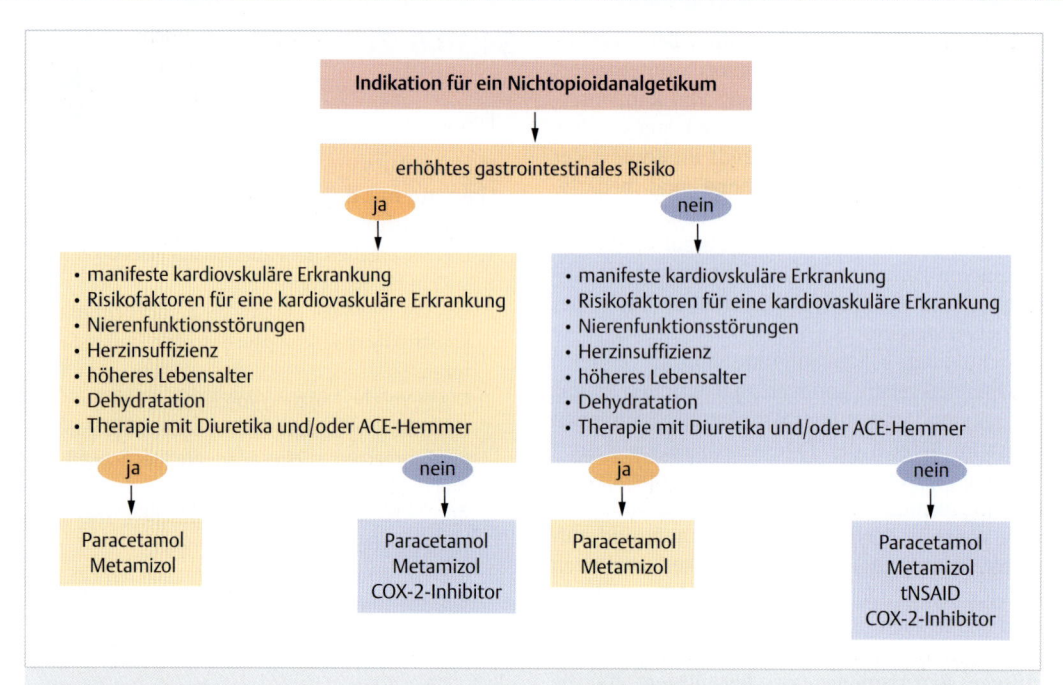

Abb. 34.3 Anwendung von Nichtopioidanalgetika in der postoperativen Schmerztherapie. Algorithmus.
ACE = Angiotensin-converting Enzyme
COX = Zyklooxygenase
tNSAID = traditionelle nicht steroidale Antiphlogistika
(Quelle: Pogatzki-Zahn E, Van Aken HK, Zahn P. Postoperative Schmerztherapie. Stuttgart: Thieme; 2007)

Hinzu kommt der Unterlassungscharakter durch Vorenthaltung einer pharmakologisch wirksamen analgetischen Substanz trotz starker akuter Schmerzen der Patientin.

Bei Schmerz und Unterdosierung bei bestehender Opioidgewöhnung kann es zu suchtähnlichem Verhalten kommen, das in der Literatur häufig als „Pseudoaddiction" bezeichnet wird. Es reflektiert eine Untertherapie der Schmerzen – im vorliegenden Fall eine Untertherapie aufgrund unzureichender Berücksichtigung der Opioidvormedikation und entsprechender Gewöhnung [330]. Diese ist abzugrenzen von süchtigem Verhalten aufgrund von unkontrolliertem Substanzmissbrauchs. Sie führt z. B. iatrogen verursacht zu Stigmatisierung der Patienten und häufig zu negativen Interaktionen zwischen Patient und Mitarbeitern. Sie ist durch adäquate Opioiddosierung und einen vertrauensvollen und kooperativen Umgang mit dem Patienten meist vermeidbar.

Merke

Es sollte im Umgang mit Patienten mit chronischem Schmerz stets beachtet werden, dass diese Patienten häufig bereits viele frustrane Behandlungsversuche wegen ihrer Schmerzen erlebt haben und somit in der Interaktion mit medizinischem Personal oft verunsichert sind, verbittert agieren und Angst haben, „abgestempelt" und „psychologisiert" zu werden.

34.10.7 Zu Frage 7

Frage 7

Mit welchen Anordnungen zusätzlich zur PCIA würden Sie die Schmerztherapie optimieren?
1. Metamizol 1 g 1–1–1–1, Oxycodon retardiert 20 mg 1–1–1, Trimipramin auf 25 mg erhöhen, Pregabalin weiter, Paracetamol und Ibuprofen absetzen, Krankengymnastik und Wärmetherapie
2. Paracetamol 1 g jetzt als Infusion 3 × täglich, Metamizol 1 g 1–1–1–1, Oxycodon retardiert 20 mg 1–1–1, Pregabalin auf 2 × 150 erhöhen
3. Metamizol 1 g 1–1–1–1, Oxycodon retardiert 10 mg 1–0–1, Paracetamol und Trimipramin absetzen, Pregabalin weiter, zusätzlich Krankengymnastik
4. Ibuprofen 600 mg 1–1–1–1, Paracetamol 1 g 1–1–1–1, Fentanyl 25 µg/h wieder ansetzen, Oxycodon retardiert 20 mg 1–1–1, Pregabalin und Trimipramin weiter, Krankengymnastik und Wärmetherapie
5. Oxycodon absetzen und mit transdermalem Fentanyl 25 µg/h ersetzen, alles andere belassen

▶ **Erläuterung.** Die Dosis des Opioids in der Basismedikation muss postoperativ die präoperativ gewöhnte Dosis und zusätzlich eine entsprechend dem akuten Schmerzreiz angepasste Opioiddosis berücksichtigen. Aufgrund der großen Wahrscheinlichkeit einer dynamischen Anpassung der Dosis der postoperativen Opioidtherapie ist der primäre Einsatz transdermaler Opioide nicht sinnvoll, da die Therapie weder pharmakokinetisch noch -dynamisch gesteuert werden kann. Wenn die transdermale Opioidapplikation fortgesetzt wurde, kann eine bedarfsgerechte Adaptation auch durch (kurzfristig eingesetzte) zusätzliche retardierte Opioide erfolgen. Eine Therapie mit dem Partialantagonisten Buprenorphin steht einem solchen Ansatz nicht grundsätzlich im Wege. In Bezug auf die Nichtopioide gelten unverändert die Kontraindikation und die Limitationen einer unkritischen Kombination mehrerer Substanzen.

Die Therapie mit Koanalgetika sollte bei stabiler Einstellung der Analgesie möglichst unverändert fortgesetzt werden. Postoperativ kann bei reduzierter Schlafqualität hilfreich sein, z. B. ein trizyklisches Antidepressivum (im geschilderten Fall Trimipramin) aufgrund seiner schlafinduzierenden Wirkung bei fehlendem Abhängigkeitspotenzial einzusetzen bzw. die vorbestehende Dosis vorübergehend zu erhöhen. Muskuläre Nacken- und Rückenschmerzen können im Rahmen eines operativen Eingriffs und aufgrund der belastenden Situation durch Diagnosestellung eines Malignoms exazerbieren. In dieser Hinsicht sind systemische Analgetika oft wenig wirksam. Eine Verbesserung kann dann oft durch gezielte Physiotherapie erreicht werden. Dabei sollte schon früh aktiven Verfahren der Vorzug gegeben werden, um einer weiteren Dekonditionierung vorzubeugen. Das Erlernen und Umsetzen von Eigenübungen und Strategien, auch in der Klinik, ist essenziell für die Nachhaltigkeit der Therapie. Psychologische Unterstützung, die bereits allein aufgrund der Malignomdiagnose indiziert sein kann, ist in Akutkrankenhäusern häufig schlecht verfügbar, jedoch gerade im Kontext des chronischen Schmerzes und der aktuell hohen Stressbelastung der Patientin sehr hilfreich.

34.11 Literatur

[328] Deutsche Interdisziplinäre Vereinigung für Schmerztherapie (DIVS) e. V. S 3-Leitlinie „Behandlung akuter perioperativer und posttraumatischer Schmerzen", 2009 [Gültigkeit abgelaufen; wird zurzeit überprüft]. AWMF-Register Nr. 001/025. Im Internet: http://www.awmf.org/uploads/tx_szleitlinien/001-025l_S3_Behandlung_akuter_perioperativer_und_posttraumatischer_Schmerzen_abgelaufen.pdf (Stand: 15.04.2018)

[329] Erlenwein J, Przemeck M, Degenhart A et al. The influence of chronic pain on postoperative pain and function after hip surgery: a prospective observational cohort study. J Pain 2016; 17: 236–247

[330] Greene MS, Chambers RA. Pseudoaddiction: fact or fiction? An investigation of the medical literature. Curr Addict Rep 2015; 2: 310–317

[331] Ip HY, Abrishami A, Peng PW et al. Predictors of postoperative pain and analgesic consumption: a qualitative systematic review. Anesthesiology 2009; 111: 657–677

[332] Jage J, Heid F. Anästhesie und Analgesie bei Suchtpatienten: Grundlagen zur Erstellung einer „standard operating procedure". Anaesthesist 2006; 55: 611–628

[333] Koppert W, Schmelz M. The impact of opioid-induced hyperalgesia for postoperative pain. Best Pract Res Clin Anaesthesiol 2007; 21: 65–83

[334] Marvizon JC, Ma YY, Charles AC et al. Pharmacology of the opioid system. In: Beaulieu P, Lussier D, Porreca F et al, eds. Pharmacology of Pain. Seattle: IASP Press; 2010

[335] Merskey H, Bogduk N. Part III: Pain terms, a current list with definitions and notes on usage. In: Taxonomy ITFo, ed. Classification of chronic pain. Seattle: IASP Press; 1994: 209–214

[336] Nielsen RV, Fomsgaard JS, Siegel H et al. Intraoperative ketamine reduces immediate postoperative opioid consumption after spinal fusion surgery in chronic pain patients with opioid dependency: a randomized, blinded trial. Pain 2017; 158: 463–470

[337] Pogatzki-Zahn E, Van Aken HK, Zahn P. Postoperative Schmerztherapie. Stuttgart: Thieme; 2007

[338] Pogatzki-Zahn E. Therapie und Prävention postoperativer Schmerzen bei chronischen Schmerzpatienten. Anästhesiol Intensivmed 2011; 52: 388–404

[339] Ullrich L. Zu- und ableitende Systeme. Stuttgart: Thieme; 2010

[340] Wetsch WA, Hinkelbein J, Spöhr F. Kurzlehrbuch Anästhesie, Intensivmedizin, Notfallmedizin und Schmerztherapie. Stuttgart: Thieme; 2014

Sachverzeichnis

A

ABC(DE)-Schema 60, 61, 248–249, 274, 293
Abdomen
– Flüssigkeit, freie 126, 150
– geblähtes 140
– Luftansammlung 149
– schmerzhaftes 148
Abdomensonografie 139, 148, 155
Absaugbereitschaft 231
Abszess 156
Abwehrspannung 146
ACE-Hemmer 36, 38, 91
– Absetzten 39
ACTH (adrenokortikotropes Hormon) 165
Activated Clotting Time (ACT) 101
Addison-Krise 45, 59
Adrenalin 26, 31, 95
– Asystolie 219
– Schock, anaphylaktischer 293–294
Advanced Life Support 220
Agitation 130, 149, 225
Akutphaseprotein 174
Albumin 123, 176, 179
Aldosteron 165
Aldosteronanalogon 54
Aldosteronmangel 59
Aliasing 210
Alkalose, metabolische 123
Alkoholintoxikation 155
Allergische Reaktion 76–77
Allodynie 320, 324
Aminolävulinsäure (ALA) 142, 144
Aminosäurenbedarf 174, 182
Amiodaron 106, 219, 266
– Wirkung 264
Amphetamin 227
Amputation 308, 313
– Wundheilung 310–311
AnaConDa 78
Analgosedierung 159, 275, 312
Anamnese 83
Anaphylaxie 34, 75, 77, 292
Anästhesie
– Aufrechterhaltung 25, 93
– Einleitung 25, 93, 226
– Entbindung, komplikationsträchtige 24, 28
– Kind 116–117
– Opioidgewöhnung 353
– Schock, anaphylaktischer 70
– Segawa-Syndrom 34, 39
– total-intravenöse (TIVA) 36, 39

Anästhetika, inhalative 78–79
Anastomoseninsuffizienz 191, 193
Aneurysma, intradurales 200
Aneurysma-Clipping 51
Angina pectoris 80
Angstzustand 197
Antiarrhythmika 259, 261, 264
Antibiotikatherapie
– Meningokokkeninfektion 286
– Pneumonie 98, 168
– Schock, septischer 95
– Sepsis 154
– Urosepsis 43, 48
Antidiuretisches Hormon (ADH) 57, 59
Antidot 70
Antikoagulation 82, 84, 101, 236
– Schwangerschaft 244
Antiphlogistika, nicht steroidale 324
– Kontraindikation 351
Antiserum 73, 76
Antithrombin-III-Aktivität 101
Anurie 41, 45
Anxiolyse 67
Aortenaneurysma 299
Aortendissektion 218
Aortenfluss, retrograder 100
Aortenklappenstenose 211
Apfel-Score 37, 39
Apnoe 88, 216
Arbeitsunfall 268, 273, 306
ARDS (Acute Respiratory Distress Syndrome) 97–98
– Bauchlagerung 137–138
– Lungenkontusion 134
– mildes 133
– schweres 136
– Therapie 136–137
Arteria-carotis-interna-Aneurysma 51, 200
Arzt, Aufgabe 195
Aspartataminotransferase (ASAT) 96
Aspiration 136, 171, 225
Aspirationspneumonie 63, 66
– Differenzialdiagnose 205
– Überlebenschance 67
Aspirationsrisiko 143, 179
– Reduktion 181
Asystolie 26, 31, 217, 219
Atelektase 98, 203, 205
– Diagnostik 214
Atemantrieb 137
Atembemühung 129, 134
Atemdepression 67, 352

Atemfrequenz
– erhöhte 63, 65, 235
– Normwert beim Kind 283
– Risikostratifizierung 153
Atemgeräusch
– abgeschwächtes 126, 133, 202, 251
– brummendes 61
– verschärftes 130
Ateminsuffizienz 209
Atemkurve 129, 134
Atemnot, *siehe* Dyspnoe
Atemweg
– Freihalten 62, 65
– Schwellung 90
Atemwegshilfe 231
– supraglottische 90, 263, 265
Atemwegsmanagement
– erfolgloses 231
– erschwertes 88
Atemwegssicherung 35, 229
– alternative 226, 231
– erschwerte 90
– Gaumenspalte 87
– Polytrauma 251
– Segawa-Syndrom 38
– unter Reanimation 259, 264
Atemwegsverlegung 60–61
Atemzugvolumen (VT) 128–129, 134
ATLS-Klassifikation 29
Atmung
– flache 61, 65, 236
– Schwangerschaft 239
Atrioventrikularblock Grad III 305
Atropin 83, 85, 305
Ausflussbahnobstruktion 211
– Therapie 212
– Zunahme 212
Ausflusstrakt, linksventrikulärer (LVOT) 211
– Flussbeschleunigung 212
– Flussprofil, asymmetrisches 211
Autoflow 135
Autophagie 179
AVPU-Skala 280, 283–284
Azetylsalizylsäure (ASS) 82, 84
Azidose
– hyperchlorämische 118
– metabolische 117, 123, 300

B

B-Linie 130, 209
Bakri-Ballon 26
Bandscheibenzerreißung 159
Barbituratnarkose 286

Barcode-Phänomen 202, 206
Barotrauma 272
Basenexzess 106–107, 123
– Berechnen 123
– Ketoazidose 117
Basis-Monitoring 93
Basisbetreuung 187
Bauchdeckenverschluss 150
Bauchlagerung 132, 137–138, 256
Bauchnabelhernie 149
Bauchschmerz 141
Beatmung 65
– assistierte 66, 135
– druckkontrollierte 95, 131
– Indikation 156
– Lungenödem, peripartales 32
– lungenprotektive 132, 136
– Monitoring 221
Beatmungsgerät, Befund 128–129, 131–132
Beatmungspneumonie 110
Becken, Weichteiltrauma 307
Beckenringfraktur 127
Beckenschiefstand 330
Beckenschlinge 250
Beckenvenenthrombose, tiefe 239
Bein
– Einwärtsdrehung 35
– Weichteilverletzung 308
Beindickendifferenz 234
Beinvenenthrombose, tiefe 239
Belastungstoleranz 92
Benzodiazepine 63, 67, 197
Berührungsempfindlichkeit, schmerzhafte 316, 319–320
Betäubungsmittelverordnung 343
Beutel-Masken-Beatmung 229, 231
Bevollmächtigte 64, 67
Bewusstlosigkeit 69, 104
– Explosion 268
– Hirnschädigung 186
– Reanimation 216
– Subarachnoidalblutung 200
Bewusstseinsveränderung 146, 151
– Sepsis 151, 153
Bikarbonat 123
Biofilm 158
Biomarker 176
BIS-Monitor 117, 122
Bisswunde 74
Blässe 80, 139
Bleivergiftung 144
Block, bifaszikulärer 61

359

Sachverzeichnis

Blockade, neuromuskuläre 137
Blutdruck
– hoher 27
– Normwert beim Kind 283
– Zielwert 275
Blutdruckabfall 26, 209, 235
– Sepsis 153
Blutdruckmessung, beim Kind 284
Blutdruckstabilisierung, hypotone 312
Blutgasanalyse (BGA) 52, 95
– Entgleisung, ketoazidotische 117, 123
– Lungenarterienembolie 106–107
– Porphyrie 140
– Pulslosigkeit 105
Blutkultur 43, 95, 147
Bluttransfusion 30
Blutung
– gastrointestinale 191
– intrazerebrale 188
– petechiale 280–281
– Volumentherapie 275
Blutungskontrolle 26
Blutungsrisiko 84, 100
Blutverlust
– Parameter, hämodynamischer 29
– perinataler 25
– Schätzung 29, 31
– Therapie 26–27, 42
Blutvolumenindex, intrathorakaler 109
Blutzuckerwert 285
– hoher 61, 119, 174
Bradykardie 26, 88, 305
– Intoxikation 80, 84–85
Bradypnoe 225
Brain natriuretic Peptide (BNP) 56, 59, 214
Brandverletztenzentrum 277
Bronchopneumonie 191
Bronchoskopie 95, 98, 214
Bronchospastik 295
Brudzinski-Zeichen 280
Budapest-Kriterien 323
Buprenorphin 352

C

C 1-Esterasemangel 91
C-reaktives Protein (CRP) 93, 150
Carbamazepin 161
Cardiac Output 221
Cerebral Salt Waste Syndrome (CSWS) 53–55, 57–58
Cholezystitis 154
Choriongonadotropin, humanes (HCG) 139

Cis-Atracurium 132, 137
Clopidogrel 84
Computertomografie (CT) 155
– kontrastmittelverstärkte 149
– kraniale 141, 143
– Strahlendosis 246
Copeptin 59
Cordarex 259
Cormack & Lehane III–IV 87, 90
CPAP-Therapie 38
Crash-Rettung 255
Critical Illness Polyneuropathy and Myopathy 97
Crystal Meth 228
CURB-65-Index 67
Cushing-Schwellendosis 46, 50

D

D-Dimere 109, 113, 235
– Schwangerschaft 245
D-Sign 99
Dachlandeplatz 255
Darmgeräusche, Abnahme 171, 179
Darmmotilität 177
Darmschlinge, distendierte 149
Darmzottenintegrität 178
Débridement 156
Décollement-Verletzung 311
Defibrillation 263, 301
– erfolglose 264
– Kammerflimmern 27, 216, 259
Defizit, neurologisches 109, 113
Dehydrierung 119
Dekarboxylierungsstörung 204
Dekompensation
– kardiopulmonale 209, 213
– rechtsventrikuläre 96
Dekompression, lumbale 103
Delir 147, 150, 163
Demyelinisierung, osmotische 55–56, 166
Depressionsskala 330
Depressive Episode 331
Designerdroge 227
Desmopressin 53, 57
Desorientiertheit 42, 225
Dexamethason 39
Diabetes
– insipidus centralis 53, 57
– mellitus, Typ 1 115, 118–119
Diagnostik, präoperative 110
Dialysepflichtigkeit 193

Diffusing Capacity of the Lung for Carbon Monoxide (DLCO) 92
Diffusionsstörung 205
Dissektion 300–302
Diurese, osmotische 119
Dobutamin 99
– Kindesalter 284
Dokumentationssystem 44
Dopamin 39
Dopaminmangel 36
Drainage 156
Drainageverlust 109, 191, 193
Droge, metamphetaminhaltige 227
Drogenintoxikation 227, 229, 232
Druck, positiv-endexspiratorischer (PEEP) 132
Druckinfusionsmanschette 219
Druckunterstützung 135
Drug-eluting Stent 301
Dünndarmileus 149
Dünndarmnarbenhernie 150
Dünndarmperforation 127
Dyspnoe 93
– akute 60, 63, 240
– Anaphylaxie 290
– Diagnostik 240
– Differenzialdiagnose 240
– plötzliche 240
– Pneumonie 168
– Pneumothorax 199
– Reduktion 66
– terminale 197
Dystonie 35, 39, 326

E

Echokardiografie 98, 110, 213
– transösophageale (TEE) 96
– – Rechtsherzbelastung 244
– Ausflusstrakt, linksventrikulärer (LVOT) 210–211
– – Indikation 105–106
– – Koronararteriendissektion 302
– – Lungenarterienembolie 111
– – Verlaufskontrolle 101
– transthorakale (TTE) 38, 210
eFAST-Sonografie 126
Einnässen 119, 200
Einsatzkraft
– Alarmieren 228, 253, 262, 274, 290, 293, 312
– Gefährdung 229
Einsatzmeldung 60, 312
Einsatzstelle 247, 252, 254
Einwilligung 67
Eklampsie 31

Elektroenzephalografie (EEG) 117, 122
Elektrokardiogramm (EKG) 62, 110
– Ersatzrhythmus, junktionaler 81
– Lungenarterienembolie 112
– Normalbefund 103–104
– ST-Streckenhebung 298
– ST-Streckensenkung 298
Elektrolytstörung 28, 51, 143
Elektrolytverschiebung 118, 182
Ellenbogenfraktur 272
Embolektomie 113
Energiebedarf 170, 172–173, 182
– Schätzformel 181
Energiehaushalt 174
Enoximon 96
Entbindung 235
– Blutverlust 25, 29
Entgleisung
– hyperosmolare 118–119
– ketoazidotische 115, 118–119, 123
Entzündungsmarker 150
Enuresis 119, 200
Enzephalitis 144
Epiglottis, Schwellung 226
Epinephrin 70
Erbrechen 171, 179
– Porphyrie 141, 144
– postoperatives 35
Ergotherapie 321, 325
Ernährungssonde 177
– jejunale, postpylorische 172, 181
Ernährungstherapie 168
– bedarfsadaptierte 173, 178
– Einflussfaktor 175
– Energiebedarf 182
– enterale 170–171, 173
– – frühe 176, 178
– – Indikation 171, 175
– – kontinuierliche, pumpengesteuerte 173, 177
– – Kontraindikation 182
– – Steuerung 173
– – Vorteil 177
– gastrointestinale Toleranz 175
– hypokalorische 182
– Kalorienziel 177–178
– metabolische Toleranz 173, 175, 179
– Monitoring 179
– Outcome 174
– parenterale 172–173, 177–178
– – Komplikation 178
– – Risiko 182
– – Zusammensetzung 182

Sachverzeichnis

- Risiko, ernährungsmedizinisches 170, 173, 176
- trophische 177
Ersatzrhythmus, junktionaler 80–81
Erschöpfung, respiratorische 191
Erythrozyten, Tüpfelung, basophile 144
Erythrozytenkonzentrat 26
- nicht gekreuztes 26, 30
Esmarch-Handgriff 61, 65
Ethikkomitee, klinisches 194, 196
Explorativlaparotomie 127
Extended focused Assessment with Sonography for Trauma (eFAST) 126
Extra-corporeal Life Support (ECLS) 100, 261
- Komplikation 100
- Postreanimationsbehandlung 266–267
- Rechtsherzversagen, therapieresistentes 97
Extra-corporeal Membrane Oxygenation (ECMO) 100
Extra-vascular Lung Water Index 96
Extrauteringravidität 139
Extremität, kalte 152
Extremitätenverletzung, blutende 313
Extubation 88, 90, 130
- Schockraum 187
- Voraussetzung 135
Extubationsfähigkeit 129, 135

F

Fallberatung, ethische 192–193
- Anforderung 196
FAST-Sonografie 271
Faustschlussschwäche 159
Fentanyl 197, 352
Fettlösung 182
Feuerwehr 250, 254, 312
- Löschzug 268, 274
- Zusammenarbeit 254
FEV1 (Forced expiratory Volume in 1 s) 92
FEV1/FVC (Forced vital Capacity) 92
Fieber 42, 45
First-Responder-Gruppe 263
Fisteln 203
Fixateur externe 127
Fludrocortison 54
Flush 69
Flüssigkeit, freie, intraabdominelle 126, 150

Flüssigkeitsbilanzierung 52–53
Flüssigkeitsdefizit 53
Fokussanierung 146, 150
- Algorithmus 152
- Definition 151
- Empfehlung 156
- Form 156–157
Fokussuche 155
Fraktur 159, 272
Frakturdislokation 316
Fremdmaterial 157–158
Fruchtwasserembolie 240, 246
Frühgeburt, drohende 28
Füllung, linksventrikuläre 107, 109
Furosemid 98

G

γ-Glutamyltransferaseaktivität 179
Gangstörung 35
Ganzkörper-Computertomografie 156
Gasaustausch 205
Gasaustauschstörung 134, 137
Gastritis, erosive 191
Gastroparese 172–173, 179
- Therapie 180
- therapierefraktäre 181
Gaumenspalte 87
Gaumenverschluss 87
Gegengift 77
Gerinnungsstörung 73, 76, 95
Gesichtsschwellung 69
Gewebeplasminogenaktivator, rekombinanter 108
Giemen 291
Giftgas 275
Giftnotruf 74
Giftnotrufzentrale 77, 227
Glukoneogenese 174
Glukose 53, 182
Glukoseumsatz, gesteigerter 174
Glutamin 182
Glycyrrhizin 83
Grayanotoxin 82, 84–85

H

H1-Antihistaminikum 70
HAES-Lösung 25
Haloperidol 161
Halothan 39
Halswirbelkörper, Berstungsfraktur 272
Halswirbelsäule, Stabilisierung 248, 272
Halswirbelsäulenverletzung 273

Hämangiosis carcinomatosa 193
Hämarginat 142
Hämatom, epidurales 253
Hämatopneumothorax 253, 272
Hämatothorax 205
Hämodynamische Instabilität 105
Hämofiltration 98
Hämoglobinkonzentration 26, 30
- Abfall 190, 193
Hämoglobinsauerstoffsättigung 147, 149
Hämorrhagie, postpartale 29
Hämorrhagische Diathese 72, 77
Handgelenksbeweglichkeit, eingeschränkte 318, 320–322
Harlekinsyndrom 100
Harnblasenkarzinom 41
Harnstoff 67
Harnwegsinfekt 144
Hautblutung, petechiale 281
Hautkolorit
- blasses 80
- fahles 153
- livides 318
- marmoriertes 146, 152
Heparin 84
- Dosierung 237
- Gabe, intravenöse 113
- niedermolekulares 237
- unfraktioniertes 108, 236
Herz-Kreislauf-Stillstand
- außerklinischer 266
- Diagnostik 266
- Herzrhythmusstörung, komplexe 262
- Reanimation 216
- reversibler 217, 221
- Schwangerschaft 240, 244
- Ursache 221
Herz-Kreislauf-Unterstützung 95, 302
Herz-Lungen-Maschine 100, 261
Herzbeuteltamponade 221
Herzdilatation, rechtsventrikuläre 97, 99
Herzdruckmassage 26
- Monitoring 217, 219
Herzfrequenz
- Normwert beim Kind 283
- Sepsis 153
Herzfrequenzanstieg 235
Herzhypertrophie, linksventrikuläre 93, 97
Herzindex 96
- Lungenembolie 109
Herzinsuffizienz 110, 165
Herzkatheter 266, 300, 304

Herzrhythmusstörung 85
- infarktassoziierte 305
- ischämieassoziierte 305
- komplexe 258
Herzzeitvolumen (HZV) 101
Hirnblutung 184, 188
Hirndruck, erhöhter 56
Hirneinklemmung 166
Hirnfunktionsausfall, irreversibler 186
- Diagnose 188
Hirnödem 119, 166
Hirnschädigung, schwere 184
Histamin 295
Hohlorganperforation 149
Hornhautverbrennung 271–272
Hornissenstich 290
Horovitz-Index 95
4 Hs und HITS 221
Hüftgelenksendoprothese 327
Hydrokortison 49
Hydromorphon 343
Hydronephrose 87
Hydroxyethylstärkelösung (HAES) 25
Hydrozephalus 200
Hypästhesie 159, 322
Hyperaldosteronismus, sekundärer 81
Hyperalgesie 353
Hyperalimentation 178–179
Hyperglykämie 182
Hyperkaliämie 45
- Herz-Kreislauf-Stillstand 218, 221
- Notfallbehandlung 222
Hypernatriämie 53, 56
Hyperthermie 221, 232
- maligne 48
Hypertonie 24, 35, 140
- pulmonalarterielle 92, 95
Hypertriglyzeridämie 173, 179
Hyperventilation 221
Hypervolämie 59
Hypokaliämie 221
Hypokortisolismus 45
Hyponatriämie 45, 54, 159
- Diagnose 54, 57–58, 161
- Differenzialdiagnose 55, 58
- Entwicklung 166
- hypotone 161
- Letalität 54
- ohne Volumendepletion 166
- Therapie 141, 161, 166
- Überkorrektur 166
- Ursache 160, 165
- Vorgehen, diagnostisches 164–165
Hypothermie 71, 221
Hypothermieprotokoll 27
Hypothyreose 38, 165

361

Sachverzeichnis

Hypotonie 104, 147, 240
– Infusionstherapie 275
– katecholaminpflichtige 42
– persistierende 241
Hypoventilation 128, 133
Hypovolämie 53, 59
– Herz-Kreislauf-Stillstand 221
– linksventrikuläre 97
Hypoxämie 104
– zerebrale 100
Hypoxie 66, 221
– fetale 242
– Vigilanzminderung 136

I

Ileostoma 311
Ileus 149
Immunsuppression 174
Impella CP 301–303
Infarktpneumonie 110
Infektion 174
– intraabdominelle 155
Infiltrat, pulmonales 130, 133, 136
Infusion, intraossäre 116, 118, 120
Infusionslösung
– kolloidale 48
– kristalloide 48, 219, 295, 312
– Osmolarität 183
Infusionstherapie
– Azidose 123
– Polytrauma 275, 312
Inhalationstrauma 268, 272
Inkarzeration 149
Inotropikum 100
Inspirationsdruck 134
Insulin 118
Insulinbedarf, steigender 179
Insulinpumpe 115, 118
Insulinresistenz 118, 174, 177, 182
Insulintherapie, intravenöse 120
Intensive Care Unit acquired Weakness 110
Intensivtherapie
– Indikation 64, 68
– maximale 191–193
Interdisziplinarität 336
Intoxikation 82, 84, 228
– Herz-Kreislauf-Stillstand 221
– mehrerer Personen 224, 229, 232
Intraaortic Balloon Pump (IABP) 100
Intubation
– Indikation 140, 143, 226
– orale 257
– schwierige 70, 226
– Sedierung 73, 78
Ischämie 100, 121, 264
– mesenteriale 154
Ischämiereperfusionserkrankung 265

J

Jonosterillösung 269, 275

K

Kaiserschnitt 236, 242
Kalorienbedarf 175
Kalorimetrie, indirekte 173, 181
Kälteallodynie 324
Kaltschweißigkeit 80, 130, 297
4-Kammer-Blick, ösophagealer 96
Kammerflimmern 27, 216, 219, 259
– nicht defibrillierbares 260–261
– rezidivierendes 266
– Therapie 305
Kammertachykardie, polymorphe 264
Kapnografie 216–217, 219, 251
Kapnometrie 105
Karboxyhämoglobin 272
Kardiomyopathie 305
– hypertrophe 211–212
– Non-Compaction-Kardiomyopathie 262
– peripartale 240
– septische 155
Kardiopulmonale Insuffizienz 108
Kardiotoxizität 78
Kardioverter-Defibrillator 262
Karotispuls, fadenförmiger 69
Katecholamintherapie
– Ausflussbahnobstruktion 211
– Kind 284
– kontinuierliche, hochdosierte 71
Katheter, Fehllage 121
Katheterfragmentation 113
Ketamin 353
Ketoazidose 115, 118–119
Ketonkörperbildung 118
Kind
– Atemwegshilfe 231
– bewusstloses 279
– Katecholamintherapie 284
– komatöses 115
– Normwerte 283
– schläfriges 283
– Tubusgröße 117, 122
– Venenzugang 116
– Volumentherapie 284
– Zugang, intraossärer 282
Kindernotfall 279
Kissing papillary Muscles Sign 97, 106
Klopfschall, hypersonorer 202
Knie, Hautkolorit, marmoriertes 152
Koagulopathie, disseminierte, intravasale 77
Koanalgetika 357
Kochsalzlösung
– 3 %ige 163, 166
– 10 %ige 55
– halbisotone 53
Kohlendioxiddruck, endtidaler (etCO$_2$) 105, 221
Kohlendioxidempfindlichkeit 239
Kohlendioxidpartialdruck, endtidaler (etCO$_2$) 105
Kohlenmonoxidintoxikation 273
Kollaps 81, 258, 263
Koma 115, 225
– hyperosmolares 119
Komorbidität, perioperative 347, 351
Koniotomie 231, 264
Kopfschmerz 200, 279
– helmartiger 328
– medikamenteninduzierter 329, 331
Kopfschmerzkalender 328
Kopfverband 272
Koprostase 139–140
Kornealreflex 186
Koronarangiografie 300–301
Koronararterie, Spontandissektion 300, 302–303
Koronare Herzkrankheit (KHK) 51, 266
Koronarperfusion, rechtsventrikuläre 107
Koronarsyndrom, akutes 80, 83, 297
– Differenzialdiagnose 304
– Vorgehen 304
Körperoberfläche, verbrannte 270–271, 276
Körperverletzung, vorsätzliche 355
Kortikosteroide
– Anaphylaxie 295
– Äquivalenzdosis 50
– Cushing-Schwellendosis 50
– Nebenwirkung 24, 28
– Prophylaxe, perioperative 46, 50
– Reduktion 45
– Substitution, akute 45–46, 49
– Verabreichung, antenatale 24, 28
Koxarthrose 327
Krampfanfall
– Differenzialdiagnose 141, 143
– generalisierter 140–141
– Hyponatriämie 166
– Intoxikation 232
– Kind 281, 285
– Therapie 285
– Ursache 143
Kreislaufdepression 67
Kreislaufinstabilität 61, 65
– Diagnostik 47
Kreislaufinsuffizienz 41, 45
– akute 110
Kreislaufkollaps 81, 258
Kreislaufschock 212
Kreislaufstillstand 26
Kreislauftherapie 108–109
Kreuzschmerz 335
Kurzachsenblick, transgastrischer 96
Kurzatmigkeit 235

L

Lakritzschneckenmaschine 81, 83
Laktat 48
– Serumkonzentration, erhöhte 43, 64, 107
Laktatazidose, metabolische 95
Lappenplastik 74
Larynxmaske 88, 91
– Nachteil 231
Larynxtubus 216–217, 225, 231
– Belassen 230
– Effektivität 229
– Indikation 257, 259
– nicht dichter 231
Lasègue-Zeichen 280
Leberversagen, akutes 95, 100
Leberzirrhose 165
Leitstelle, Aufgabe 263
Lendenwirbelkörperfraktur 253
Lendenwirbelmetastase 345
Lendenwirbelsäule, Stufenbildung 252
Lendenwirbelsäulenschmerz 328, 338, 347
Lendenwirbelsäulenveränderung 329
Levo-Dopamin 35
Levosimendan 100
Lidocain 31, 266
Linksschenkelblock 304
Lipolyse 118
Lobärpneumonie 168

Sachverzeichnis

Locked-in-Syndrom 56
Lorazepam 39
Luftnot, *siehe* Dyspnoe
Lungen-Compliance 134
1-Lungen-Ventilation 93
Lungenarterienembolie 106
– akute 110, 112
– Akutintervention 241
– Befund 109
– Computertomogramm 110
– Differenzialdiagnose 205
– Elektrokardiogramm 112
– hämodynamisch relevante 244
– Management, risikostratifiziertes 242
– Risiko, hohes 241, 243, 245
– Schwangerschaft 233, 245
– Therapie 108
– Vorgehen 108
– Zeichen, klinisches 240
– zentrale 240
Lungenfunktionstest 92–93
Lungenkontusion 127, 133–134, 253
Lungenmetastase 92
Lungenödem 96
– Ausflussbahnobstruktion 209
– fulminantes 26
– hydrostatisches 98
– neurogenes 205
– peripartales 27, 31
– Therapie 27, 31
– toxisches 274
Lungenreifung, fetale 28
Lungensonografie 204, 213
– Artefakt 206
– Indikation 214
– Pneumonie 154
– Pneumothorax 202
Lungenversagen, akutes 133

M

Magenperforation 193
Magnesium 259, 264
Mainzer Stadienmodell der Schmerzchronifizierung (MPSS) 330
Makroglossie 89, 91
Malabsorptionssyndrom 176
Mammakarzinom 34
Mangelernährung 169, 173, 176
Maskenbeatmung 90
Massenanfall von Verletzten (MANV) 228–229
Maximaltherapie 68
Meningismus 200, 280
Meningokokkenimpfstoff, quadrivalenter 288
Meningokokkenimpfung 288

Meningokokkeninfektion 282–283
– Chemoprophylaxe 281, 283, 286
– Epidemiologie 288
– Erreger 287
Meningokokkensepsis 281
MET (metabolische Äquivalente) 35
Metamizol 340, 353
Metamphetaminintoxikation 228, 232
Metastase 193, 341
Metoclopramid 37, 180
Midazolam 39, 197, 285–286
Mikroaxialpumpe, intrakardiale, linksventrikuläre 302
Milzlazeration 127
Milzruptur 272
Mitralklappeninsuffizienz, exzentrische 210–212
Mitralsegel, Systolic-anterior-Motion-Phänomen 211–212
Mobilisation 273
Monitoring 93
– hämodynamisches 109
Monteggia-Luxationsfraktur 272
Morbus
– Addison 59
– Parkinson 36
– Sudeck 316
– Wegener 41
Morphin 197, 339–340
Morphinäquivalenzdosis 343–344
Mortalitätsrisiko 151
Motilitätsstörung 173, 177, 179
– Therapie 180
Multigasmessdetektor 269
Multiorganversagen 95, 265
Muscle Waisting 174
Muskeldystonie 35
Muskelrelaxation 101, 133
Müttersterblichkeit 246
Mydriasis 227
Myelopathiesignal 159
Myokard, verdicktes 212
Myokardinfarkt 111, 240, 297
Myokardischämie 48
Myopathie, sepsisbedingte 175

N

N-Acetylcystein 137
N-terminales Pro-Brain natriuretic Peptide (NT-Pro-BNP) 152
Nachlast, rechtsventrikuläre 99, 107

Nackenschmerz 347, 357
Nahinfrarotgerät 120
Narbenhernie 149
Narkose, *siehe* Anästhesie
Narkosegas, inhalatives 78
Natrium, Serumkonzentration 52, 56, 163, 166
– Berechnen 53
Natriumausscheidung 59, 161
Natriumhydrogenkarbonat 31
Natriumkonzentration 55
– im Urin 161
Natriumsubstitution 163
Nebenniereninsuffizienz 165
Nebennierenrindeninsuffizienz, akute 45, 47, 49
Neisseria meningitidis 282, 287–288
Nekrose 74, 191
Neostigmin 180
Nervenverletzung 323
Nervus ulnaris, Läsion 318
Neuner-Regel nach Wallace 276
Neurotoxizität 78
Nicht-STEMI 305
Nichtopioide 355–356
Nierenersatztherapie 95, 98, 150, 191
Niereninsuffizienz 41
Nierenversagen, akutes 95, 154, 191
Nierenzellkarzinom 190
Non-communicating Children's Pain Checklist revised (NCCPC-R) 284
Non-Compaction-Kardiomyopathie 262
Noradrenalin 42, 65, 95
– Bedarf, steigender 42, 44
– Kindesalter 285
– Rechtsherzdekompensation 99
– Wirkung 112
Notaufnahme 63
Notfallamputation 309
Notfallanamnese 60
Notfalllaparotomie 150, 155
Notfallmedikament 219
Notfallmedizin 216
Notfallnarkose 256
– Polytrauma 276–277, 313
Notsectio 236, 242
NUTRIC-Score 169, 176
Nykturie 103

O

Oberkörperhochlagerung 149
Oberschenkelfraktur 127
Ödem 317
Ohrmuscheldysplasie 87
Okklusionsdruck 131

Ondansetron 39, 161
Opioide 63, 67, 197, 324
– Absetzen 335
– Äquivalenzdosis 344
– Betäubungsmittelverordnung 343
– Dosierung 357
– Indikation 335
– retardierte 355
– Schmerzstörung, chronische 327
– Unterdosierung 355–356
Opioidentzug 332
Opioiderfahrung 343
Opioidfehlgebrauch 329, 331
Opioidgewöhnung 353–356
Opioidmissbrauch 349
Opioidpflaster 329, 347–348
– Absetzen 332
– Belassen, perioperatives 352
– Wärmeeinwirkung 352
Opioidrotation 341
Opioidumrechnungstabelle 344
OPS-Code 334
Organspende 185–187
– Therapie, organprotektive 188
– Zustimmung 186, 189
Organspendeausweis 189
OrphanAnesthesia 37
Orphanet 37
Osmolalität 56, 58
Osteochondrose 329
Osteosynthese 316, 321
Oxycodon 349
Oxygenierung 132
– Einschränkung 133
Oxygenierungsstörung 204
Oxytozin
– Dosierung 25, 29
– Kontraindikation 245
– Nebenwirkung 26, 29, 32

P

Palliation 194, 196
Palliativmedizin 190
Pankreasmetastase 190
Pankreastumor 190
Pankreatitis 191
Papillarmuskel 99
Paracetamol 353
Paraplegie 109, 159
Parästhesie 85
Passive-Leg-Raising-Test 49
Patentblau V 34, 38
Patient
– agitierter 149
– eingeklemmter 248, 254, 306, 309, 312
Patientenautonomie 192, 195

363

Sachverzeichnis

Patientenbeurteilung, strukturierte 293
Patiententransport 218, 223
Patientenverfügung 66, 190–192, 194–195
Patientenwille 195, 340, 343
– mutmaßlicher 191, 195
Perfusionsdruck, rechtskoronarer 112
Perfusionsstörung 92, 205
Periduralkatheter 48
Perikarderguss 99, 218
Peripherie, kalte/warme 285
Peritonitis 149–150, 191, 311
Pflegeüberleitungsbogen 60
Pharynx, Schwellung 226
Phenprocoumon 237
Phlegmone 74
Phosphodiesterase-III-Hemmer 99
Phosphodiesterase-V-Hemmer 99
Physiotherapie 321, 325, 330
Placeboeffekt 355
Plasmahypoosmolalität 161
Plasmaosmolalität 165
Platzbauch 311
Plazentaentfernung, manuelle 25
Pleuradrainage, fistelnde 93
Pleuraerguss 92, 94
Pleuragleiten 202–203, 206
Pleurasonografie 130
Pleuraverletzung 204, 207
Pneumonie 73, 168
– Diagnostik 154
– nosokomiale 94, 98
Pneumoperitoneum 154
Pneumothorax 93–94, 98, 199
– Ausdehnung 207
– Diagnose 204, 206
– Drainage 203
– Lungensonografie 202, 206
– respiratorische Insuffizienz 205
– Röntgenthorax 204
Polydipsie 165
Polytrauma 133, 247
– ABCDE-Schema 249
– Bildgebung 311
– Infusionstherapie 275, 312
– Patientenlagerung 251
– S3-Leitlinie 254
– Secundary Survey 251
– Transport 250
– Zustand nach 100 Tagen 311
Polyurie 119
PONV (postoperatives Erbrechen mit Übelkeit) 35, 37, 39
Porphobilinogen (PBG) 142, 144

Porphyrie 139
– akute, intermittierende 141
– Diagnostik 144
– Symptom 144
– Therapie 142
Postreanimationsbehandlung 266
Postreanimationsphase 260, 264
Präeklampsie 24, 31
Prämedikation 36
– analgetische 351
– Segawa-Syndrom 39
Prämedikationsprotokoll 41
Pre-hospital Trauma Life Support (PHTLS) 269, 273–274
Prednisolon 45, 49
– Cushing-Schwellendosis 46
Pregabalin 161, 340, 349, 352
Prognose, infauste 187–188
Prokalzitonin 150, 171
Propofol 39, 227
Prostacyclin 99
Proteinkatabolismus 174
Prothrombinkomplexkonzentrat (PPSB) 26
Prothrombinzeit (PT) 27
Pseudoaddiction 356
Pseudoephedrin 228
Pseudohyperaldosteronismus 83
Pseudohyponatriämie 57, 165
Pterygium colli 87
Puls, fadenförmiger 146
Pulskonturanalyse 109
Pulslosigkeit 103
Pulsoxymetrie 273
Pulsplethysmografie 149
Pulswellenanalyse, arterielle, kontinuierliche 96
Pumpe zur patientenkontrollierten Analgesie (PCIA) 349–350, 353–354
– Sperrzeit 354
Pumpleistung, rechtsventrikuläre 221
Pumpversagen 96, 213
Pupille, lichtstarre, weite 140, 186, 225

Q

QT-Zeit-Verlängerung 180, 264
Querschnittlähmung 110
Quick-Wert 78

R

Radikulopathie 347
Radiusfraktur 316, 323
Ramus circumflexus, atypisch verlaufender 262

Rapid Sequence Induction (RSI) 28, 38, 313
Rasselgeräusch
– feinblasiges 131
– feuchtblasiges 228
– grobblasiges 225
Rating-Skala, numerische (NRS) 339, 345
Rauchgasvergiftung 274
Re-Feeding-Syndrom 182
Reanimation, kardiopulmonale 104, 219
– Kammerflimmern 259–260
– laufende 261
– Prognoseerstellung 219, 221
– Telefonreanimation 263
– ungewöhnliche 216
Reanimationshilfe, mechanische 260
Reanimationsrichtlinie 26, 31, 219
Rechtsherzbelastung 96, 106
– Lungenembolie 236
– Pumpversagen 213
Rechtsherzdekompensation 98–99
Rechtsherzversagen, akutes 92
– Therapie 96, 99
Rechtsschenkelblock 61, 112
Reflux, gastroösophagealer 34
Regurgitation 171, 179
Rehydrierung 119
Reizgas 275
Rekapillarisationszeit 202, 228, 248
– Normwert 284
– verlängerte 280, 284
Remifentanil 353
Reperfusion 264
Residualvolumen, gastrales 172–173, 179
Resistance 133
Respiratorische Globalinsuffizienz 204
Respiratorische Insuffizienz 93, 97, 131
– Ausmaß 199, 204
– Diagnose 199, 204
– Differenzialdiagnose 205
– Ursache 205
Respiratorische Partialinsuffizienz 204
Restrelaxierung 91
Retentio placentae 24, 29
Retrognathie 87
Rettung
– aus dem Fahrzeug 248, 250
– technische 307, 312
Rettungshubschrauber (RTH) 248, 254, 268, 274, 293
– Landeort 255
Revised cardiac Risk Index (RCRI) 35, 38

Rhesusfaktor 26, 30
Rhododendrongewächs 85
Richmond Agitation Sedation Scale (RASS) 126
Rifampicin 286
Rippenbogen, Schmerz 233
Rippenserienfraktur 253, 272
Röntgendiagnostik, Strahlendosis 246
Röntgenthorax 63, 93, 95, 214
– Indikation 110
– Infiltrat 93–94, 130, 136
– Lungenarterienembolie 111
– Normalbefund 104, 200, 205
– Pneumothorax 204, 207
ROSC (Return of spontaneous Circulation) 218, 221
Rotationsthrombelastometrie 78
Roto-Rest-Bett 138
Rückenschmerz 218, 327, 347, 357

S

Salzverlustsyndrom 165
SAMPLE-Schema 60
Sandwich-Methode 256
Sauerstoffapplikation 52, 62, 65, 130
Sauerstofffraktion, inspiratorische (FiO_2) 128
Sauerstoffsättigung
– gemischtvenöse 101
– periphere (SpO_2) 42
Schädel-Hirn-Trauma (SHT) 58, 161, 256
– Volumentherapie 275
Schaufeltrage 218, 223
Schilddrüsenhormonkonzentration 165
Schlafapnoe 38
Schlafapnoesyndrom, obstruktives 34
Schlaftiefe 122
Schlagvolumenvariation 49, 109
Schlangenbiss 69–71
Schlangenbisswunde 74–75
Schlangengift 71, 75
– Antiserum 76
– Wirkung 73, 77–78
Schlangengiftallergie 69
Schleimhautschwellung 230, 232
Schmerz
– Chronifizierung 331
– chronischer 327, 347, 351
– epigastrischer 139
– neuropathischer 323–324
– postoperativer 351

- sympathisch unterhaltener 320, 324
- thorakaler, *siehe* Thoraxschmerz
- Unterstützungsbedarf, psychosozialer 350

Schmerzanamnese 350
Schmerzaufrechterhaltung 332
Schmerzdiagnose 331
Schmerzdiagnostik, interdisziplinäre 334
Schmerzdienst 350
Schmerzerleben 331
Schmerzexazerbation 339, 342
- Klinikeinweisung 345
- Risiko 352

Schmerzmodell, biopsychosoziales 331
Schmerzreduktion 334, 345
Schmerzreiz 283–284
Schmerzskala 284
Schmerzstärke 328, 339
- hohe 316, 329
- sehr hohe 339

Schmerzstörung, chronische
- Assessment, multimodales, interdisziplinäres 328, 334–336
- Befund, psychosozialer 329
- Befundintegration 331
- Physiotherapie 333
- Psychotherapie 333
- Therapieverlauf 332
- Therapieziel 332
- Untersuchung, physiotherapeutische 330
- Verlauf 334

Schmerzsyndrom
- muskuloskelettales 331
- regionales, komplexes (CRPS) 316
-- 3-Phasen-Skelettszintigrafie 318–319, 324
-- Diagnose 318–319, 323
-- Differenzialdiagnose 323
-- Fingerstellung 318
-- Pathophysiologie 323
-- Prognose 322, 326
-- Radiusfraktur 323
-- Revisionsoperation 319, 325
-- Symptom 317, 322
-- Therapie 319–320, 324–325
-- Typ I/II 323
-- Verlauf 322
- vertebragenes, thorakolumbales 331

Schmerztagebuch 345
Schmerztherapie 316
- Dyspnoe, terminale 197
- Indikation 336

- insuffiziente 343
- multimodale 327, 332–333, 336–337
- Nichtopioide 355–356
- patientenkontrollierte 349–350, 353–354
- postoperative 348–349, 356–357
- präoperative 352
- Tumorschmerz, akuter 339
- Umstellung, perioperative 352

Schmerzverstärkung 355
Schmerzwahrnehmung 355
Schnappatmung 69, 104
Schock 147
- anaphylaktischer 69, 290
-- Patientenbeurteilung 293
-- Therapie 293–296
-- Vitalparameter 295
-- Wiederauftreten 292, 296
- Diagnostik 148
- hypovolämischer 29
- kardiogener 100, 242
-- protrahierter 302
- septischer 43, 95, 147
-- Differenzialdiagnose 154
-- Erstmaßnahme 153
-- Kriterien 64
-- Management, initiales 147
-- Vasopressin 49

Schockraum 260, 266
- Diagnostik 261, 266
- unfallchirurgischer 271

Schockraumanmeldung 66, 252
Schockraumversorgung 71
Schulterhochstand 330
Schutzreflex, fehlender 143
Schwangerschaft
- Atembeschwerden 239
- D-Dimer-Konzentration 245
- Hypertonus 24, 31
- Lungenarterienembolie 233

Schwerbrandverletzte 271, 278
Schwindel 25, 29, 139, 233, 261
Schwitzen 227, 316, 324
Seashore-Phänomen 202
Sedierung 73, 78, 132, 197
Segawa-Syndrom 34–35, 39
Selbstwirksamkeitsstrategie 334
Sensibilitätsstörung 316
Sepsis 43
- Differenzialdiagnose 148, 164
- Ernährungstherapie 168
- Erstmaßnahme 153
- Fokussanierung 146, 150–151
- Management, initiales 147

- Organdysfunktion 151
- Risikostratifizierung 151, 153
- Substratbedarf 175
- Substratmetabolismus 174
- Ursache 157

Septum, interventrikuläres, Verlagerung 107
Septumbewegung, paradoxe 99, 106
Serumosmolalität 58
Serumosmolarität 143
Sevofluran 39
Shaldon-Katheter 95
Sichtung 254
Sichtungskategorie 225
Sigmadivertikulitis 190
SIQIII-Typ 112
Skelettszintigrafie 318–319, 324
Skin Mottling 152
SOFA-Score (Sequential Organ Failure Assessment Score) 43
Somatisierungsstörung 327
Somnolenz 118, 126, 200, 225
Sonografie 120
- bettseitige 148, 154
- eFAST-Sonografie 126
Sopor 140
Spannungspneumothorax 111, 127, 133, 207
- Herz-Kreislauf-Stillstand 221
Sperrer 90
Spinalkanalstenose 159
Spineboard 223, 250, 256
Spitzenumkehrtachykardie 259, 264
Splenektomie 272
Spontanatmung 126, 129, 134
- insuffiziente 88
- Rückkehr, frühzeitige 137
Spontanatmungsversuch 129, 135
Spreizer 88, 91
Spurenelemente 174
ST-Strecken-Elevationsmyokardinfarkt (STEMI) 299–300, 304
- Herzrhythmusstörung 305
- Therapie 305
ST-Streckenhebung 82, 298, 300
- Vorgehen 304
ST-Streckensenkung 298, 300
Statine 137
Status epilepticus 285
Stellatumblockade 320
Stent 301–302
Sterbeprozess 193–194
- Verlängerung 196–197
Stickstoffdioxid 99
Stickstoffmonoxid 96, 99

Stiffneck 273
Stoffwechsellage, katabole 174
Strahlendosis, intrauterine 246
Stress 211, 331, 355
Stresshyperglykämie 174
Stressulzeration 177
Subarachnoidalblutung 54, 58, 200
- Lungenödem, neurogenes 205
Substratbedarf 175
Subtraktionsangiografie, digitale 51
Sufentanil 171, 180
Suprarenin 285, 305
Surviving Sepsis Campaign 152, 154, 156, 177
Sympathikolyse 48
Sympathikusaktivierung 205
Sympathikusblockade 320, 324
Symphysensprengung 253
Symptomkontrolle 68, 194, 196
- unzureichende 197
Syndrom der inadäquaten ADH-Sekretion (SIADH) 53, 55, 58–59
- Diagnose 161
- Ursache 161
Synkope 258, 261, 263
Systemic inflammatory Response Syndrome (SIRS) 43

T

Tachykardie 26, 42
- Porphyrie 140, 144
- ventrikuläre, pulslose 219
Tachypnoe 140, 146, 251
- Schock, anaphylaktischer 291
Tetraplegie 159
Therapie
- antithrombozytäre 82
- Entscheidungsprozess 195
- Indikation 188
- organerhaltende 184
- organprotektive 188
- palliative, medikamentöse 193–194, 197
Therapiebegrenzung 68, 193–194, 196
- schrittweise 197
Therapieziel 192
Therapiezieländerung 193
Thermodilution, transpulmonale 96, 109
Thiamin 170, 174, 177–178
Thorakotomie 92
Thorax, instabiler 251, 271
Thorax-CT 94, 98

365

Sachverzeichnis

Thoraxapertur, untere, Aufweitung 234, 238
Thoraxdrainage 95, 127, 133, 203, 207, 251
- abgeklemmete 207
- Blasenbildung 203, 207
- Erfolgskontrolle 208
- Fisteln 204, 207
- spielende 204, 207
Thoraxkompressionsgerät, automatisches 218, 223
Thoraxschmerz 297
- atemabhängiger 168
- Ausstrahlung 297
- Differenzialdiagnose 240, 304
- in graviditate 240
- retrosternaler 240
Thoraxtrauma 276
Thoraxwand-Compliance 134
Thrombinzeit 78
Thromboembolie
- Häufigkeit 237
- Komplikation 244
- peripartale 246
- Risikofaktor 237, 245
Thrombolysetherapie, systemische 108–110, 113
- Kontraindikation 243
- Schwangerschaft 238
- Steuerung 113
Thrombophilie 245
Thromboplastinzeit, partielle (PTT) 101, 238
- aktivierte (aPTT) 27, 108, 113
Thrombose 237
Thrombozytenkonzentrat 26
Thrombozytopenie 77
Thrombus 234, 243
Thyreotropin (TSH) 38
Tidalvolumen
- hohes 134, 137
- niedriges 136
TOF-Ratio 91
Tokolytika 31
Toleranz
- gastrointestinale 175
- metabolische 173, 175, 179
Tolvaptan 55
Torsade-de-pointes-Tachykardie 259, 264
Total Lung Capacity (TLC) 92
Total-Pain-Konzept 342
Tourniquet 75
Tracheotomie 89
Trage 250
Transfusion related acute Lung Injury (TRALI) 31
Transillumination 120
Transplantationsgesetz 189
Transplantationskoordinator 186

Transport 149
- luftgestützter 255–256
- unter Reanimation 218, 221
Trauma Care Bundle 274
Traumaalgorithmus 276
Traumaspirale 271
Traumazentrum, überregionales 251, 254–255, 273, 277
Trendelenburg-Lagerung 25, 91
Tricuspid annular plane systolic Excursion 99
Triglyzeride 182
Trikuspidalinsuffizienz 92, 97, 106
Troponin 305
Troponin-T (TNT) 213–214
Tubus
- geblockter 122
- Lagekontrolle 217, 219
- Tubusgröße, Kind 117, 122
Tubuskompensation 135
Tubustoleranz 74, 78, 171
Tumorschmerz
- akuter 338
- chronischer 341
- Therapie 343

U

Übelkeit 35
- Porphyrie 139, 141, 144
Überlebenschance 67
Überwachung, elektroenzephalografiebasierte 117, 122
Ulnafraktur 316
Ultraschalluntersuchung, siehe Sonografie
Unfallfahrzeug, Verlagern 255
Unfallmechanismus 250–251, 273, 306
Unruhe 200
- motorische 130, 136
Unterarmfraktur 316
- Dislokation 316–317
- Reosteosynthese 321
Unterbauchschmerz 139
Unterlappensegmentresektion 92
Unterschenkelfraktur 251
Urapidil 184
Urin
- Ausscheidung, massiv erhöhte 58
- Dunkelfärbung 141
- Gewicht, spezifisches 52, 56
Urinnatriumkonzentration
- erhöhte 165
- erniedrigte 165
Urinosmolarität 165
- erhöhte 161

Urosepsis 43, 48
Uterotonika 27, 29, 32
Uterusatonie 25, 29
Uteruskontraktion 27, 30

V

Vagusstimulation 85
Vakuummatratze 273, 309
Varikosis 103, 233
Vasodilatation, pulmonalkapilläre 99
Vasokonstriktor 25
Vasopressin 44, 49
VeinViewer 120
Vena
- anonyma 121
- cephalica 120
- saphena magna 120
Vena-cava-Filter 113, 243
Vena-jugularis-interna-Katheter 116, 122
Vena-subclavia-Katheter 116, 121
Venendruckpunkt, schmerzhafter 234
Venenkatheter, femoraler 121
Venenpunktion 120
Venenthrombose, tiefe 112
Venenzugang 116
Ventilationsstörung 92, 205
Ventrikeldrainage 200
Verbrennung 268–269
- Erstversorgung 269, 274
- Gradeinteilung 272, 277
- Infusionstherapie 275
- Körperoberfläche, verbrannte 271
- Rehabilitation 273
Verbrennungszentrum 271, 278
Verkehrsunfall 247, 254
Verschlusskrankheit, arterielle, periphere 209
Versorgungsalgorithmus 274
Verwirrtheitszustand 197
Videolaryngoskop 88
Videolaryngoskopie 90, 232
Vigilanzminderung 136, 159, 270, 309
- Differenzialdiagnose 160, 163
Vitamin-Applikation 174
Vitamin-B$_1$-Mangel 178
Vollelektrolytlösung 55
Volumenmangel 211
Volumenstatus 77
Volumentherapie 43, 48, 54
- Dokumentation 44
- Kind 284
- Schock, anaphylaktischer 70–71
- Steuerung 49

Vorhofflattern 112
Vorhofflimmern 106
Vorhofseptumdefekt 87
Vorsichtung 254
Vorsorgevollmacht 191

W

Wächterlymphknoten 34
Wasserüberschuss 54
Waterhouse-Friderichsen-Syndrom 287
Weichteilinfektion 154, 157
Weichteiltrauma 307
Wendl-Tubus 62, 65
Willensäußerung, schriftlich dokumentierte 194–195
Willenserklärung 64, 67
Wirbelkörperfraktur, pathologische 341
Wirbelsäulenoperation 103
Wirbelsäulenverletzung 250
- Lagerung 256
Wundheilung 311

Z

Zentralisation 42, 45
Zentralvenenkatheter (ZVK) 183
- Entfernen 208
- femoraler 116
- Komplikation 200
- Lagekontrolle 201, 206
Zirkulationsstillstand, zerebraler 186
Zugang
- femoraler 121
- intraossärer 116, 120, 216, 219
-- Kind 282, 287
-- Liegedauer 219
-- Medikamentenapplikation 219
-- Punktionsstelle 230, 287
-- Vorgehen 226, 230
-- Zielstruktur 226, 230
- intravenöser 219
Zunge
- Schwellung 89, 91
- zurückgefallene 61, 65
Zwerchfellhochstand 239
Zwillingsschwangerschaft, komplikationsträchtige 24
Zyanose 69, 225
- Schock, anaphylaktischer 291
- Schwangerschaft 235, 240
Zystektomie, elektive 41